Kinder- und Jugendpsychiatrie für Gesundheitsberufe, Erzieher und Pädagogen

Elisabeth Höwler

Kinder- und Jugendpsychiatrie für Gesundheitsberufe, Erzieher und Pädagogen

2., überarb. Auflage

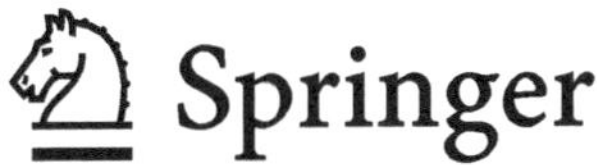

Elisabeth Höwler
Trier, Deutschland

ISBN 978-3-662-62057-1   ISBN 978-3-662-62058-8   (eBook)
https://doi.org/10.1007/978-3-662-62058-8

Die Deutsche Nationalbibliothek verzeichnet diese Publikation in der Deutschen Nationalbibliografie;
detaillierte bibliografische Daten sind im Internet über http://dnb.d-nb.de abrufbar.

Vorwort zur 2. Auflage

Aufgrund neuer Studienerkenntnisse nehmen die Erkenntnisse in der Psychiatrie zu und stellen nicht nur Berufsgruppen aus dem Gesundheitssektor vor komplexer werdende Herausforderungen. In der Gesellschaft entwickeln sich neue Risikofaktoren für psychische Störungen und psychosomatogene Erkrankungen durch die Nutzung digitaler Medien, den Einfluss akuter globaler Krisen, welche die private Lebens- und Berufswelt bedrohen, durch Beschleunigungen, Flexibilisierung und Ökonomisierung von Arbeitsprozessen, welche Ängste und Unsicherheiten verursachen. Mit diesen gesellschaftlichen Anforderungen müssen sich bereits Kinder und Jugendliche, oftmals unreflektiert, auseinandersetzen.

Nach Schätzungen aus dem Jahr 2019 wachsen in Deutschland ca. 3,8 Millionen Kinder und Jugendliche mit mindestens einem psychisch kranken oder abhängigkeitskranken Elternteil auf. Bei dieser Gruppe ist das Risiko, selbst an einer psychischen Störung zu erkranken, sehr hoch.

Da es den betroffenen Eltern oft schwerfällt, sich geeignete Unterstützung von außen zu holen, ist eine interdisziplinäre Kooperation zwischen allen Berufsgruppen aus dem Gesundheitsbereich, Erziehern und Pädagogen wichtig. Dies erfordert die Integration der neuro- und sozialwissenschaftlichen Fortschritte in die ambulante Sozialpsychiatrie. Nach den S3-Leitlinien zur Therapie psychischer Störungen bei Kindern und Jugendlichen beweisen Methoden und Konzepte aus der Sozialpsychiatrie gegenwärtig die bessere Evidenz.

Somit gilt es, Prozesse und Strukturen der globalisierten Gesellschaft den geänderten wissenschaftlichen Erfordernissen der zukünftigen psychiatrischen Versorgung anzupassen.

Das überarbeitete Lehrbuch greift Herausforderungen veränderter Lebenswelten auf. Es ist Begleiter für die theoretische Ausbildung in therapeutischen, pflegerischen sowie pädagogischen Berufen. Fallbeispiele aus der Praxis sollen helfen, sich in das Thema einzufinden, um einen personenzentrierten Umgang mit psychisch erkrankten Kindern und Jugendlichen adäquat umzusetzen. Es ist auch vorbereitende Praxishilfe, um Erleben, Verhalten sowie Reaktionen von psychisch erkrankten Kindern und Jugendlichen verständnisvoller und empathischer nachvollziehen zu können.

Elisabeth Höwler
Trier im Juli 2020

Inhaltsverzeichnis

1	**Grundlagen der Psychiatrie**	1
1.1	**Psychische Heilkunde**	3
1.2	**Kinder und Heranwachsende als ganzheitliche Wesen**	4
1.2.1	Besondere Unterschiede im Verhalten von Mädchen und Jungen	4
1.3	**Risikofaktoren psychiatrischer Erkrankungen**	6
1.4	**Protektive und hemmende Faktoren**	9
1.4.1	Resilienz	10
1.4.2	Vulnerabilität	12
1.5	**Merkmale psychischer Störungen**	12
1.6	**Kriterien zur Beurteilung psychischer Erkrankungen**	13
1.6.1	Bewusstsein	13
1.6.2	Aufmerksamkeit und Gedächtnis	15
1.6.3	Orientierung	17
1.6.4	Wahrnehmung	18
1.6.5	Denken	19
1.6.6	Affektivität	20
1.6.7	Antrieb und Psychomotorik	21
1.6.8	Ich-Erleben	22
1.6.9	Intelligenz	22
1.7	**Übersicht über psychische Erkrankungen im Kindes- und Jugendalter**	24
1.7.1	Krankheitsbegriff in der Kinder- und Jugendpsychiatrie	24
1.8	**Besonderheiten psychiatrischer Sprache**	25
1.9	**Medizinische und psychiatrische Klassifikationssysteme**	26
1.9.1	DSM-5	27
1.9.2	ICD-11	27
1.9.3	ICF	27
1.10	**Epidemiologie psychischer Störungen**	28
1.11	**Der Fall „Lena"**	29
1.12	**Chancen und Probleme aus psychiatrischer Sicht**	31
1.13	**Der Fall „Marco"**	34
1.14	**Sind psychisch Kranke grundsätzlich gewalttätig?**	34
	Literatur	35
2	**Grundlagen der Entwicklungsbeurteilung**	37
2.1	**Entwicklung**	38
2.2	**Determinanten der Entwicklung**	38
2.3	**Abweichungen von der normalen Entwicklung**	40
2.3.1	Abnormität	43
2.3.2	Beeinträchtigungen	43
2.4	**Klassifikation von Entwicklungsstörungen**	44
2.5	**Psychische Störungen und Sprachverhalten**	44
2.6	**Der Fall „Lisa"**	45
	Literatur	48

I   Grundlagen kinder- und jugendpsychiatrischer Störungen

3	**Testdiagnostik**	51
3.1	**Voraussetzungen**	52
3.2	**Ziele**	52
3.3	**Screeningverfahren**	53
3.3.1	Münchener Funktionelle Entwicklungsdiagnostik	54
3.3.2	Bayley Scales of Infant Development	55
3.4	**Der Fall „Luise"**	57
3.5	**Sprachentwicklung**	57
3.5.1	Normale Sprachentwicklung	57
3.5.2	Sprachentwicklungsstörung	57
3.5.3	Sprachfehlertypen	59
3.5.4	Sprachentwicklungsunterschiede	59
3.6	**Elternfragebögen**	60
3.7	**Neuropsychologische Screeningverfahren**	60
3.7.1	Intelligenztests	61
3.8	**Psychologische Diagnostik**	63
3.8.1	Tests zu Erfassung von Angst	63
3.8.2	Tests zu Erfassung von Depressionen	64
3.8.3	Persönlichkeitstests	64
	Literatur	65
4	**Therapieansätze**	67
4.1	**Rahmenbedingungen**	68
4.1.1	Belastungs- bzw. Leistungskurven	69
4.1.2	Normalisierungsprinzip	70
4.1.3	Grundhaltungen zum interaktiven Umgang	71
4.2	**Therapie in stationären Einrichtungen**	74
4.2.1	Spezifika: Akut- und Notfallpsychiatrie	76
4.2.2	Kurze Fallbeispiele	77
4.2.3	Rehabilitationseinrichtungen	79
4.3	**Ambulante psychiatrische Versorgung**	80
4.4	**Nichtmedikamentöse psychosoziale Interventionen**	83
4.4.1	Interventionen zur Verbesserung kognitiver Leistungen	84
4.4.2	Interventionen zur Stärkung des emotionalen Wohlbefindens	85
4.5	**Psychotherapeutische Verfahren**	87
4.5.1	Indikationen	88
4.5.2	Ausführende Berufsgruppen	88
4.5.3	Settings	89
4.5.4	Spezifische Verfahren	89
4.6	**Pharmakologische Interventionen**	95
4.6.1	Wirkungsweisen	95
4.6.2	Dosierungen	96
4.6.3	Sicherheit in der Medikamentenverabreichung	96
	Literatur	99

5	**Die Situation der Familienangehörigen**	101
5.1	**Belastungen**	102
5.1.1	Belastungen der Eltern	102
5.1.2	Belastungen der Geschwisterkinder	103
5.2	**Entlastungsmöglichkeiten**	104
5.2.1	Selbsthilfegruppen	104
5.2.2	Coping für Eltern	105
5.2.3	Coping für Geschwisterkinder	105
	Literatur	106
6	**Prävention psychischer Störungen**	107
6.1	**Gesunder pädagogischer Umgang**	108
6.2	**Entwicklungsauswirkungen**	108
6.3	**Gesellschaftliche Aufklärung**	109
6.4	**Vorsorgeuntersuchungen**	109
	Literatur	111

II Ausgewählte affektive Störungen im Kindes- und Jugendalter

7	**Angststörungen**	115
7.1	**Definition**	116
7.2	**Epidemiologie**	116
7.3	**Komorbidität**	116
7.4	**Angstkreislauf**	117
7.5	**Ursachen**	118
7.6	**Spezifische Angstformen**	118
7.6.1	Angstformen im Entwicklungsverlauf	118
7.6.2	Formen der Angst	118
7.7	**Therapeutische Interventionen**	121
7.8	**Prävention**	122
7.9	**Der Fall „Julia"**	122
	Literatur	125
8	**Zwangsstörungen**	127
8.1	**Definition**	128
8.2	**Epidemiologie**	128
8.3	**Komorbidität**	129
8.4	**Ursachen**	129
8.5	**Diagnostik**	129
8.6	**Verlauf**	130
8.7	**Verhaltensanalyse**	130
8.8	**Therapeutische Interventionen**	130
8.9	**Der Fall „Christina"**	130
	Literatur	132

9   **Unipolare depressive Störungen** 133
9.1   **Definition** 134
9.2   **Epidemiologie** 134
9.3   **Komorbidität** 134
9.4   **Diagnostik** 135
9.5   **Ursachen** 135
9.5.1   Risikofaktoren 135
9.5.2   Auslösefaktoren 135
9.6   **Symptomatik** 136
9.6.1   Kernsymptome 136
9.6.2   Symptome nach Altersstufen 136
9.7   **Therapeutische Interventionen** 138
9.7.1   Somatisch-biologische Ebene 138
9.7.2   Psychosoziale Ebene 139
9.8   **Der Fall „Jasmin"** 140
       Literatur 141

10   **Bipolare depressive Störungen** 143
10.1   **Definition** 144
10.2   **Epidemiologie** 144
10.3   **Komorbidität** 145
10.4   **Ursachen** 145
10.5   **Verlauf und Prognose** 146
10.6   **Symptome** 146
10.7   **Therapeutische Interventionen** 147
10.8   **Vergleich zwischen Angst-, Zwangs- und depressiver Störung** 147
10.9   **Der Fall „Kevin"** 148
       Literatur 150

11   **Suizidales Verhalten** 151
11.1   **Definition** 152
11.2   **Epidemiologie** 152
11.3   **Komorbidität** 153
11.4   **Ursachen** 153
11.5   **Alarmzeichen** 154
11.5.1   Präsuizidale Merkmale 154
11.5.2   Suizidale Krise 155
11.6   **Suizidversuche** 155
11.7   **Erkennen der Suizidgefährdung** 156
11.7.1   Erfassung der Basissuizidalität 156
11.7.2   Fokusassessment bei akuten Gefährdungen 156
11.8   **Maßnahmen zum Freitod** 156
11.9   **Therapeutische Interventionen** 157
11.9.1   Einschätzung der Suizidgefährdung durch Beziehungsaufbau 157
11.9.2   Krisenintervention 157
11.10   **Der Fall „David"** 158
       Literatur 160

12	**Schizophrene Störung**	161
12.1	**Definition**	162
12.2	**Epidemiologie**	162
12.3	**Verlauf und Prognose**	162
12.4	**Komorbidität**	163
12.5	**Kriterien**	163
12.6	**Ursachen**	163
12.7	**Symptome**	163
12.8	**Erkennung der Störung**	164
12.9	**Therapeutische Interventionen**	165
12.9.1	Medikamentöse Therapie	165
12.9.2	Psychotherapie	166
12.9.3	Soziotherapie	166
12.10	**Der Fall „Jörg"**	167
	Literatur	168

III Psychische Störungen mit körperlichen Symptomen

13	**Psychogene Essstörungen**	171
13.1	**Anorexie**	172
13.1.1	Begriff „Anorexie"	172
13.1.2	Definition	173
13.1.3	Epidemiologie	173
13.1.4	Komorbidität	173
13.1.5	Ursachen	174
13.1.6	Symptome	175
13.1.7	Therapeutische Interventionen	176
13.1.8	Prognose und Folgen unbehandelter Anorexie	178
13.2	**Der Fall „Julia"**	178
13.3	**Bulimie**	179
13.3.1	Definition	179
13.3.2	Epidemiologie	179
13.3.3	Komorbidität	180
13.3.4	Ursachen	180
13.3.5	Symptome	181
13.3.6	Therapeutische Interventionen	181
13.4	**Binge-Eating-Störung**	182
13.4.1	Epidemiologie	182
13.4.2	Ursachen	182
13.4.3	Symptome	183
13.4.4	Therapeutische Interventionen	183
13.5	**Der Fall „Karla"**	184
	Literatur	186

14	**Mutistische Störung**	189
14.1	**Definition**	190
14.2	**Epidemiologie**	190

14.3   Komorbidität 191
14.4   Ursachen 191
14.5   Verlauf 192
14.6   Auslösefaktoren 192
14.7   Die Sinnhaftigkeit des Schweigens 192
14.8   Therapeutische Interventionen 192
14.8.1 Familientherapie 193
14.8.2 Logopädie 193
14.9   Der Fall „Fiona" 193
        Literatur 195

15   Bewegungsstörungen 197
15.1   Systematisierung 198
15.2   Definition 199
15.3   Epidemiologie 199
15.4   Komorbidität 199
15.5   Ursachen 199
15.6   Verlauf 200
15.7   Tourette-Syndrom 200
15.7.1 Epidemiologie 200
15.7.2 Komorbidität 200
15.7.3 Symptome 201
15.7.4 Diagnostik 201
15.8   Der Fall „Benjamin" 201
15.9   Vokale Ticstörung: Palilalie 203
15.9.1 Definition 203
15.9.2 Epidemiologie 203
15.9.3 Symptome 203
15.10   Therapeutische Interventionen bei Bewegungsstörungen 204
15.10.1 Medikamentöse Interventionen 204
15.10.2 Psychotherapeutische Interventionen 204
        Literatur 205

16   Persönlichkeitsstörungen 207
16.1   Persönlichkeitsentwicklung 208
16.1.1 Gesunde resiliente Persönlichkeitsmerkmale 208
16.1.2 Persönlichkeitsentwicklung fördern und unterstützen 208
16.2   Typologien der Persönlichkeitsstörungen 209
16.2.1 Definition 209
16.2.2 Kritik an der Benennung von Persönlichkeitsstörungen 212
16.3   Borderline-Persönlichkeitsstörung 212
16.3.1 Epidemiologie 212
16.3.2 Definition 212
16.3.3 Komorbidität 213
16.3.4 Diagnosekriterien 213
16.3.5 Symptome 214
16.4   Ursachen 215

Inhaltsverzeichnis

16.5	**Therapeutische Interventionen**	215
16.6	**Weitere Persönlichkeitsstörungen**	216
16.7	**Der Fall „Susanne"**	217
	Literatur	219
17	**Abhängigkeitserkrankungen**	**221**
17.1	**Begriffsdifferenzierungen**	223
17.2	**Epidemiologie**	224
17.3	**Diagnostik**	224
17.4	**Ursachen einer Abhängigkeitsentwicklung**	225
17.5	**Therapieansätze**	227
17.6	**Alkoholabhängigkeit**	228
17.6.1	Epidemiologie	228
17.6.2	Komorbidität	229
17.6.3	Gefährdungsgrenzen	230
17.6.4	Ursachen	230
17.6.5	Symptome	231
17.6.6	Alkoholwirkungen	231
17.6.7	Alkohol in der Schwangerschaft	233
17.6.8	Folgen unbehandelter Alkoholabhängigkeit	233
17.6.9	Koabhängigkeit	233
17.6.10	Therapeutische Interventionen	234
17.6.11	Der Fall „Johannes"	235
17.7	**Substanzgebrauchsstörung**	238
17.7.1	Klassifikation	238
17.7.2	Therapeutische Interventionen	239
17.7.3	Der Fall „Franz"	239
17.8	**Medienabhängigkeit**	241
17.8.1	Epidemiologie	241
17.8.2	Definition	242
17.8.3	Diagnostik	243
17.8.4	Symptome und Warnzeichen	244
17.8.5	Gefahr im Internet: Cyber-Grooming	244
17.8.6	Der Fall „Timo"	245
17.8.7	Therapieangebote	247
	Literatur	248
18	**Störungen im Sozialverhalten**	**251**
18.1	**Soziale Normen und soziales Verhalten**	252
18.2	**Begriffsdifferenzierungen**	252
18.3	**Definition**	253
18.4	**Epidemiologie**	256
18.5	**Komorbidität**	256
18.6	**Ursachen**	256
18.7	**Leitsymptome**	257
18.8	**Diagnostik**	257
18.9	**Folgen und Konsequenzen**	258

18.10   **Therapeutische Interventionen** 259
18.11   **Kurze Fallbeispiele** 259
18.12   **Der Fall „Thomas"** 260
18.13   **Der Fall „Erik"** 261
18.14   **Der Fall „Josefine"** 263
        Literatur 266

19   Aufmerksamkeits- und Hyperaktivitätsstörungen 267
19.1   **Definition** 268
19.2   **Epidemiologie** 268
19.3   **Komorbidität** 268
19.4   **Ursachen** 268
19.5   **Diagnostik** 269
19.6   **Symptome** 269
19.6.1 Kernsymptome 269
19.6.2 Begleitsymptome 270
19.6.3 Differenzialdiagnose: Hochbegabung 271
19.7   **Therapeutische Interventionen** 272
19.7.1 Medikamentöse Behandlung 272
19.7.2 Psychosoziale Interventionen 273
19.7.3 Hinweise für Eltern und Pädagogen 274
19.7.4 Elternberatung in Kindergarten und Schule 274
19.8   **Der Fall „Julius"** 275
        Literatur 276

20   Ausgewählte psychosomatische Störungen 279
20.1   **Begriff „Psychosomatik"** 281
20.2   **Psychophysiologische Zusammenhänge** 282
20.3   **Ursachen** 282
20.4   **Diagnostik** 283
20.5   **Frühkindliche Regulationsstörung** 284
20.5.1 Epidemiologie 284
20.5.2 Symptome 284
20.5.3 Entstehung von Dysregulation 284
20.5.4 Beispiel Trennungssituationen 286
20.5.5 Beispiel Schreibabys 287
20.5.6 Therapeutische Interventionen 289
20.5.7 Der Fall „Jakob" 290
20.6   **Bettnässen (Enuresis) und Einkoten (Enkopresis)** 292
20.6.1 Definition 292
20.6.2 Ursachen 292
20.6.3 Leitsymptome 292
20.6.4 Therapeutische Interventionen 292
20.7   **Herzerkrankungen** 293
20.7.1 Krankheitserleben 293
20.7.2 Therapeutische Interventionen 293
20.8   **Schlafstörungen** 294

20.8.1 Gesunder Schlaf 294
20.8.2 Definition 296
20.8.3 Epidemiologie 296
20.8.4 Komorbidität 296
20.8.5 Einteilung der Schlafstörungen 296
20.8.6 Ursachen 297
20.8.7 Determinanten 297
20.8.8 Diagnostik 298
20.8.9 Symptome 298
20.8.10 Therapeutische Interventionen 299
20.8.11 Der Fall „Melanie" 300
20.9 **Adoleszenzkrise** 301
20.9.1 Gesunde adoleszente Entwicklung 302
20.9.2 Definition 303
20.9.3 Epidemiologie 303
20.9.4 Krisen und psychische Störungen 303
20.9.5 Der Fall „Karina" 305
       Literatur 307

21 **Spezifische Lernstörungen** 309
21.1 **Autismus-Spektrum-Störung** 311
21.1.1 Begriff „Autismus" 311
21.1.2 Definition 312
21.1.3 Autismusformen 312
21.1.4 Epidemiologie 312
21.1.5 Komorbidität 312
21.1.6 Ursachen 313
21.1.7 Diagnostik 313
21.1.8 Symptome 313
21.1.9 Autismusformen 314
21.1.10 Therapeutische Interventionen 315
21.1.11 Der Fall „Jerome" 316
21.1.12 Beispiel zum frühkindlichen Autismus (Kanner-Syndrom) 318
21.2 **Legasthenie** 319
21.2.1 Begriff „Legasthenie" 319
21.2.2 Definition 319
21.2.3 Epidemiologie 319
21.2.4 Komorbidität 319
21.2.5 Ursachen 319
21.2.6 Diagnostik 320
21.2.7 Therapeutische Interventionen 320
21.2.8 Der Fall „Konstantin" 320
21.3 **Dyskalkulie** 321
21.3.1 Definition 321
21.3.2 Epidemiologie 321
21.3.3 Ursachen 321
21.3.4 Therapeutische Interventionen 322
       Literatur 322

22   Kinder und Jugendliche in Belastungssituationen ... 325
22.1   **Neonataler Drogenentzug** ... 328
22.1.1 Diagnostik ... 328
22.1.2 Medikamentös überwachter Entzug ... 329
22.1.3 Symptome ... 330
22.1.4 Therapeutische Interventionen ... 330
22.1.5 Folgen des Drogenentzugs ... 330
22.2   **Gewalterfahrungen in der Kindheit** ... 331
22.2.1 Definition ... 331
22.2.2 Epidemiologie ... 331
22.2.3 Wie reagieren Kinder und Jugendliche auf Gewalterfahrungen in ihren Familien? ... 331
22.2.4 Hilfen für Betroffene ... 332
22.3   **Kindesmisshandlung** ... 333
22.3.1 Definition ... 333
22.3.2 Risikofaktoren ... 333
22.4   **Belastende Trennungssituationen** ... 334
22.4.1 Reaktionen infolge multifaktorieller Belastungen ... 334
22.5   **Sexueller Missbrauch** ... 335
22.5.1 Definition ... 336
22.5.2 Epidemiologie ... 336
22.5.3 Formen ... 336
22.5.4 Strategien der Täter ... 337
22.5.5 Erleben der Kinder ... 337
22.5.6 Erkennung sexuellen Missbrauchs ... 337
22.5.7 Symptome ... 338
22.5.8 Folgen ... 338
22.6   **Der Fall „Lisa"** ... 338
22.7   **Störung der sexuellen Präferenz: Pädophilie** ... 340
22.7.1 Definition ... 340
22.7.2 Komorbidität ... 341
22.7.3 Pädophile Handlungen ... 341
22.7.4 Epidemiologie ... 342
22.7.5 Tätertypologien ... 342
22.7.6 Diagnostik ... 342
22.7.7 Ursachen ... 342
22.7.8 Therapeutische Interventionen ... 343
22.7.9 Folgen für das Kind ... 344
22.7.10 Prävention ... 345
22.8   **Trauma** ... 345
22.8.1 Definition ... 345
22.8.2 Traumakriterien ... 346
22.8.3 Einteilung traumatischer Erlebnisse ... 346
22.8.4 Symptome ... 346
22.8.5 Diagnose ... 347
22.8.6 Allgemeine therapeutische Interventionen ... 347
22.8.7 Traumatische Erlebnisse verändern das Gehirn ... 347
22.8.8 Transgenerationale These ... 348
22.9   **Retraumatisierung** ... 348

22.9.1 Definition 348

22.9.2 Psychopathomechanismus 348

22.9.3 Symptome 349

22.10 **Akute Belastungsstörung** 349

22.10.1 Definition 349

22.10.2 Ursachen 349

22.10.3 Symptome 349

22.11 **Posttraumatische Belastungsstörung** 350

22.11.1 Definition 350

22.11.2 Epidemiologie 351

22.11.3 Symptome 351

22.11.4 Spezielle Traumatherapie 353

22.12 **Schütteltrauma** 355

22.12.1 Definition 355

22.12.2 Epidemiologie 356

22.12.3 Symptome 356

22.12.4 Therapeutische Interventionen 357

22.13 **Münchhausen-Stellvertreter-Syndrom** 357

22.13.1 Definition 357

22.13.2 Epidemiologie 357

22.13.3 Ursachen 357

22.13.4 Psychopathomechanismus 358

22.13.5 Diagnostik 358

22.13.6 Therapeutische Interventionen 359

22.13.7 Der Fall „Ricarda" 359

22.14 **Entwurzelungssyndrom** 359

22.14.1 Definition 360

22.14.2 Epidemiologie 360

22.14.3 Definitionen 360

22.14.4 Ursachen 361

22.14.5 Verändertes Rollenverhalten in den Familien 362

22.14.6 Symptome 363

22.14.7 Therapeutische Interventionen 364

22.14.8 Der Fall „Osman" 365

22.14.9 Folgerungen 366

Literatur 367

Serviceteil

Glossar 370

Stichwortverzeichnis 377

1

Grundlagen der Psychiatrie

Inhaltsverzeichnis

1.1 Psychische Heilkunde – 3

1.2 Kinder und Heranwachsende als ganzheitliche Wesen – 4
1.2.1 Besondere Unterschiede im Verhalten von Mädchen und Jungen – 4

1.3 Risikofaktoren psychiatrischer Erkrankungen – 6

1.4 Protektive und hemmende Faktoren – 9
1.4.1 Resilienz – 10
1.4.2 Vulnerabilität – 12

1.5 Merkmale psychischer Störungen – 12

1.6 Kriterien zur Beurteilung psychischer Erkrankungen – 13
1.6.1 Bewusstsein – 13
1.6.2 Aufmerksamkeit und Gedächtnis – 15
1.6.3 Orientierung – 17
1.6.4 Wahrnehmung – 18
1.6.5 Denken – 19
1.6.6 Affektivität – 20
1.6.7 Antrieb und Psychomotorik – 21
1.6.8 Ich-Erleben – 22
1.6.9 Intelligenz – 22

1.7 Übersicht über psychische Erkrankungen im Kindes- und Jugendalter – 24
1.7.1 Krankheitsbegriff in der Kinder- und Jugendpsychiatrie – 24

© Springer-Verlag GmbH Deutschland, ein Teil von Springer Nature 2020
E. Höwler, *Kinder- und Jugendpsychiatrie für Gesundheitsberufe, Erzieher und Pädagogen*,
https://doi.org/10.1007/978-3-662-62058-8_1

1.8 **Besonderheiten psychiatrischer Sprache – 25**

1.9 **Medizinische und psychiatrische Klassifikationssysteme – 26**
1.9.1 DSM-5 – 27
1.9.2 ICD-11 – 27
1.9.3 ICF – 27

1.10 **Epidemiologie psychischer Störungen – 28**

1.11 **Der Fall „Lena" – 29**

1.12 **Chancen und Probleme aus psychiatrischer Sicht – 31**

1.13 **Der Fall „Marco" – 34**

1.14 **Sind psychisch Kranke grundsätzlich gewalttätig? – 34**

Literatur – 35

1.1 Psychische Heilkunde

■ Historischer Überblick

Johannes Reil prägte bereits 1788 in Halle an der Saale den Begriff „Psychiatrie". Er bezeichnete die Psychiatrie als Heilkunde. Prägend waren u. a. auch die Ärzte Otto Biswanger (1852–1926) und sein Wiener Kollege Richard Freiherr von Krafft-Ebing (1840–1902). Dieser führte im Jahr 1895 den Begriff „Nervosität" als Ausdruck des modernen gesellschaftlichen Lebens ein. Die ersten Kinderpsychiater waren Griesinger, Zellinger und Emminghaus, welche psychiatrische Erkrankungen im Kindes- und Jugendalter in der Literatur erstmals beschrieben haben.

Die Psychiatrie ist seit dem 18. Jahrhundert eine spezielle Fachrichtung der medizinischen Disziplin. Sie umfasste zunächst alle Maßnahmen zur Prävention und Rehabilitation sowie zur Therapie bei Menschen mit psychischen Störungen im Erwachsenenalter.

Die Kinder- und Jugendpsychiatrie ist eine verhältnismäßig neue Wissenschaft, die erst seit den 1970er-Jahren in Deutschland besteht. Die Deutsche Gesellschaft für Kinder- und Jugendpsychiatrie, Psychosomatik und Psychotherapie e.V. (DGKJP) wurde 1993 gegründet. Fachärzte für Kinder- und Jugendpsychiatrie benötigen eine spezielle Weiterbildung und sind derzeitig nicht flächendeckend vorhanden.

Laut Bundesärztekammer waren in Deutschland im Jahr 2015 ca. 2300 Fachärzte für Kinder- und Jugendpsychiatrie tätig. Die Zahl der niedergelassenen Fachärzte ist deutlich angestiegen, derzeit sind 1014 Fachärzte in Praxen tätig. Es gibt knapp 6000 stationäre bzw. teilstationäre Behandlungsplätze.

Die psychiatrische Forschung in der Kinder- und Jugendheilkunde hat international und national noch einen enormen Nachholbedarf.

■ Begriffsklärung

Psyche = Seele, Iatrie = Heilkunde. Die Psychiatrie wird demnach auch als „Seelenheilkunde" bezeichnet.

> **Psychiatrie**
>
> Die Psychiatrie ist eine medizinische Teildisziplin und bezieht sich auf psychische bzw. seelische Störungen und deren Auswirkungen auf das Verhalten und Erleben, die wahrgenommen, beobachtet, interpretiert und im therapeutischen Behandlungsprozess dokumentiert werden.

Die Psychiatrie ist eine hermeneutische Wissenschaft, in der es v. a. um die Kunst des Verstehens geht. Die therapeutische Qualität der Disziplin besteht darin, das Ausmaß des Verstehens und des Verstandenwerdens zu begreifen. Dies ist der Kern, der den Patienten trägt, der ihm Kraft gibt, wieder psychisch stabil zu werden. Junge Patienten, die beispielsweise an Schizophrenie erkrankt sind, leiden zuerst an sozialer Desintegration. Wenn sich der Psychiater darauf beschränkt, nur Medikamente zu verordnen, wird sich der junge Patient unverstanden fühlen. Er wird die Medikation nicht einnehmen oder sogar den Kontakt zum Arzt abbrechen.

Ein Arzt, der sich auf naturwissenschaftliche Behandlungsansätze bezieht, kann dem kranken Menschen nicht gerecht werden. Daher braucht es neben der Sachkenntnis, Empathie, Zwischenmenschlichkeit und Sorge um den anderen auch implizites Erfahrungswissen, welches sich Ärzte und Therapeuten nur in der Begegnung mit Patienten umfassend aneignen können.

■ Psychiatrie als Beziehungsmedizin

Die Psychiatrie ist und bleibt auch zukünftig **Beziehungsmedizin**.

Die Beziehung zwischen Patient und Arzt bzw. Patient und Therapeut sowie auch zu seiner Familie, Umwelt und Gesellschaft ist bedeutsam. Es geht darum, mit psychisch kranken jungen Menschen und ihren Eltern über die geeignete Behandlung und die Ziele der Therapie zu entscheiden bzw. alle Beteiligten im Sinne des Trialogs einzubeziehen. Die Kinder- und Jugendpsychiatrie möchte heranwachsende Patienten von ihren belastenden Symptomen befreien, damit sie selbstständig, sozial integriert und entwicklungsfähig leben können.

Um dieses Ziel zu erreichen, wird viel Zeit und Geduld benötigt, weil mit den Betroffenen und ihren Bezugsangehörigen oftmals unter schwierigen Bedingungen Gespräche geführt werden müssen, z. B., um zu einem gemeinsamen Verständnis der psychischen Störung zu gelangen, darüber hinaus in kritischen Situationen wie bei Suizidgefahr, Nahrungsverweigerung, Delir bei Drogenentzug oder wahnhafter Realitätsverkennung, wo weiterführende Grundsatzentscheidungen erforderlich sind.

1.2 Kinder und Heranwachsende als ganzheitliche Wesen

Körper, Seele und soziales Umfeld des Menschen sind holistisch zu betrachten. Unter einer holistischen Betrachtungsweise ist philosophisch eine Denkrichtung zu verstehen, nach der alle Daseinsformen der Welt danach streben, ein Ganzes zu sein. Alle Erscheinungen des Lebens werden aus einem ganzheitlichen Prinzip ableitet.

Eine holistische Betrachtung des Menschen auf ganzheitlicher Ebene unter Einbeziehung der Anteile auf biopsychosozialer Ebene und Wechselwirkungen bildet für Pflegende und Therapeuten die Grundlage für alle Interventionen im therapeutischen Prozess.

Für die Betrachtung des Menschen als ganzheitliches Wesen sind alle Ebenen bedeutsam, als ein strukturiertes und nach außen offenes System, dessen Teile in wechselseitiger Beziehung zueinander, zur Gesamtheit und zur Außenwelt stehen.

Biologische Ebene   Der Mensch besteht aus Organen, z. B. Knochen, Herz, Niere, Lunge, Magen, Bauchspeicheldrüse, den Organsystemen, z. B. Herz-Kreislauf-System, Hormonsystem, Nervensystem, Atmungssystem, Immunsystem, Verdauungssystem, Fortpflanzungssystem, und aus den vier Grundgewebearten Epithelgewebe, Binde- und Stützgewebe, Muskel- und Nervengewebe.

Psychische Ebene   Der Mensch besitzt einen geistig-seelischen Bereich. Er kann denken, fühlen, Emotionen zeigen, erleben und zeigt je nach Situation ein angepasstes oder unangepasstes Verhalten.

Soziale Ebene   Der Mensch lebt im sozialen Zusammenhalt, in der Gemeinschaft mit der Familie, Partnern, Freunden, Arbeitskollegen.

1.2.1 Besondere Unterschiede im Verhalten von Mädchen und Jungen

1.2.1.1 Neurobiologische Erkenntnisse

Angehörige des männlichen Geschlechts haben makroskopisch ein größeres Gehirn als die des weiblichen. Die Verbindung zwischen den beiden Hemisphären, der Balken, ist beim männlichen Geschlecht etwas dünner, dafür ist der Hippocampus etwas größer und der Kortex weist weniger Furchen und Wölbungen auf. Mit einer Magnetresonanztomografie (MRT) lassen sich bei Jungen und Mädchen unterschiedliche Verbindungsmuster, d. h. neuronale Bahnen zwischen der rechten und linken Hemisphäre feststellen.

Beide Gehirnhälften haben unterschiedliche Funktionen. Die rechte Gehirnhälfte ist mehr intuitiv, räumlich ausgerichtet und beschäftigt sich mit emotionalen Informationen. Die linke Hälfte ist für die Sprachkompetenz, u. a. für die Wortanalyse, verantwortlich.

- Die linke Gehirnhälfte ist beim weiblichen Geschlecht stärker und enger neuronal mit der rechten Gehirnhälfte vernetzt. Mädchen können somit mehrere Dinge gleichzeitig und besser tun, z. B. Multitasking und Lösen von emotionalen Aufgaben.
- Beim männlichen Geschlecht lassen sich andere neuronale Muster erkennen: Ihre Hemisphären weisen eine stärkere Verbindung zwischen dem vorderen und dem hinteren Teil des Gehirns auf. Sie können somit besser Dinge verbinden, die sie sehen; sie sehen etwas und müssen sofort reagieren.

Neuronale Verbindungen zwischen den beiden Hemisphären entwickeln sich erst in der Pubertät zwischen dem 13. und dem 18. Lebensjahr.

Erkenntnisse der Neurowissenschaften bringen uns der Frage nach dem geschlechtsspezifischen Verhalten von Jungen und Mädchen näher. Mädchen interessieren sich mehr für kreative Berufe mit sozialem Engagement, Musik, Tanz, Kunst etc. Jungen interessieren sich vorwiegend für naturwissenschaftliche Bereiche: Mathematik, Physik, Informatik etc.

? Handlungsaufgabe

Wenn wir Verhaltensunterschiede zwischen dem männlichen und weiblichen Geschlecht feststellen, die sich in der Gehirnstruktur widerspiegeln, wie sehr basieren Ihrer Meinung nach diese Unterschiede auf Erkenntnissen der Neurobiologie oder sind sie vielmehr nicht doch ein Produkt der soziokulturellen Gesellschaft, in der wir leben?

✓ Erwartungshorizont

Antwort: Verhaltensunterschiede zwischen den Geschlechtern sind nur zum geringen Teil angeboren, d. h., sie lassen sich nur zum Teil auf biologische Einflüsse zurückführen: Bereits im Mutterleib wirken auf das Gehirn Hormone, insbesondere das Testosteron, ein.

Das menschliche Gehirn ist allerdings ein Leben lang formbar, es kann sich der Umwelt anpassen. Dies wird auch neuronale Plastizität genannt. Verbindungen im Gehirn werden im Laufe des Lebens durch Erfahrungen angelegt: in welcher Kultur der Mensch lebt, in welchem sozialem Umfeld er aufwächst, wie lange er zur Schule gegangen ist, welchen Beruf er ausübt. Alle diese Faktoren verändern die neuronale Vernetzung im Gehirn.

1.2.1.2 Verhaltensunterschiede als Produkt des soziokulturellen Umfelds

Erzieher berichten, dass Jungen auf Spielplätzen ein höheres Aktivitätsniveau aufweisen als Mädchen. Jungen entfernen sich früher von der mütterlichen Nähe und sind wilder beim Freispiel. Sie können sich räumlich besser orientieren. Die Konsequenz ist, dass Jungen eine konstitutionelle Andersartigkeit aufweisen: Ihre motorische Entwicklung verläuft anders, d. h., sie weisen einen größeren Bewegungsdrang (zu viel Antrieb) auf, sie können nur schwer stillsitzen, haben zu wenig Stabilität und sind später im Leben auf der Suche nach Halt.

Mädchen werden schon sehr früh auf Gesichter aufmerksam, sie nehmen Blickkontakt auf und achten vermehrt auf soziale Interaktionen und erlernen somit früher die Sprache. Im Alter von vier Jahren gleichen sich beide Geschlechter im Spracherwerb an.

Da Mädchen mehr basteln, ist ihre Feinmotorik verbessert. Sie lesen mehr Bücher und verstehen Texte leichter. Sie malen Bilder bereits im Kindergarten bzw. in der Kita feiner aus und schreiben in der Schule ordentlicher.

Mädchen kommen im Alter von 10–12 Jahren in die Pubertät und sehen diese Zeit als Leistungsphase an, sie entwickeln gute koordinative Fähigkeiten.

Jungen kommen erst zwischen dem 13.–17. Lebensjahr in die Pubertät. Sie können sich dann problematisch verhalten, weil sie meist Normen und Werte, die andere von ihnen abverlangen, nicht beachten wollen. Männliche Jugendliche testen ihre Grenzen, besonders gegenüber Autoritätspersonen, sehr gerne aus. Sie beschäftigen sich vermehrt mit dem Computer und mit anderen Medien. Es besteht ein Zusammenhang zwischen Computerspielen, TV-Konsum und schlechten Schulnoten. Sie identifizieren sich gern mit Figuren in den Computerspielen. Jungen wachsen heute aufgrund von Ehescheidungen vermehrt ohne Väter auf; ihnen fehlt eine männliche Identifikation. Im Kindergarten und in der Grundschule werden sie vorwiegend mit weiblichen Lehrpersonen konfrontiert. Erst im Gymnasium finden sie männliche Lehrer als Vorbilder. Früher hatten Jungen aufgrund der damals kinderreichen Familien häufig ältere Brüder, mit denen sie sich identifizieren konnten.

Diese Unterschiede bedingen Benachteiligungen für Jungen im Bildungssystem; d. h., sie bekommen keine Chancengleichheit. Bei Jungen fallen folgende Probleme auf:

- Die Gewaltbereitschaft ist höher.
- Sie begehen mehr Suizide.
- Sie weisen öfter Schulprobleme auf.
- Sie haben eine höhere Risikobereitschaft.

Die Gehirne der Mädchen und Jungen sollten bereits im Säuglingsalter früh genutzt werden, damit sie sich gut entwickeln und vorhandene Kompetenzen so früh wie möglich ausgebaut werden können.

1.3 Risikofaktoren psychiatrischer Erkrankungen

Unter einem Risikofaktor wird in der Medizin eine erhöhte Wahrscheinlichkeit verstanden, eine bestimmte Krankheit bzw. Störung zu erwerben, wenn bestimmte physiologische oder anatomische Eigenschaften, genetische Prädispositionen und/oder Umweltkonstellationen vorliegen. Bei Kindern und Jugendlichen verflechten sich biologische, psychische und soziale Entwicklungsbedingungen im Leben. Aus krankheitsfördernden Merkmalen (Risikofaktoren) und symptomatischen Frühzeichen (Prodromen) lassen sich Wahrscheinlichkeitsaussagen über zukünftige psychiatrische Krankheiten treffen.

Das Gesundheitsbewusstsein der Bevölkerung und das Bemühen, durch Eigenaktivität Krankheiten zu verhüten, haben zugenommen, sodass Ärzte von Patienten und Ratsuchenden vermehrt nach zukünftigen Risiken und deren Vermeidung gefragt werden. Diese Entwicklung wird im Internet und infolge Druckmedien mit regelmäßigen Meldungen gefördert, wer in welchem Maß für eine neuropsychiatrische Erkrankung gefährdet ist und wie man seine eigenen Risiken für Depression, Angststörung oder Abhängigkeit anhand simpler Fragebögen per Smartphone berechnen kann.

Risikofaktoren verflechten sich auf genetisch-biologischer und psychosozialer Ebene. In Familien, in denen besondere Konstellationen von Risikofaktoren vorliegen, ist die Vulnerabilität der betroffenen Kinder und Jugendlichen für psychische Erkrankungen gesteigert. Im Folgenden werden diese Risikofaktoren dargestellt.

Biologische Ebene: endogen oder internalisierend bedingt

Nach innen gerichtete unangemessene Verhaltensweisen, die das Kind selbst und seine soziale Umwelt (insbesondere Familienangehörigen) stark im physischen und psychischen Wohlbefinden beeinträchtigen können.

Mütter, die rauchen, an Adipositas leiden oder Spätgebärende sind, haben gehäufter frühgeborene Kinder mit zu geringem Geburtsgewicht. Diese Kinder tragen das Risiko für Entwicklungsverzögerungen.

Untersuchungen von Familienanamnesen verweisen auf ein gehäuftes Vorkommen der Merkmale gehemmtes Temperament, Angst und/oder Depression. Somit sind psychische Störungen häufig erblich veranlagt. Eine gewisse Vulnerabilität ist dann auch beim Kind vorhanden. Dazu gehört ein psychopathologischer Zustand der Mutter, z. B. eine depressive Störung, eine Angst- oder Essstörung.

Psychische Störungen bei körperlichen Erkrankungen können Ursache oder Folge der somatischen Erkrankungen sein oder der Zusammenhang besteht nur zufällig. Dazu lassen sich vielfältige Beispiele aufführen:

- Kinder und Jugendliche mit chronischen Hauterkrankungen (Neurodermitis, Akne, Schuppenflechte) können an Körperbildstörungen leiden. Auch Medikamente wie z. B. eine langandauernde Steroidtherapie bei Morbus Crohn oder Colitis ulcerosa können zu Depressionen führen.
- Eine somatische Komplikation einer psychischen Störung kann das Delir bei Alkohol- oder Drogenentzug sein. Tachykardie oder thorakales Engegefühl finden sich bei einer Panikstörung.
- Bei einer Karzinomerkrankung im Jugendalter bestehen oftmals Depressionen wegen Problemen bei der Krankheitsverarbeitung.
- Bei Amputationen von Körpergliedern aufgrund eines Unfalls muss sich ein junger Patient mit gravierenden Verlusterfahrungen auseinandersetzen. Bei unzureichendem Coping kann dies ebenso zu Depressionen führen.
- Der Arzt diagnostiziert bei Drogenabhängigkeit eines Jugendlichen neben der Hepatitis auch Polyneuropathie, Angst und Depressionen.

■ **Molekulare Ursachen psychiatrischer Störungen**

Wissenschaftler der Universität Bonn wollen herausfinden, ob psychiatrische Störungen eine gemeinsame biologische Wurzel haben. Dafür planen die Forscher, das Genom von psychiatrisch erkrankten Patienten mit dem von gesunden Menschen zu vergleichen. Sie untersuchen dabei 250 Familien, bei denen sich psychiatrische Störungen häufen, und greifen auf einen Datenpool von 80.000 Patienten aus einem internationalen Forscherkonsortium zu. Die Wissenschaftler untersuchen des Weiteren die Gehirnaktivität mittels Magnetresonanztomografie, um so einen kausalen Zusammenhang zwischen den Genen und Störungsursachen zu identifizieren (weitere Informationen unter ▶ http://www.uni-bonn.de).

■ **Psychische Ebene: exogen oder externalisierend bedingt**

Nach außen gerichtete unangemessene und störende Verhaltensweisen wie hyperaktives oder aggressives Verhalten. Diese sind mit negativen Auswirkungen auf den Betroffenen und seine Umwelt verbunden. Dazu gehören folgende Erkrankungen: Störung des Sozialverhaltens, Aufmerksamkeitshyperaktivitätssyndrom (ADHS).

Mitentscheidend für die seelische Gesundheit und Lebensqualität ist die Bewältigung von Lebenskrisen wie Trennung und Scheidung der Eltern, Mutterdefizit durch deren Inhaftierung oder Krankheit, psychopathologische Zustände beim Vater (Gewalt, Sucht), Tod von nahestehenden Angehörigen, Wohnort- oder Schulwechsel, besonders zwischen dem 7.–15. Lebensjahr, Leistungsdruck in der Schule, körperliche chronische Erkrankungen, Verlust von Aufgaben und Rollen, Ungeduld und Ablehnung vonseiten der Eltern, Belastungen durch die Geschwisterschaft in Patchworkfamilien infolge eines Harmoniemythos, Interaktionsmuster der Eltern mit unterschiedlichen Wertemustern. All diese Faktoren können psychische Probleme bei Kindern und Jugendlichen verstärken.

Externalisierende Störungsbilder wie z. B. hyperkinetische Störungen des Sozialverhaltens gehören zu den am häufigsten diagnostizierten Auffälligkeiten bei Kindern und Jugendlichen. Man geht davon aus, dass sowohl biologische als auch psychosoziale Faktoren eine wichtige Rolle bei ihrer Genese spielen.

■ **Mutter-Kind-Beziehung**

Eine psychische Erkrankung der primären Bindungsperson, in den meisten Fällen ist dies die Mutter, wirkt sich fast immer auf die Beziehung zu ihrem Kind aus.

Für die Beurteilung der Qualität der Mutter-Kind-Beziehung sind vier Bereiche wichtig:
- das beobachtete Verhalten zwischen Mutter und Kind (Interaktion),
- die wahrgenommene emotionale Beziehung zum Kind (Bonding),
- das Erleben von Effizienz in der Mutterrolle (Selbstwirksamkeit),
- die Fähigkeit, kindliche Bedürfnisse zu erkennen und zu befriedigen, wie z. B. Hunger, Schlaf und Aufmerksamkeitsbedürfnis.

In jedem dieser vier Bereiche kann es infolge psychischer Störung der Mutter zu einem Defizit beim Kind kommen, was die adäquate Gestaltung der Mutter-Kind-Beziehung beeinträchtigen kann. Die Psychopathologie psychischer und psychosomatischer Störungen wirkt sich auf den vier Beziehungsebenen unterschiedlich aus. Die entstandene defizitäre Mutter-Kind-Beziehung wird als Transmissionsweg für Entwicklungsretardierungen bei Kindern diskutiert.

Im Umkehrschluss bewährt sich eine gelungene Mutter-Kind-Beziehung als resilienter Faktor bei der Entwicklung des Kindes, der den negativen Einfluss „psychische Störung der Mutter" minimieren kann. Beziehungsfördernde Interventionen sollten besonders bei Säuglingen und Kleinkindern von professionellen begleitenden Berufsgruppen in das Therapieprogramm integriert werden (Hohm et al. 2008).

■ **Soziale Ebene: kulturell oder gesellschaftlich bedingt**

Die Schichtzugehörigkeit und die Bildung der Eltern wirken sich auf die körperliche und seelische Gesundheit von Kindern und Jugendlichen aus. So korreliert ein hoher sozialer ökonomischer Status und Bildungsstand der Eltern mit einer besseren gesundheitlichen Entwicklung der Kinder.

■ **Eltern-Kind-Interaktion**

Die Eltern-Kind-Interaktion kann dazu beitragen, dass externalisierende Auffälligkeiten entstehen, aufrechterhalten werden oder sogar zunehmen. Sie können Ursache und Wirkung sein. Was sich zwischen betroffenen Kindern und ihren Müttern abspielt, wollte eine Gruppe von Wissenschaftlern aus Mannheim genauer wissen. Sie beobachteten 31 Kinder mit hyperkinetischer Störung, 61 Kinder mit Störungen des Sozialverhaltens und 116 nicht betroffene Kinder im Alter von 8 Jahren und deren Mütter per Video bei einer 5-minütigen hausaufgabenähnlichen Interaktion. Die Auswertungen der Videosequenzen ergab: Die Mehrzahl der betroffenen Kinder und deren Mütter hatte ein gespanntes Verhältnis zueinander. So versuchten z. B. die Mütter hyperkinetischer Kinder stark, deren Verhalten zu steuern. Die Kinder verhielten sich wiederum unaufmerksam und impulsiv. Sie leisteten Widerstand gegen die mütterliche Beeinflussung und äußerten sich abwertender als unauffällige Kinder.

? Handlungsaufgaben
1. Beschreiben Sie Ursachen, die im Text für externalisierende Störungen genannt werden.
2. Benennen Sie Verhaltensweisen, die hyperkinetische Kinder zeigen.

Erwartungshorizont

✓ Antwort zu 1
Fehlformen in der Erziehung
Ablehnung, Vernachlässigung, Überbehütung, Verwöhnung, mangelnde emotionale

Zuwendung oder zu starke emotionale Bindung in der Elternteil-Kind-Beziehung, indifferente, inkonsequente oder widersprüchliche Erziehungseinstellungen und -maßnahmen, Überforderung, Übertragung unbewusster Wünsche und Einstellungen der Eltern zum Kind können dazu führen, dass Kinder in Kindergarten oder Schule einen Leistungsabfall aufweisen, nicht mit Freude die Einrichtung (Kindergarten oder Schule) besuchen wollen, an Aktivitäten nicht interessiert sind, sich stattdessen isolieren oder sich anderweitig beschäftigen.

Diese Kinder werden in ihrer Entwicklung zur autonomen, selbstbewussten Persönlichkeit beeinträchtigt; sie erhalten kein eigenes Entscheidungsvermögen. Erst durch das Zusammenspiel mehrerer Ursachen kann es zu Erlebens- und Verhaltensstörungen kommen.

✅ **Antwort zu 2**
Die soziale Störung, die nicht organisch bedingt ist, äußert sich in Hyperaktivität, in Aufmerksamkeits- und Konzentrationsstörungen, Impulsivität und aggressivem Verhalten.

1.4 Protektive und hemmende Faktoren

Die wichtigste Basis für ein langes, gesundes und glückliches Leben liegt in der ausgeglichenen Emotionalität. Da Menschen in jeder Beziehung stark von ihren sozialen Beziehungen und Vernetzungen abhängen, überrascht es nicht, dass eine geborgene, glückliche Kindheit, ein passender Platz in der Gesellschaft und eine geglückte Vernetzung mit Partnern und Freunden, u. U. auch mit Haustieren, zu den wichtigsten Faktoren zählen, um ein ausgeglichenes Gefühlsleben zu erreichen.

Eine zuverlässige und sensible Betreuung eines Kindes in seinen ersten Lebensjahren führt zur Fähigkeit, auch im späteren Leben vertrauensvolle Beziehungen zu anderen Personen eingehen zu können (Bowlby 1988). Versäumnisse bei der Entwicklung einer sicheren Bindungsfähigkeit in der Kindheit können in gewissem Ausmaß bei sozial anpassungsfähigen Menschen im späteren Leben aufgeholt werden.

Bei der Herausbildung einer psychischen Störung sind zuerst die Emotionen beeinträchtigt. Jeder kennt Situationen in seinem Leben, in denen er bedrückt seinen Gedanken nachhängt und innerlich nicht zur Ruhe kommt. In solchen Verfassungen ist ein Kind gegenüber äußeren Dingen nicht mehr aufmerksam. Es ist vielleicht zu sehr auf sich selbst bezogen und zieht sich sehr zurück. Es hat vielleicht das Gefühl, den Anforderungen des täglichen Lebens, z. B. im Kindergarten oder in der Schule, immer weniger gerecht werden zu können, es fühlt sich überfordert und entwickelt eine psychosomatische Befindlichkeitsstörung. Diese Reaktionen sind erforderlich, um eine belastende Situation psychisch zu verarbeiten.

Zum Erhalt der psychischen Stabilität bei einem Kind ist es notwendig, dass seine Belastungen im Alltag und v. a. der psychische Druck stetig wieder abnehmen. Hält ein psychischer Druck über längere Zeit an, so kann sich dieser, je nach Prädisposition des Kindes, in einer psychischen Störung manifestieren. Daraus folgt, dass jeder Mensch im Grunde genommen in der Lage ist, depressiv, durch Substanzmissbrauch oder psychotisch auf belastende Lebenssituationen zu reagieren.

Das Gemeinsame aller psychischen Störungen ist der Versuch der Psyche, solche nicht aushaltbaren Gefühle aufzulösen. Die sog. Symptombildung wie z. B. das Depressivwerden, die Substanzmittelabhängigkeit oder das Psychotischwerden ist als ein Problemlösungsversuch anzusehen, jedoch leider nicht als erfolgreicher. Alle Lösungsversuche dienen letztendlich dazu, zu den belastenden Gefühlen Distanz herzustellen, um sie besser ertragen zu können. Die Reaktionen haben eine Schutzfunktion und sollen eine psychische Entlastung möglich machen. Bei psychisch kranken Kindern verselbstständigen sich diese Reaktionen im weiteren Entwicklungsverlauf.

Protektive Faktoren sind ein sozialer Rückhalt in der Familie durch einen demokratischen Erziehungsstil, genügend psychische Widerstandsfähigkeit (Resilienz) und ein Kohärenzgefühl, d. h. ein dynamisches Gefühl des Selbstvertrauens, sowie gesundheitsfördernde Wohn- und Entwicklungsbedingungen.

- **Familiäre Interaktion**

Die Bedeutung der familiären Interaktion resultiert aus der Beobachtung, dass bestimmte Merkmale im Interaktionsstil der Bezugspersonen das Risiko für psychische Störungen in der Kindheit verstärken können. Ungünstige Verhaltensweisen sind dabei häufig eine Reaktion auf abnorme Verhaltensweisen, z. B. Stottern oder eine erhöhte Ängstlichkeit des Kindes. Auch wenn dieser Bereich präventiv eine große Bedeutung hat, kann er erst im Verlauf einer logopädischen und/oder psychotherapeutischen Therapie untersucht werden. Dies begründet sich damit, dass ein tiefes Vertrauensverhältnis zwischen dem Kind und dem behandelnden Therapeuten bestehen muss.

Ziel aller präventiven und therapeutischen Maßnahmen sollte sein, dass sich das Kind trotz bestehender Risikofaktoren mit geeigneten Unterstützungsmöglichkeiten, z. B. logopädischen und/oder psychotherapeutischen Verfahren, zu einer leistungsfähigen, stabilen Persönlichkeit entwickelt.

1.4.1 Resilienz

Der Begriff Resilienz (lat. resilire) bedeutet zurückspringen, abprallen. Er wurde von Emmy Werner im Jahr 1950 geprägt. Kinder werden als resilient bezeichnet, wenn sie in einem sozialen Umfeld aufwachsen, das durch Risikofaktoren wie z. B. Armut, Drogenkonsum oder Gewalt gekennzeichnet ist und sich dennoch zu erfolgreichen Menschen entwickeln (Werner 1993).

> Resilienz wird auch als psychische Widerstandsfähigkeit, als Selbstheilungskompetenz bezeichnet, d. h. als die Fähigkeit, Krisen, Herausforderungen und Schicksalsschläge bewältigen zu können, ohne daran psychisch zu zerbrechen.

Das Konzept gehört zur Salutogenese (Antonovsky 1983). Resilienz ist eine psychologische Widerstandsfähigkeit, Krisen durch Rückgriff auf persönliche und sozial vermittelte Ressourcen zu meistern und als Anlass für Entwicklungen zu nutzen.

Der Begriff der Resilienz hat sich im Laufe der Zeit gewandelt. Früher bezeichnete er nur eine spezielle Eigenschaft bei Personen, die ihre psychische Gesundheit unter Bedingungen erhielten, unter denen andere zerbrochen wären. In diesem Sinne wurde der Begriff z. B. von Emmy Werner benutzt. Um ein Kind als „resilient" zu definieren, wurden oft Merkmale der Lebensführung miteinbezogen. Oft wurden etwa Kinder so bezeichnet, die – trotz Bedingungen wie Armut oder Flüchtlingssituation in der Kindheit – im Erwachsenenalter eine qualifizierte Berufstätigkeit ausübten, nicht mit dem Gesetz in Konflikt kamen und psychisch unauffällig waren. Später wurde die Bedeutung ausgeweitet. Dies ist mit der Erkenntnis verbunden, dass psychische Widerstandsfähigkeit nicht nur in Extremsituationen, sondern immer von Vorteil ist. Heute werden Menschen mit diesem Merkmal oft allgemein als resilient bezeichnet. Er wird z. B. auch für Menschen verwendet, die mit Belastungen der Arbeitswelt in angemessener Weise umgehen und so ihre psychische Gesundheit erhalten.

Ursprünglich wurde mit Resilienz nur die Stärke eines Menschen bezeichnet, Lebenskrisen wie schwere Krankheiten, lange Arbeitslosigkeit, Verlust von nahestehenden Menschen oder ähnliches ohne anhaltende Beeinträchtigung durchzustehen. Diese Verwendung des Wortes ist auch heute noch gebräuchlich. Resiliente Kinder haben erlernt, dass sie es sind, die über ihr eigenes Schicksal bestimmen (sog. Kontrollüberzeugungen). Sie vertrauen nicht auf Glück oder Zufall, sondern nehmen die Dinge selbst in die Hand. Das bedeutet, sie ergreifen Möglichkeiten, wenn sie sich ihnen bieten. Sie haben ein realistisches Bild von ihren eigenen Fähigkeiten, können eigene Emotionen und Impulse kontrollieren, akzeptieren ihre Situation und konzentrieren sich auf Problemlösungen. Auch Kinder, die nach einem Trauma wie etwa nach Vergewaltigung, dem plötzlichen Verlust nahestehender Angehöriger oder Kriegserlebnissen nicht aufgeben, sondern die Fähigkeit entwickeln, weiterzumachen, werden als resilient bezeichnet.

Wesentliche Faktoren, die Resilienz beeinflussen, sind ein tragfähiges Netz aus sozialen Beziehungen des Betroffenen, seine Kultur, seine schulische Umgebung, seine emotionale Intelligenz und seine mehr oder weniger aktive Einstellung zu Problemen. Einige Gruppen von Menschen erweisen sich als besonders resilient. Das sind meist solche, die einen starken familiären Zusammenhalt haben, eher kollektiv als individuell orientiert sind und sich durch Werte und Normen auszeichnen, die von den meisten Mitgliedern der entsprechenden Gruppe geteilt werden. Diese Werte und Normen werden in der Resilienzforschung auch als „shared values" bezeichnet.

Resilienz als eine globale Orientierung drückt aus, in welchem Ausmaß ein Mensch ein psychophysisches Gefühl des Vertrauens in sich hat. Sie trägt dazu bei, dass Kinder oder Jugendliche, die Krisen, Misshandlungen, sexuellen Missbrauch, Trennungen von den Eltern, Verlust eines Elternteils oder einer Bezugsperson, schicksalshafte Erlebnisse wie z. B. Unfälle, oder das Erleben vermeintlicher Minderwertigkeit wie z. B. Aussehen, Körpergestalt, Geschlecht, Behinderung erlitten haben, durch persönliche und sozial vermittelte Ressourcen bewältigen und für ihre Weiterentwicklungen nutzen.

Zahlreiche Studien belegen, dass eine Korrelation zwischen dem Kohärenzgefühl und der psychischen Gesundheit besteht (Antonovsky 1993). Kohärenzgefühl wird nicht nur in der Kindheit festgelegt, sondern ist auch im späteren Leben noch veränderbar. Das Kind braucht Widerstandsressourcen, um den täglichen Anforderungen des weiteren Lebens gewachsen zu sein.

> ▶ **Beispiel**

Natascha wurde im Alter von zehn Jahren auf dem Heimweg von der Schule von einem Mann entführt und acht Jahre lang in einem fünf Quadratmeter kleinen Verlies im Keller des Entführers gefangen gehalten. Das Mädchen musste dem Mann zu Diensten sein. Schon zwei Wochen nach der Flucht, im August 2006, trat das Mädchen im Fernsehen auf und berichtete über ihr Martyrium. Die Zuschauer sahen eine junge Frau, die selbstbewusst und auf intelligente und reflektierte Weise über sich selbst, über die Jahre der Gefangenschaft und ihr Verhältnis zum Entführer sprach.

Natascha weist Resilienz als Ressource auf, eine psychische Widerstandskraft, die ihr die Fähigkeit verliehen hat, an dem Schicksalsschlag nicht zu zerbrechen, während andere Menschen schon infolge kleinerer Ereignisse psychisch krank werden können. ◄

Ausreichende Resilienz ermöglicht es Kindern außerdem, nach der Scheidung ihrer Eltern mit Wohnortwechsel und dem Verlust geliebter Schulfreunde bald wieder neue Freunde und neue Lebensfreude zu finden.

Resilienz sorgt auch dafür, dass Jugendliche nach dem Ende ihrer ersten Liebe bald neuen Sinn im Leben finden, während andere ihren Liebeskummer mit dem Konsum von zu viel Alkohol oder anderen Drogen zu kompensieren versuchen.

Resilienz hilft zudem, den Tod der Eltern infolge eines Unfalls zu überwinden oder eine schwere Krankheitsdiagnose wie Leukämie zu bewältigen, ohne den Lebensmut zu verlieren.

Mit dem Konstrukt der Resilienz verwandt sind die Konzepte Salutogenese, Hardiness, Coping und Autopoiesis. Diese Konzepte gehen für Krisensituationen von alternativen Sichtweisen aus.

Das Gegenstück zur Resilienz ist Vulnerabilität. Dies bedeutet, dass ein Kind durch äußere Einflüsse besonders leicht seelisch zu verletzen ist. Vulnerable Kinder neigen daher leicht dazu, psychische Erkrankungen zu entwickeln.

1.4.2 Vulnerabilität

Der Begriff Vulnerabilität bedeutet seelische Verwundbarkeit. Eine persönlichkeitstypische Vulnerabilität äußert sich in Form von innerer Unruhe, Anspannung, Nervosität, mangelhafter Reagibilität und schließlich in seelischer Empfindsamkeit bzw. Verletzbarkeit.

Als signifikanter Vulnerabilitätsfaktor erweist sich die Belastung durch eine traumatische Lebenserfahrung, z. B. Kampfhandlungen im Krieg, körperliche und/oder seelische Misshandlungen in der Kindheit, Flucht, Naturkatastrophen, oder das Beobachten eines gewaltsamen Todes oder eines schweren Unfalls.

Kinder, die ein kritisches Lebensereignis oder Trauma erlebt haben, können mit posttraumatischen Belastungsstörungen (PTBS) reagieren (Maercker et al. 1999; Schützwohl 2000; Filipp 2007). Insbesondere bei Menschen mit schwerer Traumatisierung in Kindheit und Adoleszenz kann im späteren Lebensalter eine ausgeprägte psychobiologische Vulnerabilität und eine starke Interaktion von Stressoren beobachtet werden (Bremner und Narayan 1998; Maercker et al. 1999). Die legt nahe, dass Kinder eine geringere psychische, soziale und biologische Kompensationsfähigkeit aufweisen als Erwachsene, wobei die dafür verantwortlichen spezifischen Prozesse im Einzelnen noch weitgehend unerforscht sind (Maercker et al. 1999).

1.5 Merkmale psychischer Störungen

Von einer psychischen Störung wird gesprochen, wenn ein Individuum ein Erleben und/oder Verhalten zeigt, welches von den in einer Gesellschaft für gültig gehaltenen Normen abweicht. Dabei ist es wichtig, dass die Erlebens- und Verhaltensweisen über einen längeren Zeitraum von der Norm abweichen und mit einem Leidensdruck verbunden sind sowie eine Beeinträchtigung für den Betroffenen und/oder seine Umgebung zur Folge haben.

Psychische Störungen stellen wie somatische Erkrankungen einen Teil des menschlichen Lebens dar. Eine höhere Gewichtung psychosozialer Aspekte im allgemeinen Gesundheitsverständnis wird aus Public-Health-Perspektive betrachtet. Gesundheit wird nach der Weltgesundheitsorganisation (WHO) als biopsychosoziales Konstrukt gesehen.

Nach der Internationalen Klassifikation der Krankheiten (ICD-11) wird eine psychische Störung wie folgt definiert:

1. Psychische Störungen sind alle Erlebens- und Verhaltensweisen einer Person, die von der/den in einer Gesellschaft für gültig gehaltenen Norm(en) abweichen,
2. diese Abweichung von der Norm ist erheblich und besteht über einen längeren Zeitraum,
3. die von der Norm abweichenden Erlebens- und Verhaltensweisen sind mit einem Leidensdruck verbunden; sie werden für die betroffene Person als Belastung erlebt,
4. sie haben eine Beeinträchtigung für den Betroffenen und/oder seine soziale Umgebung zur Folge.

- **Verhalten und Erleben**

Kinder und Jugendliche sind komplexe Wesen. Um sie zu verstehen, sind Kenntnisse über Verhalten und Erleben erforderlich.

Unter **Verhalten** wird die Gesamtheit aller von außen beobachtbaren Äußerungen eines Lebewesens verstanden. Diese sind über Fremdbeobachtungen wahrzunehmen.

Unter **Erleben** werden von außen nicht beobachtbare Vorgänge im Menschen verstanden, die der Betreffende nur an sich selbst wahrnehmen kann. Äußerungen des Erlebens können durch Selbstbeobachtung der sozialen Umwelt mitgeteilt werden.

Von der Norm abweichende Erlebens- und Verhaltensweisen bei Kindern und Jugendlichen können auf der biopsychosozialen Ebene unterschiedlich zum Ausdruck kommen.

- **Körperliche Ebene (psychosomatische Störungen):**
  - Magenschmerzen
  - Sprachstörungen
  - Atemstörungen
  - Zähneknirschen
  - Schaukelbewegungen
  - Daumenlutschen
  - Nägelkauen
  - Trichotillomanie
  - Motorische Störungen: Tics, Zittern

- **Psychische Ebene (psychiatrische Störungen):**
  - Angststörungen:
    - Schulangst
    - Trennungsangst
    - spezifische Phobien
  - Zwangshandlungen
  - Schizophrene Störung
  - Essstörungen (Gier, Verweigerung)

Soziale Ebene (sozialer Leistungsbereich):
- Lernstörungen:
  - Lese-Rechtschreib-Schwäche
  - Dyskalkulie
- Aufmerksamkeitsdefizit-Hyperaktivitätsstörung (ADHS), Aufmerksamkeitsdefizitstörung (ADS), Hyperkinetische Störung (HKS), gekennzeichnet durch mangelnde Ausdauer und Konzentration, kurze Aufmerksamkeitsspanne, erhöhte Ablenkbarkeit, Verträumtheit, fehlende Initiative, Schulversagen trotz angemessener Intelligenz
- Sozial abweichendes Verhalten

- Aggressionen: Streitsucht, häufiges Schlagen, Wutanfälle, Vandalismus
- Gehemmtheit, Kontaktstörungen, Clownereien, Überangepasstheit, Überempfindlichkeit
- Teilnahme an Diebstählen, Drogenhandel
- Schule schwänzen
- Streuen, Lügen, Weglaufen von Zuhause
- Brutalität gegenüber Gleichaltrigen, Bandenzugehörigkeit

Fast alle psychiatrischen Störungen im Kindes- und Jugendalter können als Ausdruck einer erhöhten affektiven Erregung angesehen werden, z. B. depressive Störung, Borderline-Störung, Aufmerksamkeitsdefizithyperaktivitätssyndrom, Substanzgebrauchsstörung.

Eine psychische Komorbidität geht meistens mit stärkerer Symptomschwere, höherem Chronifizierungsrisiko, höherer funktioneller Beeinträchtigung und einem erhöhten Suizidrisiko einher, was die Behandlung erschwert und die Prognose verschlechtert.

1.6 Kriterien zur Beurteilung psychischer Erkrankungen

1.6.1 Bewusstsein

Unter Bewusstsein wird bewusstes „Sein" verstanden. Es beinhaltet die Grundelemente aller psychischen Abläufe und Funktionen.

Im Schlaf verlieren wir physiologisch das Bewusstsein. In diesem Zustand werden Gedächtnisinhalte verfestigt. Es handelt sich um einen aktiven Prozess, bei dem zentralnervöse Gedächtnisspuren reaktiviert und reorganisiert werden. In diesem Konsolidierungsprozess befördert Schlaf nicht nur den Transfer bestimmter Gedächtnisinhalte von einem temporären Speicher in das Langzeitgedächtnis, sondern begünstigt gleichzeitig auch eine qualitative Transformation dieser

Gedächtnisrepräsentationen und Prozesse wie die Neubildung expliziten Wissens und ermöglicht Einsicht in ungelöste Probleme.

1.6.1.1 Vigilanz

Der Begriff „Vigilanz" beschreibt den Wachheitsgrad eines Menschen, die Fähigkeit zur klaren Vergegenwärtigung von Sinnesreizen und Bewusstseinsinhalten.

Es werden quantitative (❑ Tab. 1.1) und qualitative (❑ Tab. 1.2) Störungen des Bewusstseins unterschieden. Die quantitativen Störungen werden auch als Vigilanzstörungen oder Minderung der Wachheit bezeichnet.

1.6.1.2 Dämmerzustand

Das Bewusstsein ist nicht erkennbar getrübt, doch eingeengt und in einer schwer zu beschreibenden Weise verändert. Die äußerlich geordneten Patienten sind auf den ersten Blick nicht auffällig, können sich unterhalten und komplexe Handlungen ausführen.

Es besteht aber eine Einbuße an Steuerungs- und Besinnungsfähigkeit. Das Vermögen einer Selbstgegenwärtigung, einer distanzierenden, kritisch-reflektierenden und gefühlsmäßig-wertenden Stellungnahme sich selbst gegenüber, ist verlorengegangen.

Einige wenige Strebungen und Triebe bestimmen unkontrolliert durch die Gesamtpersönlichkeit das Verhalten; es kann zu persönlichkeitsfremden Delikten, zu Gewalt- und Sexualverbrechen kommen.

Vorkommen Bei Epilepsien, pathologischem Rausch und gelegentlich bei Enzephalitiden oder auch bei Medikamentenintoxikationen.

❑ **Tab. 1.1** Quantitative Störungen des Bewusstseins

Störung	Symptome
Benommenheit	Verlangsamte, unpräzise Reaktionen, Verständnisschwierigkeiten, erschwerte Orientierung, jederzeit erweckbar
Somnolenz (Schlafsucht)	Schläfrigkeit, Reaktion auf laute Ansprache und Berührung, schwer erweckbar
Sopor	Zustand des Tiefschlafs, Reaktion nur auf stärkste Schmerzreize, für kurze Zeit erweckbar
Koma	Tiefste Bewusstlosigkeit, keine Reaktion mehr auf Reize, d. h., Hirnstammreflexe sind verloren gegangen, Pupillenreflex erloschen, Veränderungen der Atmung und des Kreislaufs, nicht mehr erweckbar

❑ **Tab. 1.2** Qualitative Störungen des Bewusstseins

Störung	Ursachen	Symptome
Dämmerzustände	Hirnschädigungen, Epilepsie, pathologischer Rauschzustand	Angst, erhöhte Aggressionsbereitschaft, sinnlose Handlungen
Akute Verwirrtheit	Flüssigkeitsmangel, Intoxikation, Harnverhaltung, Stoffwechselentgleisung	Desorientierung, Ratlosigkeit, motorische Unruhe, planlose Handlungen
Epileptischer Anfall	Störung der Hirnfunktion	Ablauf in vier Stadien

Dauer Stunden bis Tage, hinterlässt eine partielle oder komplette Amnesie. Ähnliche Zustände sieht man auch auf psychogener konstitutioneller Grundlage: Nachtwandeln, Schlaftrunkenheit, reaktive Dämmerzustände bei hochgradigem Affekt.

Äußeres Erscheinungsbild und Gesamtverhalten des Patienten Der Gesichtsausdruck erscheint verhangen, verglast, ratlos, geistesabwesend. Der Patient ist in seinen Ausdrucksbewegungen und in seinem ganzen Benehmen deutlich verändert, in den Bewegungsabläufen verlangsamt.

Als gemeinsame Kriterien der Bewusstseinstrübung gelten v. a. die Störungen der Orientierung, der Aufmerksamkeit und Auffassung, des formalen Denkablaufs und der Merkfähigkeit. Die Aufmerksamkeit, die Zugewandtheit zur Außenwelt ist herabgesetzt, schwer zu erwecken und auf ein Thema zu fixieren. Die Auffassung von Eindrücken der Umgebung, z. B. von Fragen des Untersuchers, ist erschwert. Die räumliche und zeitliche Orientierung ist mehr oder weniger deutlich gestört bis zur ausgesprochenen Desorientiertheit.

Das Denken ist verlangsamt und erschwert oder verworren, ungeordnet, chaotisch wie im Halbschlaf oder Traum. Nach Ablauf des Zustands von Bewusstseinstrübung besteht eine vollständige Amnesie (Erinnerungslosigkeit) oder nur eine unvollständige, unklare und bruchstückhafte Erinnerung an die betreffende Zeitspanne (retrograde Amnesie).

1.6.1.3 Akute Verwirrtheit (Delir)

Die akute Verwirrtheit, international auch als „Delir" bezeichnet, ist eine plötzlich auftretende globale Störung aller kognitiven Funktionen (Wahrnehmen, Erinnern, Denken), die durch die Unfähigkeit gekennzeichnet ist, auf äußere Einflüsse oder Veränderungen der Umgebung zeitgerecht und/oder adäquat zu reagieren. Bei der Störung treten keine Sinnestäuschungen und Verkennungen in den Vordergrund.

Symptome sind:
- haptische (taktile) Halluzinationen,
- zeitliche und örtliche Desorientiertheit,
- schreckhaft-ängstliche Erregung,
- Beschäftigungsunruhe (Greif- und Zupfbewegungen auf der Bettdecke),
- zwecklose stereotype Leerlaufmotorik mit kleinen Bewegungsexkursionen (Nesteln, Fäden ziehen),
- körperliche Symptome: Tremor, vegetative Störungen, Neigung zur Kreislaufinsuffizienz.

Der Verlauf der akuten Verwirrtheit ist fluktuierend, die Gesamtdauer beträgt einige Tage bis Wochen.

Das Syndrom tritt besonders häufig bei Jugendlichen während eines Entzugs von Substanzmitteln innerhalb der ersten Tage auf. Die Betroffenen verlieren meist schon nach einem kurzen Aufenthalt das Gefühl für Tag und Nacht, erleben soziale Isolation und Zukunftsängste. Weitere Symptome sind Desorientierung, Wahnzustände, Aggressionen, aktive sowie passive Verweigerung therapeutischer Maßnahmen.

Ein Betroffener erlebt das Delir als sehr bedrohlich. Das Auftreten des Syndroms muss intensivmedizinisch begleitet werden, um Folgekomplikationen zu vermeiden.

1.6.2 Aufmerksamkeit und Gedächtnis

Aufmerksamkeitsleistungen zeigen sich v. a. darin, wie rasch und wie lange ein Kind sich der Wahrnehmung eines gegebenen Objekts widmet. Dabei nimmt der Sehsinn eine zentrale Stellung ein. Das Baby reagiert von Geburt an auf bewegte Reize mit Aufmerksamkeitszuwendung. Wenn das Kind ein plötzliches Geräusch hört, dreht es seinen Kopf in die Richtung, aus der das Geräusch kommt. Mit ca. 1–2 Monaten folgt die Phase des **obligatorischen Schauens**, die anschaulich dokumentiert, dass das Kind nicht nur lernen muss, sich einem Reiz zuzuwenden, sondern auch, sich wieder von ihm abzuwenden. Wenn dies gelingt, spricht man von willentlich gesteuerter visueller Aufmerksamkeit.

Diese willentlich gesteuerte Aufmerksamkeit ist gebunden an Hirnprozesse, die den Thalamus, das anteriore Cingulum sowie die frontalen Augenfelder einschließen. Man kann feststellen, dass der Aufmerksamkeitszustand eines Kindes variiert, während es einen Gegenstand visuell fixiert. So wird zwischen einfachem „looking" (schauen) und „examining" (examinieren) unterschieden, wobei der letztgenannte Zustand mit einer Verlangsamung des Herzschlags zusammenfällt, was seinerseits als Hinweis auf eine kortikale Beteiligung gewertet wird. Kortikal vermittelte Prozesse ermöglichen es dem Kind, antizipatorische, fließende Blickbewegungen auszuführen. In Babyversuchen spielen die visuelle Aufmerksamkeit und die Blickpräferenz (als Maß des Interesses an einem Gegenstand) eine zentrale Rolle. Sie werden als Indikatoren für höhere Denkprozesse unter Beteiligung des Großhirns gewertet (Johnson 2006).

1.6.2.1 Gedächtnis

Das Gedächtnis ist die Fähigkeit einer Person, etwas Erfahrenes zu behalten und sich daran zu erinnern. Es dient der Aufbewahrung oder Speicherung und dem Abruf von etwas Gelerntem.

Um Lernprozesse, Erfahrungen, Wahrnehmungen und Eindrücke wieder abrufen zu können, braucht es eine Instanz, die solche Inhalte und die Verknüpfungen untereinander speichert. Dieser Prozess geschieht im Gedächtnis. Das Gedächtnis lässt sich nicht direkt beobachten, sondern immer nur erschließen; d. h., Gedächtnisinhalte im Gehirn können nicht identifiziert werden.

Gedächtnisbildung bedeutet die Aufnahme von Informationen aus der Umwelt, deren Speicherung und Strukturierung: Informationsaufnahme, Informationsspeiche-

rung und Informationsverarbeitung. Das menschliche Gedächtnis hat eine Speicherkapazität von ca. einer Billiarde Einzelinformationen, sogenannter Bits (8 Bit = 1 Byte). Die Frage, wie Gedächtnisinhalte konkret im Gehirn abgelegt werden, kann derzeit von wissenschaftlicher Seite noch nicht beantwortet werden.

> Der bewusste Umgang mit den Gedächtnisinhalten wird als Denken bezeichnet.

Das Gedächtnis hat keine unbegrenzte Kapazität. Es werden nur solche Inhalte gespeichert, bei denen die Umstände dies dem Gehirn nahe legen. Im Alltag wird dann deutlich, dass wir uns an Dinge nur noch bruchstückhaft oder gar nicht mehr erinnern können, die nebensächlich sind. Uns wird das Gedächtnis negativ bewusst, wenn uns das Lernen schwerfällt.

Ultrakurzzeitgedächtnis (sensorischer Informationsspeicher) Aktuelle Informationen für kurzfristige Reaktionen auf Umweltreize werden festgehalten. Der Inhalt dieses sensorischen Speichers hat eine sehr geringe Kapazität. Das Ultrakurzzeitgedächtnis befindet sich möglicherweise im sensorischen Rindenfeld; die dort gespeicherten Informationen verfallen innerhalb weniger Sekunden.

Kurzzeitgedächtnis Die dort gespeicherten Informationen ändern sich ständig dadurch, dass neu aufgenommene Informationen schon vorhandene verdrängen. Die Speicherkapazität ist größer als die des Ultrakurzzeitgedächtnisses.

Langzeitgedächtnis Im Vergleich zu den anderen Gedächtnisarten nimmt das Langzeitgedächtnis, auch Altgedächtnis, nur langsam neue Informationen auf. Was bereits im Langzeitgedächtnis abgelegt ist, bleibt lebenslang fixiert. Lediglich der Zugriff auf die Informationen kann vergessen werden („verschüttete" Gedächtnisinhalte). Das Langzeitgedächtnis kann nur unter emotionaler Beteiligung des Lernenden zufrieden stellend funktionieren, d. h., der Lernende muss auch Lust und Freude am Lernen haben, ansonsten lernt er nichts.

Bei hirnorganischen Erkrankungen liegen oftmals Störungen des Ultrakurzzeit- oder des Kurzzeitgedächtnisses vor (◘ Tab. 1.3). Das Langzeitgedächtnis ist bei Demenzerkrankten und an Sklerose Erkrankten noch am längsten erhalten. Das zeigt sich im Erzählen über lebensgeschichtliche Ereignisse wie z. B. über Jugend, Elternhaus, Berufsausbildung, Heirat oder Geburt der Kinder.

1.6.2.2 Gedächtnisverlust: Amnesie (Erinnerungslosigkeit)

Unter Amnesie wird eine zeitlich begrenzte und inhaltlich umschriebene Gedächtnisstörung verstanden; sie wird auch als „Blackout" oder „Filmriss" bezeichnet. Amnesien werden unterteilt in teilweise und totale Amnesien.

Abhängig vom Zeitpunkt des schädigenden Einflusses auf das Gehirn wird folgende Unterteilung vorgenommen:
- Retrograde Amnesie: Der Gedächtnisausfall bezieht sich auf die Zeit, die vor dem Ereignis liegt.
- Anterograde Amnesie: Der Gedächtnisausfall bezieht sich auf die Zeit nach dem Ereignis.

Beide Amnesien sind normalerweise nicht vollständig, sondern lückenhaft, man erinnert sich an manche Ereignisse, an andere nicht.

Amnesien kommen bei Schädel-Hirn-Traumen, Intoxikationen und epileptischen Anfällen vor.

1.6.2.3 Zeitgitterstörungen

Unter Zeitgitterstörungen werden Fehler im zeitlichen Raster und in der Chronologie des Erinnerten verstanden.

Zeitgitterstörungen äußern sich in Erinnerungstäuschungen, Trugerinnerungen oder Gedächtnisillusionen. Sie kommen vorwiegend bei schizophrenen Erkrankungen oder beim Entzugssyndrom vor.

Die Gedächtnisfunktion, auch amnestische Funktion, gibt Aufschluss über die Fähigkeit zur Informationsaufnahme, -speicherung und -wiedergabe. Bei Störungen ist zuerst das Kurzzeitgedächtnis, erst viel später und bei schwersten Beeinträchtigungen das Langzeitgedächtnis betroffen.

1.6.3 Orientierung

Bei nachlassender oder fehlender Orientierung spricht man von Desorientierung. Es werden vier verschiedene Formen unterschieden:
- räumliche Desorientierung,
- zeitliche Desorientierung,
- situative Desorientierung,
- personenbezogene Desorientierung.

Orientierungsstörungen kommen besonders vor bei Substanzgebrauchsstörung und deren Entzug sowie nach Schädel-Hirn-Traumen.

◘ **Tab. 1.3** Übersicht über die Gedächtnisarten

Ultrakurzzeitgedächtnis	Kurzzeitgedächtnis	Langzeitgedächtnis
10–20 s	0–30 min	1 h bis Jahre
Bei Stress, Überforderung werden Infos abgewehrt	Nach Speicherung der Infos werden diese durch neue Infos „überlagert"	Besonders Gefühle, Erlebnisse und Assoziationen sind abrufbar

1.6.3.1 Erkennung von Desorientiertheit

Desorientierung wird erkannt durch einfache Fragen hinsichtlich der Orientierung in Bezug auf Ort, Zeit, Situation und Person.

Der Bewusstseinsspiegel kann, wie bei Müdigkeit, beim Erwachen oder Einschlafen, sehr rasch schwanken. Der Grad der Orientierung kann sich von einem Augenblick zum anderen ändern, ebenso Auffassung, Stimmungslage und emotionale Ansprechbarkeit.

1.6.4 Wahrnehmung

Wahrnehmung ist ein Prozess als Ergebnis der Informationsgewinnung und Verarbeitung von Reizen aus der Umwelt und dem Körperinneren.

Die Wahrnehmung erfolgt mit intakten Körpersinnen sowie mit Aufnahme und Vergleichen der Reize mit Erinnerungen und Erfahrungen im Großhirn. Ein gesundes Wahrnehmen setzt auch die Intaktheit von Bewusstsein, Antrieb, Denken und Orientierung voraus.

Unter Angstgefühlen, bei Durchblutungsstörungen des Gehirns und bei Intoxikationen ist die Wahrnehmung herabgesetzt.

Bei Erregungszuständen und bei der Schizophrenie kann die Wahrnehmung gesteigert sein.

1.6.4.1 Wahrnehmungsstörungen (Störungen des Realitätsbezugs)

Wahrnehmungsstörungen sind psychopathologische Phänomene. Sie kommen bei vielen psychiatrischen Erkrankungen vor. Bei den Störungen ist die Wahrnehmung der äußeren Realität stark eingeschränkt. Es werden folgende Formen unterschieden:

Halluzination Es handelt sich um eine Sinneswahrnehmung ohne äußere Stimulation des betreffenden Sinnesorgans. Sie besitzt für den Betroffenen die Echtheit oder Gültigkeit einer realen äußeren Wahrnehmung. Halluzinationen nehmen die Form traumähnlicher Zustände an.

Es werden verschiedene Arten von Halluzinationen unterschieden:

- Bei der **optischen Halluzination** sieht z. B. der Betreffende im Alkoholentzug kleine, sich bewegende Mäuse.
- Bei **akustischen Halluzinationen** kommt es z. B. bei einer Schizophrenie zu Trugwahrnehmungen von Geräuschen und Stimmen.
- Bei der **olfaktorischen Halluzination** nimmt der Betreffende Gerüche (z. B. Schwefel) wahr.
- Bei den **zönästhetischen, d. h. leibbezogenen Halluzinationen** verspürt der Betreffende körperbezogene Beeinflussungen, z. B. spürt er Ungeziefer über die Haut krabbeln.

Halluzinationen kommen besonders bei Erkrankungen aus dem schizophrenen Formenkreis, bei der Substanzgebrauchsstörung und beim Entzugssyndrom vor.

Illusion Unter der Illusion verstehen wir eine krankhafte Fehlwahrnehmung oder auch Fehldeutung eines real existierenden Sinnesreizes, die sich berichtigen lässt. Die Illusionen sind nur flüchtig und immer von Halluzinationen abzugrenzen. Der Betreffende nimmt etwas wahr, kann es aber aufgrund einer kurzfristigen Beeinflussung seiner kognitiven Fähigkeiten nicht richtig einordnen. Die Deutung der Wahrnehmung entspricht oft den innerlichen Wünschen und Ängsten des Betroffenen. Der auf dem Kleiderbügel hängende Bademantel wird z. B. als eine menschliche Gestalt verkannt, die erwartet wird, oder der in der Dämmerung erkannte Baum verwandelt sich in eine dahinrasende Pferdekutsche. Illusionen fördern, wenn sie nicht behoben werden, akute Verwirrtheit.

Die illusionäre Verkennung tritt auf bei:
- Übermüdung,
- hohem Fieber,

- Exsikkose,
- Veränderungen der Sinnesorgane (z. B. starke Sehbehinderung),
- Angst,
- psychotrop wirkenden Medikamenten,
- Disstress,
- Depressionen und Psychosen.

> Eine illusionäre Verkennung sollte internistisch abgeklärt werden.

Die verordnete Medikation ist zu überwachen. Der Verlauf der Wahrnehmungsstörung wird beobachtet und dokumentiert. Negative äußere Einflüsse sind sofort zu beheben (z. B. schlechte Lichtverhältnisse, fehlende Seh- oder Hörhilfen, Stressfaktoren, Ortswechsel). Therapeuten und Angehörige gehen ruhig auf den Betroffenen ein und schaffen eine Atmosphäre der Ausgeglichenheit. Mitpatienten in den Stationen erfahren Verständnis durch aufklärende Gespräche.

1.6.5 Denken

Unter Denken wird die Entwicklung von Vorstellungen durch ein Zusammenwirken von Erinnerungen, Erfahrungen und Urteilen verstanden.

Denken und Gefühle beeinflussen sich gegenseitig. Emotionen sind Reaktionen des Gehirns auf Empfindungen, die der Mensch erlebt. Ein normales Denken setzt ein ungestörtes Funktionieren von Bewusstsein, Antrieb, Gedächtnis, Orientierung und Wahrnehmung voraus.

1.6.5.1 Störungen der Denkinhalte (Wahn)

Der **Denkablauf** kann sich bei vielen psychischen Krankheiten verändern. Er kann unlogisch werden oder es kommt zu ungewöhnlichen oder zwanghaften Denkinhalten. Bei zwanghaftem Denken handelt es sich um Gedanken, Impulse oder Handlungen, die sich dem Betroffenen gegen seinen inneren Widerstand aufdrängen und kaum unterdrückt werden können.

Die **Denkschnelligkeit** kann verlangsamt (Benommenheit), gehemmt (Depression) oder beschleunigt (Manie) sein. Im Denkfluss kann es zum Gedankenabriss oder zu einer Denksperre kommen. Das äußert sich durch plötzliches, wiederholtes Stocken im Gesprächsablauf.

Eine typische Denkstörung des Manikers ist die **Ideenflucht**. Die Kranken denken schneller, aber auch flüchtiger als sonst und hüpfen von Einfall zu Einfall. Durch äußere Eindrücke werden sie sofort abgelenkt, sie können sich nicht mehr konzentrieren.

Zerfahrenes Denken mit unverständlichem „Wortsalat" und mit Wortneubildungen ist typisch beim Krankheitsbild der Schizophrenie. Logische Gedankenzusammenhänge sind hier nicht mehr nachvollziehbar.

Beim **Wahn** liegen pathologische Denkinhalte vor.

Wahn wird zutreffend als „abnormes Inbeziehungsetzen" oder auch als Fehlbeurteilung der Realität bezeichnet. Beim Wahn handelt es sich um eine „Privatrealität", d. h., es bestehen unkorrigierbare verfälschte Vorstellungen und Gedanken. Die korrekt gemachten Beobachtungen des Betreffenden werden nicht zutreffenden Bedeutungen zugeschrieben. Wahn kann sich auf alle Bereiche des menschlichen Lebens beziehen. Wahnhaftes Denken reicht von überwertigen Ideen bis zu ausgestalteten Wahngebäuden, wie sie z. B. im Größenwahn oder Verarmungswahn zu finden sind.

Der **Wahninhalt** hängt stark von der emotionalen Anteilnahme am Wahn, dem sog. Wahnbedürfnis sowie dem biografischen Kontext eines Patienten ab.

Unter **Wahnideen** versteht man objektiv falsche, aus krankhafter Ursache resultierende Überzeugungen. Wahnideen entwickeln sich oft aus einer Stimmung heraus, aus einer Mischung von Unheimlichem und Vieldeutigem. Sie entstehen ohne Anregung von außen und können durch logische Beweise und Argumente nicht entkräftet werden. Eine Wahnidee kündigt sich in Form von Wahnstimmung an, d. h., der Betroffene empfindet eine Alarmstimmung, empfindet Angst und fühlt sich bedroht. Er fühlt zunächst, dass „etwas in der Luft liegt", „da bahnt sich was an." Der Wahnstimmung liegt meist noch keine genaue Thematik zu Grunde.

Unter dem **Wahneinfall** wird eine plötzlich auftretende wahnhafte Überzeugung verstanden, der sich der Betroffene nicht entziehen kann.

In der sog. **Wahnarbeit** wird der bestehende Wahn durch weitere Einfälle, meist aus einer Erwartungsspannung oder Stimmung des Betroffenen (Wahnstimmung) heraus, ausgebaut, ergänzt, begründet oder bestätigt.

Wahn und dessen Funktionalität Bei Wahn handelt sich um die drohende Auflösung der Instanz „Ich" in einer Psychose, in der tiefgreifende biografische Verluste und Lebensmöglichkeiten präsent scheinen. Damit Eigenschaften des „Ich" stabil bleiben, versucht der Betroffene, diese Stabilität durch gegenüber seiner sozialen Umwelt geäußerte unkorrigierbare Gedanken unbewusst wieder herzustellen. Somit kann Wahn als Heilungsversuch erklärt werden und resultiert daher sehr oft aus dem biografischen Kontext eines Kranken.

1.6.6 Affektivität

Bei der Beurteilung der Affektivität werden Stimmungen und das emotionale Verhalten des Patienten beschrieben. Der Begriff Emotion bezieht sich auf die innere Gemütsbewegung, das Gefühl. So können eine ausgeglichene, ernste, melancholische oder heitere Grundstimmung beobachtet werden und ebenso aktuelle Emotionen als gelebter Ausdruck des Gefühls, wie z. B. Freude, Trauer, Zorn, Angst.

1.6.6.1 Sitz der Emotionen

Gefühle wie Freude, Trauer, Flucht, Angst, Aggression und Grundbedürfnisse wie Hunger und Sexualität werden vom Gefühlszentrum, dem limbischen System, gesteuert.

Wir müssen unterscheiden zwischen dem, was wir wissen, und dem, was wir fühlen. Beide Richtungen arbeiten in der Regel harmonisch zusammen. Wenn Kinder sich in vertrauter Gesellschaft aufhalten, so empfinden sie ein Gefühl von Vertrautheit und Sicherheit, entspannen sich und fühlen sich wohl.

Durch Nervenbotenstoffe, die den Regelkreis des limbischen Systems aktivieren, können tiefgreifende Veränderungen im Verhalten und emotionalen Erleben bewirkt werden.

1.6.6.2 Aufgaben verschiedener Botenstoffe (Transmitter) im Hirnstoffwechsel

Acetylcholin Überträgerstoff von motorischen Impulsen an den Synapsen; verantwortlich für den Denkvorgang, für die Vigilanz, für Entscheidungsfindungen.

Dopamin Regulation der Motorik; hat eine Schlüsselrolle für psychische Funktionen und emotionales Verhalten.

Serotonin Verantwortlich für die Stimmung.

Noradrenalin Steuerung von Stimmung und Affekt, reguliert die motorische Funktion des Kleinhirns, verantwortlich für den Schlaf-Wach-Rhythmus.

Glutamatrezeptoren Diese sind von Bedeutung für Lern- und Denkprozesse.

Melatonin Das Schlafhormon wird bei Dunkelheit von der Zirbeldrüse (Sitz im Zwischenhirn) ausgeschüttet und macht müde.

Adrenalin Das Stresshormon wird vom Nebennierenmark ausgeschüttet und ist verantwortlich für die Entstehung der Emotion Angst.

Leptin Wirkt im Körper als Appetit- und „Speck"-Bremse. Gefüllte Fettzellen setzen das Hormon frei und signalisieren dem Gehirn, die Nahrungsaufnahme einzustellen und Energie aus Glukosespeichern und Fettdepots zu gewinnen.

GABA Gamma-Aminobuttersäure ist der wichtigste inhibitorische Neurotransmitter des Zentralnervensystems. Der Botenstoff leitet Nervenreize nicht an entsprechende Neuronen weiter, sondern hemmt diese; dadurch tritt eine beruhigende und entspannende Wirkung ein. Im Gehirn und in der Bauchspeicheldrüse wird GABA aus Glutamat produziert.

1.6.6.3 Störungen von Stimmung und Affekt

Unter **Affektlabilität** wird eine starke Stimmungsschwankung verstanden; d. h. ein schneller Stimmungswechsel zwischen Lachen und Weinen.

Eine **Affektinkontinenz** beschreibt eine fehlende Beherrschung von Affektäußerungen; d. h., die Affekte können bei geringfügigen Anlässen überschießen.

Mit **Affektarmut** wird eine Verminderung der gezeigten Emotionen bezeichnet; es kommt zu Teilnahmslosigkeit oder Gleichgültigkeit.

Sind Gefühlsäußerungen, Vorstellungen, Wünsche, Intentionen und Impulse sehr widersprüchlich und werden diese als gleichzeitig vorhanden erlebt, so spricht man von **Ambivalenz** (ambivalent = gleichzeitiges Nebeneinander von widerstrebenden Gefühlen).

Bei einer **depressiven Stimmungslage** kommt es zu einer negativ getönten Befindlichkeit, Niedergeschlagenheit, gedrückten Stimmung, Freudlosigkeit, Lustlosigkeit,

zum Unvermögen, positive Gefühle zu erleben, häufig mit Ängstlichkeit verbunden.

Unter **Euphorie** (gr. eu = wohl, gut, phérein = (er) tragen, sich gut befinden) wird eine gehobene Stimmungslage verstanden, ein übersteigertes subjektives Wohlbefinden, Selbstwertgefühl, Kraft- und Leistungsgefühl, Vitalitätsgefühl, meist aber nicht unbedingt eine vermehrte Heiterkeit.

Die **Dysphorie** beschreibt einen Zustand von missmutiger, mürrischer oder gereizter Stimmung, einschließlich der Bereitschaft, aggressiv zu reagieren.

Beobachtungen von **zirkadianen Besonderheiten** beschreiben tageszeitliche Schwankungen der Stimmung und des Antriebs. Für den Arzt lassen sich daraus wichtige diagnostische Rückschlüsse ziehen; z. B. gehen endogene Depressionen meist mit morgendlichen reaktiven Erschöpfungszuständen einher.

1.6.7 Antrieb und Psychomotorik

Antrieb Neben dem Bewusstsein ist der Antrieb die zweite psychische Grundfunktion. Er ist für jedes Handeln, Denken und Fühlen notwendig und bei Menschen genetisch unterschiedlich stark ausgeprägt, d. h., er kann vermindert oder gesteigert sein. Der Antrieb äußert sich motorisch in der Ausübung von Aktivitäten und im Gefühlsleben im Temperament eines Menschen.

1.6.7.1 Störungen des Antriebs

Antriebsminderung Mangel bzw. Reduktion des Spontanantriebs, Verlust von Energie, Interesse, Lust.

Antriebshemmung Im Gegensatz zur Antriebsminderung werden Energie und Initiative als gebremst erlebt, der Patient hat einen subjektiv empfundenen Widerstand gegen an sich intendierte Handlungen, Bewegungen oder Denkvorgänge. Bei schwerer Ausprägung ist die Hemmung objektiv wahrnehmbar als verlangsamte Bewegungs- und Sprechabläufe; man spricht hier auch von psychomotorischer Hemmung. Die Antriebshemmung ist fast spezifisch für eine melancholische Depression bzw. für eine Depression, die medikamentös behandelt werden muss, sowie für Erkrankungen aus dem schizophrenen Formenkreis.

Antriebssteigerung Umgekehrt beschreibt die **Manie** (Raserei) eine unangemessene gehobene Stimmungslage mit Antriebssteigerung und mit heiterer oder gereizter emotionaler Verfassung. Der Patient zeigt Initiative, Einfallsreichtum, er spricht schneller, kann unruhig und hektisch werden. Explosive Reaktionen mit Bewegungssturm stellen schwere Störungen des Antriebs dar.

Bei allen affektiven Symptomen sind das Temperament und die Persönlichkeit des Patienten zu beachten. Deswegen sind nur die Symptome als pathologisch zu bewerten, bei denen vom Patienten (oder Bezugspersonen) eine Differenz zu „gesunden" Zeiten angegeben werden kann.

1.6.8 Ich-Erleben

Nach dem Duden ist der Begriff „erleben" synonym mit: am eigenen Leib erfahren, durchleben, geschehen lassen, auf sich wirken lassen.

Menschliches Erleben kann nur in der Selbstbeobachtung, durch Introversion, d. h. durch die vertiefte Auseinandersetzung des Menschen mit sich selbst zugänglich gemacht werden.

Arten des Erlebens sind Ich-Erlebnis, Zeiterlebnis infolge Vorstellung, Fühlen, Streben, Wollen.

Ich-Identität Wert des eigenen Daseins in Abgrenzung zu anderen Menschen. Das Konstrukt setzt sich zusammen aus Selbstbild, Selbstzweifel mit allem, was der Mensch über sich weiß, allen Gefühlen und Wertungen.

Der Mensch bildet im Laufe seiner Entwicklung unterschiedliche Identitäten heraus:
- **Soziale** Identität: durch Rollen, die der Mensch einnimmt, z. B. in der Familie als Mutter, Vater, Ehemann, Ehefrau, Ehrenamt, Hobbys etc.
- **Berufliche** Identität: Prägung durch Rollen im Beruf, z. B. Therapeut, Lehrer, Arzt
- **Geschlechtliche** Identität: durch Verhalten als Mann, Frau oder als Kind

Störungen der Identität treten bei Erkrankungen aus dem schizophrenen Formenkreis, bei Borderline-Persönlichkeitsstörung oder nach Substanzgebrauchsstörung auf.

1.6.9 Intelligenz

Die biologische Ursache der Intelligenz ist heute noch weitgehend unklar. Es werden zwei Intelligenzformen unterschieden:

Fluide (flüssige) Intelligenz Diese kennzeichnet das intellektuelle Potenzial, den Neuerwerb von Wissen und das Lösen neuartiger Probleme, die Fähigkeit zur Umstellung auf neue unbekannte Anforderungen (Kombinationsfähigkeit), Wendigkeit und die Orientierungsfähigkeit in neuen Situationen. Nimmt mit dem Alter ab.

Kristalline Intelligenz Dazu gehören das Erfahrungswissen, das Allgemeinwissen und das Sprachverständnis. Bei dieser Form der Intelligenz handelt es sich um die Fähigkeit, erworbene Kenntnisse auf ein aktuelles Problem anzuwenden.

Der Gedächtnisforscher Markowitsch nimmt an, dass es einen direkten Zusammenhang zwischen Intelligenz und Gedächtnis gibt. Wer eine gute Auffassungsgabe und Erinnerungsfähigkeit aufweist, hat meist auch eine hohe Intelligenz.

Eine andauernde frühkindliche soziale Vernachlässigung bei Säuglingen oder Kleinkindern bewirkt einen Mangel an neuronaler Vernetzung (Synapsenbildung). Dieses Defizit kann in späteren Entwicklungsjahren nicht mehr ausgeglichen werden. Die Bildung von Intelligenz braucht Stimulation. Je mehr emotionale sensorische Stimulation, d. h. interaktive Ansprache, Verlässlichkeit, Stabilität und Zuwendung ein Säugling erhält, umso mehr kann sich das Kind/der Jugendliche im weiteren Entwicklungsverlauf auf Grundlage seiner hierdurch gut ausgeprägten kognitiven Fähigkeit mit der sozialen Umwelt verständigen. Die Entwicklung der Intelligenz wird daher nicht nur von den Genen, sondern entscheidend von der sozialen Umwelt mitbestimmt.

Dies verdeutlicht eine wissenschaftliche Untersuchung (Nelson et al. 2012): Das Aufwachsen von Kindern im Heim und bei Pflegeeltern wurde im Rahmen des Bukarest Early Intervention Project (BEIP) verglichen. In dem Projekt wurden 136 Kinder, die von Geburt an in Kinderheimen in Bukarest lebten, vom achten Lebensmonat an begleitet und regelmäßig untersucht. Die Hälfte dieser Kinder kam im Alter von sechs Monaten bis zweieinhalb Jahren in Pflegefamilien, die anderen Kinder blieben im Heim. Für ihre Studie unterzogen die Wissenschaftler 54 der Kinder (29 waren im Heim, 25 später in Pflegefamilien) mit 30 und 42 Monaten sowie mit acht Jahren einem Gehirnscan und maßen die Hirnströme mittels Elektroenzephalogramm (EEG). Alle Befunde wurden mit Werten von in Familien aufgewachsenen Kindern verglichen. Alle Heimkinder – auch die später bei Pflegeeltern lebenden – hatten durchschnittlich rund 35 Kubikzentimeter weniger graue Hirnrinde als in Primärfamilien aufgewachsene Kinder. Die graue Hirnrinde gilt als der Sitz des Bewusstseins und der höheren Hirnfunktionen.

Die Studie zeigt auf, dass insbesondere Heimkinder einen geringeren Intelligenzquotienten aufweisen als Kinder, die in Pflegefamilien aufgewachsen sind.

Die Intelligenz ist bei Babys und Kleinkindern nicht leicht zu ermitteln, der sog. Bayley Mental Developmental Index gilt jedoch als gutes Abbild des IQ (▸ Abschn. 2.5). Im Durchschnitt erreichten die Heimkinder dabei einen Wert von 74, kaum besser als der Wert geistig Behinderter. Die Kinder zeigen Entwicklungsretardierungen, besonders im Bereich des Sprachvermögens. In Wortschatz, Grammatik und Sprachverständnis blieben die Heimkinder weit hinter Gleichaltrigen zurück.

Je früher sozial vernachlässigte Kinder in Pflegefamilien kommen, desto stärker steigert sich die synaptische neuronale Vernetzung. Laut Hirnmessungen werden entscheidende Voraussetzungen für spätere soziale und emotionale Kompetenzen vor dem Ende des zweiten Lebensjahrs geschaffen.

Intelligenz ist objektiv messbar durch Tests, die den Intelligenzquotienten (IQ-Wert) angeben. Überdurchschnittlich begabt ist ein Kind mit einem IQ von über 100, debil, wenn es z. B. einen Wert von weniger als 50 aufweist. Menschen aus unterschiedlichen Kulturräumen benötigen auf sie zugeschnittene Intelligenztests, was z. Z. bei Testungen z. B. von Asylbewerbern nicht berücksichtigt wird. Ein Kind, das im Sudan aufgewachsen ist, hat andere intellektuelle Potenziale als ein westeuropäisches Kind. Falls das Einwandererkind in Deutschland einem Intelligenztest unterzogen wird, hätte es demnach nicht die gleichen Testchancen wie ein in Deutschland sozialisiertes Kind. Erzieher in Kindertagesstätten und Lehrer in Schulen haben einen großen Einfluss auf die Integration, dazu wäre eine ausgleichende Sozialpolitik erforderlich. Kinder aus anderen Kulturräumen sollten dort abgeholt werden, wo sie stehen. Sie sollten vor Testdurchführung die gleichen Bedingungen erhalten, damit sie positiv integriert werden können und gleiche Bildungschancen bekommen.

Intelligenzminderungen kommen bei angeborenen geistigen Behinderungen vor, wie z. B. Trisomie 21 (Downsyndrom), Rett-Syndrom, frühkindlicher Autismus. Erworbene Intelligenzstörungen treten bei Hirntumoren oder nach Unfällen wie Ertrinken, Ersticken oder nach Kindesmisshandlungen wie Schütteltrauma auf. Hochbegabungen zeigen z. B. Kinder mit Asperger-Syndrom, als sog. Inselbegabungen.

1.7 Übersicht über psychische Erkrankungen im Kindes- und Jugendalter

Psychische Störungen als abgrenzbare Merkmale zur normalen psychischen Entwicklung sind als charakteristische Endpunkte im Verhalten und Erleben zu verstehen (◘ Abb. 1.1). Im den Klassifikationssystemen ICD-11 und DSM-5 werden Merkmale psychischer Störungen beschrieben und operationalisiert. In der Praxis ist zur Abgrenzung von normativen psychischen Entwicklungsvorgängen eine multimodale Diagnostik ausschlaggebend. Erst mit spezifischen diagnostischen Tests gelingt es dem Facharzt für Kinder- und Jugendpsychiatrie, eine exakte Diagnose zu stellen.

1.7.1 Krankheitsbegriff in der Kinder- und Jugendpsychiatrie

Die Grenze zwischen einer Lebenskrise, in der sich z. B. ein Jugendlicher während der Pubertät oder wegen einer falschen Studienwahl befinden kann, und einer psychischen Störung verläuft fließend. Die Deutsche Gesellschaft für Psychiatrie und Psychotherapie (DGPPN) plädiert dafür, nicht jedes seelische Leid zur Krankheit zu erklären. Krankheitskonzepte sollten sich nur auf medizinisch relevantes Leiden beschränken. Dies ist immer dann der Fall, wenn bei einer Person die psychische Funktion und die soziale Teilhabe wesentlich eingeschränkt sind und der Betroffene darunter leidet.

> Gesellschaftliche Probleme unserer Zeit und vorübergehende harmlose Befindlichkeitsstörungen dürfen nicht allzu schnell pathologisiert werden.

Neben den objektivierbaren wesentlichen Funktionsstörungen („disease") müssen subjektives Krankheitserleben („illness")

endogen   exogen

Lernstörungen	Störungen mit	Abhängigkeitserkrankungen
– Autismus	körperlichem Ausdruck	– stoffgebunden
– Legasthenie	– Essstörungen	– stoffungebunden
– Dyskalkulie	– Mutismus	Psychosomatische Störungen
	– Tics	– Bettnässen, Einkoten
Affektive Psychosen		– Insomnie
– bipolare Depressionen	Neurosen	Soziale Störungen
– unipolare Depressionen	– Angststörungen	– ADHS
– Schizophrenie	– Zwänge	Persönlichkeitsstörungen
		– Borderline-Störung
		Traumafolgen
		– Posttraumatische Belastungsstörung
		– Entwurzelungssyndrom

◘ **Abb. 1.1**   Übersicht über psychische Erkrankungen im Kindes- und Jugendalter in endogener und exogener Einteilung

und eine wesentliche Teilhabestörung („sickness") für Aktivitäten des täglichen Lebens (Körperpflege, Nahrungsaufnahme) gegeben sein, um von einer psychischen Störung sprechen zu können.

1.8 Besonderheiten psychiatrischer Sprache

Mit der Art und Weise, wie über pädagogische, pflegerische oder therapeutische Themen im Berufsalltag geredet und berichtet wird, wird eine bestimmte Haltung transportiert. Ein professioneller interaktiver Umgang mit psychisch kranken Kindern und Jugendlichen hat den Anspruch, ganzheitlich und patientenorientiert zu handeln. Der Sprachgebrauch in der Psychiatrie und in der Dokumentation sollte diese Haltung widerspiegeln.

In der Fachdisziplin geht es nicht nur um sachliche Informationen zu psychiatrischen Erkrankungsbildern, sondern auch um Patienten- und Elternanleitungen sowie um Beratungen. Therapeutische Gespräche über Emotionen wie Ängste und über Krankheitsbewältigung können heilsam sein. Diese Interaktionen hinterlassen emotionale Spuren sowohl beim psychisch Erkrankten als auch bei einem Therapeuten. Für am Gesundungsprozess von psychisch kranken Kindern/Jugendlichen Beteiligte ist es eine große Herausforderung, deren beobachtetes Verhalten und geschilderte erlebte Emotionen prägnant in wertschätzender und verständlicher Sprache zu berichten und zu dokumentieren.

Die Sprache in der Psychiatrie beinhaltet eine Vielzahl an Fachwörtern, die allgemein verständlich erscheinen. Aus unterschiedlichen Gründen beziehen sich psychopathologische Definitionen auf kognitive Prozesse menschlichen Erlebens und Verhaltens.

Der Begriff „Ich-Störung" beispielsweise weckt Assoziationen, dass das „Ich" gestört sei, was zunächst schwerwiegend erscheint.

Nach der Arbeitsgemeinschaft für Methodik und Dokumentation in der Psychiatrie (AMDP 2007) sind Ich-Störungen „Erlebensweisen, bei denen es zu Störungen der Ich-Umwelt-Grenze oder des personalen Einheitslebens kommt." Ein Patient, der diesen psychopathologischen Befund zur „Ich-Störung" in seiner Krankendokumentation liest, könnte Fehlschlüsse über seine Krankheit ziehen oder eine Abwertung durch den behandelnden Arzt zu erkennen glauben.

? Handlungsaufgaben
1. Finden Sie Begriffe, die aus der Psychiatrie kommen und die stigmatisierend wirken können.
2. Wie lassen sich wertschätzend Störungen z. B. der Stimmung, des Antriebs, des Denkens oder der Wahrnehmung beschreiben?
3. Kann von einem Patienten oder Therapeuten das Operieren mit persönlichen und fachlichen Betrachtungsweisen verlangt werden?
4. Was sollte Ihrer Meinung nach verändert werden, damit die psychiatrische Stigmatisierung in der Gesellschaft vermindert wird?

✓ Erwartungshorizont
Antwort zu 1: Psychiatrische Fachwörter werden, nicht nur historisch gesehen, immer wieder zu Schimpfwörtern und u. a. auf Schulhöfen benutzt: „Psycho", „gestört", „verrückt", „paranoid", „willensschwach", „schwachsinnig", „manisch", „Klapse", „Seelenlazarett", „Insasse" etc. Diese Begriffe führen schnell zur Stigmatisierung der Fachdisziplin.

Antwort zu 2: Die Psychiatrie kommt dem „Ich" des Menschen näher als andere medizinische Disziplinen. Die Gefahr, mit einer Begriffsbeschreibung den Patienten persönlich unangenehm zu berühren, ist dabei sehr groß. Wünschenswert wäre, eine Terminologie zu benutzen, die wertschätzend psychiatrische

Phänomene ohne Verlust an Differenziertheit beschreibt.

Dokumentationsbeispiel zum stationär aufgenommenen 17-jährigen Patienten Matthias mit Crystal-Methamphetamin-Entzugssyndrom:

- Abwertender Bericht: 15 Uhr, Patient irrt auf dem Stationsflur entlang, er wirkt sehr getrieben und ist in einem desolaten Zustand, will Türen von Mitpatientenzimmern öffnen, ist uneinsichtig, nicht kooperativ. Er hat in die Blumendekoration im Essraum uriniert, wird aufgefordert, sich wieder ins Bett zu legen, Patient reagiert aggressiv und aufbrausend; Stationsarzt verständigt. Der Patient verweigert die verordneten Medikamente, wird von zwei Pflegern zurück ins Patientenzimmer gebracht.
- Wertschätzender Bericht: 15 Uhr, Matthias wird auf dem Stationsflur angetroffen. Auf Nachfrage, wo er hingehen möchte, kann er keine klare Aussage geben. Er wirkt auf allen Ebenen (zeitlich, örtlich, situativ, personenbezogen) desorientiert. Hat in die Blumendekoration im Essraum uriniert, versucht, Türen von Mitpatientenzimmern zu öffnen, ruft mit lauter Stimme „Ich lasse mich nicht einsperren!" Dr. Klein wurde verständigt. Matthias lehnt die verordneten Medikamente ab, schreit lautstark, „Ihr wollt mich hier alle vergiften!". Er lässt sich nach einem beruhigenden Informationsgespräch zurück in sein Patientenzimmer begleiten; legt sich gleich ins Bett.

Antwort zu 3: Dokumentationen in der Psychiatrie beinhalten Interpretationen und Zuschreibungen von Verhaltenseigenschaften. Eine begriffliche Interpretation ist eine Auslegungssache, die in der Regel durch persönliche Erfahrungen geprägt ist. Der Spielraum, wie ein Patient oder Therapeut subjektiv ein Verhalten oder eine Situation deutet, kann groß sein. Interpretationen wie z. B. aggressiv, unkooperativ, aufbrausend, gut gelaunt, schlecht gelaunt, rasend, unmöglich, kooperativ, ablehnend, anzüglich, frech etc. eignen sich nicht zur Beschreibung von Verhaltensweisen. Persönliche wie auch fachliche Sichtweisen sollten immer eine Berechtigung haben. Der Anspruch, das menschliche „Ich" psychiatrisch gänzlich beschreiben zu wollen, liegt der praktischen Psychiatrie fern. Krankheitsrelevante Teilaspekte eines Patienten werden beobachtet und beschrieben, um zu einer gezielten Diagnose für ein Störungsbild zu kommen. Darauf werden entsprechende Therapien ausgerichtet. Der Arzt diagnostiziert nicht ein (Wert-)Urteil, sondern unternimmt den Versuch, die individuellen psychischen Probleme eines Patienten in Klassifikationssysteme (▶ Abschn. 1.9) einzuordnen. Damit keine Missverständnisse und Stigmatisierung wegen der Fachsprache entstehen, sind Begriffe immer nach dem Alter der Patienten im Patienten-Arzt-Gespräch sowie bei Elternberatungen zu erklären. Die Kunst eines wertschätzenden Berichts besteht darin, ein gewisses Verhalten so zu beschreiben, dass Verfasser und Leser ein einheitliches Verständnis von der Situation bekommen.

Antwort zu 4: Die Stigmatisierung psychiatrischer Begriffe durch eine abwertende Sprache kann nur verringert werden, wenn Medien die Gesellschaft umfassend über die psychiatrische Fachdisziplin aufklären.

1.9 Medizinische und psychiatrische Klassifikationssysteme

Psychische und psychosomatische Erkrankungen sind in sog. Klassifikationssystemen aufgelistet. Ziel der Klassifikationssysteme ist die Schaffung eines internationalen Standards, nach dem sich Mediziner und Psychologen bei ihrer Diagnose richten müssen. Anhand vorgegebener Kriterien kann der Experte prüfen, ob das vermutete Krankheitsbild tatsächlich vorliegt. Mithilfe des ICD wird die weltweite Forschung vorangetrieben, da z. B. Statistiken aus verschiedenen Regionen besser miteinander verglichen werden können.

1.9.1 DSM-5

Ausschließlich psychische Diagnosen finden sich im DSM-5, im Diagnostischen und Statistischen Handbuch Psychischer Störungen (Diagnostical and Statistical Manual of Mental Disorders der American Psychiatric Association). Herausgeber seit 1952 ist die Amerikanische Psychiatrische Vereinigung; die letzte Fassung stammt aus dem Jahr 2013.

1.9.2 ICD-11

Der somatisch tätige Arzt ist der ICD-11, der Internationalen Klassifikation der Krankheiten (International Statistical Classification of Diseases and Related Health Problems) in der 11. Revision verpflichtet. Herausgeber ist seit 1948 die Weltgesundheitsorganisation (WHO); die letzte Fassung wurde 2019 verabschiedet.

In der ICD wird jeder Krankheit ein bestimmtes Kürzel, der sog. Diagnoseschlüssel, zugeordnet. Somit kann jede Diagnose weltweit einheitlich benannt werden. Ein Beispiel:

> ▶ Kap. 5: Psychische Störungen in 10 Hauptgruppen von F0 bis F9
> – F8 und F9: Kinder- und Jugendbereich
> – F8: Tiefgreifende und umschriebene Entwicklungsstörungen, z. B. früh-

kindlicher Autismus, Lese- und Rechtschreibstörung, Dyskalkulie
> – F9: Verhaltens- und emotionale Störungen mit Beginn in Kindheit und Jugend, z. B. Hyperkinetische Störungen, Störungen des Sozialverhaltens, elektiver Mutismus, Ticstörungen

Die ICD wird in Abständen aktualisiert und ergänzt. Das Deutsche Institut für medizinische Dokumentation und Information (DIMDI) ist Herausgeber der deutschen Übersetzung.

1.9.3 ICF

Diagnosen allein erlauben keine Aussagen über angezeigte Therapien, Schwere und psychosoziale Folgen der vorliegenden Krankheit. Deshalb sollte der Behandlungsbedarf von Patienten mit psychischen Störungen über Funktionsstörungen, Fähigkeitsbeeinträchtigungen und Teilhabeeinschränkungen evaluiert werden. Dies ist mit der International Classification of Functioning, Disability and Health (ICF) der Weltgesundheitsorganisation (WHO) möglich.

Die ICF ist eine Klassifikation für Menschen mit Behinderungen zur Funktionsfähigkeit, Behinderung und Gesundheit. Herausgeber ist seit 2001 das Deutsche Institut für medizinische Dokumentation und Information (DIMDI).

- **Ziele und Anwendung der ICF**

Die ICF klassifiziert nicht Personen, sondern sie beschreibt die Situation einer jeden Person mittels Gesundheits- oder mit Gesundheit zusammenhängender Domänen, immer in Verbindung mit den Umwelt- und personenbezogenen Faktoren. Die Ziele sind eine Sprache und ein Rahmen in einheitlicher und standardisierter Form zur Beschreibung von Gesundheits- und mit Gesundheit zusammenhängenden Zuständen.

Dazu gehören sowohl Körperfunktionen und Körperstrukturen wie auch Aktivitäten und Teilhabe am sozialen und beruflichen Leben.

> Zur Abgrenzung: Gesundheitsprobleme werden hauptsächlich mit der ICD klassifiziert, Gesundheitszustände werden mit der ICF klassifiziert.

ICD und ICF ergänzen einander. Die ICF gilt keineswegs nur für Menschen mit Behinderung, sondern kann auf alle Menschen bezogen werden. Betrachtet werden hier einerseits die Leistungsfähigkeit und andererseits die Leistung sowie deren Beeinträchtigung.

1.10 Epidemiologie psychischer Störungen

Nach Schätzungen der Weltgesundheitsorganisation (WHO) leiden weltweit ca. 450 Millionen Menschen unter psychischen Erkrankungen, v. a. in Industrie- und Schwellenländern breiten sich diese immer mehr aus. Die WHO macht hierfür u. a. die höhere Arbeitsverdichtung und die gestiegenen Anforderungen an die Beschäftigung verantwortlich.

In Deutschland nimmt die Erkrankungsrate ebenfalls zu. So meldete der Bundesverband der Betriebskrankenkassen, dass im Jahr 2011 psychische Erkrankungen an dritter Stelle hinter Rückenleiden und Atemwegserkrankungen standen. Das wissenschaftliche Institut der Allgemeinen Ortskrankenkassen (AOK) ließ verlauten, dass sich die Zahl psychischer Erkrankungen in den vergangenen 15 Jahren verdoppelt habe. Allein auf die Diagnose „Burnout" gingen im Jahr 2011 2,7 Millionen Fehltage zurück.

Eine Studie der WHO hat ergeben, dass eine Depression die belastendste Krankheit ist, der ein Mensch ausgesetzt sein kann.

In Deutschland leben zwischen 3–4 Millionen Kinder von Eltern mit einer psychischen Störung. Das kindliche Störungsrisiko bei psychischen Auffälligkeiten der Eltern ist um den Faktor 2–3 gegenüber einer Vergleichsgruppe erhöht und 30–45 % der Kinder sind in stationärer kinder- und jugendpsychiatrischer Behandlung. Eine bundesweite Erhebung von Ballestrem et al. (2008) erbrachte, dass der Bedarf an stationären Mutter-Kind-Behandlungsangeboten erst zu 21 % gesichert ist.

Wenn die Primärprävention im Bereich der Psychiatrie bei einer sowohl unter biologisch-genetischen als auch unter psychosozialen Aspekten definierten Hochrisikogruppe genutzt werden soll, müssen Therapieangebote sich auch auf das Kind bzw. auf die frühe Mutter-Kind-Interaktion und -Beziehung erstrecken.

Im Jahr 2012 erhielten ca. 75.000 Personen eine Erwerbsminderungsrente aufgrund einer psychischen Erkrankung. Fast jede zweite neue Frührente ist inzwischen psychisch verursacht (42 %). Die Betroffenen sind durchschnittlich 49 Jahre alt (Ärzteblatt 28. Januar 2014). Ziel wäre, eine Chronifizierung der Leiden zu verhindern und eine möglichst umfassende Teilhabe am gesellschaftlichen Leben zu erhalten.

Psychische Störungen bei Kindern und Jugendlichen sind etwa gleich häufig wie bei Erwachsenen. Als häufigste Störungen zeigen sich Angststörungen mit einer durchschnittlichen Prävalenz von 10,4 %, gefolgt von dissozialen Störungen mit 7,5 %. Es ergeben sich konsistent hohe Persistenzraten der Störungen von ungefähr 50 %, wobei dissoziale Störungen die ungünstigsten Verläufe aufweisen. Die häufigsten komorbiden Störungen sind dissoziale Störungen bei Vorliegen einer hyperkinetischen Störung und Angststörungen bei Vorliegen einer depressiven Störung. Bis zum Alter von 13 Jahren werden durchgehend höhere Gesamtprävalenzen psychischer Störungen bei Jungen gefunden, wohingegen im Zuge der

Adoleszenz eine Angleichung der Raten zwischen den Geschlechtern erfolgt.

■ **Geschlechtsspezifische Unterschiede**

Bei Jungen zeigen sich höhere Raten an externalisierenden Störungen wie Gereiztheit, Aggressivität, Wut, an sozial abweichendem Verhalten sowie an Abhängigkeitserkrankungen. Diese Verhaltensweisen werden als „typisch männliche Abwehrstrategien" interpretiert.

Mädchen dagegen beschäftigen sich eher mit ihren Emotionen und verfallen ins Grübeln. Sie weisen daher höhere Raten an internalisierenden Störungen wie Essstörungen und psychosomatische Störungen auf.

Ein differenziertes Bild zeigt sich für internalisierende Störungen. Während depressive Störungen ab dem späten Jugendalter doppelt so häufig beim weiblichen Geschlecht vorkommen, treten diese im Schulalter häufiger bei Jungen auf.

Grundsätzlich ist es ein Zusammenspiel von biologischen und psychosozialen Determinanten, welche die geschlechtsspezifischen Unterschiede der psychischen Gesundheit von Mädchen und Jungen beeinflussen.

■ **Prozentuale Verteilung der häufigsten Störungsbilder**

Die Befundlage zeigt, dass verstärkte Forschungsbemühungen zur Prävention und Intervention im Kindes- und Jugendalter dringend erforderlich sind:

- Angsterkrankungen: 20–50 %, aufgrund von Erfahrungen des sozialen Scheiterns mit nachfolgendem Vermeiden von Situationen, in dem es zu interaktionellen Problemen kommen könnte,
- Zwangserkrankungen: 25 %, Wasch-, Kontrollzwänge,
- Tic-Störungen: 20 %, motorische Stereotypien, Tourette-Syndrom,
- psychotische Erkrankungen: 12 %, Depressionen,
- Borderline-Persönlichkeitsstörungen: ca. 5 %,
- psychogene Essstörungen: 5 %, Anorexie, Bulimie, Binge-Eating-Syndrom,
- Autismus: 1 %.

1.11 Der Fall „Lena"

Lena, 15 Jahre, ist ein Teenager in der Pubertät. Heute sitzt sie mit dem Rücken zur Tür des Aufenthaltsraums der Kinder- und Jugendpsychiatrie und schaut regungslos aus dem Fenster in den Klinikpark. Die Arme hängen sie schlaff herunter. Wenn sie vom Pflegepersonal angesprochen wird, antwortet sie höflich, doch ihr Blick ist abweisend, als laufe in ihren Gedanken ein anderes Programm. Sie trägt oft Kopfhörer in den Ohrmuscheln, doch Musik hört sie dabei nicht. Wann ihre niedergedrückte Stimmung angefangen hat, kann Lena nicht genau sagen. Vor zwei oder drei Jahren dachte sie daran, ihrem Leben ein Ende zu setzen. Sie malte sich in allen Details aus, wie sie sich töten könnte. Davon erzählt hat sie niemanden, auch ihrer besten Freundin nicht. In letzter Zeit bekam sie heftige Kopfschmerzen, sodass ihre Eltern sie zum Hausarzt brachten. Der dachte an einen Hirntumor; diese Diagnose konnte nicht bestätigt werden.

Der Hausarzt überwies Lena zur weiteren Diagnostik in die Kinder- und Jugendpsychiatrie. Von außen gesehen geht es Lena gut: Sie geht aufs Gymnasium, ist ein hübsches Mädchen, sie trägt enge Jeans, die blonden lockigen Haare sind hochgesteckt, die langen Fingernägel rosa lackiert. Die Eltern arbeiten als Beamte im Schuldienst. Sie haben Lena nicht vernachlässigt oder ihr andere Gewalt angetan, sie gaben ihr bisher alle Fürsorge, welche sie brauchte, jede Ferien verbringt die Familie in reizvollen Urlaubsgebieten.

Lenas Mutter war vor ein paar Jahren depressiv und verbrachte einige Wochen in einer psychosomatischen Kurklinik. Lena gab sich die Schuld am Befinden der Mutter.

Den Kliniktherapeuten meldet sie zurück: „Meine Eltern versuchen, ein liebevolles Familienleben zu führen, doch mit ihrer Liebe erdrücken sie mich und ich bin das böse Mädchen, das alles kaputt macht, freche Antworten gibt, Geld stiehlt und lügt. Ich bin ein Problemkind."

Vor dem Klinikaufenthalt hat Lena vier Kilogramm abgenommen. Sie hat nicht viel gegessen. Sie sagt: „Ich finde es wichtig, dass man meine Wirbelsäule, die Hüftknochen und meine Rippen sieht und dass zwischen meine Oberschenkel ein Ziegelstein passt. Ich will nicht so aussehen, wie ich aussehe, ich will abnehmen, das geht am schnellsten, wenn man sich übergibt."

Lena behält nach außen die Kontrolle, sie funktioniert. Das Erbrechen nach den Mahlzeiten und frische Wunden vom Ritzen an ihren Armen sind weitere sichtbare Zeichen einer psychischen Störung. Als die Eltern sie das erste Mal in der Klinik besuchen, bricht es aggressiv aus ihr heraus: „Ich habe keinen Bock mehr auf Familie!" In der kommenden Zeit reagiert Lena nicht auf Anrufe oder Briefe der Eltern.

Lena fragt den Ergotherapeuten Nico während der Kunsttherapiestunde: „Was stimmt nicht mit mir? Mir ist nicht ganz klar, was mit mir los ist."

❓ Handlungsaufgabe

In Deutschland sind ca. 20 % der Kinder und Jugendlichen psychisch auffällig, 12–15 % davon sind behandlungsbedürftig, aber nur 8 % in medizinischer Behandlung. Der Suizid ist nach Verkehrsunfällen die häufigste Todesursache unter Jugendlichen.

1. Überlegen Sie in Ihrer Arbeitsgruppe, aus welchen Gründen in unserer Gesellschaft bereits Kinder und Jugendliche psychisch krank werden. Was sagen die genannten Zahlen über unsere Gesellschaft aus?
2. Wie geht es Ihrer Meinung nach den Eltern von Lena mit der psychischen Störung ihrer Tochter?
3. Zählen Sie mit Begründungen die psychische(n) Störung(en) bei Lena aufgrund der im Fall beschriebenen Symptomatik auf.

Erwartungshorizont

✓ Antwort zu Aufgabe 1

Aus welchen Gründen werden bereits junge Menschen in unserer Gesellschaft krank?

Die wachsende Tendenz zu immer mehr Individualismus und Selbstoptimierung in unserer Gesellschaft, das Aufgeben von Bindungen und die Selbstbestimmung des Individuums werden als gesellschaftlicher Fortschritt verstanden, offenbaren aber auch eine Kehrseite. Nicht nur jungen Menschen fällt es daher schwer, die eigenen Grenzen zu akzeptieren und Hilfe anzunehmen.

Steigen im Leben Leistungsdruck, sozialer Druck, Ängste und drohender Kontrollverlust, nimmt nicht selten auch der Wunsch nach einem selbstbestimmten Lebensende zu. Darüber hinaus gibt es biologisch-genetische Aspekte, warum junge Menschen psychisch erkranken. Es existieren sogenannte „Suizidfamilien", in denen sich über Generationen mehrere Personen getötet haben. In der Anamnese fragt der Psychiater sich: „Ist das nun vererbt oder liegt eine Familiendynamik vor, in der man nicht überleben kann?" Meist ist eine depressive Erkrankung multifaktoriell bedingt, d. h., es besteht eine Mischung aus biologischen und sozialen Faktoren, welche beim Betroffenen zusammenkommen. Fachärzte aus der Psychiatrie geben an, dass in jeder Familie Probleme vorkommen, wenn man lange nach einem Abgrund sucht.

Nicht alle Kinder und Jugendlichen, welche stationär behandelt werden, sind psychisch gestört, manche haben nur eine vorübergehende Krise. In den letzten beiden Jahrzehnten sind junge Menschen nicht kränker geworden, aber wenn sie psychisch erkranken, dann richtig.

✅ **Antwort zu Aufgabe 2**
Die Situation besorgter Eltern
Den ersten Besuch in der Jugendpsychiatrie erleben Eltern in der Regel als traumatisch. Viele Jugendliche dort erscheinen ihnen viel gestörter als das eigene Kind. Sie wollen von den Fachärzten eine eindeutige Diagnose und Therapie, damit alles schnell vorbei geht. Zu Beginn der Therapie dürfen die Eltern an den Therapiesitzungen nicht teilnehmen. Später werden sie in die Therapie miteinbezogen. Eltern haben viele Fragen und richten diese an die behandelnden Ärzte und Therapeuten: „Was hat mein Kind? Was haben wir in der Erziehung falsch gemacht? Haben die Störung meines Kindes viele Kinder? Ist die Krankheit heilbar?"

Viele Eltern erholen sich in der Zeit des stationären Aufenthalts ihrer Kinder, es ist eine Zeit des „Luftholens" für alle Familienmitglieder. Nach dem Genesungsprozess verstehen die Eltern erst, wie wichtig die Zeit in der Klinik für die gesamte Familie gewesen ist: Es geht um Notbehandlung und Stabilisierung, es geht darum, Leben zu retten, es gibt einen Ort, der in schlimmer Zeit Schutz, Verständnis und Unterschlupf bietet.

Lenas Verweigerung gegenüber ihren Eltern kann als ein Zeichen beginnender Heilung gedeutet werden: Sie traut sich, die elterlichen Erwartungen nicht zu erfüllen, einmal nicht funktionieren zu müssen, sondern selbstbestimmt zu entscheiden, was sie möchte und was nicht. Auch kranke Kinder brauchen in der Pubertät Unabhängigkeit. Dies zu akzeptieren lernen die Eltern in der Familientherapie.

✅ **Antwort zu Frage 3**
Bei Lena könnten folgende psychischen Störungen vermutet werden:
- unipolare Depression (eine genetische Disposition liegt vor, die Mutter ist an Depressionen erkrankt): niedergedrückte Stimmung, Schuldgefühle, Freudlosigkeit, starke Kopfschmerzen, vor drei Jahren Suizidversuch,
- Borderline-Persönlichkeitsstörung: lügt, stiehlt Geld, selbstverletzendes Verhalten, erhöhte Aggressionen gegen die Eltern mit Rückzug von der Familie,
- psychogene Essstörung (Anorexie, Bulimie): Gewichtsabnahme von vier Kilogramm mit Appetitlosigkeit, weitere Gewichtsabnahme ist geplant, Erbrechen nach den Mahlzeiten.

Die psychische Störung bei Lena wird durch einen Facharzt für Kinder- und Jugendpsychiatrie diagnostiziert. Zur Diagnose führen eine umfassende Familienanamnese, eine körperliche Untersuchung, klinisches Labor, Assessments zur Fremd- und Selbstbeurteilung sowie bildgebende Verfahren.

Der Arzt klärt des Weiteren ab, welche Begleiterkrankungen bei Lena noch vorliegen könnten.

1.12 Chancen und Probleme aus psychiatrischer Sicht

Grundvoraussetzung für einen Heilungserfolg beim Patienten ist die Einhaltung von Compliance und Adhärenz. Beide Begriffe sind nicht als Synonyme aufzufassen.

■ **Compliance**
Der Begriff Compliance beinhaltet das Befolgen von Gesetzen und Regeln, Gefügigkeit und Disziplin. Angewendet auf die Therapeut-Patient-Beziehung impliziert der Begriff, dass der Therapeut oder Arzt Regeln vorgibt, die der Patient bzw. seine Angehörigen zu befolgen haben. Im Mittelpunkt steht die **Therapietreue**, d. h. das Ausmaß, in welchem das Verhalten des Patienten mit den therapeutischen Empfehlungen des interdisziplinären Teams übereinstimmt.

1

Ein an Schizophrenie erkrankter Jugendlicher akzeptiert seine Krankheit, ist krankheitseinsichtig und nimmt regelmäßig seine vom Facharzt verordneten Neuroleptika ein, damit wieder Ordnung in sein Denken kommt. Er nimmt regelmäßig an psychotherapeutischen Sitzungen teil, damit er mit seinen Wahnvorstellungen im Alltag umzugehen lernt. ◀

■ **Adhärenz**

Der Begriff Adhärenz bedeutet, dass der Therapeut und der Patient sowie seine Angehörigen an gemeinsam erarbeiteten Therapiezielen festhalten und gemeinsam die Verantwortung für einen Therapieerfolg übernehmen. Die **Therapiemotivation** des Patienten steht dabei im Mittelpunkt, d. h. das Ausmaß, mit welchem sein Verhalten mit den therapeutischen Empfehlungen des interdisziplinären Teams übereinstimmt und er sich damit einverstanden erklärt.

Zwischen dem an Schizophrenie erkrankten Jugendlichen unter Einbezug seiner Angehörigen und dem interdisziplinären Team besteht ein kollaboratives Therapeut-Patient-Verhältnis auf Augenhöhe. Aus dieser therapeutischen Beziehung heraus werden gemeinsam Entscheidungen für eine kurz- oder langfristige Therapie nach Abwägung aller Vor- und Nachteile getroffen. Zwischen dem interdisziplinären Team besteht Konkordanz; insbesondere Patientenwünsche und Patientenvorstellungen fließen mit in die Therapieentscheidungen ein. Es herrscht ein guter Informationsfluss, an den Therapien nimmt der Patient regelmäßig teil und es besteht Offenheit im Therapiegespräch. ◀

Gründe für Nicht-Adhärenz   Einige Patienten entwickeln erkrankungsbedingt oder infolge iatrogener Verstärker eine immer stärkere Passivität und z. T. auch eine damit

einhergehende konsumtive Haltung. Eine bedürfnisorientierte Versorgung legt dann besonderen Wert auf ein „Tun mit" dem Patienten anstatt „Tun für" den Patienten. Eine die Autonomie und Aktivität des Gegenübers fördernde Haltung steht im Mittelpunkt, natürlich immer mit dem Risiko, den Patienten damit zu überfordern. Diese Dialektik ist wichtig in der Rehabilitation zwischen „fordern" (wo möglich) und „schonen" (wo nötig).

Weitere Gründe für Nicht-Adhärenz können sein (nach Lencer und Korn 2015):

- Der Patient bemerkt keine Vorteile der Medikamenteneinnahme im Alltag.
- Er schreibt bestimmte Krankheitssymptome der Medikation zu.
- Er glaubt nicht, dass er ein Rezidiv erleiden wird oder dass das Absetzen der Medikamente das Rezidivrisiko erhöht.
- Er ist durch die Nebenwirkungen der Therapie sehr belastet oder diese stören die Beziehung zu anderen.
- Die Medikation verhindert, persönliche Ziele zu erreichen.
- Freunde oder Familienangehörige sind gegen eine Medikamenteneinnahme.
- Er nimmt keine Medikamente ein, wenn er gleichzeitig Alkohol/Drogen konsumiert.
- Der Patient fühlt sich durch die Therapie stigmatisiert.

Allgemeine Folgen von Nicht-Adhärenz   Die Folge ist eine Minderung der Effektivität der indizierten Therapien mit erhöhten Rezidiven und Rehospitalisierungen, was nicht nur zu einer Minimierung der Lebensqualität für Patienten und ihren Angehörigen führt, sondern auch zu einem Anstieg ökonomischer Krisen.

Strategien zur Förderung von Adhärenz   Psychoedukation als manualisiertes Gruppenangebot in stationären oder ambulanten Gesundheitseinrichtungen für Patienten mit psychotischen und affektiven Störungen und ihren Familienangehörigen eignet sich gut, um das Krankheitserleben emotional zu unterstützen, das Krankheitsverständnis zu fördern und einen selbstverantwortlichen Umgang mit der Erkrankung zu ermöglichen. Eine alleinige Belehrung über die Krankheitsursachen und das Rezidivrisiko reicht jedoch meist nicht aus, um Krankheitseinsicht zu erreichen. Bedeutsam ist, dass es gelingt, die vermittelten Informationen mit den persönlichen Erfahrungen des Patienten und seinen Familienangehörigen zu verknüpfen. Ein strafender autoritärer Gesprächsstil sollte bei einer patientenzentrierten Intervention vermieden werden.

Weitere Konzepte, die die Adhärenz verbessern, sind Shared Decision Making (der Patient wird bei allen Entscheidungen mit einbezogen) oder die kognitive Verhaltenstherapie (Lencer und Korn 2015).

- **Gesundheitsschädlicher Stress als Auslöser von psychischen Störungen**

Ein bedeutsamer Auslöser für psychotische Symptome ist Stress. Es werden zwei Arten von Stressformen unterschieden:

- **Eustress**: Der gesunde Eustress wird als eine angenehme Herausforderung wahrgenommen. Es handelt sich um einen Zustand von angeregter Alarmbereitschaft (z. B. vor Prüfungssituationen), bei dem sich der Organismus auf eine erhöhte Leistungsbereitschaft einstellt.
- **Disstress**: Der gesundheitsschädigende Disstress überfordert und macht krank. Vulnerable Kinder beginnen unter Disstress zu leiden, wenn sie feststellen, dass zwischen den familiären, schulischen oder beruflichen Anforderungen des Alltags, die an sie gestellt werden, und den Mitteln zur Bewältigung, die ihnen zur Verfügung stehen, ein Ungleichgewicht besteht.

Bei Erarbeitung der Anamnese ist es wichtig, auf die Stressbelastung und individuellen Belastungsgrenzen junger Patienten und ihrer Familienangehörigen einzugehen. Wenn dies gelingt, kann ein therapeutisches Ziel darin bestehen, Strategien zur Verbesserung der Stressresistenz für einen Patienten zu finden. Patienten und Familienangehörige haben oft eine überhöhte Erwartung an eine medikamentöse Therapie und gehen davon aus, dass diese zu einer vollständigen Heilung führt und alles wie früher sein wird.

Residuale Symptome werden leicht als fehlende Wirksamkeit der Medikation interpretiert. Aus Frustration über die unzureichende Wirkung werden die verordneten Medikamente dann abgesetzt.

- **Unvorteilhaftes Gesundheitsverhalten**

Jugendliche mit schweren psychischen Störungen, darunter fallen die Diagnosegruppen Schizophrenie, bipolare affektive Störung sowie unipolare Depression, weisen ein ungünstiges Gesundheitsverhalten auf: Rauchen, ungünstige Ernährung, Bewegungsmangel, Selbstvernachlässigung (Körperhygiene) und sozialer Rückzug. Die erforderliche Psychopharmakotherapie ist mit Nebenwirkungen verbunden und wirkt sich ungünstig auf den Metabolismus und das Herz aus. Bei einigen Patienten kommt erschwerend eine fehlende familiäre Unterstützung hinzu (Notzon 2015).

Gesundheitsprogramme für Risikopersonen sollten auf die Befähigung für ein gesundheitsförderndes Verhalten liegen. Es geht nicht vordergründig darum, Jugendlichen Wissen zu vermitteln, vielmehr geht es um kommunikative Fähigkeiten in Form von Skills-Training. Damit betroffene Jugendliche langfristig ihr schädigendes Gesundheitsverhalten ändern, benötigen sie Unterstützung von professionellen Berufsgruppen. Diese haben die Aufgabe, positive Erfahrungen zu vermitteln, damit die Jugendlichen motiviert sind, langfristig ihr Verhalten zu ändern.

1.13 Der Fall „Marco"

Der 19-jährige Marco befindet sich aufgrund einer schizophrenen Störung erstmals in stationärer Behandlung. Nach der akuten Krankheitsphase kann er auf eine offene Station verlegt werden. Er erhält ein atypisches Antipsychotikum, welches die Akutsymptome ausreichend mildert. Das therapeutische Personal spürt beim Jugendlichen eine Abneigung gegenüber der medikamentösen Therapie. Marco bezweifelt die psychiatrische Diagnose. Das therapeutische Team befürchtet, dass Marco nach seiner Entlassung die Medikation rasch absetzt.

? Handlungsaufgabe

Mit welchen Strategien könnte Ihrer Meinung nach die Adhärenz bei Marco verbessert werden?

✓ Erwartungshorizont

Antwort: Mit der Durchführung von Psychoedukation nach einem Manual sollte ausreichend Krankheitseinsicht bei Marco gewonnen werden.

Ein besonders sicheres Auftreten gegenüber Marco vonseiten des therapeutischen Teams ist zu vermeiden. Daraus ergibt sich nur wenig Spielraum für Diskussionen, es verunsichert den Jugendlichen und auch seine Familienangehörigen. Auch eine verstärkte Instruktion der Eltern wird keinen größeren Einfluss auf die Therapieadhärenz von Marco haben.

Die Umstellung auf ein Depot-Antipsychotikum kann zwar die Adhärenz heraufsetzen, aber die Therapeut-Patient-Beziehung nachhaltig belasten.

Bestenfalls ist ein individuelles Krankheitskonzept mit Marco zu erarbeiten; er sollte in alle Therapieentscheidungen einbezogen werden.

1.14 Sind psychisch Kranke grundsätzlich gewalttätig?

Unter Laien, die selbst keinen persönlichen oder beruflichen Kontakt mit psychisch Kranken haben, ist die Ansicht verbreitet, die Betroffenen seien „unberechenbar" und „gefährlich".

Untersuchungen zeigen, dass sich generell ein erhöhtes Risikoprofil für die Gesamtheit aller psychischen Störungsbilder nicht nachweisen lässt.

Diagnosebezogene Gewaltrisiken steigern sich im jüngeren Lebensalter bei

- Erkrankungen aus dem schizophrenen Formenkreis bei gleichzeitiger Wahnsymptomatik, Halluzinationen,
- Substanzmittelgebrauch (Alkohol- und Drogenkonsum),
- psychopathischer Persönlichkeit,
- neurologischen Erkrankungen, z. B. Epilepsien oder erworbenen Hirnschädigungen.

Diese Gefährdungsmomente betreffen nur einen kleinen Teil psychisch kranker Menschen; somit weisen nur 3–5 % der schizophrenen Patienten ein erhöhtes Risikoprofil für Gewalthandlungen auf.

Determinanten für ein erhöhtes Risiko für zwischenmenschliche Gewaltentwicklung sind:

- männliche Jugendliche,
- frühes unbehandeltes Krankheitsstadium,
- begleitend Substanzmittelabhängigkeit,
- frühere Gewalterfahrung in der Familie,
- bipolare Störungen im Stadium der Manie.

Das in der Praxis am häufigsten verwendeten Assessment zur Beurteilung künftigen Gewaltrisikos ist das HCR 20 (Version 2-D1).

- **Wie lässt sich das Gewaltrisiko verringern?**

Bei konstanter Adhärenz ist nach dem Behandlungsbeginn mit Antipsychotika ein konstanter Abfall der Gewaltneigung zu erwarten. Ein pharmakologischer Mechanismus spielt dabei eine wichtige Rolle, der die Hemmmechanismen im Frontalhirn stärker aktiviert. Antipsychotika wirken auf die emotional gesteuerten subkortikalen Strukturen ein, sodass der Betroffene ein verträgliches Verhalten aufweist. Bedeutsam ist, dass eine Therapie insbesondere bei Schizophrenie frühzeitig einsetzt, denn je länger die Erkrankung unbehandelt bleibt, desto größer wird das Gewaltrisiko auf allen Ausprägungsstufen (Maier et al. 2015).

> Gewaltanwendungen in der Gesellschaft werden nicht nur durch psychisch Kranke verübt. Ein höheres Gewaltrisiko lässt sich nur bei psychischen Erkrankungen feststellen, wenn diese unbehandelt bleiben. Im Vergleich zu öffentlich stark beachteten Tötungsdelikten sind die kaum beachteten Suizide bei psychisch erkrankten jungen Menschen viel häufiger.

- **Psychisch kranke Eltern und ihre Kinder**

Ungefähr 3 Millionen Kinder in Deutschland erfahren im Laufe ihres Lebens Gewalt und Missbrauch. Dies kommt häufig bei Kindern von psychisch kranken Eltern vor (Herpertz 2019). Daher sollten präventive Maßnahmen zur Minimierung eingesetzt werden.

Mehr als ein Drittel der psychisch kranken Eltern sind in ihrem Elternverhalten eingeschränkt. Den betroffenen Eltern fällt es schwer, ihren Kindern Zuwendung und Verständnis entgegenzubringen. Dies führt wiederum zum Schulderleben bei den Betroffenen und kann den Heilungsverlauf beeinträchtigen.

Darüber hinaus sind die Eltern besorgt, dass durch ihre Erkrankung die Kinder früh stigmatisiert werden. Eine gestörte Eltern-Kind-Interaktion ist ein bedeutsamer Vermittler zwischen der elterlichen psychischen Erkrankung und der gesundheitlichen Gefährdung der Kinder.

Eine mangelnde elterliche Sensitivität mit dysfunktionaler Kommunikation, Vernachlässigung und intrusivem, feindseligen Verhalten kommen häufiger bei psychisch kranken Eltern vor als in einer gesunden Vergleichsgruppe.

Psychisch kranke Eltern stellen eine Risikogruppe für kindliche Misshandlungen und Missbrauch dar. Das Risiko ist noch höher, wenn die Eltern selbst Opfer von traumatisierenden Interaktionen wie z. B. körperlicher und sexueller Gewalt in der Herkunftsfamilien waren.

Untersuchungen wie z. B. die bei depressiven Müttern und Müttern mit Borderline-Persönlichkeitsstörungen zeigen ein deutlich erhöhtes Misshandlungspotenzial im Vergleich zu Kontrollgruppen.

Defizite in sozial-kognitiven Funktionen und in der Regulation von Affekten auf elterlicher Seite sind Beeinträchtigungen, welche zu geringer elterlicher Sensitivität und zum häufig beklagten Teufelskreis in der transgenerationalen Weitergabe traumatisierender Beziehungserfahrungen beitragen.

Literatur

AMDP (Arbeitsgemeinschaft für Methodik und Dokumentation in der Psychiatrie) (2007) Psychischer Befund. In: AMDP (Hrsg) Das AMDP-System. Manual zur Dokumentation psychiatrischer Befunde. Hogrefe, Göttingen

Antonovsky A (1983) The sense of coherence: development of a research instrument. WS Schwartz Research Center for Behavioral Medicine. Tel Aviv University, Newsletter and Research Reports 1:1–11

Antonovsky A (1993) Gesundheitsforschung versus Krankheitsforschung. In: Franke A, Broda M (Hrsg) Psychosomatische Gesundheit. Versuch einer Abkehr vom Pathogenese-Konzept. DGVT, Tübingen

von Ballestrem CL, Nagel-Brotzler A, Hohm E et al (2008) Früherkennung und Verbesserung der therapeutischen Erreichbarkeit von Müttern mit perinatalen psychischen Erkrankungen durch Hebammen. Gynäkologie 13:138–144

Bowlby J (1988) A secure base. Clinical applications of attachment theory. Tavistock, London

Bremner JD, Narayan M (1998) The effects of stress on memory and the hippocampus throughout the life cycle: implications for childhood and aging. Dev Psychopathol 10:871–885

Brisch KH (2014) Schwangerschaft und Geburt. Bindungspsychotherapie. Klett Cotta, Stuttgart

Filipp SH (2007) Kritische Lebensereignisse. In: Brandtstädter J, Lindenberger U (Hrsg) Entwicklungspsychologie der Lebensspanne. Kohlhammer, Stuttgart

Frischknecht MC, Reimann G, Grob A (2015) Erkennen Eltern Entwicklungsdefizite im Vorschulalter? Zur Akkuratheit elterlicher Einschätzungen kindlicher Entwicklung. Kindheit Entwickl 24:70–77

Händel-Rüdinger M (2015) Frühkindlicher Erzählerwerb – Am Anfang steht das Happy End. Therapeutische Grundhaltung der unterstützenden Ko-Konstruktion. Logos 23:100–105

Heinze M (2016) Der Mensch lebt nicht für sich allein. Psyche im Fokus. Magazin des DGPPN, S 38–40

Herpertz (2019) Psychisch kranke Eltern und ihre Kinder. Nervenarzt 90(3):223–234. Springer, Berlin

Hohm E, Trautmann-Villalba P, Schwarz M, Hornstein C (2008) Stationäre Mutter-Kind-Behandlung bei postpartalen psychischen Erkrankungen – ein Beitrag zur Prävention im Säuglingsalter. Nervenheilkunde 6:489–604

Höwler E (2020) Gerontopsychiatrische Pflege. Lehr- und Arbeitsbuch für die geriatrische Pflege. Schlütersche, Hannover

http://www.dv-adherence.de: Informationen zur Adhärenztherapie

Hüther G (2009) Männer – Das schwache Geschlecht und sein Gehirn. von Vandenhoeck & Ruprecht, Göttingen

Hüther G (2010) ICH-Entwicklung aus neurobiologischer Sicht. In: Schmidt WR, Düringer H, Meisinger H (Hrsg) Das rätselhäfte ICH. Haag + Herchen, Hanau

Johnson MK (2006) Memory and reality. Psycholog 61(8):760–771

Lencer R, Korn D (2015) Adhärenz in der Psychopharmakologie. Psychotherapeutische Strategien zur Adhärenzförderung. Nervenarzt 86:637–648

Leopold K, Nikolaides A, Bauer M (2015) Services on early recognition of psychoses and bipolar disorders in Germany: inventory survey study. Nervenarzt 86:352–358

Lyon BL (2005) Stress, Bewältigung und Gesundheit: Konzepte im Überblick. In: Rice VH (Hrsg) Stress und Coping. Lehrbuch für die Pflegepraxis und -wissenschaft. Huber, Bern

Maercker A, Herrle J, Grimm I (1999) Dresdener Bombennachtsopfer 50 Jahre danach: Eine Untersuchung patho- und salutogenetischer Variablen. Z f Gerontopsychiatrie 3:157–167

Maier W, Hauth I, Berger M, Saß H (2015) Psychisch krank und gewalttätig? In: Psyche im Fokus DGPPN, Bd 3. Springer, Berlin, S 12–15

Nelson C, Fox N, Zeanah C (2012) Romania's abandoned children. Harvard University Press, Cambridge

Nitschke J, Sünkel Z, Mokros A (2020) Die forensische Präventionsambulanz Ansbach. Evaluation des Modellprojekts zur Behandlung psychiatrischer Risikopatienten. Nervenarzt 91(5):439–445

Notzon S (2015) Akteneinsicht durch Patienten. Ethische Überlegungen zur Gestaltung der Psychiatrie. Nervenarzt 86:840–844

Pfenning A, Klosterkötter J (2014) Vorsorgeuntersuchungen und Screenings bei jungen Menschen. Was ist sinnvoll im Hinblick auf psychische Störungen? Nervenarzt 12:1544–1550

Schützwohl M (2000) Frühinterventionen nach traumatisierenden Erfahrungen. Fortschr Neurol Psychiatr 68:423–432

Seridian MA, Fox NA, Zeanah CH, McLaughlin KA, Nelson CA (2012) Variation in neural development as a result of exposure to institutionalization early in childhood. Rockefeller University, New York

Sonnenmoser M (2002) Externalisierende Störungen bei Kindern und Jugendlichen. Dtsch Ärztbl 4:167

Werner E (1993) The children of Kauai: Resiliency and recovery in adolescence and adulthood. In: Werner E (Hrsg) Development and Psychopathology, Verlag Cambridge University

Grundlagen der Entwicklungsbeurteilung

Inhaltsverzeichnis

2.1 Entwicklung – 38

2.2 Determinanten der Entwicklung – 38

2.3 Abweichungen von der normalen Entwicklung – 40
2.3.1 Abnormität – 43
2.3.2 Beeinträchtigungen – 43

2.4 Klassifikation von Entwicklungsstörungen – 44

2.5 Psychische Störungen und Sprachverhalten – 44

2.6 Der Fall „Lisa" – 45

Literatur – 48

© Springer-Verlag GmbH Deutschland, ein Teil von Springer Nature 2020
E. Höwler, *Kinder- und Jugendpsychiatrie für Gesundheitsberufe, Erzieher und Pädagogen*,
https://doi.org/10.1007/978-3-662-62058-8_2

2.1 Entwicklung

Unter Entwicklung (Ontogenese) im Kindes- und Jugendalter ist sowohl die Reifung anatomisch-physiologischer Funktionen als auch die seelisch-psychische Reifung gemeint.

Der Begriff der Entwicklung impliziert den Verlauf entlang einer Zeitachse unter der Vorstellung einer Funktionserweiterung oder, im negativen Sinne, einer Funktionsverminderung. In letzterem Falle wird in der Medizin meist von einem „Abbauprozess" gesprochen. Das setzt eine vorher stattgefundene Entwicklung voraus.

Der Begriff der Entwicklungsretardierung beinhaltet eine viel langsamere Entwicklung im Vergleich zur Altersgruppe oder auch eine Stagnation der Entwicklung, also das Verharren auf einer bestimmten Entwicklungsstufe.

■ **Entwicklungsstufen**

Die Entwicklungsstufen des Kindes- und Jugendalters werden wie folgt eingeteilt:
- Neugeborenenperiode: 1.–4. Lebenswoche,
- Säuglingsalter: bis zu 12 Lebensmonaten,
- Kleinkindalter: 2.–6. Lebensjahr,
- Schulalter: 7.–12. Lebensjahr,
- Adoleszenz: Zeitabschnitt vom Eintritt der Pubertät bis zum Abschluss des Körperlängenwachstums.

Aufgrund von Determinanten können kindliche Entwicklungsverläufe unterschiedliche Variabilität aufweisen. Daher ist es schwierig zu beurteilen, ob ein pathologischer Verlauf vorliegt oder nicht.

Es muss zwischen verschiedenen Bezeichnungen differenziert werden:
- **Entwicklungsauffälligkeit**: Prognose derzeitig nicht möglich, es sind Verlaufskontrollen erforderlich.
- **Entwicklungsgefährdung**: eindeutiger Hinweis auf eine Schädigung, ungünstige Prognose.

- **Entwicklungsretardierung**: Abweichung vom normalen Verlauf, durch Frühförderung aufholbar.
- **Entwicklungsstörungen**: bleibende Schädigung mit drohender oder bereits vorliegender Behinderung.

Bis in das Säuglingsalter erfolgt eine Beurteilung der Entwicklung vorwiegend über die Motorik des Kindes. Es werden Teilbereiche durch Entwicklungstests, Screenings, Erfassung der Gefährdung nach vorliegendem Risiko (Familienanamnese, Befunde zur Eigenanamnese), Spieltests etc. beurteilt.

Erst mit einer umfassenden Diagnostik können eine genaue Einschätzung des Entwicklungsstands und eine sichere Diagnose von Sprach- oder Entwicklungsstörungen vorgenommen werden. Die Durchführung sollte von einem Neuropädiater vorgenommen werden.

2.2 Determinanten der Entwicklung

Die wichtigsten Erfahrungen, die dazu beitragen, dass ein junger Mensch sich seelisch gesund entwickelt bzw. seelisch stabil bleibt, sind die, welche in liebevollen zwischenmenschlichen Beziehungen gemacht werden, z. B. in der Kind-Eltern-Beziehung oder später in partnerschaftlichen Liebesbeziehungen.

Daher liegen die Wurzeln der meisten psychischen Störungen in der emotionalen Verletzung. Jedes Kind und jeder junge Mensch hat das Bedürfnis, sich uneingeschränkt geliebt und wertvoll zu fühlen. Es gibt Emotionen im Leben eines Menschen, z. B. Verzweiflung, Scham, Einsamkeit, Wut, die sich in das Bewusstsein drängen und Angst hervorrufen. Die Angst ist ein Signal an das beschützende Unterbewusstsein, schnell etwas zu unternehmen, um diese unangenehmen Emotionen zurückzudrängen. In diesen Momenten schaltet sich das Unterbewusstsein aktiv als kreativer Teil der Psyche ein und ruft bestimmte Verhaltensweisen hervor, welche der Betroffene selbst oder die soziale Umwelt als störend wahrnehmen kann. Das Bewusstsein lernt bereits im frühen Alter, die verwundete Identität zu schützen.

Die Verhaltensweisen, die ein Individuum bei Bedrängnis für sich auswählt, sind nicht konditionierte Reflexe, die auf dem Modell des biologischen Defizits basieren, sondern individuelle bewusste Entscheidungen, die aus biografischen Daseinsthemen (Höwler 2011) resultieren. Fühlt sich ein Kind z. B. in seinem Schamgefühl verletzt, so wählt sein schützendes Unterbewusstsein Händewaschen als Mittel aus, um sich wieder sauber zu fühlen. Das Kind greift nach verletzenden Momenten dann immer wieder auf das Mittel zurück – so wird das Mittel mit der Zeit zum Waschzwang. Ein Jugendlicher, der in seiner Liebe zu einem anderen Menschen verletzt worden ist, wählt Alkohol oder Drogen aus, um den tiefen emotionalen Schmerz zu betäuben und damit wieder ein gutes Gefühl herzustellen. Ein anderer wählt vielleicht Hass aus, um seine verlorene Würde zurückzugewinnen, und richtet diesen abgrundtiefen Hass durch Brutalität gegen andere (hilflose) Mitmenschen oder durch Vandalismus gegen Gegenstände: Autos, Wohnungseinrichtungen, Schulgebäude etc.

Erforscht werden sollte heute, wie sich psychische Belastungen auf die Seele von Menschen auswirken. Manche Menschen werden krank, andere halten den Belastungen stand. Regungen des Gehirns sind auf emotionale Beziehungen bezogen. Eine Störung des Gehirns kann z. B. durch eine Krise im zwischenmenschlichen Bereich ausgelöst werden.

In der somatischen Medizin ist die Behandlung auf einzelne Organe ausgerichtet wie z. B. Herz, Lunge, Niere. Im Gegensatz dazu wird in der Psychiatrie der ganze Mensch behandelt in seinem Denken, Empfinden und Erleben. Um Kinder und Ju-

gendliche verstehen zu können, müssen sie in verschiedenen Lebenssituationen und in ihrer Ganzheitlichkeit (Seele, Körper, soziales Umfeld) betrachtet werden. Dabei beeinflussen endogene, exogene und autogene Faktoren die menschliche Entwicklung.

Nach Hobmair (2011) sind endogene Determinanten direkte Einflussfaktoren, denen der Mensch von der Befruchtung der Eizelle bis zu seinem Tod von innen her ausgesetzt ist. Unter den exogenen Determinanten werden alle direkten und indirekten Einflüsse verstanden, denen der Mensch von der Befruchtung der Eizelle bis zu seinem Tode von außen her ausgesetzt ist. Sie können sich jeweils hemmend oder fördernd auf die Entwicklung des Menschen auswirken.

Endogene Determinanten Von innen kommend, angeboren, bzw. vorbestimmt. Dazu zählen z. B. Erbanlagen, d. h. Gene, Chromosomen. Diese steuern Programme der Entwicklung, welche beispielsweise für die Sprachentwicklung (Muttersprache) wichtig sind.

Exogene Determinanten Von außen kommend, z. B. natürliche Umweltbedingungen (unbelebte und belebte Natur) wie Luft, Wasser, Boden, Wohngegend, soziale Umwelt wie Beziehungen, in denen der Mensch eingebunden ist, z. B. Familie, Biografie, Schule, Ausbildung, Beruf, gesellschaftliche und kulturelle Umwelt, z. B. Medien, Sportvereine, Theater, politische Überzeugungen, ökonomische Umwelt (wirtschaftliche Bedingungen), z. B. finanzielles Einkommen der Eltern, Angebot an Konsumgütern.

Autogene Determinanten Der Begriff bedeutet „aus sich selbst heraus", dazu gehören die Selbststeuerung, die Persönlichkeit, das Neugierverhalten, die motivationalen Kräfte (intrinsisch und extrinsisch).

Diese drei Faktoren prägen mehr oder weniger den Menschen in seiner Entwicklung. d. h., sie, lösen Entwicklung aus und halten diese aufrecht.

2.3 Abweichungen von der normalen Entwicklung

Psychiatrische Krankheitsbilder beinhalten eine Menge Leid, sowohl für die betroffen Kinder als auch für deren Eltern und weitere Familienangehörige. Nicht alles Leid ist aus Verhaltens- und Stimmungsänderungen oder dem Abbau mentaler Kräfte entstanden. Manches Leid entsteht aus der Unwissenheit heraus, wie der bestmögliche Umgang mit den psychisch kranken Kindern und Jugendlichen aussehen soll.

Die Haltung „Wer zum Psychiater muss, ist nicht normal" ist stigmatisierend, ebenso wie die ständige Verwendung umgangssprachlicher Attribute wie „verrückt", „irre", „Klapse", „wahnsinnig" etc.

Der psychisch kranke Mensch in unserer Gesellschaft ist Stigmaträger, dessen Andersartigkeit nicht immer auf den ersten Blick erkennbar ist. Den Begriff „Stigma" prägte Erving Goffmann.

» Ein Stigma ist ein körperliches Zeichen, das dazu bestimmt war, etwas Ungewöhnliches oder Schlechtes über den moralischen Zustand des Zeichenträgers zu offenbaren. Die Zeichen wurden in den Körper geschnitten oder gebrannt und taten öffentlich kund, dass der Träger … eine gebranntmarkte, rituell für unrein erklärte Person war, die gemieden werden sollte (Goffmann 2010).

Beispiele für historische Stigmatisierung sind Blinde, Lahme, Krüppel, Aussätzige mit Siechenmänteln, Schellen und Klappern, Geistesgestörte mit Kreuz-Tonsur, Juden mit gelben Flicken auf den Gewändern.

? **Handlungsaufgaben**
   1. Wie weit kann eine Person von der Norm abweichen und trotzdem normal sein?
   2. Wo liegen die Grenzen zum Krankheitswert?
   3. Können psychisch Erkrankte anderen Menschen gefährlich werden?
   4. Wie lassen sich Fehltherapien vermeiden?
   5. Auf welchen Wegen kann psychische Prävention bei Kindern und Jugendlichen erfolgen?

Zur Beantwortung dieser Fragen könnten folgende Denkanstöße hilfreich sein:

■ **Was ist in der Gesellschaft normal?**
Ob das Verhalten und Erleben eines Kindes/Jugendlichen als krank angesehen wird, hängt immer auch vom kulturellen Kontext ab. Es ist kulturell begründet, ob ein Verhalten als pathogen bezeichnet werden kann: In Indien ist es z. B. verbreitet, sich vor Geistern zu fürchten. Ein indisches Kind wird deswegen nicht als wahnkrank bezeichnet. In Papua-Neuguinea praktizierte das Volk der Fore bis in die 1950er-Jahre Kannibalismus, ohne dass diese Menschen als psychotisch diagnostiziert wurden. Wenn eine Krankheit in einen gesellschaftlichen Kontext passt, gilt sie nicht als Krankheit (◘ Tab. 2.1). Aber das gesellschaftliche Umfeld kann auch psychisch gesunde Menschen zu schrecklichen Taten anleiten. Dies beweist das Milgram-Experiment von 1961: Menschen quälen auf Befehl Andere, selbst wenn ihr Gewissen dagegen rebelliert, solange ihre soziale Umwelt das brutale Verhalten richtig findet (Milgram 1997).

Es ist sehr schwierig, die Grenze zu psychischen Einbußen zu ziehen, die zu Beginn einer psychischen Störung auftreten. Ein Kind oder einen Jugendlichen vorschnell als psychisch krank abzustempeln wäre ebenso verkehrt, wie eine behandlungsbedürftige Störung als „abnormal" zu bezeichnen.

Zahlreiche Kinder und Jugendliche sind von psychischen Krankheiten betroffen. Von Eltern werden diese leicht übersehen. Zu den häufigsten Erkrankungen bei Kindern und Jugendlichen zählen depressive Syndrome und reaktive Störungen wie z. B. psychoso-

◻ Tab. 2.1 Gegenüberstellung von gesunder und krankhafter Entwicklung

Gesunde Entwicklung	Krankhafte Entwicklung
Gelegentliche Traurigkeit Konflikte können je nach Entwicklungsstand des Kindes allein gelöst werden	Häufige Niedergeschlagenheit Aggressive Handlungen gegenüber Gleichaltrigen
In der Pubertät teilweise Verträumtheit und Unmotiviertheit in Bezug auf Leistungsanforderungen Affektlabilität gegenüber Mitmenschen Wunsch nach auffälligen Körperschmuck und Bekleidung, um sich von anderen abzugrenzen	Komplette Inaktivität Zurückgezogenheit Große Angst vor schulischen Leistungen

matische Krankheitsbilder, Ängste, Neurosen und seit den vergangenen Jahren zunehmend auch Abhängigkeitserkrankungen.

■ **Grenzen zum Krankheitswert**

Psychosoziale, physikalische und ökonomische Anforderungen aus der Umwelt sind insbesondere dann gesundheitsgefährdend, wenn sie die Bewältigungskompetenzen der Kinder und Jugendlichen mit ihrer biologischen Disposition und ihrer psychischen und physischen Konstitution (Habitus) überschreiten. Einzelne Kinder haben dabei sehr verschiedene Kapazitäten zur Bewältigung, z. B. ein intaktes Immunsystem, Coping und Resilienz.

Anforderungen an ein Kind aus der Umwelt, die es überfordern, mögen für ein anderes Kind eine positive stimulierende Herausforderung darstellen. Es kommt auf die Interaktion der Person mit ihrer genetischen Disposition und den jeweiligen Bedingungen des „So-geworden-Seins" in der konkreten sozialen Umwelt an.

■ **Verquere Sicht auf psychisch Erkrankte**

In der Psychiatrie sind rund 330 psychopathologische Symptome bekannt. Diese gelten nicht pauschal als Kennzeichen des „Ver-rückt-seins", sondern bilden eine große Bandbreite seelischen Leidens ab.

Ebenso ist es fatal, psychisch kranke Menschen pauschal als gefährlich einzustufen. Die Sicht auf psychische Störungen in der Gesellschaft ist mit Angst und Vorurteilen behaftet. Personen mit Seelenleiden wie Halluzinationen, Depressionen, Borderline-Persönlichkeitsstörungen, Paranoia weisen eher Selbstgefährdungen, d. h. suizidales Verhalten auf. Bei Wahn und bei dissozialen Persönlichkeitsstörungen kann fremdgefährdetes Verhalten auftreten, d. h., die Gewaltbereitschaft anderen gegenüber kann erhöht sein.

Das Verhalten von psychisch Erkrankten kann für gesunde Außenstehende unbegreiflich sein. Unheimlich kann es wirken, wenn ein Jugendlicher mit Tourette-Syndrom in der Ladenpassage der Innenstadt Beleidigungen herausschreit oder wenn ein an Schizophrenie Erkrankter mit dem Messer in der Hand durch den Stadtpark läuft, weil er meint, sich gegen Dämonen verteidigen zu müssen.

Es spielt eine Rolle, was psychisch kranke Kinder und Jugendliche fühlen und denken, was in ihren Seelen vorgeht, ob sie die Welt so wahrnehmen, wie sie ist, oder ob sie unrealistische Bilder haben, die sich nicht mit der Realität in Einklang bringen lassen. Wenn ihre Realität aus starken zwanghaften Denkmustern, aus nicht regulierbaren Emotionen, Zwangshandlungen, Halluzinationen und Wahnvorstellungen besteht, sind sie offensichtlich krank.

Psychisch Kranke werden oftmals Opfer von Gewalt. Ursache dessen ist das vermin-

2

derte Gefahrenbewusstsein, besonders bei Personen mit Alkohol- oder Drogenproblemen oder mit Wahnvorstellungen. Die Betroffenen werden in der Öffentlichkeit aufgrund ihres Andersseins als unberechenbar wahrgenommen und sind deshalb häufig Opfer von Gewalttaten.

Es gilt, psychische Erkrankungen gleichberechtigt mit körperlichen Leiden zu behandeln. Dazu ein Beispiel:

> ▶ **Beispiel**

In der Praxis berichtet Tom, ein 16-jähriger Junge, dem Kinder- und Jugendpsychiater:

„Ich rauche jetzt genau seit acht Monaten und neun Tagen. Seit ungefähr drei Monaten merke ich, dass ich abhängig bin. Es ist entsetzlich. Ich habe Angst, schreckliche Angst. Ich lebe nur noch von einer Pfeife bis zur nächsten. Trips mit Crystal Meth schmeiße ich etwa seit einem Monat. Ich komme nicht mehr heraus aus diesem selbstgebauten Gefängnis. Körperlich geht es mir ja noch einigermaßen gut, seelisch jedoch bin ich am Nullpunkt angelangt. Jemand, der nie in so einer Situation war, kann sich so etwas gar nicht vorstellen. Ich kann keinen klaren Gedanken mehr fassen, und der Wille dazu fehlt mir auch. Wenn mein Freund Florian nicht wäre, hätte ich schon Schluss gemacht mit mir. Ich habe ein Ultimatum an Florian gestellt, entweder Florian und ich hauen im Sommer ab oder, wenn nicht, mache ich Schluss." ◀

❓ Handlungsaufgaben

1. Definieren Sie die Begriffe „autogene Determinanten" und „exogene Determinanten" in Bezug auf die Entwicklung des Menschen und geben Sie jeweils zwei passende Beispiele für einen Jugendlichen.

2. Analysieren Sie den Fall des 16-jährigen Tom hinsichtlich aller Determinanten und ihrer Wechselwirkungen.

✅ Erwartungshorizont zur Fallsituation

Antwort zu Frage 1

- Definition autogene Determinanten
  - Unter den autogenen Determinanten werden alle Einflussfaktoren genannt, die von sich selbst heraus oder von sich selbst entstehend sind.
  - Beispiele: Selbststeuerung, Wille, Persönlichkeit, Motivation.
- Definition exogene Determinanten
  - Unter den exogenen Determinanten werden alle indirekten und direkten Einflüsse verstanden, denen der Mensch von der Befruchtung der Eizelle bis zu seinem Tod von außen her ausgesetzt ist. Sie halten die Entwicklung in Gang und können sich hemmend auf die Entwicklung des Menschen auswirken.
  - Beispiele: soziale Umwelt, z. B. Erziehungsstil der Eltern, ökonomische Umwelt, z. B. Wohnverhältnisse, in denen der Jugendliche aufwächst, kulturelle Umwelt, z. B. Wissen über Erziehung, welche die Eltern einbringen, natürliche Umwelt, z. B. Aktivitätsgrad an Bewegung (Sport).

Antwort zu Frage 2

- Exogener Faktor: instabiles Elternhaus
  - Es ist davon auszugehen, dass Tom in der Kindheit ein ungünstiges soziales Umfeld hatte. Die Familie gab ihm nur wenig Unterstützung, Schulkameraden und Freunde in seiner Freizeit haben ihn beeinflusst, z. B. sein Freund Florian.
  - Dieser Faktor resultiert aus dem exogenen Bereich. Aufgrund dieses Faktors greift der Jugendliche zu Drogen.
  - Der Freund macht Tom Mut, trotz allen Elends weiterzuleben. Dies kann als ein exogener Faktor bezeichnet werden.
- Endogener Faktor: gesunde Gene
  - In diesem Fall ist von einer angeborenen Behinderung keine Rede, sodass

davon auszugehen ist, dass der 16-Jährige biologisch gesund ist.

— Autogener Faktor: Dazu zählen Sensibilität, wenig Willenskraft, geringe Resilienz bzw. Motivation und eine Ich-Schwäche.
  – Der Jugendliche weiß nicht mehr, was Wille ist, und kann nicht aufhören mit dem Drogenkonsum.

■ **Schlussfolgerung**

Es besteht zwischen allen Determinanten eine enge Wechselbeziehung, d. h., die genetischen Faktoren, die Umweltfaktoren sowie die autogenen Faktoren, z. B. die Selbststeuerung, bestimmen den Aufbau der Persönlichkeit des 16-jährigen Jugendlichen und die Ausbildung von individuellen Persönlichkeitsmerkmalen.

2.3.1 Abnormität

Im Allgemeinen wird unter Norm ein Verhaltensstandard, eine Regel verstanden. Aus sozial-gesellschaftlicher Sicht handelt es sich um erwartete und sanktionierte Verhaltensanweisungen. Normen in unserer Gesellschaft dienen der umfassenden Regelung zwischenmenschlichen Verhaltens. Soziale Beziehungen werden zunehmend einer rechtlichen Normierung unterworfen. Die staatliche Normgebung im Sinne von Gesetzen, Verordnungen und Satzungen ermöglicht einen höheren Grad an Fixierung und Berechenbarkeit sozialen Verhaltens. Ferner dient sie der Orientierung für persönliches Handeln und gilt als ideale Zielvorstellung. Normen geben dem Individuum Schutz, Sicherheit und Geborgenheit.

■ **Der Begriff „abnorm"**

„Abnorm" wird als unbestimmter Ausdruck für das Ungewohnte, subjektiv unangenehm Erlebte verwendet. Der Begriff stellt jegliches von den bestehenden gesellschaftlich definierten Normen abweichende Verhalten

dar. Eine psychische Störung wird als Normabweichung gesehen, da die Betroffenen nicht in der Lage sind, zum Teil oder umfassend ihre Bedürfnisse und Lebensaktivitäten adäquat zu erfüllen (materielle Abnormalität). Hierbei kann es sich um Leistungsnormen handeln, um Kommunikationsnormen oder um soziale Normen, die je nach Art der Störung für den Betroffenen mehr oder weniger inkompatibel sein können.

Die Dynamik des Prozesses, welche Fragen bezüglich der Entstehung, der Eskalation und Minderung oder Beseitigung von Behinderung beinhaltet, wird ferner geprägt durch die Etikettierung („Labelling") der Betroffenen bezüglich ihrer jeweiligen Normabweichung, z. B. der „Schizophrene", der „Zwanghafte". Dieser Vorgang geht einher mit einer defizitorientierten Wahrnehmung derer Individualität und einer entsprechenden Attribuierung. Eine solche Zuschreibung beinhaltet oder erzeugt stets Wertungen, Emotionen und Verhaltensweisen, welche Auswirkungen auf die Integration und Ausgrenzung der betroffenen Kinder und Jugendlichen haben.

2.3.2 Beeinträchtigungen

Bei einer psychischen Störung steht der Aspekt der Normabweichung im Vordergrund. Diese Normabweichung stellt die Weltgesundheitsorganisation (WHO) differenziert auf drei Ebenen dar:
— Schädigung („impairment"), z. B. organische Erkrankung, Unfall, chronische Erkrankung.
— Behinderung („disability"): Sie ist stets Folge einer Schädigung und steht in keinem kausalen Zusammenhang mit dem Ereignis,
— Benachteiligung: soziale Folgen einer Behinderung auf individueller (Erleiden), psychischer (Erleben) und sozialer (passives Erfahren) Ebene.

Alle drei Begriffe werden in Relation zu einer Norm definiert:

- Schädigung: jeglicher Verlust oder jegliche Abnormität in psychischer oder physischer Hinsicht oder bezüglich der anatomischen Struktur oder Funktion.
- Behinderung: jegliche Einschränkung oder jeglicher Mangel, eine Aktivität in der Art und Weise auszuführen, wie sie von Menschen mit demselben Altersstand normalerweise durchgeführt wird.
- Benachteiligung: ein Nachteil, der die Erfüllung von normalen Rollenerwartungen für das Individuum verhindert, abhängig von Alter, Geschlecht, sozialen und kulturellen Faktoren.

In Deutschland wird zwischen „behindert" und „schwerbehindert" unterschieden. Diese Kategorien sind im bestehenden Schwerbehindertengesetz (SchwbG) festgelegt, welches „Behinderung" wie folgt normbezogen definiert:

» Behinderung im Sinne dieses Gesetzes ist die Auswirkung einer nicht nur vorübergehenden Funktionsbeeinträchtigung, die auf einem regelwidrigen körperlichen, geistigen oder seelischen Zustand beruht. Regelwidrig ist der Zustand, der von dem für das Lebensalter typischen Zustand abweicht.

2.4 Klassifikation von Entwicklungsstörungen

Einteilung der Entwicklungsstörungen nach ICD-11

A. Tiefgreifende und umschriebene Entwicklungsstörungen: autistische Störungen (Asperger-Syndrom, Kanner-Syndrom)

B. Umschriebene Entwicklungsstörungen
  1. Lernstörungen: Lese-, Rechtschreib- und Rechenstörung
  2. Störungen der motorischen Fertigkeiten: Koordinationsstörung
  3. Kommunikationsstörungen: expressive Sprachstörung, phonologische Störung (Artikulationsstörung)

Ausgeprägte Formen von Entwicklungsretardierung und Verhaltensstörung seit frühester Kindheit vor dem Hintergrund negativer bis desolater Sozialisationsbedingungen (z. B. fehlender Schulabschluss, ohne berufliche Ausbildung) kann dazu führen, dass die Betroffenen sozial abweichende Lebensverläufe aufweisen: Suchtmittelmissbrauch, Eingehen von konflikthaften Partnerschaften und instabilen Beziehungen, problematisches Finanzmanagement, Arbeitslosigkeit, strafrechtliche Auffälligkeiten.

2.5 Psychische Störungen und Sprachverhalten

Sprache hat im Zusammenleben mit anderen Mitmenschen eine große Bedeutung. Auf der biopsychosozialen Ebene wird durch die verzögerte Sprachentwicklung die gesamte Entwicklung des Kindes beeinträchtigt.

- **Biologische Ebene**

Auf biologischer Ebene kann die neuronale Vernetzung ausbleiben. Denken und Sprache bedingen sich wechselseitig, von daher besteht in diesem Fall Intelligenzverminderung, wenn das Kind eingeschult wird.

- **Psychische Ebene**

Sprache hat Ausdrucksfunktion, z. B. können Gedanken, Gefühle und Bedürfnisse ausgedrückt werden. Dies bleibt bei Sprachverzögerungen aus. Das Kind erlebt Frustrationen, Minderwertigkeit und entwickelt ein geringes Selbstbild. Sprache hat des Weiteren Erinnerungsfunktion, ist somit ein elementarer Schlüssel für biografisches Erzählen. Das Kind wird nur dürftig Erinnerungen im späteren Leben berichten können.

■ **Soziale Ebene**

Sprache hat unterschiedliche kommunikative und interaktive Funktionen, z. B.

- Kommunikationsfunktion, z. B. Vermittlung, Aufnahme und Austausch von Informationen. Kinder müssen sich innerhalb ihres sozialen Umfelds verständigen können. Falls dies nur eingeschränkt möglich ist, besteht schnell Isolationsgefahr. Mit ausreichender Sprachkompetenz beschreibt das Kind Gegenstände und Sachverhalte aus der Umwelt.
- Mit der Appellfunktion wird das Verhalten von Interaktionspartnern beeinflusst und es werden Handlungsanweisungen im Alltag gegeben.
- Mit der Kulturtradierungsfunktion werden den nachfolgenden Generationen kulturelle Lebensweisen überliefert.
- Die Gesellschaftsfunktion von Sprache entscheidet darüber, wie hoch der Anteil eines Menschen am gesellschaftlichen Leben ist.

Kognitive Eigenschaften wie Denken, Emotionen und reaktives Verhalten darauf drücken sich durch eine geordnete paraverbale, nonverbale und/oder verbale Kommunikation aus. Somit kommt unserer Sprache im Zusammenleben mit anderen Mitmenschen eine große Bedeutung zu. Auf der psychosozialen Ebene kann nicht nur durch eine verzögerte Sprachentwicklung, sondern infolge einer psychischen Störung kann auch die weitere Entwicklung des Kindes bzw. Jugendlichen beeinträchtigt werden.

◨ Tab. 2.2 gibt einen Überblick über die wichtigsten Merkmale eines beeinträchtigten Sprachverhaltens infolge von psychischen Störungen.

2.6 **Der Fall „Lisa"**

Lisa ist vier Jahre alt und besucht seit drei Wochen eine Kindertagesstätte in einer ostdeutschen Großstadt. Die Sprachentwicklung des Mädchens ist gegenüber den anderen Kindern gleichen Alters verzögert. Lisa kann ihre Wünsche nicht ausdrücken, sondern nur einzelne Wörter sprechen und keine zusammenhängenden Sätze formulieren. Allerdings ist sie in der Lage, Wörter, die die Erzieher ihr vorsprechen, mühelos zu wiederholen.

Sie grenzt sich von den anderen Kindern in der Gruppe ab und spielt oft ohne die anderen. Die Erzieher beobachten, dass sich Lisa häufig allein Bilderbücher anschaut.

Lisa hat keine Geschwister und wächst ohne den Vater bei der Mutter auf. Diese ist in sich gekehrt und beschäftigt sich wenig mit ihrem Kind. Alle zwei Wochen verbringt Lisa das Wochenende bei ihren Großeltern, die sie sehr lieben. Sie nehmen sich viel Zeit und spielen intensiv mit ihr. Ihnen ist der geringe Wortschatz ihrer Enkeltochter aufgefallen.

Die Mutter findet, dass mit Lisa alles in Ordnung sei. Sie ist seit ihrer abgebrochenen Schulausbildung arbeitssuchend. Die Familie lebt in einer kleinen Zweizimmerwohnung innerhalb eines Neubaugebiets. Lisa hatte bisher wenig Kontakt zu den anderen Nachbarskindern. Häufig läuft der Fernseher, um Lisa zu „beruhigen", wie die Mutter sagt.

❓ **Handlungsaufgaben**

1. Benennen Sie den Entwicklungsverlauf, der bei Lisa vorliegt. Erläutern Sie die Umweltfaktoren, die zur verzögerten Sprachentwicklung von Lisa beitragen.
2. Beurteilen Sie die Auswirkungen einer verzögerten Sprachentwicklung, z. B. im Falle von Lisa, auf die Gesamtheit Mensch.

Erwartungshorizont

✓ **Antwort zu Frage 1**

Sprachentwicklungsverlauf

Die Sprachentwicklung von Lisa ist verzögert; sie befindet sich nicht auf dem altersgerechten Entwicklungsstand, son-

▣ Tab. 2.2   Auswirkungen psychischer Störungen auf das Sprachverhalten (Beispiele)

Psychische Störung	Sprachverhalten
Autismus (frühkindlich), Kanner-Syndrom	Echolalie, restriktiver Wortschatz bis hin zum Mutismus
Abhängigkeit (stoffgebundene: Drogen, Alkohol, Medikamente)	Lallen, optische und akustische Halluzination, Palilalie, Wahngedanken
Angst/Sozialphobie	Apsithyrie, Stottern, Globusgefühl, Dysphonie, elektiver Mutismus
Delir (Drogenentzug, Medikamentenintoxikation)	Desorientierung (Zeit, Ort, Situation, Person) mit Wortfindungsstörungen, visuelle und akustische Halluzinationen, Wahngedanken
Depression, unipolare	Aphonie, Apsithyrie, Globusgefühl, Dysphonie, wiederholtes Stocken im Gesprächsverlauf mit Stoßseufzern, Wahngedanken
Depression, bipolare	Logorrhö, Wechsel von ausdrucksloser Modulation und Wahngedanken
Hyperkinetische Störung	Logorrhö, Poltern, Stammeln
Korsakow-Demenz (langjährige Alkoholabhängigkeit)	Konfabulation
Persönlichkeitsstörung (aggressive)	Brüllen, Schreien (mit aggressiver Wortwahl)
Posttraumatische Belastungsstörung (PTBS)	Apsithyrie, totaler Mutismus (oft bei Kindern, aber nicht obligat)
Schizophrenie	Akustische und optische Halluzination, Apsithyrie, zerfahrenes Denken, Wahngedanken, Ideenflucht, Manierismus, Wortneologismen
Tourette-Syndrom	Echolalie, Echopraxie, Koprolalie, Palilalie, paraverbale und nonverbale Stereotypien
Zwangsstörung	Echolalie, Logorrhö (nicht obligat), wiederholte Kontrolle schriftlicher Mitteilungen, Weitschweifigkeit in Wort und Schrift

dern mehr auf dem eines ca. zweijährigen Kindes. Es liegt eine Sprachentwicklungsretardierung vor.

Der aus der externen Umwelt resultierende Faktor der Erziehung bedingt die fehlende Förderung bei der Sprachentwicklung. Die Mutter beschäftigt sich nicht mit ihrem Kind, sondern es sitzt nicht nur allein, sondern auch oft vor dem Fernsehgerät. Somit bleiben vonseiten der Mutter als primärer Bezugsperson sprachförderliche Kontakte aus, z. B. Ermutigung zum Sprechen, Vermittlung von Erfolgserlebnissen, Ansporn geben, fehlende sprachförderliche Umgebung, Einbezug von Erzählenlassen von Erlebtem, Bilderbücher vorlesen, Lesespiele.

Erzählen zählt zur Basisqualifikation sprachlicher Kompetenz und hat einen hohen sozialen Stellenwert. Es hilft Lisa dabei, sprachliche Ausdrucksformen zu lernen, Erfahrungen zu bewältigen und

Isolation zu überwinden. Erzählen beginnt in früher Kindheit, noch bevor das Kind sprechen kann. Es hat eine integrierte Funktion und bietet eine Struktur, in die Wörter in narrativ-kohärente Handlungen eingebaut werden können, die zu wichtigen Bausteinen im späteren Textproduzieren und -verstehen werden. Hinter den ersten gesprochenen Wörtern stehen bildhafte Erinnerungen, die die Form einer komplexen Geschichte implizieren.

Das Wort „Mama" steht für Lisas Erinnerung, wie es ist, ihr nahe zu sein oder von ihr getröstet zu werden. Hinter dem Wort „Frisör" steht das aufregende Erlebnis, zu beobachten, wie einem Familienmitglied die Haare geschnitten wurden.

Erfolgsfaktor einer Sprachtherapie ist es, wenn in Interaktions- und Kommunikationssituationen mit feinfühligen Redeweisen eine Ko-Konstruktion und Ko-Regulation glückt und emotionsgeladene Geschichten vom Kind erzählt werden und einen „Platz" erhalten.

Ein Kind kann sich in seiner Einzigartigkeit respektiert fühlen, ohne Ängste von sich und seinen Erlebnissen erzählen, und die Sprache kann Bedeutung erlangen.

Damit die Sprachdefizite bei Lisa behoben werden, wäre eine sofortige sonderpädagogische Betreuung mit logopädischer Behandlung erforderlich.

✅ Antwort zu Frage 2
Auswirkungen einer verzögerten Sprachentwicklung auf die Gesamtheit Mensch

— **Biologische Ebene**: Das Sprachzentrum mit Sitz auf der linken Gehirnseite (Broca-Areal, Wernicke-Areal) benötigt während der Phase der Sprachentwicklung Anregungen aus der exogenen Umwelt, um synaptische neuronale Vernetzungen auszubilden. Denken und Sprache bedingen sich wechselseitig. Daher kann es bei ungenügenden Reizen zur verzögerten Sprachentwicklung kommen.

— **Psychische Ebene**: Sprache hat Ausdrucksfunktion, um z. B. Gedanken, Gefühle und Bedürfnisse gegenüber Mitmenschen auszudrücken. Infolge zunehmender Retardierung kann es bei ungenügend sprachgeförderten Kindern zu Frustrationen, Minderwertigkeit und einem geringen Selbstbild kommen.

— **Soziale Ebene**: Sprache hat im sozialen Miteinander eine große Bedeutung. Interaktionen zwischen zwei oder mehreren Personen gehen nicht immer reibungslos vonstatten. Daher besteht schnell Isolationsgefahr, wenn Kinder nicht lernen, Konflikte auf verbalem Weg zu lösen und zur Verständigung auf physische Gewalt zurückgreifen, um sich durchzusetzen. Ein eingeschränkter Wortschatz kann sich nachteilig auf schulische oder berufliche Leistungen auswirken.

> **Worauf Therapeuten und Pädagogen achten sollten**

Eine bedeutsame Rolle spielt Resilienz im Schulalltag und in der Berufsausbildung. Gerade hier ist die Gefahr sehr groß, dass Kinder und Jugendliche durch ständige Überforderung in einen Teufelskreis von chronischem Disstress und in die damit verbundene Gefahr einer psychischen Erkrankung zu geraten. Belastende Bedingungen können auch Kinder und Jugendliche krank machen, die von Natur aus Resilienz besitzen. Der angeborene und erlernte Stressschutz kann unter Dauerdruck versagen. Schulleiter und Ausbilder tragen die Verantwortung der Organisationen und sind gefordert, für gesunde Lernbedingungen mit positiven Umweltfaktoren zu sorgen.

Falls das Kind oder der Jugendliche psychisch erkrankt und stationär in eine Klinik aufgenommen wird, sollte im therapeutischen Team einheitlich eine bedürfnisgerechte Grundhaltung herrschen. Diese benötigt Zeit auf allen

Ebenen und Rückhalt durch Vorgesetzte. Es sollte eine Kultur des respektvollen Umgangs gepflegt werden, bei dem das Kind/der Jugendliche lernt, trotzt seiner psychischen Probleme und Einschränkungen ein möglichst selbstbestimmtes Leben zu führen. Anleitung zur Selbsthilfe und Selbstverantwortlichkeit sind bedeutsame Bestandteile rehabilitativer Therapiekonzepte.

Zu wünschen wäre eine vertiefte authentische Reflexion über die Patientenbeziehung und ihre Möglichkeiten im therapeutischen, begleitenden und beratenden Kontext. Personengruppen, welche mit jungen Menschen arbeiten bzw. diese versorgen, sind neben der Familie z. B. (Beratungs-)Lehrer, (Schul-)Psychologen, (Schul-)Sozialarbeiter, Ausbilder, Kinder- und Jugendmediziner, Hausärzte, Betriebsärzte, Mitarbeiter im öffentlichen Gesundheitswesen und Mitarbeiter von (Asyl-)Beratungsstellen, Pfarrer, Apotheker, Polizisten und Rettungssanitäter. Diese sollten Ansprechpartner sein und Hilfestellungen in Form von weiterführenden Kontakten zu speziellen Hilfsangeboten, geben. Dazu bedarf es Basiskompetenzen in der Früherkennung, d. h. Wissen zu Symptomen, Ursachen und Therapiemöglichkeiten von psychischen Störungen. Zur Aneignung solcher Kompetenzen eignen sich Früherkennungsinitiativen, Projekte zu Schulungen, Seminare und Workshops (▶ www.irrsinnig-menschlich.de).

Literatur

Goffmann E (2010) Stigma. Über Techniken der Bewältigung beschädigter Identität. Suhrkamp, Berlin

Gould P, Sullivan J (2015) Die inklusive Kindertageseinrichtung. Wege zum gemeinsamen Lernen. Modernes Lernen, Dortmund

Hobmair H (2011) Pädagogik/Psychologie, Bd 1 und 2. Bildungsverlag EINS GmbH, Köln

Höwler E (2011) Demenz und Biografie. Grundlagen und Konsequenzen im Umgang mit herausforderndem Verhalten. Kohlhammer, Stuttgart

Milgram S (1997) Obedience to Authority. An Experimental View. Harper, New York [Deutscher Titel: Das Milgram-Experiment. Zur Gehorsamsbereitschaft gegenüber Autorität. Rowohlt, Reinbek bei Hamburg

Grundlagen kinder- und jugendpsychiatrischer Störungen

Psychische Erkrankungen werden in heutiger Zeit wegen verbesserter Diagnosemöglichkeiten schneller und häufiger entdeckt. Prinzipiell erfolgt die Begutachtung von psychischen Störungen immer interdisziplinär, d. h., es finden medizinische und psychologische Untersuchungen statt. Zu den Untersuchungsmethoden zählen auch chemisch-toxikologische Untersuchungen, insbesondere bei der Fragestellung, ob Alkohol-, Drogen- und/oder Medikamentenmissbrauch vorliegt. Relevante Aspekte sind hierbei die Nachweisbarkeitsdauer von Drogen im Urin oder in Haaren sowie die Belastbarkeit im Alltag, z. B. im Kindergarten, in der Schule und im Beruf.

Medizinische und psychologische Testverfahren beinhalten die Prüfung folgender kognitiver Funktionen: Bewusstsein, Aufmerksamkeit und Gedächtnis, Orientierung, Wahrnehmung, Denken, Affektivität, Antrieb und Psychomotorik, Ich-Erleben und Intelligenz.

Die medizinische Untersuchung umfasst ärztliche Untersuchungsbefunde durch den für die Fragestellung zuständigen Facharzt für Kinder- und Jugendpsychiatrie. Psychologische Testverfahren führen Psychologen oder geschulte Therapeuten durch.

Inhaltsverzeichnis

Kapitel 3   Testdiagnostik – 51

Kapitel 4   Therapieansätze – 67

Kapitel 5   Die Situation der Familienangehörigen – 101

Kapitel 6   Prävention psychischer Störungen – 107

Testdiagnostik

Inhaltsverzeichnis

3.1 Voraussetzungen – 52

3.2 Ziele – 52

3.3 Screeningverfahren – 53
3.3.1 Münchener Funktionelle Entwicklungsdiagnostik – 54
3.3.2 Bayley Scales of Infant Development – 55

3.4 Der Fall „Luise" – 57

3.5 Sprachentwicklung – 57
3.5.1 Normale Sprachentwicklung – 57
3.5.2 Sprachentwicklungsstörung – 57
3.5.3 Sprachfehlertypen – 59
3.5.4 Sprachentwicklungsunterschiede – 59

3.6 Elternfragebögen – 60

3.7 Neuropsychologische Screeningverfahren – 60
3.7.1 Intelligenztests – 61

3.8 Psychologische Diagnostik – 63
3.8.1 Tests zu Erfassung von Angst – 63
3.8.2 Tests zu Erfassung von Depressionen – 64
3.8.3 Persönlichkeitstests – 64

Literatur – 65

© Springer-Verlag GmbH Deutschland, ein Teil von Springer Nature 2020
E. Höwler, *Kinder- und Jugendpsychiatrie für Gesundheitsberufe, Erzieher und Pädagogen*,
https://doi.org/10.1007/978-3-662-62058-8_3

3

Wie bei körperlichen Erkrankungen bedarf es auch bei psychischen Erkrankungen und frühkindlichen Entwicklungsverzögerungen einer objektiven Diagnostik. Mit dieser werden Symptome beschrieben, klassifiziert und erklärt, die Prognose erleichtert und eine Evaluation der angewendeten Therapiemaßnahmen ermöglicht. In der Praxis gängig sind Screeningverfahren, Selbst- und Fremdbeurteilungsskalen und Elternfragebögen zur geistig-motorischen Entwicklung und Sprachentwicklung. Neuropsychologische Screeningverfahren, Intelligenztests sowie spezifische Verfahren zur Erfassung von Hochbegabung, Depressivität, Angst und Persönlichkeit runden die Diagnostik ab.

Zusätzlich zu körperlichen Untersuchungen und zum Arzt- (bzw. Therapeut-) Patient-Gespräch finden Fragebögen, Selbst- und Fremdbeurteilungsskalen sowie standardisierte Interviews Anwendung. Für die Praxis neu entwickelte Verfahren müssen zunächst teststatistisch bezüglich ihrer Objektivität, Reliabilität und Validität geprüft werden.

Psychometrische Verfahren sind Untersuchungsinstrumente, die auf wissenschaftlichen Befunden basieren und deren Qualität in Forschungen an größeren Gruppen von Kindern statistisch überprüft wurde. Ein wesentliches Kennzeichen sind standardisierte Bedingungen, die die Gestaltung der Situation, des Testmaterials, der Darbietung etc. betreffen. Situative Einflüsse und sozial-emotionale Aspekte sind jedoch bei der Untersuchung sehr kleiner Kinder wesentlich stärker zu gewichten als in höheren Altersstufen. Dazu zählt die besondere Rolle des Untersuchers, der durch den Kontakt zum Kind wesentlich für die Art der Reaktionen und damit für die entwicklungsdiagnostische Beurteilung verantwortlich ist. Weiterhin zeichnen sich die Verfahren durch eine objektivierbare Auswertung und Bewertung der Leistungen aus, die meist in Testwerten (Entwicklungs- oder Intelligenzquotienten) zusammengefasst werden.

3.1 Voraussetzungen

Wie bei experimentellen Verfahren handelt es sich bei allen gängigen psychometrischen Tests zur Entwicklungsdiagnostik in der frühen Kindheit um Individualtests, die von einem speziell ausgebildeten und geschulten Untersucher, z. B. vom Kinderarzt, Psychologen, Pädagogen, Heilpädagogen, Kinder- und Jugendpsychiater, durchzuführen sind.

Die Anwender sollten über umfassende Kenntnisse der physiologischen und psychologischen Aspekte der frühkindlichen Entwicklung verfügen und flexibel auf das aktuelle Verhalten von Säuglingen und Kleinkindern eingehen können. Ferner ist Sicherheit im Umgang mit standardisierten Tests und ein Verständnis der psychometrischen Eigenschaften von Testverfahren für die Interpretation von Ergebnissen erforderlich.

Die Untersuchungsdauer für standardisierte Testverfahren beträgt meist mehr als eine Stunde. Je nach Motivation und Kooperation des Kindes sind mehrere Termine erforderlich, wenn ein Testverfahren nicht gleich zum Abschluss gebracht werden kann. Die Durchführung isolierter Untertests ist aus methodischen Gründen der Reliabilität und Validität nicht empfehlenswert.

3.2 Ziele

Gemessen werden Entwicklungszustände und Entwicklungsverläufe. Entwicklungsverläufe können erst durch die wiederholte Erfassung von Entwicklungszuständen festgelegt werden, die über einen gewissen Zeitraum hinweg erfolgt. Die Auswertung der Entwicklungsverläufe ermöglicht eine Kontrolle und Überprüfung etwa der Wirksamkeit bestimmter Fördermaßnahmen. Entwicklungsprofile zeigen differenziert den Entwicklungsstand eines Kindes oder Jugendlichen in den getesteten Bereichen auf.

Entwicklungsdiagnostik ist wichtig, um den individuellen Entwicklungsstand eines Kindes im Vergleich zu einer Altersnorm sowie seinen Entwicklungsverlauf bestimmen zu können. Somit können mögliche Potenziale und Entwicklungsretardierungen schnell erkannt werden.

Nach dem heutigen Wissenstand sollten Einschätzungen früh erfolgen, um möglichst rechtzeitige Präventionsmaßnahmen einleiten zu können. In diesem Kontext ist eine interdisziplinäre Kooperation zwischen Eltern, Erziehern, Kinderärzten und Therapeuten bedeutsam, um die kindliche Entwicklung effektiv fördern oder Interventionsverläufe nachvollziehen zu können. Durch die interdisziplinäre Kooperation können individuelle Faktoren aus dem sozialen Umfeld des Kindes einbezogen werden. Aufgrund der Vielfalt der diagnostischen Instrumente zur Erfassung der kindlichen Entwicklung gilt es sorgsam abzuwägen, welches Instrument das richtige ist und welches Ziel damit verfolgt werden soll.

3.3 Screeningverfahren

Entwicklungsscreenings eignen sich dazu, einen ersten Überblick über die frühkindliche Entwicklung zu erhalten, anschließend mit spezifischen Tests zur Differenzialdiagnose zu kommen und geeignete Interventionen einleiten zu können. Mit den Verfahren lassen sich Entwicklungsprobleme oder Verhaltensauffälligkeiten möglichst unkompliziert und frühzeitig identifizieren.

Eine besondere Bedeutung in der Kleinkinddiagnostik kommt der Datengewinnung durch Befragen der primären Bezugspersonen zu. Bei sehr kleinen Kindern wird eine direkte Untersuchung durch ungünstige Umstände, mangelnde Kooperation, Hunger, Müdigkeit oder ähnliches erschwert. Bei einer Entwicklungsanamnese, die meist im Rahmen einer ärztlichen Untersuchung (z. B. pädiatrische Vorsorgeuntersuchun-

gen) stattfindet, werden die Daten im Allgemeinen eher qualitativ-informell bewertet. Es existieren entwicklungsbezogene standardisierte Fragebögen für Eltern, die die Angaben in Bezug zu Referenznormen setzen, z. B. Elternfragebögen zur ergänzenden Entwicklungsbeurteilung bei den ärztlichen Vorsorgeuntersuchungen (Petermann und Macha 2005).

Im Unterschied zur Elternbefragung werden die Daten in einer Spielbeobachtung oder einer entwicklungsneurologischen Untersuchung durch direkte Beobachtungen des Kindes durch geschulte Psychologen, Pädagogen oder Kinderärzte erhoben. Aus dem Verhaltensmuster des Kindes wird auf dahinterliegende Fähigkeiten, Funktionsbereiche oder Entwicklungsdimensionen geschlossen.

Internationale Entwicklungstestverfahren

- Griffith-Skalen zur Beurteilung der Entwicklung 1.–2. Lebensjahr (Brandt und Sticker 2001)
- Münchner Funktioneller Entwicklungstest 6 Monate bis 6 Jahre (Petermann und Macha 2005)
- Münchener Funktionelle Entwicklungsdiagnostik 1.–3. Lebensjahr (Hellbrügge 1994)
- Bayley Scales of Infant Development (2nd Edition 1993; 3rd Edition 2006)
- Ordinalskalen der sensomotorischen Entwicklung (Sarimski 1987): orientieren sich eng an der Entwicklungstheorie von Piaget
- Psycholinguistischer Entwicklungstest 3.–10. Lebensjahr
- Elternfragebögen

Entwicklungsdiagnostik ist im Rahmen von Beratung und Therapie ein bedeutsames Instrument, um den Entwicklungsstand des Kindes einschätzen zu können. Der aktuelle Stand der kindlichen Entwicklung sowie der

Entwicklungsverlauf sollten zusammen mit den biopsychosozialen Faktoren des Kindes in den Kontext der psychischen Störung einbezogen und holistisch betrachtet werden.

■ **Geistige und motorische Entwicklung in Wechselbeziehung**

Mentale Leistungen sind in der frühen Lebensspanne eng mit motorischen Entwicklungsschritten verknüpft, sodass z. B. in der Bayley Scales of Infant Development (BSID III) motorische Leistungen, insbesondere die Hand- und Feinmotorik, eine große Rolle spielen. Andere standardisierte Entwicklungstests wie die Griffith-Skalen bilden einen Gesamtentwicklungsscore, führen aber dabei die grobmotorische Entwicklung sowie die Auge-Hand-Koordination als jeweils eigene Unterskalen mit.

Die enge Wechselwirkung zwischen motorischer und geistiger Entwicklung in der frühen Kindheit prägte lange Zeit die theoretischen Vorstellungen zur Denkentwicklung, insbesondere durch die Arbeiten des französischen Entwicklungspsychologen Jean Piaget. Nach Piaget entwickeln sich kognitive Leistungen im Wesentlichen aus dem spielerischen, experimentellen Umgang mit Objekten. Das Kind erkundet Gegenstände aus seiner Umgebung zunächst mit seinen bereits verfügbaren einfachen Wahrnehmungs- und Handlungsmustern (Schemata), die dann durch neue Erfahrungen angepasst und erweitert werden (Prinzipien der Assimilation und Akkommodation). Wissen und Denken entstehen nach dieser Theorie also in erster Linie durch die sensorische Wahrnehmung und das motorische Handeln, wobei immer komplexere, flexiblere und effizientere Verarbeitungsstrukturen aufgebaut werden.

In den ersten Lebensmonaten steht das Ausüben angeborener Reflexe im Vordergrund, aus denen sich einfache Verhaltensmuster wie „Beobachten, Greifen oder Loslassen" entwickeln (1.–3. Monat). Diese werden aus „Funktionslust" vom Baby wiederholt und ausdifferenziert. Typischerweise wird dem Säugling in der Untersuchungssituation eine Rassel oder ein Ring angeboten, den er fixiert und mit dem Blick verfolgt bzw. danach greift. Im Anschluss daran erweitern sich die Handlungsmuster; das Kind sucht jetzt aktiv nach weiteren Informationen über die Objekteigenschaften (4.–8. Lebensmonat), um schließlich gezielte Explorationen durchzuführen und Handlungseffekte bzw. Handlungsintentionen zu verfolgen (9.–12. Lebensmonat).

Diese Entwicklungsprozesse werden in Testverfahren üblicherweise mit Variationen von „Versteckaufgaben" erfasst: Gegenstände werden teilweise oder ganz verdeckt (z. B. unter Tüchern), verschwinden aus dem Sichtfeld des Kindes und tauchen an anderen Orten wieder auf, wobei die Ortswechsel entweder für das Kind direkt beobachtbar oder verdeckt erfolgen. Piaget spricht von Objektpermanenz, wenn das Kind das Objekt auch dann geistig repräsentiert, wenn es seiner unmittelbaren Wahrnehmung nicht zugänglich ist und sich zum Beispiel in einem Versteck befindet.

3.3.1 Münchener Funktionelle Entwicklungsdiagnostik

Die Münchener Funktionelle Entwicklungsdiagnostik (MFED) eignet sich zur behandlungsorientierten Frühdiagnose angeborener oder früh erworbener Störungen und wird im Zeitraum 1.–3. Lebensjahr angewendet.

Die MFED ermöglicht eine differenzierte Erfassung des kindlichen Entwicklungsstandes in verschiedenen Funktionsbereichen:

- 1. Lebensjahr: Krabbeln, Sitzen, Laufen, Greifen, Perzeption, Sprechen, Sprachverständnis, Sozialverhalten;
- 2. und 3. Lebensjahr: Statomotorik, Handmotorik, Wahrnehmungsverarbeitung, Sprechen, Sprachverständnis, Selbstständigkeit, Sozialverhalten.

Für die verschiedenen Verhaltensbereiche kann das jeweilige Entwicklungsalter bestimmt werden. Auf die Bestimmung eines globalen Entwicklungsalters oder eines Entwicklungsquotienten wird verzichtet. Die Analyse des Testprofils gibt ebenso Hinweise auf die Ursachen der Retardierung wie auf die Nutzung der Beobachtungsmöglichkeiten mit standardisiertem Material. Hieraus werden Ansatzpunkte zum Beratungsgespräch mit den Eltern und zur Planung der therapeutischen Vorgehensweise deutlich.

3.3.2 Bayley Scales of Infant Development

Der pädiatrische psychodiagnostische Test wurde von der amerikanischen Psychologin Nancy Bayley (1899–1994) entwickelt. Er kann als spezifisches psychologisches Experiment aufgefasst werden, das der Erkundung und Beschreibung individueller Merkmale dient.

Die Bayley Scales of Infant Development (BSID III) ist die Weiterentwicklung der englischsprachigen Bayley II aus dem Jahr 1993. Der Test eignet sich für Kinder von 1–42 Monaten. Im Gegensatz zur Bayley II ist die Bayley III (2006) in ihren Aufgaben noch ausführlicher und differenzierter mit zusätzlichen Skalen neben der kognitiven und der motorischen Skala:

- kognitive Skala mit insgesamt 91 Aufgaben,
- Sprachskala mit 97 Aufgaben (gegenüber der Bayley II erweitert),
- motorische Skala mit 138 Aufgaben (inkl. Grob- und Feinmotorik; gegenüber der Bayley II zum Teil neu gegliedert und erweitert),
- sozial-emotionale Entwicklung,
- Alltagsfertigkeiten (Adaptive Behavior; Fragebogen; angelehnt an das Verfahren von Harrison und Oakland, 2003).

Seit 2005 kann auf eine neuere Version mit veränderten Normen, zusätzlichen kognitiven (Verhaltensbeobachtung) und motorische Skalen und verbesserten Einstiegs- und Ausstiegsregeln zurückgegriffen werden.

- **Einsatzbereiche**
- Untersuchung der Entwicklung bei unauffälligen Kindern
- Forschungszwecke
- Identifizieren von Entwicklungsverzögerungen
- Einschätzen bzw. Dokumentieren von Behandlungsfortschritten
- Hilfen zur Aufklärung der Eltern

- **Prinzip des Verfahrens**

Der Test dokumentiert, ob ein Kind grundlegende Fertigkeiten in bestimmten Zeitfenstern erwirbt, z. B. zunächst visuelles, dann orales, dann taktiles Erkunden der Umwelt (◘ Tab. 3.1). Kleinkindertests tragen die Entwicklungsphasen zusammen, die von Kindern in verschiedenen Altersstufen erreicht werden. Aufgaben aus Entwicklungstests repräsentieren Fertigkeiten oder Fähigkeiten, die nach wissenschaftlichen Erkenntnissen zu bestimmten Alterszeitpunkten beobachtbar sein sollten (◘ Tab. 3.2).

◘ **Tab. 3.1**   Übersicht über die Testkategorien

Mental Scale	Gedächtnis, Lernfähigkeit, Problemlösung, frühe Zahlenkonzepte, Generalisierung, Kategorisierung, Vokalisation, sprachliche und kommunikative Kompetenzen
Motor Scale	Grob- und Feinmotorik
Behavior Rating Scale	Qualität des Verhaltens während der Untersuchung, Erregungsniveau, Aufmerksamkeitssteuerung, emotionale Regulierung

3

◘ Tab. 3.2 Experimente zur Gedächtnisentwicklung

Item	Inhalt	Alter	Erfasst
29	Bevorzugt neuartigen Reiz	2–3 Monate	Habituation, „preference of novelty" (Interesse an neuen, unbekannten Objekten)
55	Hebt umgedrehte Tasse	5–7 Monate	Objektpermanenz
84	Hase unter zwei Tassen finden	9–13 Monate	A- nicht B-Fehler
118	Objekte auf Bild wiederfinden	17–25 Monate	Klassifikation
152	Zahlensequenzen nachsprechen	26–42 Monate	Gedächtnisspanne

In der frühen Kindheit verändern sich die kindlichen Fähigkeiten rapide. Bei dreimonatigen Kindern dominieren z. B. sensomotorische Fertigkeiten und Objektmanipulation das Verhaltensrepertoire, wenn es mit der Bayley Scales of Infant Development untersucht wird. Ab einem Alter von ca. zwölf Monaten setzt sich das Kind verstärkt mit kausalen Bezügen und der Imitation von Gesehenem und Gehörtem auseinander. Mit 24 Monaten verbringen Kinder viel Zeit mit der Erweiterung ihres Wortschatzes. Die unterschiedlichen Verhaltensmuster in jeder dieser Altersstufen bilden die Grundlage für die Auswahl der verschiedenen Testaufgaben und repräsentieren den Schwerpunkt an Aufgaben, die für das jeweilige Testalter vorgesehen sind. Da sich die frühkindlichen Fähigkeiten schnell entwickeln, besteht eine engere Beziehung zwischen Aufgaben mit ähnlicher Schwierigkeit als zwischen Aufgaben, die ähnliche Fähigkeiten überprüfen (Burns et al. 1992).

Die Durchführungszeit des Tests ist altersabhängig und beträgt ca. 30–50 Minuten. Er weist eine gute Praktikabilität auf und beruht auf der Integration verschiedener entwicklungspsychologischer Grundlagen. Der Test motiviert auch kleinere Kinder zum Mitmachen. Er kann flexibel durchgeführt werden wegen standardisierter Items. Je nach Alter und mentaler Reife der Kinder kann der Test beliebig eingesetzt werden. Die Möglichkeit zu Einstieg und Abbruch in ein entsprechendes Item-Set ist gegeben. Der Test hat sich für die Überprüfung von Entwicklungsverzögerungen und eine gezielte Frühförderung im Zusammenhang mit Früh- und Mehrlingsgeburten als internationaler Standard bewährt.

Es liegen 17 Altersgruppen vor. Die Einstiegsaufgaben richten sich entsprechend nach dem Alter des Kindes. Die Testaufgaben sind in Stufenleiterform von leicht nach schwierig angeordnet. Wenn ein Kind bereits eine der ersten drei Aufgaben seiner dem Alter entsprechend gewählten Skala nicht lösen kann, muss das Testeinstiegsalter nach unten korrigiert werden.

Ein Beispiel für ein Ergebnis könnte sein: Ein Kind erreicht im Alter von (korrigiert) 24 Monaten in der Mental Scale einen Entwicklungsindex von 84 (95 %-Konfidenzintervall 77–93).

■ **Anmerkung**

Der Test ist nicht mit allen Kindern durchführbar, z. B. bei motorischer oder sensorischer Behinderung oder wenn die Kinder unkooperativ sind. Der Untersucher muss flexibel auf die Kinder reagieren können und ein breites Hintergrundwissen aufweisen. Er ist „Teil" des Tests und trägt wesentlich zu einem validen Testergebnis bei.

Das Testverfahren lag bisher nur in englischer Sprache vor. Die Normen basieren auf US-amerikanischen Untersuchungen aus dem Jahr 2004. Für die US-Version wurden 1.700 Kinder getestet. Die Bayley Scales of Infant and Toddler Development (3rd Edition) ist von den deutschen Wissenschaftlern G. Reuner und J. Rosenkranz bearbeitet worden und befindet sich erst seit 2015 in Anwendung.

3.4 Der Fall „Luise"

Die Eltern der 20 Monate alten Luise wurden vom Kinderarzt aufgrund des Verdachts auf Gedeihstörungen in die Eltern-Säuglings-Sprechstunde der Pädiatrischen Universitätsklinik überwiesen. Die Eltern zeigten sich besorgt über den Entwicklungsstand ihres Kindes, v. a. hinsichtlich der sprachlichen und motorischen Entwicklung. Eine Entwicklungsdiagnostik war bis zum jetzigen Zeitpunkt noch nicht durchgeführt worden. Mit der behandelnden Ärztin der Sprechstunde wurde zunächst besprochen, dass Luise körperlich untersucht wird, um organische Grunderkrankungen auszuschließen. Das Ergebnis der körperlichen Untersuchung ergab einen gastroösophagealen Reflux. Dieser wurde medikamentös behandelt.

Der Entwicklungsdiagnostiktest Bayley II zeigte deutliche Retardierungen im verbal-sprachlichen, motorischen und sozial-emotionalen Bereich. Den Eltern wurden Logopädie und Ergotherapie für Luise empfohlen. Nach einigen Therapiesitzungen sollten die Eltern mit Luise nochmals in der Säuglingssprechstunde vorstellig werden. Beim Kind zeigten sich deutliche Fortschritte hinsichtlich der Entwicklungsstadien und eine Verbesserung der somatischen Beschwerden.

Die Gesamtsituation war durch die Eltern-Kind-Interaktion nach wie vor sehr belastet. Diese Belastung stand während der Nachsorgetermine in der sozialpädiatrischen Ableitung im Mittelpunkt der therapeutischen Interventionen.

Im Fallbeispiel wird deutlich, dass eine frühzeitige Entwicklungsretardierung diagnostiziert wurde, sodass gezielte Interventionen umgesetzt werden konnten. Studienergebnisse zeigen, dass frühe Interventionen im Rahmen von Präventionsprogrammen einen moderaten positiven Effekt zur Optimierung von Entwicklungsretardierungen erzielen (Majnemer 1998; Hertzmann und Wiens 1996; Rydz et al. 2005).

3.5 Sprachentwicklung

Bereits im Kindergarten- und Vorschulalter können Anzeichen von Sprachentwicklungsstörungen (SSES) von Eltern und Erziehern bemerkt werden. Die Störungen können den schulischen Erfolg der Kinder beeinträchtigen, insbesondere dann, wenn keine therapeutischen Maßnahmen unternommen werden. Erwachsene mit einer SSES in der Vorgeschichte weisen häufiger Probleme im Bereich sozial-emotionaler Ebenen auf als solche ohne SSES. Eine frühzeitige Diagnostik ist sinnvoll, um rechtzeitig Therapiemaßnahmen einleiten zu können.

3.5.1 Normale Sprachentwicklung

Die normale Sprachentwicklung ist in ◘ Tab. 3.3 und 3.4 dargestellt.

3.5.2 Sprachentwicklungsstörung

3.5.2.1 Definition

Kinder mit Sprachentwicklungsstörungen (SSES) zeigen von Anfang an eine beeinträchtigte Sprachentwicklung mit Symptomen, die entweder während der Kindheit verschwinden, aber auch bestehen bleiben

können. Sie weisen typischerweise eine Beeinträchtigung auf folgenden sprachlichen Ebenen auf:
- Phonologie,
- Morphologie und Syntax,
- Wortschatz,
- Sprachkommunikation.

3.5.2.2 Epidemiologie

Wie häufig die SSES genetisch bedingt ist, wurde bis heute nicht endgültig nachgewiesen. Studien zeigen, dass Kinder mit SSES häufig ein Mitglied in der Familie haben, das ebenso an einer Sprachentwicklungsstörung leidet. Es wurden Untersuchungen an Zwillingen vorgenommen, um zu sehen, ob ein genetischer Zusammenhang besteht. Studien von Vernes (2006) fanden Belege für eine genetische Ursache im FOXP2-Gen.

Kinder mit SSES verfügen über ein normal entwickeltes Gehör und eine durchschnittliche Intelligenz. Ihre motorischen Fähigkeiten, ihre soziale und emotionale Entwicklung sowie ihr entwicklungsneurologisches Profil unterscheiden sich nicht von gesunden Kindern. Die Abweichung betrifft ausschließlich die sprachliche Entwicklung.

Rund 6–8 % aller Kinder leiden an Formen der Sprachentwicklungsstörung. SSES kommt bei Jungen dreimal so oft vor wie bei Mädchen. 40–75 % der SSES-Kinder haben Probleme, das Lesen zu erlernen. Bei 73 % der Kinder, bei denen in der Vorschule eine Sprachentwicklungsstörung festgestellt wird, bleiben die Symptome bis ins Erwachsenenalter bestehen.

◨ Tab. 3.3 Sprachwahrnehmung und -produktion in Abhängigkeit vom Entwicklungsalter des Kindes

	Alter
Sprachwahrnehmung	
Sprachlaute erkennen (Phoneme diskriminieren)	Ab Geburt
Betonungsmuster der Muttersprache erkennen	3–4 Monate
Emotionale Bedeutung von Worten erkennen	5–6 Monate
Worte im Sprachfluss erkennen	8–9 Monate
Wortbedeutung verstehen	10–12 Monate
Verständnis grammatischer Regeln	16–30 Monate
Übergeneralisierung grammatischer Regeln	30–36 Monate
Sprachproduktion	
Gurren	1 Monat
Lallen/Brabbeln	3–5 Monate
Silbenverdoppelung	7–8 Monate
Jargoning (Kauderwelsch)	8–10 Monate
Erste Worte	11–12 Monate
Wortschatzexplosion	18 Monate
Zweiwortsätze	20–30 Monate
Drei- und Mehrwortsätze	30–36 Monate

◨ Tab. 3.4 Erste Silben- und Wortbildungen nach Alterststufen und deren Grenzbereiche

Entwicklungsschritt	Alter	Grenzwerte
Kanonisches Lallen (z. B. ba)	6. Monat	8.–10. Monat
Silbenverdoppelungen (z. B. baba)	8.–10. Monat	11.–15. Monat
Gezielte Verwendung von „Mama" und „Papa"	10.–15. Monat	18.–20. Monat
Produktion erster Wörter (1-Wort-Äußerungen)	13.–20. Monat	18.–20. Monat
Produktion von mind. 50 Wörtern	18.–24. Monat	24. Monat

3.5.2.3 Diagnostik

Der standardisierte Sprachentwicklungstest (psycholinguistischer Entwicklungstest= PET für 3- bis 10-jährige Kinder), der von erfahrenen Logopäden oder Linguisten durchgeführt wird, erlaubt die Beurteilung syntaktisch-morphologischer Leistungen. In Bezug auf die umschriebene spezifische Sprachentwicklungsstörung (SSES) wird der verzögerte oder abweichende Spracherwerb eines Kindes ohne sensorische, organische, mentale oder gravierende sozial-emotionale Defizite erfasst. Seit etwa Mitte der 1990er-Jahre wird die SSES wissenschaftlich verstärkt untersucht, daher kann die Entwicklungsstörung mittlerweile genau diagnostiziert werden.

Zur Beurteilung des expressiven Wortschatzumfangs bietet sich der „Aktive Wortschatztest für 3- bis 5-jährige Kinder" – Revision (AWST-R) an.

Kinder mit SSES-Symptomen sind jedoch in Hinblick auf ihre physische, mentale und sozial-emotionale Entwicklung als normal zu bezeichnen. Sie haben daher
- ein unauffälliges Ergebnis in allgemeinen Entwicklungs- und Intelligenztests (ausgenommen Sprachleistungen),
- ein normales Hörverhalten und keine kürzlich stattgehabten Ohrenerkrankungen,
- keine oralen Abnormalitäten oder Fehlfunktionen (z. B. Dyspraxie, myofunktionelle Störungen),
- keine neurologischen Dysfunktionen (z. B. keine Gehirnverletzungen),
- keine Verhaltensschwierigkeiten und keine emotionalen, kommunikativen oder sozialen Probleme, z. B. Autismus.

3.5.3 Sprachfehlertypen

Kinder mit einer derartigen Sprachentwicklungsstörung machen unterschiedliche Fehler in der Sprachproduktion. Die Fehlertypen werden in folgende Kategorien unterteilt:
- Auslassungsfehler („omission errors"): Affixe, Partikel, Artikel, Auxiliare (Hilfsverben), Pronomen;
- Abweichungsfehler („commission errors"): Übergeneralisierungen, Kasusfehler, Wortstellungsfehler.

3.5.4 Sprachentwicklungsunterschiede

Sprachliche Fehler sind während der Sprachentwicklung ein gängiges Phänomen. SSES-Kinder weisen aber einen wesentlich höheren Anteil an Fehlern in ihrem Sprechen auf als normal entwickelte Kinder. Logopäden und Entwicklungspsychologen können Kinder mit SSES-Symptomen von sog. „normal" entwickelten Kindern gut differenzieren.
- SSES-Kinder weisen in Sprachtests signifikante Unterschiede gegenüber normal entwickelten Kindern auf.
- Das Hörvermögen dieser Kinder ist nicht eingeschränkt.
- Im außersprachlichen Bereich ist die Entwicklung dieser Kinder altersgerecht.

Für Eltern ist die sprachliche Entwicklungsverzögerung anhand von „Meilensteinen" im Gegensatz zu anderen Entwicklungsauffälligkeiten relativ gut erkennbar:

Die Produktion erster Wörter hat eine große Variationsbreite. Vorformen der Benennung (situationsgebundene Protowörter) sind von der gezielten Wortverwendung abzugrenzen. Normal entwickelte Kinder produzieren ihr erstes Wort im Alter von rund 13–20 Monaten.

Kinder, die bis zum Ende des zweiten Lebensjahres weniger als 50 Wörter sprechen bzw. keine Zwei-Wort-Äußerungen kombinieren können (bei ansonsten völlig unauffälliger Entwicklung), werden als „späte Sprecher" bezeichnet. Normal entwickelte

Kinder beginnen etwa mit 17 Monaten Zwei-Wort-Sätze (z. B. will Schokolade) zu bilden, SSES-Kinder erst mit etwa 37 Monaten.

3.6 Elternfragebögen

Eine direkte Leistungsbeobachtung in konkreten Untersuchungssituationen ist häufig sehr zeitaufwendig und erfordert hohes Wissen auf Seiten der Untersuchungsleiter. Als ökonomische Alternative bieten sich Fragebogenverfahren an, die die kindliche Entwicklung über das Elternurteil erfassen (◻ Tab. 3.5). Sinnvoll erscheint es, Daten über Verhaltens- und Temperamentsentwicklung über die Befragung der Eltern zu erfassen, da sie über eine breitere Anzahl von Alltagssituationen hinweg ihr Kind beurteilen können. Zudem ist das Verhalten von Kleinkindern besonders in einer fremden stationären Umgebung mit unbekannten Untersuchungspersonen nur schwierig zu beurteilen. Untersuchungsverfahren, die schon in den ersten Lebensmonaten eingesetzt werden, sind Fragebögen zum kindlichen Temperament, zu klinisch auffälligen Symptomen im Verhalten und zu lebenspraktischen Kompetenzen.

3.7 Neuropsychologische Screeningverfahren

Zum allgemeinen diagnostischen Repertoire gehört insbesondere die neuropsychologische Testung, die auch durch Screeningverfahren mit Kurztests zu Beginn einer auffälligen psychischen Störung durchgeführt werden kann. Die Neuropsychologie sollte im Idealfall in eine differenzierte Erhebung des psychopathologischen Befundes eingebettet sein.

Fehlleistungen des Kindes oder des Jugendlichen sind durch neuropsychologische Testverfahren objektivierbar, jedoch brauchen nicht immer Defizite die Alltagskompetenz signifikant beeinträchtigen.

Zu den Beobachtungskriterien (▶ Kap. 1) werden entsprechende Testverfahren durchgeführt. Zugang zu den Tests haben Kinder- und Jugendpsychiater oder Psychologen mit Expertise, die je nach Phase der Erkrankung des Kindes die Tests ambulant oder stationär durchführen.

Bildgebende Verfahren, z. B. Magnetresonanztomografie (MRT), Nuklearmedizin, Blut-, Liquoruntersuchungen, eine biomarkergeleitete Diagnostik im neurochemischen Labor oder Drogenscreening, schließen sich ggf. an, um zerebrovaskuläre Erkrankungen

◻ **Tab. 3.5** Unterschiedliche Elternfragebögen

	Infant Behavior Questionnaire (IBQ)	**Child Behavior Checklist (CBCL)**	**Ergänzende Entwicklungsbeurteilung (EEE U6–U9)**
Altersbereich	4, 8, 12 Monate	1,5–5 Jahre	10 Monate bis 5 Jahre
Dauer	30 Minuten	30 Minuten	20 Minuten
Anzahl der Merkmale	77	99	27–35
Entwicklungsbereiche	Positive Emotionalität Beruhigbarkeit Irritierbarkeit Furchttendenz Motorische Aktivität	Emotionale Reaktivität Rückzug Aufmerksamkeitsprobleme Ängstlichkeit Körperliche Beschwerden Schlafprobleme Aggressives Verhalten	Sozial-emotionale Entwicklung Lebenspraktische Fertigkeiten

(Hirntumor, Subduralhämatom, Hydrozephalus), entzündliche Gehirn- oder Rückenmarkserkrankungen, andere ischämische Ereignisse oder eine Suchtproblematik auszuschließen.

Erst wenn biologische Kriterien von psychiatrischen Phänomenen abgeklärt sind, werden Alltagsrelevanz, kognitive Leistung, nicht-kognitive Leistungen wie z. B. affektive Nivellierung, Impulskontrolle, affektive Labilität, Reizbarkeit, erhöhte Ermüdbarkeit, Wesensänderung, andere Verhaltensauffälligkeiten und Ausschluss von Delir überprüft, und eine Einordnung in das ICD-11 oder DSM-5 vornehmen zu können.

Psychische Störungen können auch einen atypischen Verlauf aufweisen. Zentral bei der Diagnosestellung ist der klinische Eindruck des Kindes. Dieser basiert bei kleineren Kindern auf einer ausführlichen Familienanamnese, bei größeren Schulkindern und Jugendlichen auf der Eigenanamnese. Bei der Fremdanamnese werden die Eltern zur Alltagsrelevanz, zum Verhalten und Erleben des Kindes befragt. Angaben zum zeitlichen Verlauf der Entwicklung der Symptomatik gehören ebenso dazu wie eine ausführliche Medikamentenanamnese. Die Suchtanamnese bei Jugendlichen ist in diesem Kontext durchzuführen. Daneben gehört eine umfassende körperliche, neurologische und psychiatrische Untersuchung zum diagnostischen Ablauf. Besonders in Bezug auf das Vorliegen von körperlichen Erkrankungen sollten differenzialdiagnostische Überlegungen in die Auswahl von Untersuchungsmethoden einbezogen werden.

Ausführliche neuropsychologische Testverfahren sollten bei klinisch eindeutigem Befund möglichst frühzeitig zur ätiologischen Zuordnung eingesetzt werden. Sie eignen sich für Kinder mit ausreichender Sprachkompetenz, ältere Schulkinder und Jugendliche. Differenzierte Untersuchungen betreffen v. a. kognitive Domänen wie Lernen und Gedächtnis, Orientierung, Aufmerksamkeit, Praxie, Sprache und Handlungsplanung.

3.7.1 Intelligenztests

Der Test eignet sich zur psychologischen Diagnostik zur Erfassung der kognitiven Leistungsfähigkeit eines Menschen. Da sich die Intelligenz aus unterschiedlichen psychischen Teilbereichen zusammensetzt, gibt es sehr verschiedenartige Intelligenztests.

Mittels mehrerer Aufgaben bestimmt der IQ-Test die geistige Leistungsfähigkeit, d. h. die Kognition, die aus den psychischen Funktionen des Gehirns besteht: Gedächtnis, Lernfähigkeit, Wahrnehmungsfähigkeit, Konzentrationsfähigkeit, Motivation (Wille). Die Dauer der Tests umfasst unterschiedliche Zeitfenster von ca. 40–90 Minuten.

Die Erfassung der Intelligenz wird für klinische Fragestellungen bedeutsam, z. B. bei Vorliegen von Gehirnerkrankungen (z. B. Hirntumor, Aids), welche mit Intelligenzminderung einhergehen können, oder bei Anwendung beruflicher Rehabilitationsmaßnahmen. Darüber hinaus sind die Tests wichtig für die Vorhersage von Berufserfolg oder Berufseignung (Personalauswahl oder Berufsberatung) oder für Empfehlungen einer Schulausbildung oder einer Studienwahl.

Die Tests sind wegen fehlender Objektivität teilweise kritisch zu betrachten. Andere wesentliche Persönlichkeitsdimensionen wie etwa die emotionale Intelligenz werden durch den IQ-Test nicht erfasst.

Intelligenztests sind jeweils auf eine Theorie zur Intelligenz (z. B. Zwei-Faktoren-Theorie von Spearman, Faktorentheorie von Cattell) bezogen, die bei der Interpretation eines Ergebnisses beachtet werden muss. Entsprechend gibt es Tests zur Erfassung einer (einzigen) allgemeinen Intelligenz oder von Komponenten (Faktoren, Dimensionen) der Intelligenz. Am bekanntesten ist der Intelligenzquotient (IQ). Darüber hinaus wird auf Normskalen zur Beschreibung von Intelligenzleistungen oder Standardwerten (SW) zurückgegriffen.

3.7.1.1 Tests zur Überprüfung der allgemeinen Intelligenz

- **Erfassung der fluiden und kristallinen Intelligenz**

Für Kinder von 2½–12½ Jahren eignet sich der Test „Kaufman Assessment Battery for Children" (K-ABC) zur Unterscheidung zwischen fluider Intelligenz, kristalliner Intelligenz und Fertigkeiten wie Buchstabieren oder erworbenes Umweltwissen. Der Test enthält auch eine Skala für nicht sprachgebundene Untertests, die einen Wert bieten, wenn sprachliche Fähigkeiten beeinträchtigt sind. Der Test liegt inzwischen in einer überarbeiteten Version (WISC-IV) vor, die letzte Auflage stammt aus dem Jahr 2010.

- **Erfassung der verbalen und praktischen (Handlungs-)Intelligenz**

Der Wechsler-Intelligenztest (WISC-IV, letzte Auflage 2010) beruht auf dem Intelligenzkonzept von David Wechsler, der Intelligenz bezeichnet als „die zusammengesetzte oder globale Fähigkeit des Individuums, zielgerichtet zu handeln, rational zu denken und sich wirkungsvoll mit seiner Umwelt auseinanderzusetzen" (Wechsler 2010).

Die Hamburg-Wechsler-Intelligenztests sind Tests für Kinder und Jugendliche von 3, 7 und 6–17 Jahren (WISC-IV, früher: HA-WIK IV). Im Rahmen der WISC-IV gelten folgende Zuordnungen:
- Sprachverständnis:
  - Gemeinsamkeiten finden,
  - Wortschatztest,
  - allgemeines Verständnis,
  - optional allgemeines Wissen.
- Wahrnehmungsgebundenes logisches Denken:
  - Mosaiktest,
  - Bildkonzepte,
  - Matrizentest,
  - optional Bilderergänzen.
- Arbeitsgedächtnis:
  - Zahlen nachsprechen,
  - Buchstaben-Zahlen-Folgen,
  - optional rechnerisches Denken.
- Verarbeitungsgeschwindigkeit:
  - Zahlen-Symbol-Test,
  - Symbolsuche,
  - optional Durchstreichtest.

- **Mehrfaktorenkonzepte**

Diese Tests beruhen u. a. auf dem Berliner Intelligenzstrukturmodell von Adolf Jäger. Sie erfassen Teilkomponenten der Intelligenz.

Der Berliner Intelligenzstruktur-Test – Form 4 (BIS-4) erfasst:
- Bearbeitungsgeschwindigkeit,
- Merkfähigkeit,
- Einfallsreichtum,
- Verarbeitungskapazität,
- sprachgebundenes Denken,
- zahlengebundenes Denken,
- anschauungsgebundenes Denken.

Der Wilde-Intelligenz-Test Version 2 (WIT-2) erfasst:
- sprachliches Denken,
- rechnerisches Denken,
- räumliches Denken,
- schlussfolgerndes Denken (Integral aus sprachlichem, rechnerischem und räumlichem Denken),
- Merkfähigkeit,
- Arbeitseffizienz,
- Wissen Wirtschaft,
- Wissen Informationstechnologie.

3.7.1.2 Spezifische Testverfahren

- **Erfassung von Hochbegabung**

Für hochbegabte Kinder und Jugendliche eignet sich der Berliner Intelligenzstruktur-Test (BIS-4) in Form der Begabungs- und Hochbegabungsdiagnostik (BIS-HB).

- **Tests, die Kultur und Sprache berücksichtigen**

Sprachlastige Intelligenztests setzen voraus, dass das Kind bzw. der Jugendliche die deutsche Sprache gut beherrscht, in der die Fragen vorgelegt werden. Ansonsten könnten

Kinder aus Familien mit Migrationshintergrund bei den Tests schlechter abschneiden.

Sprachfreie Tests mit geringen kulturabhängigen Kompetenzen sind z. B.:

- der Raven Standard Progressive Matrices (SPM),
- der Culture Fair Intelligence Test (CFIT, CFT-20R mit Zahlenfolgetest),
- der Bochumer Matrizentest (BOMAT).

Als Kurztest kommt der Mehrfachwahl-Wortschatz-Intelligenztest (MWT) von Siegfried Lehrl zur Anwendung.

3.7.1.3 Normierung der Tests

Intelligenztests werden nach Altersgruppen und z. B. nach Schulabschlüssen normiert. Manche Autoren sprechen von der sog. Eichstichprobe. Diese Normierung erfolgt meist getrennt für einzelne Länder (auch im deutschen Sprachraum). Länderübergreifende Vergleiche sind daher nur eingeschränkt möglich. Intelligenztests müssen in regelmäßigen Abständen nachgeeicht werden, da sich die durchschnittliche gemessene Intelligenz im Zeitverlauf verändert. Der sogenannte Flynn-Effekt bezeichnet die Tatsache, dass in Industrieländern bis in die 1990er-Jahre die durchschnittlichen IQ-Ergebnisse zunahmen. Mit Beginn der 1990er-Jahre stagnierte der IQ, seit Ende der 1990er-Jahre nimmt er wieder ab.

3.7.1.4 IQ versus Informationspsychologie

Für die Bearbeitung der Tests ist eine Zeitbegrenzung vorgegeben. Beispielsweise sollen angeordnete Zahlen mit möglichst großer Geschwindigkeit in aufsteigender Zahlenfolge angeordnet werden. Durch dieses Messen der kognitiven Informationsverarbeitungsgeschwindigkeit und der Gedächtnisspanne kann die Kapazität des Kurzzeitgedächtnisses berechnet werden, wodurch der IQ-Begriff durch die Informationspsychologie ergänzt und herausgefordert wird.

3.8 Psychologische Diagnostik

3.8.1 Tests zu Erfassung von Angst

3.8.1.1 Hamilton-Angstskala

Die Hamilton-Angstskala (HAMA) erfasst den Schweregrad von Angst bei Patienten mit der Diagnose „ängstlich-neurotischer Zustand" und dient in erster Linie der Beurteilung des Therapieverlaufs. Die Ratingskala besteht aus Testformularen (Skalen) zur Fremdbeurteilung der Art und zur Intensität von Angstsymptomen. Die Skala umfasst 13 Gruppierungen bzw. Symptomenkomplexe, wobei psychische und somatische Angstsymptome getrennt erfasst werden. Eine 14. Variable soll das beobachtbare Verhalten des Patienten während der Befragung abbilden.

Den Untersuchungspersonen werden Items aus folgenden Kategorien zur Stellungnahme vorgelegt:
- Stimmung, Spannung, Furcht,
- Schlafstörungen, Leistungsbeeinträchtigung, Depressivität,
- muskuläre und sensorische körperliche Symptome,
- kardiovaskuläre, respiratorische, gastrointestinale, urogenitale und neurovegetative Symptome,
- allgemeines Verhalten.

■ **Testauswertung**

Die fünfstufige Ratingskala wird im Hinblick auf Ausmaß und Qualität von Angstsymptomen ausgewertet:
- 7 Items erfassen somatische Symptome und
- 7 weitere Items psychische Angstsymptome.

Die Untersuchungsperson hat bei jedem Item vier abgestufte Antwortmöglichkeiten, z. B. von 0 für „nicht vorhanden" bis 4 „sehr stark". Alle 14 Variablen werden auf einer fünfstufigen Skala eingeschätzt. Jede Sym-

3

ptomgruppierung wird durch einen umfassenden Begriff bezeichnet (z. B. Furcht) und durch eine Reihe von Symptomen, die dem Arzt als Anhaltspunkt dienen sollen, präzisiert (z. B. vor Fremden, vor Tieren, vor dem Straßenverkehr). Die letzte Skalenausprägung („sehr stark") wird eher im klinischen, weniger im ambulanten Setting gebraucht. Zur Auswertung wird der Gesamtwert der Skalen berechnet. Dieser kann dann als Gradmesser der Angst der Patienten interpretiert werden (Hamilton 1976).

Anhand der ermittelten Daten wird ein Rohwert ermittelt; dieser wird als Gradmesser von Angst betrachtet.

3.8.1.2 Angstfragebogen (AFS)

In der Diagnostik dient der AFS dazu, allgemeine psychische Risikofaktoren und Ängste bei Schülern im Schulalltag zu erkennen und sie z. B. von einer stotterbedingten Angst abzugrenzen.

Der Fragebogen eignet sich für Schüler ab der 3. bis zur 10. Schulklasse. Das Instrument ist normiert und standardisiert. Er gibt Hinweise auf vier Bereiche:

1. Prüfungsangst und Ängste vor Leistungsversagen,
2. manifeste Angst im Sinne von allgemeinen Angstsymptomen, Furchtsamkeit, reduziertem Selbstvertrauen,
3. Schulunlust, d. h. innere Abwehr gegen Schule und Motivationsabfall und
4. soziale Erwünschtheit; diese kann interpretiert werden als Ängstlichkeit, von der erwünschten sozialen Norm abzuweichen.

3.8.2 Tests zu Erfassung von Depressionen

3.8.2.1 Hamilton-Depressionsskala

Die Hamilton-Depressionsskala (HAMD), ein diagnostisches Fremdbeurteilungsinstrument für die Diagnostik von Depressionen, besteht aus 21 Items, 12 davon vierstufig, 9

Items fünfstufig, die vom Untersucher bezogen auf die zurückliegende Woche beurteilt werden. Die Untersucher sind angehalten, neben den verbalen Äußerungen eines Patienten eigene und fremde Beobachtungen, motorische Auffälligkeiten und inhaltliche Besonderheiten zu berücksichtigen.

Folgende Merkmale werden beurteilt: depressive Stimmung, Schuldgefühle, Suizidalität, Einschlaf-, Durchschlafstörungen, Früherwachen, Lern- und Arbeitsverhalten, depressive Hemmung, Erregung, Angst (psychisch und somatisch), gastrointestinale Symptome, allgemeine körperliche Beschwerden, Genitalsymptome, Hypochondrie, Gewichtsverlust, Krankheitseinsicht, Tagesschwankungen, Depersonalisation, Derealisation, paranoide Symptome und Zwangssymptome.

Die HAMD kann auch als verkürzte Skalenversion eingesetzt werden: Tagesschwankungen, Depersonalisation, paranoide und Zwangssymptome werden dabei weggelassen (Hamilton 1960, 1986).

3.8.3 Persönlichkeitstests

3.8.3.1 Rorschach-Test (Tintenklecks-Test, Formdeuteversuch)

Der Rorschach-Test ist einer der ältesten und bekanntesten Tests, um den individuellen Persönlichkeitsmerkmalen des Menschen auf die Spur zu kommen. Der projektive Test wurde 1921 von dem Züricher Psychiater Hermann Rorschach (1884–1922) entwickelt und wird in der psychologischen Praxis bis heute verwendet. Rorschach hat seine eigene Persönlichkeitstheorie dafür entwickelt, die später Eingang in die Lehre Freuds fand.

Seit den 1930er-Jahren haben sich die Auswertungsmethoden laufend weiterentwickelt. Gleichgeblieben sind zehn standardisierte Tafeln mit Tintenklecksen. Der Test war und bleibt auch heute umstritten. Kritiker zweifeln an seiner Wissenschaftlichkeit in Bezug auf mangelnde Reliabilität und Validität.

- **Testablauf**

Die benötigten Materialien können für jedes Kind ab dem Vorschulalter schnell bereitgestellt werden. Es nimmt ein Blatt Papier und macht in die Mitte einen dicken Tintenklecks. Dann faltet es das Blatt aufeinander, sodass die Tinte jeweils auf beide Seiten des Blattes gelangen kann. Öffnet es das Papierblatt, sieht es ein symmetrisches Faltbild.

In der Praxis arbeiten die Psychologen mit standardisierten Sets aus je zehn Bildern mit speziell aufbereiteten Tintenklecksmustern (Klecksografien, Faltbildern). Auf diese Weise wird es möglich, die Aussagen verschiedener Untersuchungspersonen zu vergleichen und entsprechende Rückschlüsse daraus zu ziehen.

Die zehn Bilder werden dem Kind, das eine ausreichende Sprachkompetenz aufweisen muss, in einer bestimmten Abfolge nacheinander in die Hand gegeben mit dem Hinweis, dass die Tafeln beliebig gedreht werden können, und der Untersucher fragt: „Erzähl mal, was könnte das sein?"

Das Kind soll bestimmen, was genau auf den Bildern zu sehen ist und welche Details ihm ins Auge stechen. Der Psychologe notiert die Äußerungen, beobachtet das Verhalten im Umgang mit den Tafeln und vermerkt die Reaktionszeit.

Antworten des Kindes werden mit der richtigen Fragetechnik aufgeschlüsselt. Welche Antworten wiederholen sich? Wie originell sind die Assoziationen? Welche Sprachform wird dabei benutzt? Kommen etwa viele Kraftausdrücke vor oder wiederholt sich ein bestimmtes Thema?

Zur Selbstanalyse eignet sich der Test nicht.

- **Testauswertung**

Bei der Analyse der Antworten eines Kindes ist interessant, welche Regionen des Bildes angesprochen werden, welche Form, Schat-

tierung oder Farbe. Bedeutsam ist, was das Kind in den abstrakten Farbklecksen sieht bzw. hineininterpretiert.

Aus den Erklärungen kann der Psychologe Rückschlüsse auf die Persönlichkeit des Kindes ziehen. Richtige oder falsche Antworten gibt es dabei nicht. Jede Antwort verrät etwas über das Kind.

Die Auswertung des Tests bezieht sich auf folgende fünf Hauptaspekte:

1. die Lokalisierung, z. B. Teile der Bilder, auf die das Kind deutet (Ganzantworten, Detailantworten),
2. die Einflussfaktoren der Antworten, z. B. Form, Farbe, Schattierung, Bewegung, Zwischenfiguren,
3. den wahrgenommenen Inhalt, z. B. Tiere (Köpfe, Pfoten), Menschen, Szenen, Gegenstände, Landkarten, Gebäude, Pflanzen,
4. die Häufigkeit der Antworten, z. B. Originalität, Banalität, und
5. die beobachtbaren Phänomene, z. B. Verzögerungen, Antwort- und Reaktionszeiten etc.

Die Deutung der Bildinterpretation hängt stark von der Erfahrung des durchführenden Psychologen ab. Kein Psychologe wird allerdings allein auf der Grundlage eines Rorschach-Tests zu irgendwelchen definitiven Diagnosen und Urteilen kommen. Der Rorschach-Test bleibt ein Mosaikstein im Rahmen eines größeren Diagnoserahmens.

Literatur

Bayley N (1993) Manual for the Bayley Scales of Infant Development 2nd Edition. The Psychological Corporation, San Antonio, Texas

Burns WJ, Burns KA, Kabacoff RI (1992) Item and factor analyses of the Bayley Scales of Infant Development. Adv Infancy Res 7:199–214

Döpfner M, Petermann F (2012) Diagnostik psychischer Störungen im Kindes- und Jugendalter. Hogrefe, Göttingen

Hamilton M (1960) A rating scale for depression. J Neurol Neurosurg Psychiatry 23:56–62

Hamilton M (1969) Diagnosis and rating of anxiety. In: Lader MH (Hrsg) Studies of anxiety. Brit J Psychiat 3:76–79

Hamilton M (1976) 048 HAMA. Hamilton anxiety scale. In: Guy W (Hrsg) ECDEU assessment. Manual of psychopharmacology. revised edition. Rockville, Maryland

Hamilton M (1986) The hamilton rating scale for depression. In: Sartorius N, Ban TA (Hrsg) Assessment of depression. Springer, New York/Berlin

Hertzmann C, Wiens M (1996) Child development and longterm outcomes: population health perspective and summary of successful interventions. Soc Sci Med 43:1083–1095

Majnemer A (1998) Benefits of early intervention for children with developmental disabilities. Semin Pediatr Neurol 1:62–69

Pauen S, Vonderlin E (2007) Entwicklungsdiagnostik in den ersten drei Lebensjahren – Empfehlungen zum Ausbau des Erhebungsinstrumentariums für Kinder im sozio-ökonomischen Panel. Psychologisches Institut, Universität Heidelberg, Heidelberg

Petermann F, Macha T (2005) Entwicklungsdiagnostik. Kindheit Entwickl 14:131–139. Heidelberg

Reuner G, Pietz J (2009) Diagnostik bei frühgeborenen Kindern. In: Irblich D, Renner G (Hrsg) Diagnostik in der klinischen Kinderpsychologie – Die ersten sieben Jahre. Hogrefe, Göttingen

Rydz D, Shevel MI, Majnemer A, Oskoul M (2005) Developmental screening. J Child Neurol 20:4–21

Schrey-Dern D (2009) Sprachentwicklungsstörungen: „i mei bille anzlasse", Ich lasse meine Brille an". Kindergartenpädagogik.de. Textor M, abgerufen am 5. Mai 2015

Singer W, Funke-Frahn C (1995) Sprachspiele für Kinder. Ravensburger, Ravensburg

Thiesen P, Leutes S (2012) Ganzheitliche Sprachförderung. Ein Praxisbuch mit Sprachspielen für Kindergarten, Schule und Hort. Cornelsen Scriptor, Berlin

Vernes SC, Nicod J, Elahi FM et al (2006) Functional genetic analysis of mutations implicated in a human speech and language disorder. Hum Mol Genet 1:3154–3167

Wechsler D (2010) WISC-IV – Manual 1. Pearson assessment, Frankfurt am Main, deutsche Bearbeitung von Franz und Ulrike Petermann

Wieczerkowski W, Nickel H, Janowski A et al (1981) Angstfragebogen für Schüler (AFS). Westermann, Göttingen

www.awmf.de (2015) S2k-Leitlinie Diagnostik der umschriebenen Sprachentwicklungsstörungen der Deutschen Gesellschaft für Phoniatrie und Pädaudiologie (DGPP) und der Deutschen Gesellschaft für Kinder- und Jugendpsychiatrie, Psychosomatik und Psychotherapie (DGKJP) (federführend) und weiteren 11 Fachgesellschaften, wird z. Zt. aktualisiert; Fertigstellung der Leitlinienüberarbeitung 08.12. 2021

Therapieansätze

Inhaltsverzeichnis

4.1 Rahmenbedingungen – 68
4.1.1 Belastungs- bzw. Leistungskurven – 69
4.1.2 Normalisierungsprinzip – 70
4.1.3 Grundhaltungen zum interaktiven Umgang – 71

4.2 Therapie in stationären Einrichtungen – 74
4.2.1 Spezifika: Akut- und Notfallpsychiatrie – 76
4.2.2 Kurze Fallbeispiele – 77
4.2.3 Rehabilitationseinrichtungen – 79

4.3 Ambulante psychiatrische Versorgung – 80

4.4 Nichtmedikamentöse psychosoziale Interventionen – 83
4.4.1 Interventionen zur Verbesserung kognitiver Leistungen – 84
4.4.2 Interventionen zur Stärkung des emotionalen Wohlbefindens – 85

4.5 Psychotherapeutische Verfahren – 87
4.5.1 Indikationen – 88
4.5.2 Ausführende Berufsgruppen – 88
4.5.3 Settings – 89
4.5.4 Spezifische Verfahren – 89

4.6 Pharmakologische Interventionen – 95
4.6.1 Wirkungsweisen – 95
4.6.2 Dosierungen – 96
4.6.3 Sicherheit in der Medikamentenverabreichung – 96

Literatur – 99

© Springer-Verlag GmbH Deutschland, ein Teil von Springer Nature 2020
E. Höwler, *Kinder- und Jugendpsychiatrie für Gesundheitsberufe, Erzieher und Pädagogen*,
https://doi.org/10.1007/978-3-662-62058-8_4

4.1 Rahmenbedingungen

Psychische Störungen stellen für Kinder und Jugendliche und deren Familienangehörige eine besonders menschliche Belastung dar. Solche Störungen können nicht nur durch eine eindimensionale Therapie wie z. B. mittels Medikamenten in der akuten Phase behandelt werden. Vielmehr sind neben biologischen auch psychologische und soziale Interventionen erforderlich.

Der Patient ist nicht nur biologisch erkrankt, sondern seine psychische Störung führt zu existenziellen Beeinträchtigungen seines familiären, schulischen oder beruflichen Lebens und erschüttert nicht selten sein Erleben sowie seine Beziehungen zu Mitmenschen. Psychische Störungen treffen Kinder und Jugendliche im innersten Kern ihrer Persönlichkeitsentwicklung und Identitätsfindung. Leider sind psychische Störungen in der Gesellschaft noch immer mit Stigmatisierung und Diskriminierung verbunden. Die Erkrankten brauchen v. a. Wertschätzung von ihren familiären Bezugspersonen, von ihren Mitschülern und Lehrern in der Schule sowie von Praxisanleitern in der Berufsausbildung bzw. im Studium. Die Erkrankten müssen vor dem Verdacht geschützt werden, sie seien für die Gesellschaft eine Belastung oder Gefahr. Das Gegenteil ist der Fall. In gesunden Tagen zeichnen sich die Erkrankten in besonderem Maße durch Leistungsorientierung, Umsicht, Gewissenhaftigkeit und Empathie für ihre Mitmenschen aus.

Psychische Heilung von Störungen im Kindes- und Jugendalter bedarf in der Regel Zeit und eines intensiven gesellschaftlichen Schutzraums, der gekennzeichnet ist von Respekt und Wertschätzung.

■ **Die richtige Therapieauswahl**

Die Entscheidung zur Therapieauswahl ist zunächst von der jeweiligen Diagnose abhängig. Ein wesentlicher Teil der Therapieverantwortung liegt beim behandelnden Psychiater bzw. Psychosomatiker. Da für die meisten Kinder und Jugendlichen der Kinderarzt bzw. der Hausarzt der primäre Ansprechpartner ist, ist eine enge Kooperation zwischen diesem und dem Facharzt unabdingbar.

Ein differenzierter Umgang mit einem Erkrankten auf Grundlage des Normalisierungsprinzips steht im Mittelpunkt aller Interventionen. Dabei sollten Rahmenbedingungen für geeignete Therapien ausgelotet werden. Falls diese im häuslichen Bereich nicht gegeben sind, wird ein stationärer Aufenthalt in der Kinder- und Jugendpsychiatrie erforderlich. Dort werden alle therapeutischen Interventionen speziell auf die Entwicklungsbesonderheiten und Bedürfnisse von Kindern, Jugendlichen und jungen Erwachsenen zugeschnitten. Die Therapieangebote erfolgen interdisziplinär zwischen Fachärzten, Pflegepersonal und zahlreichen Fachtherapeuten. Für jeden Patienten wird ein individueller Therapieplan erstellt, in dem Ziele und Schwerpunkte der Behandlung festgelegt sind. Dieser wird während des Aufenthalts immer wieder an die Ressourcen und an neue Erfordernisse angepasst.

Das therapeutische Team bietet Hilfestellung zur Integration, d. h. Unterstützung und Motivation auf dem Weg zurück in Familie, Schule, Beruf und Gesellschaft.

> **Notwendige Rahmenbedingungen für eine gesunde und stabile Persönlichkeitsentwicklung**
> 1. Befriedigung der Grundbedürfnisse, d. h., das Kind bekommt genug zu essen und zu trinken
> 2. Vorbildfunktion der Eltern, dass das Kind geistige Anregungen erhält und autonom und selbstbestimmt mitentscheiden darf
> 3. Elterliche Fürsorge

Ganz wichtig ist die Einbeziehung und Unterstützung der Eltern. Verborgen liegende Ressourcen sind freizusetzen, und der Förderbedarf für die erkrankten Kinder und Jugendlichen ist den Eltern aufzuzeigen. Hinweise und Hilfen für den Alltag werden empfohlen und der familiäre Zusammenhalt ist zu verbessern. Dies sind Leitmotive einer guten Behandlungsqualität einer Klinik.

Psychosoziale Interventionen im stationären oder ambulanten Setting sind an den individuellen Erfordernissen der Erkrankten und am Schweregrad der psychischen Störung auszurichten. Sie zielen darauf ab, die individuellen Möglichkeiten der Erkrankten so zu verbessern, dass diese mit mehr Wohlbefinden in ihrer sozialen Umgebung leben und am gesellschaftlichen Leben teilhaben können. Meist kommen Interventionen als multimodales Behandlungspaket zum Einsatz. Sie sollten bevorzugt zur Verstärkung und Ergänzung der pharmakologischen Therapie herangezogen werden:

- Strategien zur Verbesserung kognitiver Fähigkeiten (kognitive Stimulation und Training), z. B. beim Aufmerksamkeitsdefizitsyndrom, können die Wirkung der medikamentösen Therapie verstärken.
- Interventionen zur Stärkung des emotionalen Wohlbefindens (Aktivitätsaufbau) und Strategien zur Minderung von Verhaltenssymptomen (Aromatherapie, Musiktherapie) vermindern den Einsatz von Antipsychotika.
- Maßnahmen zur Förderung der Alltagskompetenz (Ergotherapie, kognitive Rehabilitation) nutzen verbliebene Ressourcen und gleichen Defizite aus.
- Die Unterstützung der Bezugspersonen durch Psychoedukation trägt zur Sicherung des informellen und familiären Versorgungssystems bei.

4.1.1 Belastungs- bzw. Leistungskurven

■ Biorhythmus
Jeder Mensch verfügt über eine innere Uhr. Viele kleine Uhren in den einzelnen Zellen, die durch eine Master-Clock, den Nucleus suprachiasmaticus als Bestandteil des Hypothalamus, gesteuert werden, ergeben den natürlichen Tagesrhythmus des Menschen.

Die biologischen endogenen Rhythmen sind so miteinander verbunden, dass alle physiologischen Prozesse ohne Störungen ablaufen können. Zahlreiche Abläufe (Vigilanz, Motivation) sind von der Tageszeit, vom Einfluss des Sonnenlichts, des aktiven Stoffwechsels (Blutzuckerspiegel) sowie von der Hormonausschüttung, besonders vom Stimmungshormon Serotonin und vom Schlafhormon Melatonin, abhängig.

Wenn ein Therapeut die Belastungsbzw. Leistungskurve eines jungen Patienten kennt, kann der Alltag danach strukturiert bzw. können therapeutische Angebote danach ausgerichtet werden. Leistungen, Kreativität und Produktivität können deutlich verbessert werden, indem der Patient schwierige Aufgaben in seinen Hochphasen und weniger wichtige Aufgaben in seinen „Durchhängephasen" erledigt.

> Unter der biologischen und geistigen Leistungskurve werden endogene individuelle Rhythmen wie Leistungsintensität und Leistungsbereitschaft eines Menschen innerhalb von 24 Stunden verstanden.

Andere gängige Bezeichnungen sind: zirkadianer Rhythmus „innere Uhr", Schlaf-Wach-Rhythmus oder Chronobiologie (gr. chronos = Zeit).

Ein Fragebogen zur Erfassung des Chronotyps ist der Fragebogen zum Chronotyp D-MEQ, der vom Leibniz-Institut für Arbeitsforschung an der TU Dortmund herausgegeben wurde (IfADo 2020).

Faktoren, die Leistungskurven beeinträchtigen können, sind:
- Lichtmangel infolge von Aufenthalt in Schule, zu Hause bei den Schulaufgaben bzw. in der Ausbildung durch die Schichtarbeit sowie

— psychotrop wirksame Medikamente, welche die Vigilanz beeinflussen.

■ Unterscheidung von Leistungsphasen

Die Anlaufphase, auch Warmphase genannt, liegt zwischen 8–10 Uhr. Höchstleistungen finden sich in der Zeit von 10–12 Uhr. Eine nachlassende Leistungsbereitschaft wird in der Regel zwischen 12–14 Uhr verzeichnet. Eine erneute Erhöhung der Leistungsbereitschaft findet sich zwischen 14–16 Uhr und ein Sinken der Leistungsbereitschaft ist zwischen 16–18 Uhr anzutreffen.

Daneben gibt es Menschen, die morgens bereits ab 6 Uhr konzentriert arbeiten können (Morgentyp, „Lerchen"), und andere, die erst nach 16 Uhr aktiv sind (Abendtypen, „Eulen"). Die individuellen Typen können über einen Chrono-Test ermittelt werden.

Als Faustformel für die Leistungskurve von Patienten können sich Therapeuten merken: In der Zeit von 10–12 Uhr sind beide Typen am leistungsfähigsten, arbeiten konzentriert und sind kreativ. Gegen Mittag ebbt die Leistungskurve bis etwa 15 Uhr ab, bevor sich das nächste Hoch zwischen 16 und 20 Uhr aufbaut.

4.1.2 Normalisierungsprinzip

In stationären und ambulanten therapeutischen Einrichtungen sollte der Umgang mit Patienten nach dem Normalisierungsprinzip erfolgen. Das Prinzip wurde erstmals von dem dänischen Juristen Bank-Mikkelsen 1959 im dänischen Fürsorgegesetz für Menschen mit geistiger Behinderung beschrieben.

❯ Menschen mit geistigen oder körperlichen Beeinträchtigungen sollen ein Leben führen können, das dem ihrer nichtbehinderten Mitbürger entspricht: ein Leben so normal wie möglich.

Das Normalisierungsprinzip
— unterstützt eine normale Alltagsorientierung, d. h. einen Tagesrhythmus mit Aufstehen Lernen/Arbeiten, Freizeit, Ruhen und Schlafen,
— berücksichtigt Partizipation, d. h. die Einbezug in Entscheidungen des täglichen Lebens; dabei wird an Ressourcen wie Emotionen, Antrieb, Rituale und Gewohnheiten des Betroffenen angeknüpft,
— berücksichtigt Dezentralisierung, d. h. Betreuung in kleinen Gruppen,
— fördert die Entwicklung nach dem Prinzip „fordern durch fördern, aber nicht überfordern".

❯ Normalität in stationären Einrichtungen für Kinder und Jugendliche kann weitgehend durch ein vertrautes Wohnumfeld mit sinnvoller Beschäftigung und kreativen Arbeiten erreicht werden.

■ Anwendung des Normalisierungsprinzips in der psychiatrischen Klinik

Es werden Bedingungen zur größtmöglichen Teilhabe psychisch Erkrankter am gesellschaftlichen Leben hergestellt. Damit Kinder und Jugendliche keinen allzu großen Lernausfall haben, erfolgt ein Schulbesuch z. B. in der Klinik- oder Krankenhausschule. Hier wird jeder Patient in Kleingruppen oder in Einzelbetreuung pädagogisch gefördert und, falls erforderlich, auf seine schulische Wiedereingliederung vorbereitet. Zahlreiche Freizeitaktivitäten mit Spiel und Spaß, Fantasie, Ausdauer und Geschicklichkeit gehören zum Angebot für junge Patienten und deren Angehörige.

Vieles ist heute möglich, um psychische Störungen frühzeitig zu behandeln und damit Folgeprobleme zu vermeiden: tiefenpsychologische Therapien, kognitive Verhaltenstherapie, Skills, Gruppentherapie, Familientherapie, Elternberatung und Pharmakologie.

Ziele aller therapeutischen Interventionen für Kinder und Jugendliche sind:

- ein Höchstmaß an Aktivität und gesellschaftlicher Teilhabe,
- ein Optimum an psychischem und körperlichem Wohlbefinden (emotionale Stabilität) sowie
- bestmögliche Qualität der sozialen Beziehungen.

Bedeutsam sind des Weiteren die Unterstützung und Entlastung der Eltern und weiterer Bezugspersonen, denn sie leisten den größten Beitrag zur Versorgung der Erkrankten. Eltern haben oft Schuldgefühle, dass ihr Kind stationär in der Kinder- und Jugendpsychiatrie behandelt werden muss; sie haben das Gefühl, versagt zu haben. Falls die Erkrankten nur schwer zu therapieren sind oder zu Hause kein gesundes Umfeld – auch nach einer ambulanten Familientherapie – erleben, ist es vorteilhafter, sie in einer heilpädagogischen Wohngruppe zu betreuen.

4.1.3 Grundhaltungen zum interaktiven Umgang

Der persönliche Einfluss von Therapeuten und Pädagogen auf den Behandlungserfolg psychisch Erkrankter ist entscheidend. Ein bedürfnisorientierter Ansatz fokussiert gegenüber dem Patienten eine Haltung, die seine Ressourcen, seine Autonomie und seine Subjektivität betont.

Therapeuten und Pädagogen sollten sich beim Umgang mit psychisch erkrankten Kindern und Jugendlichen folgende Fragen stellen:

- Was braucht es, damit der junge Mensch mit psychischen Problemen ein zufriedenes Leben führen kann?
- Auch ist die Frage nach der Grenzen zur Eigenverantwortlichkeit zu stellen, besonders, wenn es darum geht, einzuschätzen, wie krank jemand ist, um die

„Ämter" im Klassenverband, Stationsalltag, Wohngruppe etc. ausfüllen zu können. Was kann jemandem zugemutet werden? Wo braucht er Schonung?

Therapeutische Interventionen sollten immer ganz durchdacht sein. Wie soll Hoffnung vom Therapeuten bzw. Pädagogen vermittelt werden, wenn Hoffnungslosigkeit selbst Teil z. B. einer schweren Depression ist oder wenn das Freizeitverhalten des Jugendlichen analysiert wird oder Personen gesucht werden, mit der der Patient wieder vermehrt Kontakt aufnehmen könnte, um der sozialen Isolation zu begegnen? Die Integration in ein soziales Netzwerk vernachlässigt, dass die gewählte Isolation eines Jugendlichen Ausdruck einer beginnenden Psychose (Schizophrenie, Depression, Angst) sein kann und in diesem Moment zugelassen werden sollte und in der akuten Phase keiner Interventionen bedarf.

> Kern einer bedürfnisorientierten Haltung ist die Fähigkeit, eine respektvolle Beziehung zum Patienten aufzubauen, in welcher ein wirkliches Interesse an der Person vorliegt und deren Erfahrungen ernst genommen werden.

Dabei bedarf die geforderte Nähe zum Patienten einer besonderen Betrachtung von Grenzen und der eigenen Gegenübertragung. Patienten mit Persönlichkeitsstörungen benötigen eine andere professionelle Distanz als Patienten, die an einer Schizophrenie oder Abhängigkeitserkrankung leiden. Der Fokus sollte auf den Stärken der Betroffenen liegen, nicht auf der Diagnose, den Symptomen, Problemen oder möglichen Defiziten.

In diesem Zusammenhang sollte der Begriff „psychisch krank" wegen seiner oft stigmatisierenden Wirkung vermieden werden. Bezeichnungen wie „psychische Lebensprobleme" oder „psychische Beeinträchtigung" verdeutlichen ein anderes Bild vom Patienten, bei dem seine Selbstbestim-

4

mung gesteigert wird und der Therapeut bzw. Pädagoge hilft, seine Pläne zu verwirklichen. Es geht um eine beziehungsorientierte Haltung im Umgang mit dem Erkrankten. Zu begrüßen ist eine größere Reflexion der eigenen Identität, Rolle und Haltung gegenüber dem Kranken. Eine tragfähige Beziehung hält und stabilisiert den Patienten. Der Therapeut bzw. Pädagoge sollte aufgefordert werden, über Möglichkeiten und Grenzen der therapeutischen Beziehung nachzudenken, z. B. über Chancen und Grenzen von Selbstoffenbarungen. Beim Umgang sollte immer die subjektive Erscheinung des kranken Seelenlebens einer Person beachtet werden; diese kann verstanden, nicht aber erklärt werden. Alle Personen, die am Behandlungsprozess beteiligt sind, sollten die Adhärenz eines Betroffenen stärken.

■ **Zeitliche Ressourcen**

Insbesondere bei schweren psychischen Störungen sind unterstützende Gespräche und die persönliche, kompetente Zuwendung eines Therapeuten bzw. Pädagogen und dessen zeitlicher Einsatz gefragt, um tragfähige Beziehungen zum jungen Patienten und dessen Familienangehörigen aufzubauen. Die Bereitstellung kompetenter und ausreichender Personalressourcen ist daher ein wesentliches Qualitätsmerkmal der Behandlung im ambulanten und stationären Sektor und zur Vermeidung chemischer (sedierende Medikamente) und physikalischer (z. B. Bauchgurte) Zwangsmaßnahmen.

Freiheitsentziehende Sanktionen können die Autonomie junger Patienten erheblich bedrohen und die therapeutische Beziehungsarbeit nachhaltig negativ beeinflussen. Selbst- und Fremdgefährdungen als Folge psychischer Störungen erfordern von daher immer eine zeitintensive Betreuung von Pflegenden und Therapeuten, um beim Patienten Einvernehmen zu erreichen. Dies ist u. a. aufgrund von Sprachverständnisschwierigkeiten bei Patienten mit Migrationshintergrund der Fall.

■ **Interaktive kommunikative Fähigkeiten und Empathie**

Die Realität von psychisch erkrankten Kindern und Jugendlichen ist ein Konstrukt ihrer Gehirne und ist von der Realität des Therapeuten abzugrenzen. Ein guter Therapeut sollte während des Umgangs stets das Gesagte des Betroffenen übersetzen und fokussieren und ihm Pausen zur Reflexion der Situation einräumen.

Oberstes Gebot ist empathisches Zuhören. Das bedeutet, die Emotionen des Betroffenen wahrzunehmen, zu benennen und dem Betroffenen mitzuteilen, dass diese Emotionen verstanden, nachempfunden und respektiert werden können.

Aufklärung und Edukation erreichen den Betroffenen nur, wenn das Wahrgenommene als hinreichend neu und bedeutungsvoll, d. h. für Leben und Überleben relevant, bewertet wird. Auf Compliance und Adhärenz eines Betroffenen haben Alter, Geschlecht, Schulbildung oder Persönlichkeitsmerkmale sowie Einstellungen und Haltungen der Bezugsangehörigen oftmals einen gravierenden Einfluss.

Je nach Alter haben Betroffene und ihre Bezugsangehörigen (k)ein Krankheitskonzept, das ihnen erklärt, was mit ihrer Gesundheit geschieht. Im Gespräch über das Krankheitskonzept des Betroffenen ist ein einfacher Therapieplan einschließlich der Mitwirkung des Betroffenen und seiner Bezugsangehörigen zu erstellen.

Der interaktive Umgang mit psychisch erkrankten Kindern und Jugendlichen ist aus therapeutischer Sicht anspruchsvoll und fordert mehr als nur gutes Fachwissen und praktische Handlungsfertigkeiten.

Oftmals ist auch pädagogisches Geschick während der Begleitung in schwierigen Krankheitsphasen gefragt. Mit Selbstverständlichkeit muss auch der kompetente Umgang mit den Eltern empathisch begleitet werden. Diese müssen nicht nur über den Behandlungserfolg informiert, in Entscheidungen einbezogen und emotional unterstützt, sondern auch darauf vorbereitet werden, wie sie die Beobachtung und Versorgung ihres psychisch erkrankten Kindes selbstständig übernehmen können. Dazu bedarf es einer schrittweisen Schulung und Anleitung der Eltern und des kranken Kindes. Darüber hinaus gilt es auch, aufmerksam zu sein, ob durch die psychische Erkrankung des Kindes Überlastungen in der Familie auftreten, die einen weiteren professionellen Unterstützungsbedarf aufzeigen.

Die Bewältigung einer chronischen Erkrankung bzw. Krise vollzieht sich immer auf der Wissensebene, auf der konkreten Handlungsebene (Anpassung an neue Verhaltensmuster) sowie auf der emotionalen Ebene (Auseinandersetzung mit eigenen und fremden Emotionen wie Trauer, Frustrationen, Scham etc.). Folglich beinhaltet die edukative Stärkung des Selbstmanagements der Erkrankten und der Umgang mit den betroffenen Eltern auch diese drei Ebenen:

1. Informationen und
2. Beratung mit Vermittlung von Fakten und Erwerb von Fachwissen sowie
3. Anleitung und Schulung zum praktischen Training und Übungen zu neuen Techniken, Methoden und Handlungsmustern sowie die Reflexion über persönliche Emotionen und individuelles Erleben mit Austausch über das subjektive Befinden.

■ **Betroffenen und Eltern Informationen übermitteln**

Ziel: Übermittlung von Fakten und Einschätzung zur Erweiterung des Kenntnisstands.

Beispiele
– Folgen der motorischen/psychischen Störung
– Angebote über Frühförderung: Logo-, Ergo-, Physio-, Familientherapie etc.
– Einschätzung der Situation durch den Therapeuten, z. B. krankheits- bzw. sozial abweichende spezifische Aspekte

■ **Betroffene und Eltern beraten**

Ziel: Eigenverantwortlichkeit und Entscheidungsfähigkeit (der Kinder bzw. der Eltern) stärken, um dialogische Entscheidungsprozesse zu unterstützen.

– Beispiele Stärkung der Kompetenz bezogen auf abweichendes Verhalten und die Förderung von sozial angepasstem Verhalten, z. B. welche Maßnahmen bezogen auf die individuellen Fähigkeiten sinnvoll sein könnten

Bei der Beratung ist es bedeutsam, Patienten und deren Eltern darauf aufmerksam zu machen, dass die Fähigkeit des „Hinnehmen-Könnens" der psychischen Erkrankung eklatant wichtig ist. Jede therapeutische Beratung bewegt sich im Spannungsfeld zwischen Autonomie und Fürsorge gegenüber einem jungen Patienten, zwischen Aushalten von Symptomen und Eingreifen in abnormale, der sozialen Umwelt schädigende Verhaltensweisen, zwischen Bevormundung und unterlassener Hilfeleistung. Darüber hinaus bewegt sich Beratung immer in einem Spannungsfeld von unterschiedlichen Bedürfnissen, Forderungen und moralischen Werten aller Bezugspersonen, die von der psychischen Erkrankung betroffen sind.

■ **Betroffene und Eltern anleiten**

Ziel: Unterstützende Begleitung von praktischem Handeln.
– Beispiele Handlung wird verbal und durch Vorführung unterstützt, z. B. Anleitung beim Balancieren auf dem Balken oder Umgang mit Dreirad, Roller, Vorbildfunktion von anderen Kindern während des Essens in der Gruppe.
– Hilfen beim Erlernen oder eigenständigen Durchführen bestimmter Handlungen wie z. B. Medikamenteneinnahme, Ankleiden, Einkaufen etc.

Wenn Patienten und ihre Angehörigen wissen, woran sie sind oder welche Behandlungsmöglichkeiten auf sie zukommen, so können sie besser mit ihrer Erkrankung bzw. Situation umgehen. Bei fehlender Aufklärung und Erfahrung setzen insbesondere Kinder ihre angstvolle Fantasie ein.

Patienten und ihre Angehörigen haben ein Recht auf angemessene Informationen, Anleitung und/oder Schulung. Ein getrenntes Gespräch mit den Eltern kann erforderlich sein, wenn zunächst deren Ängste und Befürchtungen angesprochen werden sollen. Ein große Herausforderung ist es herauszufinden, was das Kind über seine psychische Störung wissen möchte und was nicht.

> Handlungsleitend sind immer die Informationsbedürfnisse der Kinder und Jugendlichen.

Die fachlichen, kommunikativen und pädagogischen Anforderungen an Therapeuten, Pflegenden und Pädagogen sind anspruchsvoll. Der Erfolg einer Therapie in der Kinder- und Jugendpsychiatrie ist von einer verständlichen Informationsübermittlung, anschaulichen Anleitung oder empathischen Beratung abhängig. Von dieser sozialen Kompetenz hängt oftmals die Entlassung eines Kindes bzw. Jugendlichen aus der stationären Klinik oder die Unabhängigkeit der Eltern von professioneller Hilfe ab. Erst dann kann ein psychisch Erkrankter ein selbstbestimmtes Leben führen, und Kinder bzw. Jugendliche sowie deren Eltern können die Eltern-Kind-Beziehung als positiv und förderlich erleben. Die Kompetenz bestimmt sogar bei schweren psychischen Störungen das Überleben eines Kindes.

4.2 Therapie in stationären Einrichtungen

Psychisch erkrankte Kinder und Jugendliche werden zumeist vom Kinder- bzw. Hausarzt aufgrund von lebensbedrohlichem Untergewicht, Fehlmedikation, akuter suizidaler Absicht, starker Agitiertheit, selbstverletzendem Verhalten, Abhängigkeitserkrankungen mit Bereitschaft zum Entzug oder anderen psychischen Phänomenen in eine psychiatrisch-psychotherapeutische Fachklinik für Kinder und Jugendliche eingewiesen. Bei minderjährigen Kindern erteilen Erziehungsberechtigte die Einwilligung zur Einweisung. Jugendliche, die bereits volljährig sind und in einen notwendigen stationären Aufenthalt wegen mangelnder Krankheitseinsicht nicht einwilligen können bzw. wollen, werden nach dem Gesetz über Hilfen und Schutzmaßnahmen bei psychischen Krankheiten (PsychKG) als Schutzmaßnahme aufgrund von Eigen- oder Fremdgefährdung eingewiesen. Diese Maßnahme fällt unter Freiheitsentziehung und wird auf Antrag der örtlichen Ordnungsbehörde im Benehmen mit dem sozialpsychiatrischen Dienst vom zuständigen Amtsgericht angeordnet. Falls erforderlich, erhält der Jugendliche bei akuter Gefährdung kurzfristig eine Zwangsmedikation.

Je nach Schwere des Störungsbilds, z. B. bei extremer Anorexie, Schizophrenie, bipolarer affektiver Störung oder unipolarer Depression mit starker Suizidgefährdung, kann sich ein stationärer Aufenthalt über mehrere Behandlungswochen hinziehen.

Während des Klinikaufenthalts übernehmen Kinderkranken- und Gesundheitspflegende mit einer spezifischen Fachweiterbildung für Psychiatrie für die Patienten die Sicherstellung aller Lebensaktivitäten. Das Pflegefachpersonal kümmert sich um die ärztlich verordnete Medikamenteneinnahme, eine kindgerechte Nahrungsaufnahme mit Einhalten von Diätvorschriften, die Körperhygiene, verbindet körperliche Wunden, tröstet bei Kummer, gibt Informationen, Anleitungen und Beratungen, begleitet Fachärzte bei Visiten und sorgt dafür, dass der Patient seinen täglichen individuellen Therapieplan einhält. Für tagesstrukturierende Angebote sehr junger Patienten sorgen ausgebildete Erzieher.

Ergotherapeuten sind für Kreativangebote zuständig. Sie üben und unterstützen den Patienten bei Arbeitsabläufen/Interventionen und Trainings, z. B. beim Führen eines Angsttagebuchs etc. Diätassistenten stellen Ernährungspläne auf, führen Beratungen zur gesunden Ernährung durch und schulen Patienten in Gruppen zur gesunden vollwertigen Nahrungszubereitung. Logopäden übernehmen bei Kindern mit Sprachstörungen das therapeutische Programm. Physiotherapeuten sind mit Patienten täglich aktiv und gestalten Bewegungs- und Entspannungsprogramme in der Sport- oder Schwimmhalle sowie bei gutem Wetter im Freien. Sozialarbeiter sind zuständig für die Beantragung einer Rehabilitationskur nach einem Klinikaufenthalt, wählen therapeutische Wohngruppen für Jugendliche aus und halten den Kontakt zu den Eltern oder Mitarbeitern vom Jugendamt. Für die medizinische Therapie und psychotherapeutische Maßnahmen tragen Fachärzte für Kinder- und Jugendpsychiatrie und Psychotherapeuten die Verantwortung. Das medizinische Personal richtet die multimodale Therapie nach den neuesten S3-Leitlinien aus.

Alle Berufsgruppen in der Klinik sind für den Umgang mit jungen Patienten sensibilisiert und die vorhandenen Strukturen sind so gestaltet, dass eine angemessene Versorgung gewährleistet ist, sodass der ohnehin vulnerabel reagierende junge Patient während seines Aufenthalts keinen weiteren Schaden nimmt.

Die größten Herausforderungen sind Risiken, die psychisch veränderte junge Patienten mit in die Klinik bringen. Die fremde Umgebung und Trennung von elterlichen Bezugspersonen kann bei kleinen Kindern bereits vorhandene psychische Symptome verstärken. Ebenso kann eine akute Verwirrtheit beim Drogen- oder Alkoholentzug auftreten. Infolge Agitiertheit, selbst- oder fremdverletzendem Verhalten müssen evtl. körperliche oder chemische Fixierungen kurzfristig durchgeführt werden, was aggressives Verhalten verstärkt.

Es kommt vor, dass von der Klinikleitung für Bezugspersonen eine Kontaktsperre zum Kind/Jugendlichen ausgesprochen wird, weil durch den Umgang der therapeutische Prozess behindert bzw. das Kindeswohl gefährdet wird. In Familien mit einer rechtlich festgestellten körperlichen und/oder sexuellen Misshandlung ist dies meistens der Fall.

Für elterliche Bezugspersonen ist die Kontaktsperre nicht immer nachvollziehbar, muss aber von ihnen und den Opfern toleriert werden, bis ggf. vom Jugendamt entsprechende Lösungen gefunden werden, z. B. vereinbarte festgelegte Besuchszeiten nur in Gegenwart von pädagogischen Betreuungspersonen, Unterbringung in Pflegefamilie bzw. beschützender Wohngruppe etc.

Aufkommende Fremdheitsgefühle bei jungen Patienten während eines längeren Klinikaufenthalts können mit entsprechenden Umgebungsmaßnahmen reduziert werden.

- **Umgebung mit persönlichen Gegenständen gestalten**

Bezugspersonen sorgen bei einer bevorstehenden Klinikaufnahme für die Mitnahme von Erinnerungsobjekten. Diese stellen im Patientenzimmer eine vertraute Atmosphäre her.

- Bei Kleinkindern: z. B. vertrautes Bettzeug (Kopfkissenbezug, Kuschelkissen), Lieblingsspielzeug, „Schnuffeltuch", Malsachen, Lieblingstasse, Gute-Nacht-Geschichte, Bilderbücher, Puzzles etc.
- Bei Schulkindern/Jugendlichen: persönliche Gegenstände wie z. B. Fotos, Kuscheltier, Musikplayer mit Lieblingssongs, (Hör-)Bücher, Zeitschriften etc.

- **Tagesstrukturierte Angebote**

In farblich-fröhlich ausgestalteten Räumen, in denen tagesstrukturierte jahreszeitliche Angebote für die Patientengruppen angeboten werden, halten sich gerne Patienten auch mit ihren Besuchern auf.

- **Einsatz von therapeutischem Humor**

Ein positive Grundstimmung und Grundhaltung kann helfen, eine schwierige traumatische Situation zu verarbeiten. Humor ist Ausdruck einer positiven Lebenseinstellung, die psychisch Erkrankte und ihre Angehörigen für einen Moment von ihrer

Realität und Lebenswirklichkeit ablenken. Geschulte Klinikclowns übernehmen z. B. mehrmals in der Woche diese Aufgabe.

- **Rooming-In für Bezugspersonen bei Kleinkindern**

Jüngere Kinder haben andere Bedürfnisse als ältere Kinder oder jugendliche Patienten. Bezugspersonen, die positiv auf den Behandlungserfolg einwirken, sollten die Möglichkeit bekommen, stationär im Krankheitsfall mit aufgenommen zu werden, damit gewohnte Pflegerituale beibehalten werden können. Durch die Anwesenheit einer vertrauten Bezugsperson kann dem Kind eine gewisse Sicherheit gegeben werden. Das Konzept unterstützt eine gute Pflegequalität und beugt besonders herausfordernden oder regressiven Verhaltensweisen vor. Eine Aufnahme von Personen zur Betreuung während eines Klinikaufenthalts sollte immer mit dem behandelnden Facharzt abgeklärt werden. Die Notwendigkeit der Aufnahme von Angehörigen ist im Vorfeld bei der zuständigen Krankenkasse wegen einer Kostenübernahme zu beantragen.

Bezugspersonen, die im häuslichen Umfeld ihre Kranken versorgen, gewinnen an Wohlbefinden, wenn sie vom Klinikpersonal unterstützt werden. Sie brauchen Informationen, Anleitungen und Beratungen zum Krankheitsbild, insbesondere bei der Versorgung von chronisch psychisch Erkrankten. Sie brauchen Anerkennung für ihre Hilfeleistungen sowie Strategien mithilfe entsprechender wohnortnaher Entlastungsangebote. Fühlen sich die Bezugspersonen besser, so bessert sich meist auch die Situation der Erkrankten.

In einer poststationären Phase kann es je nach Schwere eines Störungsbilds erforderlich sein, dass ein junger Patient zur weiteren psychischen Stabilisierung die Tagesklinik, die häufig den stationären Kliniken angeschlossen ist, besuchen muss. Die Patienten bekommen hier medizinische und psychologische Behandlungen und Betreuungen einzelfallbezogen oder in Gruppen angeboten.

> **Buchtipps**

für Eltern und Erzieher zur Vorbereitung auf einen Klinikaufenthalt bei Kindergartenkindern:

- Butschkow R (2011) LESEMAUS, Band 111: Ich hab eine Freundin, die ist Krankenschwester. Carlsen Verlag, Hamburg
- Erne A, Keimeyer-Visse M (2011) Wieso? Weshalb? Warum? Was passiert im Krankenhaus? Ravensburger Buchverlag
- Hämmerle S, Trapp K (2014) Mia geht ins Krankenhaus. Annette Betz im Ueberreuter Verlag, München
- Ross T, Bergfeld C (2010) Kleine Prinzessin – Ich will nicht ins Krankenhaus! Nelson Verlag, Hamburg

4.2.1 Spezifika: Akut- und Notfallpsychiatrie

In der Kinder- und Jugendpsychiatrie wird zwischen der Akut- und Notfallpsychiatrie unterschieden. Die Notfallpsychiatrie ist ein Gebiet, welches außerhalb der Klinikstruktur zum Tragen kommt. Die Akutpsychiatrie ist eine Abteilung innerhalb einer psychiatrischen Klinik. In der Akutaufnahme erhält ein junger Patient in einer existenziellen Krise schnelle Hilfe, wenn er bereits in Kontakt mit dieser gekommen ist.

> **Akutpsychiatrie**
>
> Ein Teil der Fachdisziplin, der sich mit unmittelbar einsetzenden oder relevant werdenden, meist mit einem Gefährdungspotenzial einhergehenden psychopathologischen Symptomen beschäftigt. Das therapeutische Team bemüht sich um eine diagnostische Einordnung und schnelle Versorgung des Patienten unter Einbeziehung aller wichtigen medizinischen und juristischen Aspekte.

Notfallpsychiatrie

Ein Teil der Fachdisziplin, der sich mit besonders schwierigen Umständen, Orten, Situationen, unmittelbar oder relevant werdenden, meist mit einem Gefährdungspotenzial einhergehenden psychopathologischen Symptomen beschäftigt. Das therapeutische Team bemüht sich und eine diagnostische Einordnung und schnelle Versorgung des Patienten unter Einbeziehung aller wichtigen medizinischen und juristischen Aspekte.

Psychiatrischer Notfall

Plötzlich und unerwartet tritt beim Kind oder Jugendlichen eine wesentliche psychiatrische Schädigung ein, die in einer besonderen Behandlungseinrichtung versorgt werden muss.

Ein psychiatrischer Notfall liegt immer dann vor, wenn das akute Auftreten oder die Exazerbation einer bereits bestehenden psychischen Störung zu einer unmittelbaren Gefährdung von Leben und Gesundheit des jungen Patienten und/oder seiner sozialen Umgebung führt und sofortiger Diagnostik und/oder Therapie bedarf.

Zu psychiatrischen Notfällen zählen (laut Bundesärztekammer):
- erfolgter Suizidversuch
- konkrete Suizidpläne oder -vorbereitungen,
- hochgradiger Erregungszustand, z. B. bipolare Störung (manische Phase),
- schizophrene Episode,
- Aggressivität/Gewalttätigkeit im Rahmen psychischer Störungen,
- schwere Intoxikationen infolge von Tabletten, Drogen, Alkohol,
- konkrete Fremdtötungsabsichten im Rahmen psychischer Erkrankungen, z. B. wahnhafte Realitätsverkennung,
- Delir, z. B. bei Entzugssyndrom

■ **Erkennen von akut- oder notfallpsychiatrischen Situationen/Symptomen**

Für Mitarbeiter aus Gesundheitsfachbereichen und Erzieher/Pädagogen aus Kitas und Schulbereich, besonders für psychiatrisch Unerfahrene, bestehen Schwierigkeiten beim Erkennen und Einordnen akuter psychiatrischer Symptome oder Syndrome.

Junge Patienten mit psychischen Störungen geben sich nicht immer als Hilfesuchende zu erkennen, zudem sind einige Primärsyndrome nicht immer ganz eindeutig, weil sie auch zum normalen Repertoire menschlichen Verhaltens gehören können.

4.2.2 Kurze Fallbeispiele

■ **1. Fall**

Eine 18-jährige Jugendliche stellt sich in einem körperlich reduzierten und ungepflegten Allgemeinzustand in der ergotherapeutischen Praxis vor und verlangt dringend die Leiterin der Einrichtung zu sprechen. Eine Mitarbeiterin erkundigt sich nach den Beschwerden der jungen Frau. Daraufhin wird die Jugendliche wütend, sie schreit die Mitarbeiterin laut an, sie solle ihr nicht so viele Fragen stellen, sie wolle ihre Beschwerden nur der Leiterin sofort mitteilen.

■ **2. Fall**

Eine Mitarbeiterin der Logopädischen Abteilung beobachtet auf der Straße vor der Klinik einen Jugendlichen, wie er bei winterlichen Temperaturen ohne Schuhwerk und nur mit einem Schlafanzug bekleidet suchend umherirrt. Er schreit unartikulierte Laute und schlägt mit seinen Armen heftig um sich.

■ **3. Fall**

Eine 14-Jährige wird in der Schulaula von Schülern und Lehrern aufgefunden. Sie sitzt in Hockstellung regungslos auf dem Boden, hat die Augen weit geöffnet, reagiert aber nicht auf Ansprache und verharrt eine geraume Zeit in dieser Position. Einer der

Lehrer ruft die Rettungsstelle an, welche die Jugendliche in die Psychiatrische Klinik bringt. Auf der Untersuchungsliege in der Ambulanz verharrt die Jugendliche weiterhin in starrer Position, nimmt zu Ärzten und Pflegepersonal keinen Kontakt auf und beantwortet keine Fragen.

? Handlungsaufgaben

Das Erkennen einer psychiatrischen Akutsituation ist nicht in allen Fallbeispielen offensichtlich und bedarf einer Sensibilisierung und auch Erfahrung. Die Kommunikation mit einem Patienten kann erschwert sein, sodass das medizinische Personal viele Schlüsse aus der Verhaltensbeobachtung ziehen muss.

Falls der Patient Auskunft über seine Symptome geben kann, so können diese aufgrund seiner verzerrten Wahrnehmung von dem tatsächlich vorliegenden Problem gravierend abweichen.

Erklären Sie anhand der dargestellten drei Fälle, welchen Handlungsbedarf für die Patienten jeweils besteht.

✓ Erwartungshorizont zu den drei Fällen

Antwort zum 1. Fall: Das Verhalten der Jugendlichen lässt Raum für viele Deutungen. Hinter dem Verhalten könnte eine Intoxikation durch Drogen, eine wahnhafte Störung oder eine Persönlichkeitsstörung vermutet werden. Es könnte aber auch nur ein provozierendes Auftreten ohne Krankheitswert sein. Gerade dies macht die Einschätzung solcher Situationen nicht leicht, zumal das medizinische Personal hier eine Einordnung einer Lage treffen muss, in der sie sich bedroht fühlen könnten und somit in Disstress geraten.

Einfacher lassen sich akute psychiatrische Notfälle einordnen, die nicht in den Normvarianten menschlichen Verhaltens zu finden sind – auch dann, wenn der Umgang mit diesen Situationen damit noch nicht gelöst ist.

Antwort zum 2. Fall: Auch einem medizinischen Laien fällt es nicht schwer, die Pathologie des Verhaltens beim Jugendlichen zu erkennen. Hinter seinem Verhalten steckt vermutlich eine akute Desorientierung auf mehreren Ebenen: zeitlich, örtlich, situativ und auch personenbezogen.

Das Abwägen des weiteren Vorgehens kann bei psychiatrisch Unerfahrenen Ratlosigkeit hervorrufen, zumal der junge Patient aggressiv reagieren kann, wenn man ihm Hilfe anbieten möchte.

Antwort zum 3. Fall: Helfer der medizinischen Akutversorgung erhalten von der Patientin selbst über einen längeren Zeitraum keine Informationen zum Beschwerdebild. Trotz allem muss eine adäquate Versorgung erfolgen, d. h., es müssen schnell medizinische Entscheidungen getroffen werden. Im Einzelfall kann nur aus Verhaltensbeobachtungen als einzigem Mittel gehandelt werden.

◘ Tab. 4.1 gibt einen Überblick über die wichtigsten Syndrome in der Notfallpsychiatrie und ihre Merkmale.

Allgemeine Ziele der Therapie in der Akut- und Notfallpsychiatrie bestehen im Schutz vor Selbst- und Fremdverletzungen. Dieser Schutz geht einher mit medikamentöser Behandlung, meistens in Form einer leichten Sedierung/Beruhigung sowie begleitenden empathisch-therapeutischen Gesprächen.

> **Worauf Therapeuten und Pädagogen achten sollten**
>
> Bei starken Erregungszuständen (motorische und psychische Agitation) wird der Betroffene durch Deeskalation verbal beruhigt. Dies können in der Regel nur geschultes Klinikpersonal oder erfahrene Mitarbeiter in ambulanter Praxis leisten.
>
> Agitiertheit kann kurzfristig abklingen („Ruhe vor dem Sturm") und schnell

▢ Tab. 4.1 Syndrome in der Notfallpsychiatrie (Messer et al. 2015)

Syndrom	Merkmale
Psychomotorische Unruhezustände	Unruhe, ungezielte ungesteuerte motorische und affektive Übererregung, Reizbarkeit, gerichtete oder ungerichtete Aggressivität und Fremdgefährdung
Delirante Syndrome	Psychomotorische Unruhe oder Apathie, quantitative oder qualitative Bewusstseinsstörungen, Wahrnehmungs- und Denkstörungen, fluktuierende Verläufe von Delir
Stuporöse und dissoziative Zustände	Nichtansprechbarkeit bei offensichtlicher Vigilanz, quantitative oder qualitative Bewusstseinsstörungen, Negativismen, Mutismus, Katatonie
Suizidalität	Ausgeprägte aufdringliche, anhaltende Gedanken, Absichten, Pläne, Handlungsvorbereitungen oder Handlungen mit dem Ziel der Selbsttötung
Pharmakologisch induzierte Syndrome	Malignes neuroleptisches Syndrom, anticholinerges Syndrom, Serotoninsyndrom, Lithiumintoxikation

wieder und stärker aufflammen und somit ein falsches Bild von einer tatsächlichen Gefährdung geben.

Jugendliche in Erregungszuständen können starke körperliche Energien entwickeln. In solchen Fällen steht der Eigenschutz vor dem Fremdschutz.

■ **Empfehlungen zum Verhalten bei Fremdgefährdung**

– Situationen, die eskalieren, sollten möglichst frühzeitig erkannt werden.
– Verbale Drohungen des Kindes/Jugendlichen sollten ernst genommen werden.
– Eine Sicherheitsdistanz (mindestens eine Armlänge) einhalten.
– Sich möglichst in Nähe von Fluchtwegen/Türen aufhalten.
– Deeskalationsstrategien anwenden.
– Pharmakologische Medikation (ärztlich angeordnet) ggf. nach Bedarf einsetzen, z. B. oral in Form eines schnellfreisetzenden Wirkstoffs aus der Gruppe der Antipsychotika oder Benzodiazepine.

4.2.3 Rehabilitationseinrichtungen

Rehabilitationskonzepte für Jugendliche, die wegen ihrer psychischen Erkrankung eine Berufsausbildung abbrechen müssen oder aufgrund ihrer akuten schweren psychischen Störung bestimmte Berufe nicht mehr ausüben dürfen, werden in Rehabilitationseinrichtungen umgesetzt.

■ **Ziel der psychiatrischen Rehabilitation**
Die psychische Beeinträchtigung, Kompetenzen und das Gesundheitsverhalten bei psychisch erkrankten Jugendlichen sollen verbessert sowie eine Defizitorientierung überwunden werden. Bildungs- oder Umschulungskonzepte sollen zu dauerhafter Erwerbsfähigkeit verhelfen. Mit einem multidimensionalen, integrierten Konzept auf medizinischer, sozialer und beruflicher Ebene wird dem Jugendlichen ermöglicht, an allen Bereichen des öffentlichen Lebens partizipieren zu können.

Die Kosten des stationären Aufenthalts tragen Rentenversicherungsträger, Krankenversicherung oder die Bundesagentur für Arbeit. Rehabilitanden mit den Diagnosekriterien für schizophrene und affektive Erkrankungen und auch für Essstörungen werden in der Regel in den derzeit 52 bundesweit stationären Einrichtungen mit insgesamt 1723 Plätzen aufgenommen (Stand September 2015). Die Jugendlichen nehmen während ihres Aufenthalts an beruflichen Maßnahmen teil, um wieder ins Arbeitsleben integriert werden zu können.

Nach Beendigung einer erfolgreichen rehabilitativen Maßnahme ändert sich bei vielen Betroffenen auch die Wohn- und Lebenssituation: Größere finanzielle Unabhängigkeit ist eine wichtige Voraussetzung für einen erweiterten Aktionsradius und ermöglicht eine bessere Partizipation am gesellschaftlichen Leben. Ein Leben in betreuten Wohnformen bietet jungen Menschen mehr Autonomie und Selbstbestimmung.

Ein sozialmedizinischer Anteil der Rehabilitation ist die Beantragung eines Schwerbehindertenausweises. Je nach Schwere der psychischen Störung kann es aufgrund von kognitiven Defiziten zu Behinderungen bei instrumentellen Fähigkeiten des Alltags kommen. Dies ist häufig der Fall bei Jugendlichen mit Störungen aus dem schizophrenen Formenkreis oder bei Patienten mit schweren Autismusformen. Dieser Ausweis berechtigt u. a. zur Mitnahme einer Begleitperson in öffentlichen Verkehrsmitteln sowie im Berufsleben zur Zuerkennung des geltenden Kündigungsschutzes.

- **Berufliche Rehabilitation**

Bei der beruflichen Rehabilitation lassen sich zwei Strategien unterscheiden:

1.   Strategie: First-train-then-place-Ansatz   Es handelt sich um ein spezielles Arbeitstraining in einen beschützten Raum mit Vorgehen in mehreren Schritten:
   Arbeit an krankheitsbezogenen Defiziten
   Training von arbeitsbezogenen Fertigkeiten in einer speziellen Einrichtung
   Berufliches Praktikum
   Integration im ersten Arbeitsmarkt

Nachteil des Ansatzes: Die Maßnahmen sind mit hohen Kosten verbunden, sie weisen trotz hoher Eintrittsselektion geringe Integrationserfolge auf (meist unter 30 %), finden mehrheitlich im geschützten Rahmen statt und sind zeitlich befristet.

Zum geschützten Arbeitsmarkt gehören folgende Beschäftigungsmöglichkeiten:
- Tagesstätten,
- Tagesförderstätten,
- Werkstätte für behinderte Menschen,
- Zuverdienstangebote gemeindepsychiatrischer Versorgungseinrichtungen.

2.   Strategie: First-place-then-train-Ansatz   Der Jugendliche wird schnell auf dem ersten Arbeitsmarkt integriert und dann in der beruflichen Tätigkeit trainiert. Der Betroffene wird dabei durch einen spezialisierten Job-Coach begleitet (DGPPN 2013).

> **Worauf Therapeuten und Pädagogen achten sollten**
>
> Wenn Jugendliche eine akute psychische Erkrankung entwickeln, sollten sie schnell einer rehabilitativen Maßnahme zugeführt werden, damit ihre Symptome nicht chronisch werden. Sobald sie nach einem stationären Klinik- oder Rehabilitationsaufenthalt in ihre Schule oder in ihre Ausbildungsstätte zurückkehren oder eine Umschulung absolvieren müssen, ist auf ein qualitativ gutes und rasches Eingliederungsmanagement zu achten. Besonders für junge Menschen, die noch viele Berufsjahre vor sich haben, ist es wichtig, nach einem Weg zu suchen, der ein inklusives Leben ermöglicht.

4.3   Ambulante psychiatrische Versorgung

Ca. 90 % der Eltern von psychisch kranken Kindern oder Jugendlichen nehmen selbst Kontakt zu einer ambulanten kinder- und ju-

▢ Tab. 4.2 Diagnostizierte Erkrankungen in einer ambulanten Facharztpraxis von Oktober 2019 bis März 2020 (Quelle: Sozialpsychiatrische Praxis einer mittelgroßen deutschen Stadt in Rheinland Pfalz)

Diagnoseschlüssel Code ICD-11	Psychische Störung	Patientenfälle
F90.0	Einfache Aktivitäts- und Aufmerksamkeitsstörung	216
F92.8	Sonstige kombinierte Störung des Sozialverhaltens und der Emotionen	219
F93.8	Sonstige emotionale Störungen des Kindesalters (Depressionen, Angststörungen)	107
F98.80	Aufmerksamkeitsstörung ohne Hyperaktivität mit Beginn in der Kindheit und Jugend	52
F32.1	Mittelgradige depressive Episode	30
F81.0	Lese- und Rechtschreibschwäche (Legasthenie)	23
F43.2	Anpassungsstörungen	23
F98.00	Enuresis nocturna	19
F81.1	Kombinierte Störungen schulischer Fertigkeiten	17

gendpsychiatrischen Praxis auf. Gründe für einen Erstkontakt sind ein auffälliges Verhalten des Kindes in Kindergarten, Schule oder im häuslichen Kontext. Beim Kleinkind kann dies eine Verweigerungshaltung, im Schulalter die Schulverweigerung sein. Dabei sind die Problemlagen oft multikausal.

▢ Tab. 4.2 zeigt beispielhaft die im Zeitraum von Oktober 2019 bis März 2020 diagnostizierten Erkrankungen in einer ambulanten Facharztpraxis.

Jungen werden in Kindergarten und Schule von Erziehern und Pädagogen aufgrund ihres größeren motorischen Bewegungsdrangs und höherer Risikobereitschaft als auffällig wahrgenommen. Mädchen demonstrieren oft erst später abweichendes Verhalten.

■ **Eltern als Interaktionspartner**

Heute profitieren Eltern von der Situation, ihren Erziehungsauftrag an professionelle Dienstleister aus Kindergarten oder Schule abzugeben und sehen darin die Möglichkeit, sich im Erziehungsauftrag unterstützen zu lassen. Falls es dann zu Hause zu Problemen mit dem Kind kommt, können Eltern in der für sie am besten geeigneten ambulanten Praxis ihre „Problemkinder" vorübergehend abgeben, damit sie fachgerecht behandelt werden können.

In der Diagnostik beobachtet das therapeutische Team, wie Eltern mit ihren „auffälligen" Kindern und Jugendlichen interagieren. Hier kommen insbesondere bei Kindern mit emotionalen Verhaltensstörungen oftmals unangemessene Erziehungsstile der Eltern zum Einsatz, welche die psychiatrische Problematik aufrechterhalten bzw. verstärken.

Eine berufliche und/oder private Mehrfachbelastung der Eltern kann bei der Erziehung der Kinder überfordern, sodass Alternativen leicht übersehen werden. Eltern haben oft keine Handlungsstrategien, um Probleme zu lösen, dies resultiert jedoch nicht aus der Mehrfachbelastung, sondern daraus, dass lösungsorientierte Handlungsansätze nicht erlernt wurden, wie z. B. der Umgang mit Stress oder gewaltfreie Kommunikation. Vielmehr kann es zu einem Machtkampf zwischen den Interaktionspartnern kommen.

Ein 3-Jähriger möchte am Abend nicht schlafen gehen. Der Vater mahnt ihn mit den Worten: „Wenn du bis um 20 Uhr noch nicht im Bett liegst, rede ich morgen den ganzen Tag lang nicht mit dir!"

Eltern mit leidvollen Erfahrungen aus Kindheit oder Jugend können häufig nicht auf geeignete interaktive Handlungsmöglichkeiten für die Erziehung ihrer eigenen Kinder zurückgreifen; ihnen fehlen positive Vorbilder im Sinne des „Lernens am Modell". Diese Eltern erkennen nur schwer die Bedürfnisse ihrer Kinder, sie resignieren schnell und kommunizieren in einem dysfunktionalen destruktiven Sprachstil. ◀

Einige Eltern kommen auch in die Praxis mit der Einstellung, dass die Problematik ausschließlich bei den Kindern liege. Einige der besorgten Eltern nehmen vorwiegend die abnormen Verhaltenssymptome ihres Kindes wahr und reflektieren zu wenig ihre eigenen interaktiven Anteile in der Eltern-Kind-Dyade. Resigniert geben sie das Kind in professionelle Hände und wünschen sich möglichst schnell ein genesenes Kind nach dem Grundsatz: „Nun machen Sie mal, dass mit meinem Kind alles wieder normal und gut wird!"

Eltern sollten mit ihren Kindern nicht nur über positive, sondern auch über negative Emotionen sprechen, damit diese frühzeitig lernen, Bedürfnisse, welche mit Emotionen zusammenhängen, klar und eindeutig in Worten auszudrücken. Eltern sollten nicht vorschnell aufgeben, wenn die Interaktion nicht gleich gelingt. Dies ist bei Kindern in Trotzphasen und bei Jugendlichen in der Pubertät sehr wichtig. Treten Konflikte auf, sollten diese mit den Kindern gemeinsam gelöst werden.

■ **Therapien in der ambulanten Versorgung**

Fachärzte therapieren auf den Grundlagen der S3-Leitlinien für Erkrankungen aus der Kinder- und Jugendpsychiatrie. Ein erfolgversprechender therapeutischer Bereich ist die niedrigschwellige Sozialpsychiatrie mit ihren vielfältigen Gruppenangeboten, Einzelsettings und Eltern-Kind-Interaktionen.

Kreative Therapien wie z. B. ein Therapiehund als Regulationsmittel bei Emotionsstörungen werden in allen Altersgruppen positiv eingesetzt. Durch die klare Körpersprache der Tiere wird einem Kind der Weg zu den eigenen Emotionen eröffnet. Eigenes Verhalten wird auf nonverbaler Ebene gespiegelt, wodurch das Kind eine unmittelbare Rückmeldung auf sein Verhalten erhält.

In der Praxis wird mit dem jungen Patienten und seinen Eltern intensiv verhaltenstherapeutisch angelehnt gearbeitet. Die Therapien finden regelmäßig alle zwei bis drei Wochen statt. Wenn der therapeutische Prozess z. B. stagniert, können bei einigen psychischen Störungen wie ADHS entsprechende Medikamente unterstützend zum Einsatz kommen.

In der ambulanten Versorgung wird auf eine interdisziplinäre Zusammenarbeit mit anderen therapeutischen Berufsgruppen wie z. B. Ergotherapie, Logopädie, Physiotherapie, Psychologie, Heilpädagogik und Pädiatrie viel Wert gelegt. Liegt der Therapiebericht des jeweiligen Therapeuten dem Facharzt für Kinder- und Jugendpsychiatrie vor, kann auf die Erstverordnung, falls notwendig, eine weitere Folgeheilmittelverordnung ausgestellt werden. Voraussetzung für gelingende Interdisziplinarität ist eine gute Vernetzung zwischen dem Facharzt und den Beteiligten aus anderen Gesundheitsfachberufen.

■ **Zukünftige Probleme der ambulanten Versorgung**

Psychiatrische Probleme übersteigen oft die Möglichkeit zur selbständigen Lösung, da adäquate Lösungsstrategien fehlen und hier eine Inanspruchnahme von professioneller Hilfe unabdingbar ist. Kinder- und Jugendpsychiater sehen eine große Gefahr in der exzessiven Nutzung digitaler Medien, z. B. durch Games u. a., die bei YouTube abrufbar sind und bei anderen Computerspielen. Durch deren Nutzung bis weit in die Nachtstunden hinein können bei Jugendlichen Schlafstörungen verstärkt werden. Jugendliche sollten Medienkompetenz bereits früh von den Eltern lernen. Die Vorbildfunktion wird dadurch erschwert, dass die gegenwärtige Elterngeneration die Problematik in Bezug auf exzessive Smartphone- und Games-Nutzung und deren Folgen noch nicht als ernst genug erkannt hat.

Die ambulante psychische Versorgung von unbegleiteten minderjährigen Flüchtlingen gestaltet sich derzeitig sehr problematisch. Der Facharzt muss einem Betroffenen eine Kostenaufstellung für das Jugendamt über die jeweilige Diagnostik und Therapie übermitteln. In den Behandlungskosten nicht enthalten sind Kosten, welche für einen erforderlichen Dolmetscher und für einen Betreuer anfallen, welche den Betroffenen wegen der kommunikativen Verständigung zu den Arztkontakten und Therapiestunden begleiten müssen. Für eine bedarfsgerechte Versorgung der Klientel besteht vonseiten der Gesundheitspolitik ein großer Handlungsbedarf.

4.4 Nichtmedikamentöse psychosoziale Interventionen

Zum Erreichen von therapeutischen Zielen können die gegenwärtig verfügbaren Medikamente insbesondere bei Kindern nur einen begrenzten Beitrag leisten. Atypische Neuroleptika erhöhen z. B. kognitive Leistungen (Aufmerksamkeit, Konzentrationsfähigkeit) bei einem Aufmerksamkeitshyperaktivitätsdefizit, haben aber, wenn langfristig verabreicht, einen Einfluss auf die körperliche Entwicklung sehr junger Kinder. Antidepressiva und Antipsychotika mildern Verhaltenssymptome, führen jedoch häufig zu erheblichen Nebenwirkungen und gesundheitlichen Risiken, insbesondere im frühen Kindesalter.

Aus diesen Gründen ist es erforderlich, nichtmedikamentöse Interventionen der pharmakologischen Therapie vorzuziehen, damit eine zufriedenstellende Lebensqualität erreicht werden kann. Von den Interventionen können diejenigen Verfahren als „psychosozial" bezeichnet werden, die sich auf neuropsychologische oder sozialpsychologische Wirkmechanismen stützen.

Kindgerechte Therapiebeispiele sind: Verhaltenstherapie (Spieltherapie), kognitives Training, Ergotherapie, tiergestützte Therapie, Musiktherapie, Aromatherapie sowie multisensorische Therapie. Diese Therapieformen werden im nachfolgenden Abschnitt behandelt. Ihre Wirkungen beruhen zu einem großen Teil auf der Anregung von Emotionen, auf der Aktivierung von positiven Erinnerungen und der Förderung sozialer Interaktionen. Meist werden die Therapien multimodal angewendet.

Psychosoziale Interventionen tragen auf unterschiedliche Weise zu den Therapiezielen bei und wenden eine Vielzahl von Strategien an.

- Auf die Verbesserung kognitiver Leistungen ist ein kognitives Training gerichtet.
- Eine Stärkung des emotionalen Wohlbefindens streben der Aktivitätsaufbau und eine multisensorische Therapie an.
- Eine Milderung von Verhaltenssymptomen kann mit Musiktherapie, Maltherapie, Aromatherapie und tiergestützter Therapie erreicht werden.
- Die Aufrechterhaltung der Funktionsfähigkeit im Alltag steht bei der kognitiven Rehabilitation, Logopädie und Ergotherapie im Vordergrund.
- Die Unterstützung der Eltern und anderer Bezugspersonen durch Edukation und Beratung zum bedürfnisgerechten Umgang mit psychisch kranken Kindern und Jugendlichen ist ein weiteres wichtiges Ziel.

Über die Auswahl geeigneter Interventionen entscheidet zumeist der Facharzt für Kinder- und Jugendpsychiatrie oder der Psychotherapeut.

4.4.1 Interventionen zur Verbesserung kognitiver Leistungen

4.4.1.1 Kognitive Stimulation

Kognitive Fähigkeiten werden durch Aktivitäten zur Anregung von Gedächtnis, Konzentration, Denken und Kommunikation stimuliert. Die Übungen haben eine soziale Komponente und können in Einzelsitzungen oder in kleinen Gruppen durchgeführt werden.

Beispiele sind: Unterhaltungen über Geschichten, Märchen, Tagesereignisse, Reisen, Lieblingsspeisen, Spielzeug, die Gestaltung von Feiertagen, Zahlen-, Sing- oder Wortspiele, Rätsel. Die Stimulation hat positive Einflüsse auf das Wohlbefinden und die Sprache, jedoch nicht auf die Stimmung und Verhaltenssymptome wie z. B. Reizbarkeit, Agitiertheit, Antriebslosigkeit.

4.4.1.2 Kognitives Training

Das Training wird von Ergotherapeuten angeboten, kann in Einzelsitzungen oder in kleineren Gruppen stattfinden und besteht aus Übungen zu bestimmten kognitiven Fähigkeiten. In der Differenzierung zur kognitiven Stimulation, die sich auf die allgemeine Anregung von kognitiven Fähigkeiten beschränkt, ist das Ziel die Verbesserung von mentalen Leistungen wie z. B. Aufmerksamkeit, Merkfähigkeit, Konzentration, Sprache, visuelle Wahrnehmung oder Reaktionsgeschwindigkeit.

Zwei Hauptformen, die kombiniert werden können, lassen sich unterscheiden:
1. Wiederholte Ausführung kognitiver Aufgaben: Kopfrechnen, Merken von Objekten oder deren Ort, Erkennen von Bildern, Ordnen von Bildserien, Zusammenstellen von Puzzles, Navigieren in einem Labyrinth.

2. Memotechniken: Methode des Ortes, Verbalisierung, Visualisierung.

Bei langfristiger und intensiver Nutzung des Trainings ist eine Generalisierung der Trainingseffekte auf allgemeine kognitive Fähigkeiten zu beobachten.

4.4.1.3 Verbesserung der kognitiven Leistung

Es ist verständlich, dass Jugendliche, die ihre Leistungen eher als schwach einschätzen, mit pharmakologischen Substanzen ihre Chancen in Schule, Beruf und Universität verbessern möchten. Die Gruppe der Substanzen mit potenziell kognitionsfördernden Eigenschaften ist heterogen.

- **Koffeinhaltige Getränke**

Hohe Dosen von Koffein weisen psychoaktive Eigenschaften wie z. B. Verbesserung der Daueraufmerksamkeit, Reaktionsgeschwindigkeit, verbesserte Kurzzeitgedächtnisleistung auf.

Die Substanz ist in Kaffee, Tee und in etlichen Energydrinks, z. B. „Red Bull" oder „Rockstar" enthalten. Die Wirkung von Koffein tritt in der Regel innerhalb von 15–30 Minuten nach dem Genuss ein. Die Bioverfügbarkeit beträgt 100 %. Nebenwirkungen treten erst bei Dosierungen über 200 mg auf und äußern sich in Unruhe, Schlaflosigkeit, Tremor, Tachykardie, Arrhythmie und Übelkeit. In Deutschland darf die Konzentration von Koffein in Energydrinks nicht mehr als 32 mg/100 ml betragen; dies bedeutet, dass eine 250-ml-Dose „Red Bull" ca. 80 mg Koffein enthält.

- **Amphetamine**

Die Daueraufmerksamkeit wird durch diese Substanzgruppe erheblich gesteigert. Die Stimulanzien verringern das Schlafbedürfnis und verlängern die Einschlaf- und REM-Latenz („rapid eye movement", sinngemäß: schnelles Augenrollen während der Traumphasen).

Methylphenidat ist das bekannteste Amphetaminderivat, das zur Behandlung der Aufmerksamkeitsdefizit-/Hyperaktivitätsstörung (ADHS) zugelassen ist.

■ Ethische Folgen

Ärztlich verordnete effiziente Medikamente zur Behandlung kognitiver Defizite im Rahmen psychiatrischer Störungen, z. B. bei Schizophrenie, Depressionen u. a., können zwangsläufig auch von gesunden Personen zur Leistungsverbesserung eingenommen werden. Eltern werden vor die Frage gestellt, ob ihre Kinder bei Verzicht auf kognitionsfördernde Substanzen die gleichen Chancen wie Kinder haben, deren Eltern keine Bedenken hinsichtlich ihrer Verordnung haben.

Lehrpersonen, Arbeitgeber, Professoren und Juristen müssen sich mit der Frage befassen, ob ein Prüfungsergebnis, das unter der Einnahme eines Pharmakons erzielt wurde, so hoch zu bewerten ist wie ein Ergebnis ohne Zuhilfenahme dieser Substanz. Mit dieser ethischen Frage wird sich in Zukunft der Gesetzgeber befassen müssen.

4.4.2 Interventionen zur Stärkung des emotionalen Wohlbefindens

Es gilt, Belastungssituationen frühzeitig vorzubeugen, bevor sie sich manifestieren. Bis Eltern den Weg zu Gesundheitsprofessionen finden und sich mit ihren Sorgen und Problemen den Ratgebern anvertrauen, haben sie häufig einen langen, seelisch schmerzhaften Leidensweg hinter sich. Dabei geht es nicht nur um psychosoziale Belastungen, sondern auch um Fragen der Erziehung und um ökonomische Probleme, z. B. wenn ein Elternteil aufgrund der psychischen Störung des Kindes bzw. des Jugendlichen seine Berufstätigkeit aufgeben muss.

■ Familienberatungsstellen

Elternberatungen und Schulungen in Gruppen oder Einzelsitzungen legen ihren Schwerpunkt auf Wissensvermittlung, Erfahrungsaustausch unter den Teilnehmern und die Erarbeitung praktischer Problemlösungen zum adäquaten Umgang mit den Erkrankten. Emotional stützende und soziale Funktionen der Gruppen sind für betroffene Jugendliche und größere Schulkinder ebenso wichtig. In der Gemeinschaft mit Gleichgesinnten erfahren sie Verständnis, Solidarität und Ermutigung. Die Teilnehmer können eine positive Einstellung zur Krankheit entwickeln und fühlen sich weniger isoliert. Die Treffen in Gruppen können Depressivität, Angst und Isolation vermindern sowie Selbstwirksamkeit und interaktive Kommunikation verbessern.

■ Aktivitätsaufbau

Bei der Durchführung der Interventionen außerhalb der stationären oder teilstationären Einrichtung sind die Eltern aktiv einbezogen. Sie werden von Therapeuten angeleitet, angenehme Tätigkeiten in den Alltag der Erkrankten einzufügen. Dazu gehören Aktivitäten außer Haus mit der Familie, z. B. Kinobesuch, Eis essen, Besuch von Abenteuerspielplätzen, Sport- oder Musikveranstaltungen etc. In Verbindung mit den Aktivitäten erhalten die Eltern ein Programm zu Problemlösungen, das ihnen helfen soll, mit den Verhaltenssymptomen ihrer Kinder besser zurechtzukommen.

4.4.2.1 Multisensorisches Training

Am Auftreten von Verhaltenssymptomen wie starker Agitiertheit und Angst ist meist eine sensorische Deprivation (Beraubung von Sinneseindrücken) beteiligt. Um diese zu kompensieren, eignet sich das Konzept des „Snoezelen". Dieses Konzept wird in der stationären Kinder- und Jugendpsychiatrie in unterschiedlichen Varianten eingesetzt und in typischen Räumen mit einer besonderen Ausstattung durchgeführt. Die Anregung der Sinne durch bunte Beleuchtung, intensive Farben, angenehme unterschiedliche Berührungsreize, Düfte und Klänge soll Erinnerungen wachrufen, positive Emotionen wecken, die Aufmerksamkeit für das soziale Umfeld erhöhen und Entspannung erzielen.

4.4.2.2 Aromatherapie

Bei der Aromatherapie kommt die beruhigende Wirkung von pflanzlichen Düften zur Anwendung. Wohlriechende natürliche Destillate, gewonnen z. B. aus Rosen, Lavendel, Melisse, Zimt und Zitrusfrüchten, steigern das Wohlbefinden. Die Essenzen werden in Duftlampen verwendet, durch Einreibungen auf die Haut gebracht oder dem Badewasser zugesetzt. Die freigesetzten ätherischen Öle sprechen den olfaktorischen Sinn an. Aufgrund der engen Verbindung zwischen dem olfaktorischen Kortex und dem limbischen System verursachen die Düfte rasche und intensive emotionale Wirkungen und haben entspannende Effekte. Falls der Patient keine allergischen Reaktionen, Hauterkrankungen oder Asthma aufweist, eignet sich die Aromatherapie wohldosiert auch für Kleinkinder.

4.4.2.3 Musiktherapie

Diese Form der therapeutischen Intervention wird von Musikpädagogen angewendet, um junge Patienten durch Melodien und Rhythmen anzuregen. Hierzu gehört das gemeinsame Singen und Musizieren z. B. mit Orff-Instrumenten ebenso wie das Vorspielen von Musik von Tonträgern und Live-Auftritte von Bands. Musik weckt Emotionen, ruft Erinnerungsspuren wach, regt die Äußerung von Emotionen an und fördert die soziale Interaktion. Diese Therapieform führt zu einem Rückgang von Aggressivität, Agitiertheit und ziellosem Umherwandern.

4.4.2.4 Maltherapie

Farben haben auf Menschen eine sehr unterschiedliche energetische Wirkung. Sie verursachen Schwingungen, die von unserem Organismus aufgenommen werden und somit auf unsere Psyche Einfluss nehmen können. Sie können Assoziationen und Gefühle und damit Reaktionen auslösen. Kalte Farben wie blau und grün schaffen eine Distanz, sie sind passiv und vermitteln den Eindruck von Sachlichkeit und Funktionalität. Warme Farben hingegen wie rot, gelb oder orange schaffen Nähe und eine gemütliche und persönliche Atmosphäre. Sie wirken anregend, körperlich und seelisch aufmunternd und eignen sich für Räume, in denen sitzende Tätigkeiten ausgeführt werden.

Kinder und Jugendliche mit psychischen Störungen malen ihre Welt in dunklen Farben. Ihre Bilder drücken innere Bedrücktheit, seelische Bedrängnis wie Angst, Hoffnungslosigkeit oder Sorgen aus. Interpretationen ergeben sich in den Bildern durch gezeichnete Figuren und Symbole. Weil Kindern Worte für das Unfassbare fehlen, das sie z. B. traumatisch erlitten haben, können die Bilder darauf hindeuten, welche Ursache ihrer seelischen Notlage zugrunde liegt.

4.4.2.5 Tiergestützte Therapie

Über Emotionen wird versucht, einen Zugang zu den kleinsten unter den Kindern, die sich nur schwer artikulieren können, zu finden. Kinder zeigen dann ihren psychischen Ausdruck in der Handlung (auch in der Spieltherapie). Die Anwesenheit z. B. eines Hundes vermittelt Empfindungen der Gemeinsamkeit, bietet Gelegenheit für aktive Reize, fokussiert die Aufmerksamkeit und ermöglicht eine einfache, intensive nonverbale Interaktion. Die Interventionsform reduziert Unruhe und herausfordernde Verhaltensweisen.

4.4.2.6 Kognitive Rehabilitation

Unter Mitarbeit einer Bezugsperson erlernt das Kind Strategien, mit denen die negativen Auswirkungen der kognitiven Leistungen wie z. B. Hyperaktivität, Unkonzentriertheit, Aufmerksamkeitsdefizit und emotionale überschießende Reaktionen auf den Alltag ausgeglichen werden sollen.

Dazu gehören Maßnahmen wie z. B. Strukturierung des Tagesablaufs, Tages-, Wochenpläne, Notizbücher, Erledigungslisten und regelmäßig wiederkehrende Routinen. Psychosozialer Stress im Schul- und Ausbildungsalltag lässt sich somit reduzieren und eine Verbesserung persönlicher Ziele für die Erkrankten und ihre Familienangehörigen erreichen.

4.4.2.7 Ergotherapie

Ergotherapeuten verfügen nicht über eigene Strategien für psychisch kranke Kinder und Jugendliche, sondern wenden Verfahren an, die sie mit der kognitiven Stimulation und Rehabilitation und der Musiktherapie teilen. Das Hauptgewicht liegt auf der Förderung von Alltagsfertigkeiten, z. B. Tagesstrukturierung, Hilfestellung bei Handlungsplänen, Sicherstellung der Nahrungsaufnahme, Selbstversorgung, Maßnahmen der Umgebungsanpassung oder Gestaltung von sozialen Freizeitaktivitäten wie z. B. Kochgruppen, Einführung von Alltagsroutinen, kreatives Gestalten wie Malen, Kneten, Ton-, Holzarbeiten und vieles andere mehr.

4.5 Psychotherapeutische Verfahren

Der Begriff „Psychotherapie" kommt von dem griechischen Begriff „psychotherapia" und bedeutet „Pflege der Seele".

Das Konzept der Psychotherapie hat sich seit 1991 als wirksamer und unverzichtbarer Bestandteil der Therapie bei nahezu allen psychischen Störungen etabliert. Die Psychotherapie wird in den S3-Leitlinien für die Behandlung von unipolaren und bipolaren Depressionen, Zwangsstörungen, Schizophrenien, Essstörungen, Persönlichkeitsstörungen und Abhängigkeitsstörungen in erster Linie genannt, oft in Kombination mit Psychopharmaka.

Psychotherapie

Unter Psychotherapie versteht man die Prävention, Behandlung und Heilung von psychischen Störungen und psychisch verursachten Körperkrankheiten durch einen geschulten Therapeuten mithilfe wissenschaftlich fundierter psychologischer Methoden unter systematischem Einsatz der Patient-Therapeut-Beziehung. Der Wirkfaktor „Beziehungsqualität" gilt in der klassischen Psychotherapie als wesentliche Determinante des Therapieerfolgs. Psychotherapie wirkt langfristig.

In der Psychotherapie werden mit Kindern und Jugendlichen und deren Eltern vier zentrale existenzielle Themen bearbeitet:
1. die Unausweichlichkeit des Todes, z. B. bei Suizidgefährdung und Suizidversuch,
2. grundsätzliche Isolation, z. B. bei Angst- und Zwangsstörungen,
3. das Fehlen eines erkennbaren Sinns, z. B. bei depressiven Störungen,
4. das Leben nach dem eigenen Willen zu gestalten, z. B. bei Adoleszenzkrise, Erkrankungen aus dem schizophrenen Formenkreis.

Kontakt für Hilfesuchende

— Hilfen bei der Suche nach Psychotherapeuten leistet der Kassenärztliche Bundesverein auf der Internetseite ▶ www.kbv.de.
— Darüber hinaus gibt es die Möglichkeit, sich kostenfrei an die TelefonSeelsorge zu wenden unter 0800 1110111 oder 0800 1110222 (weitere Informationen unter ▶ www.telefonseelsorge.de).

■ **Übergeordnetes Ziel aller Therapieverfahren**

Ziel ist, den Patienten zu befähigen, mit seiner psychischen Erkrankung zu leben. Diese Befähigung ist die Leistung von Psychiatern und Psychotherapeuten. Die spezifische Qualität der psychiatrischen Behandlung betrifft das Gefühl beim Patienten, eine eigene Kompetenz im Umgang mit seiner Krankheit zu entwickeln und seine eigenen Ressourcen dafür zu entdecken.

Die Psychotherapie trainiert bei psychisch kranken Kindern und Jugendlichen je nach eingesetzter Methode die Wahrnehmung der eigenen Bedürfnisse, die Balance von Soma und Psyche, das Wahrnehmen der verbalen und nonverbalen Wertschätzung sowie die innere Sicherheit vom Wissen des eigenen Wertes. Bei erfolgreicher Behandlung bilden sich in der Summe das gesunde Selbstbewusstsein, die stabile Persönlichkeit sowie die innere Autonomie aus. Das bedeutet: In einer erfolgreichen Psychotherapie werden zwischenmenschliche Qualitäten transportiert wie Zuversicht spenden, Hoffnung vermitteln, Mut machen, Wert schätzen, Verständnis zeigen und neue Wege aufzeigen.

Um besonders bei affektiven Störungen wirksamere Therapieerfolge zu sichern, geben Behandlungsleitlinien die Empfehlung, eine Psychotherapie mit medikamentöser Behandlung zu kombinieren (Hauth 2015).

Für das Erreichen eines Therapieerfolgs bei leichten ambulant zu behandelnden Fällen sind psychotherapeutische Maßnahmen als Leistung der gesetzlichen Krankenkassen mit ca. 20–25 Therapiestunden erforderlich. Ja nach Therapieplan kann diese Dauer bei der Ein-Jahres-Katamnese erweitert werden.

Kliniken für Psychiatrie und Psychotherapie bieten evidenzbasierte Psychotherapien sowohl als Gruppen- als auch Einzelleistungen an. Psychotherapieleistungen in Einzelsitzung dauern je nach Alter des Kindes/Jugendlichen meist 50 Minuten. Eine gruppentherapeutische Sitzung dauert je nach Störungsbild ca. 90 Minuten. Für die Teilnahme an einer psychotherapeutischen Maßnahme sollte der Patient Psychotherapiefähigkeit, d. h. eine innere Bereitschaft zur Änderung seines Verhaltens mitbringen.

4.5.1 Indikationen

Wirksame psychotherapeutische Interventionen sollten schwer erkrankten Kindern und Jugendlichen angeboten werden bei folgenden Störungsbildern:

- Depressionen,
- bipolare affektive Störung,
- dissoziative Persönlichkeitsstörungen,
- somatische und psychisch verursachte Schmerzen nach schwerem Unfall,
- Angststörungen,
- Zwangsstörungen,
- Schizophrenie,
- Traumaerfahrungen,
- posttraumatischen Belastungsstörungen (PTBS).

Psychotherapie kann bei leichteren psychischen Störungen gute Chancen auf Besserung und Heilung bieten. Darüber hinaus verhindern geeignete Interventionen, dass die Störung fortschreitet, chronifiziert und zu Folgeerkrankungen führt.

4.5.2 Ausführende Berufsgruppen

Psychotherapie ist eine anspruchsvolle intellektuelle und emotionale Tätigkeit. Die Interventionen sollten von akademisch ausgebildeten, emotional belastbaren, beziehungsfähigen, kognitiv flexiblen und klinisch geschulten Fachpersonen verübt werden. Infolge des Psychotherapeutengesetzes von 1998 wurde die ambulante psychotherapeutische Versorgung zunehmend von psychologischen Psychotherapeuten übernommen.

Facharzt für Kinder- und Jugendpsychiatrie

Er beschäftigt sich mit der Diagnose, Behandlung und Erforschung von psychiatrischen Erkrankungen. Dabei betrachtet er die Beziehungen zwischen Körper und Psyche und deren wechselseitige Beeinflussung. Um als Facharzt tätig sein zu können, muss nach dem Medizinstudium eine mehrjährige Ausbildung an einer psychiatrischen Kinder- und Jugendklinik absolviert werden. Der Facharzt ist berechtigt, Medikamente zu verschreiben.

■ Psychotherapeut

Er versucht, psychiatrisch, psychosozial und psychosomatisch bedingte Störungen und Leidenszustände zu lindern bzw. zu beseitigen. Dazu wendet er unterschiedliche wissenschaftlich erkannte Methoden der Psychotherapie an. Ein Psychotherapeut kann ein Facharzt für Psychotherapie oder ein Psychologe mit absolvierter Psychotherapieausbildung sein (ärztliche oder psychologische Psychotherapeuten). Nur registrierte Psychotherapeuten sind von den Krankenkassen anerkannt, d. h., nur dann bekommen die Patienten ihre Therapiekosten erstattet.

■ Psychologe

Ein Psychologe verfügt über ein abgeschlossenes Studium der Psychologie. Er befasst sich mit der Diagnostik, Beratung, mit psychologischer Therapie und der Entwicklung gesundheitspräventiver und salutogenetischer Maßnahmen.

Grundsätzlich sollte ein guter Therapeut über gründliche Kenntnisse in Entwicklungspsychologie und Psychopathologie verfügen und psychotherapeutische Techniken und Fertigkeiten beherrschen. Er sollte Erfahrungen mit gruppentherapeutischen Behandlungsprogrammen vorweisen, insbesondere auch mit einer Klientel, welche Schwierigkeiten hat, sich zu disziplinieren und vorgegebene Regeln zu akzeptieren. Idealerweise bringen gute Therapeuten persönliche Reife und Selbstreflexionsfähigkeit mit.

ambulanten Setting, auch in ärztlichen Privatpraxen, durchgeführt. Eine Psychotherapie in Form von Einzel-, Gruppen- oder Familientherapie kann den Behandlungserfolg z. B. von Antidepressiva nachdrücklich verbessern. Kurzzeittherapie (max. 50 Therapiestunden) oder Langzeittherapie (mindestens ein Jahr) werden im stationären oder ambulanten Setting durchgeführt.

Ambulante oder stationäre Therapien wirken auf die verletzte Seele des jungen Patienten ein. Insbesondere in einer kinder- und jugendpsychiatrischen Klinik mit viel Licht, freundlichen Therapeuten und entspannter Klinikatmosphäre kann auf eine verletzte Seele durch neue therapeutische Beziehungen positiv eingewirkt werden und sie kann zur Besserung bzw. Heilung gebracht werden.

■ Kritik am Gesundheitssystem

Trotz der rund 20.000 ambulanten ärztlichen und psychologischen Psychotherapeuten bleiben Patientengruppen von der Therapie ausgeschlossen. In Deutschland fehlen derzeit ca. 3000 ambulante Praxen für Psychotherapien.

Für ein Erstgespräch dauert die Wartezeit ca. 2–3 Wochen, für den Beginn einer Kurzzeit- oder Langzeittherapie ca. 3 Monate. Die Problematik besteht darin, dass akut erkrankte junge Patienten z. B. mit Suizidabsichten nicht aufgefangen werden können. Ein kurzfristiger Zugang zu einer Therapie wäre zudem entlastend für Familienangehörige eines psychisch Erkrankten, die mit den ängstlichen Gedanken leben müssen: „Ist mein Kind noch da, wenn ich nach Hause komme – oder hat er oder sie sich zwischenzeitlich etwas angetan?"

4.5.3 Settings

Psychotherapie als Krankenkassenleistung wird von Fachärzten für Psychiatrie und Psychotherapie, für psychotherapeutische Medizin, für psychosomatische Medizin und Psychotherapie in einem medizinischen Behandlungsrahmen im stationären und

4.5.4 Spezifische Verfahren

Voraussetzung für psychotherapeutische Verfahren ist die Zugänglichkeit und Interaktionsfähigkeit des Kindes/Jugendlichen. Die Auswahl des Verfahrens richtet sich nach dem Störungsbild sowie nach dem Alter bzw. der jeweiligen Entwicklungsstufe des Kindes/Jugendlichen.

Angewandte Psychotherapieformen sind:
- Gesprächspsychotherapie,
- Spieltherapie,
- psychoanalytische Methoden (Hypnose),
- Verhaltenstherapie (kognitiv-behaviorale Therapie, Expositions-Reaktions-Management),
- Skills-Lab,
- Expositionsverfahren,
- Checking-Methode,
- Schematherapie,
- systemische Therapie (Familientherapie).

4.5.4.1 Gesprächspsychotherapie

Eine Gesprächspsychotherapie nach dem klientenzentrierten Konzept von Carl Rogers in Einzel- und Gruppensitzungen dient dazu, beim psychisch erkrankten älteren Schulkind durch wertschätzende Begegnung, Zuwendung und Nähe das herabgesetzte Selbstbewusstsein zu stärken. Es werden keine gut gemeinten Ratschläge erteilt, sondern der junge Patient soll seine Situation reflektieren und Lösungsstrategien selbst entwickeln (Rogers 2012).

4.5.4.2 Personzentrierte Spieltherapie

Der kinderpsychoanalytische Ansatz wurde 1920 von der Psychoanalytikerin Hermine Hug-Hellmuth begründet und von A. Freud und M. Klein in den 1930er-Jahren weiterentwickelt. Der personzentrierte Ansatz geht davon aus, dass das Kind durch die Methode des Spiels innerhalb eines therapeutischen Prozesses zur Heilung angeregt wird. Die Methode fördert und stärkt das kindliche Selbstbewusstsein. Im Spiel finden psychisch kranke Kleinkinder, die sich durch gesprochene Sprache noch nicht ausdrücken können, die Möglichkeit, sich auf ihre vertraute, angemessene Weise auszudrücken.

Auf diesem Weg lassen sich sowohl therapeutisch als auch diagnostisch Zugänge zum Unbewussten eines z. B. traumatisierten Kindes nutzbar machen. Je nach Störungsbild des Kindes findet eine therapeutische Sitzung mit oder ohne Eltern statt.

Zwei Formen der Therapie werden angewendet:
1. Direktive Spieltherapie: Die Führung im Spiel unterliegt der Verantwortung des Therapeuten.
2. Nondirektive Spieltherapie: die Führung im Spiel bleibt dem Kind selbst überlassen, somit bekommt das Kind Gelegenheit, seine Gefühle und Konflikte „auszuspielen".

Das Spiel wird als ein natürliches Medium zur Selbstdarstellung des Kindes verstanden. Dem Kind wird die Möglichkeit geboten, angestaute Gefühle von Spannungen, Frustrationen, Unsicherheit, Angst, Aggressionen und Verwirrungen durch das Spiel auszudrücken.

Durch nur wenige Begrenzungen vonseiten des Therapeuten erfährt das Kind Spiel- und Verhaltensfreiheit, somit gelangen unbewusste Gefühle in das kindliche Bewusstsein. Das Kind erfährt, unbelastet durch Konflikte mit den Eltern, dass es sich entfalten kann und darf, dass es als eine autonome Person mit eigenen Bedürfnissen und Wünschen ernst genommen und geachtet wird. Somit werden das Realitätsbewusstsein und das Sicherheitsgefühl des Kindes verstärkt. Der Therapeut erspürt, was das Kind in seinem Spiel oder durch Worte auszudrücken versucht, er reflektiert die Emotionen des Kindes wie ein Spiegel, sodass es sich besser verstehen kann.

Der Spieltherapeut übernimmt im Spielzimmer dem Kind gegenüber weder die Rolle eines Lehrers noch die eines Elternersatzes. Auch nimmt er keineswegs eine passive Haltung ein, sondern seine Haltung ist gekennzeichnet durch Wachsamkeit und Sensibilität und Evaluation dessen, welche Worte das Kind zum Ausdruck bringt, wie es sich nonverbal verhält oder was es einfordert. Ein Spieltherapeut braucht Verständnis und echtes Interesse am Kind, er sollte während der Therapiesitzungen eine geduldige Haltung einnehmen.

4.5.4.3 Psychoanalytische Methoden

Der Begründer der Psychoanalyse, Sigmund Freud, stellt bei der Methode das Unbewusstsein in den Mittelpunkt des therapeutischen Handelns. Dieser versteckte Teil der Psyche äußert sich z. B. über Träume, Fehlleistungen oder auch Verhaltensmuster. Für die Psychoanalyse sind psychische Störungen das Resultat eines unbewussten Konflikts, der seinen Ursprung in einer früheren traumatischen Situation hat. Werden diese verdrängten Erfahrungen durch eine spätere Lebenssituation aktiviert, kann es zur Manifestation psychischer oder psychosomatischer Störungen kommen. Wenn das Unterdrücken von Gefühlen zur Störung führt, müsste infolge der Bewusstwerdung des Verdrängten eine Heilung erzielt werden. Die Interpretation von unbewussten Wünschen und Bedürfnissen, von Widerstand und Übertragung dient als Hilfsmittel der Psychoanalyse.

▪ Hypnose

Unter dieser Therapieform wird das Zusammenspiel von Trancezuständen und therapeutischen Gesprächen auf tiefenpsychologischer Basis verstanden. Freud geht davon aus, dass im Unterbewusstsein zahlreiche Fähigkeiten und Erfahrungen vorhanden sind, die durch Trance aufgedeckt werden können. Während der Hypnose sind die Patienten für Suggestionen sehr empfänglich; die Fähigkeit, einen Willen zu bilden, ist stark herabgesetzt. Diesen Zustand macht sich der Therapeut zunutze, um die inneren Ressourcen des Betroffenen zu aktivieren.

Die Therapieform kommt meist nur bei älteren Schulkindern oder Jugendlichen zur Anwendung.

4.5.4.4 Kognitive Verhaltenstherapie

Der problemorientierte Ansatz stellt die Hilfe zur Selbsthilfe in den Mittelpunkt. Der Therapeut gibt dem Patienten Methoden und Werkzeuge an die Hand, die ihm dabei helfen, mit seinen Problemen in Zukunft besser umzugehen (◘ Tab. 4.3). Während

◘ **Tab. 4.3** Überblick über kognitive Therapieformen mit entsprechenden therapeutischen Zielen (mod. nach Plag et al. 2014)

Komponente	Ziel
Psychoedukation	Information über Art, Funktion, Entstehung und Aufrechterhaltung der Angst
Selbstbeobachtung	Identifikation von Auslösern, Inhalten, Effekten von Sorgenepisoden (Sorgentagebuch)
Stimuluskontrolle	Aufschieben des Sich-Sorgens auf bestimmte Zeiten und Orte, Gewinnung von Kontrolle
Sokratischer Dialog, Realitätskontrolle	Kritisches Hinterfragen dysfunktionaler Überzeugungen, Kosten-Nutzen-Analyse der Sorgen
Angewandte Entspannung	Reduktion von körperlicher Anspannung auf Basis der progressiven Muskelrelaxation
Sorgenexposition in sensu	Angstaktivierung durch Bearbeitung eines konkreten Sorgenszenarios mit dem Ziel der Habituation
Verhaltensexperimente	Reduktion von Vermeidung oder Rückversicherung (z. B. Briefe nicht öffnen, beruhigende Anrufe)
Problemlösetraining	Systematische Bearbeitung sorgenbesetzter Themen unter Anwendung erlernter Techniken

einer kognitiven verhaltensorientierten Psychotherapie wird versucht, die Rate positiv verstärkender Aktivitäten, die dem Kranken Freude bereiten, zu erhöhen. Bei der Therapie kommt es darauf an, nicht im Hier und Jetzt des Klagens und Anklagens zu bleiben, sondern die Zukunft anzusprechen. Gleichzeitig wird an fehlenden oder ungünstigen Bewältigungsstrategien gearbeitet.

Es werden eine hohe Anspruchshaltung, gedankliche Verzerrungen und Fehleinschätzungen bei der Wahrnehmung und Verarbeitung von Erfahrungen, absolutistische und negative selbstbezogene Überzeugungen bearbeitet. Defizite bei den Sozialkontakten können durch Kommunikationstraining behoben werden. Unverarbeitete Trauerprozesse werden während der Therapie angestoßen.

Typische Techniken sind: aktive Desensibilisierung, Aversionstherapie, Selbstsicherheitstraining und Reizüberflutung.

4.5.4.5 Skills-Lab-Training

Unter Skills-Lab wird ein monoprofessionelles Lernlabor verstanden. Der Begriff „Skill" kann mit Können oder Geschick übersetzt werden. Beim Skills-Lab handelt sich im therapeutischen Bereich um eine Trainingseinrichtung zur Vermittlung spezifischer sozialer Kompetenzen. In Kleingruppen wird mit dem Therapeuten zu bestimmten Themen u. a. in Form von Rollenspielen gearbeitet. Hilfestellungen sind standardisierte Abläufe zur Sicherstellung der Lernbedingungen mit schneller Reproduzierbarkeit. Kinder und Jugendliche, die an den Gruppen teilnehmen, erhalten einen geschützten Rahmen ohne Limitationen, wie sie im echten Lebensalltag bestehen. Ein hohes Maß an Realitätsnähe ist dennoch gegeben durch Modelle oder Schauspieler, die eine bestimmte Rolle einnehmen. Die Komplexität von Alltagssituation wird aufgehoben durch gezielte Lernaufgaben mit zeitlicher Begrenzung der Lernstation.

4.5.4.6 Expositionsverfahren

Im Gespräch mit einem Facharzt für Kinder- und Jugendpsychiatrie oder mit einem Psychotherapeuten wird geklärt, welche Situationen beim Kind/Jugendlichen z. B. die Emotion Angst auslösen. Der Therapeut wird dazu auffordern, dass der Betroffene ein Angsttagebuch anlegt, in dem die angstbesetzten Erfahrungen niedergeschrieben werden können. Dieses schriftliche Instrument unterstützt den an starker Angst Erkrankten bei der Selbstbeobachtung und gibt dem Therapeuten Hinweise für die Auswahl an verhaltenstherapeutischer Methodik.

Im Anschluss daran wird ein Therapieziel festgelegt. Ziel der Therapie ist nicht die Angstfreiheit, sondern die Nutzung der Angst als Signal und als Handlungsmotivation zur Selbstsorge. Das Kind/der Jugendliche bekommt Strategien an die Hand, die im Alltag helfen, mit der Angst umzugehen, sich von der Emotion nicht überwältigen zu lassen und die Kontrolle zu behalten.

Im Rahmen des Expositionsverfahrens wird das Kind z. B. mit einer Situation konfrontiert, die bei ihm Angst auslöst. In der Behandlung von Angststörungen ist dies ein besonders effektives Element. Der Therapeut hilft dem Kind, in der Situation zu bleiben, um zu erfahren, dass seine schlimmen Befürchtungen sich nicht bestätigen, dass die Angst von alleine nachlässt und dass nichts Schlimmes passiert. Die Konfrontation wird so oft wie möglich wiederholt, damit der Betroffene schrittweise lernt, Situation, Gedanken und Emotionen zu beeinflussen, um damit die Angst aktiv einzudämmen.

Im ersten Schritt wird mit dem Kind eine gedankliche Exposition durchgeführt. Dabei wird versucht, das Kind auf der rein gedanklichen Ebene mit der angstbesetzten Situation zu konfrontieren. Im zweiten Schritt kann dann eine tatsächliche Exposition durchgeführt werden. So wird z. B. versucht, das Kind, welches Angst vor dem

Straßenbahnfahren hat, wieder schrittweise an das entspannte Fahren mit der Straßenbahn heranzuführen, indem es in mehreren Sitzungen vom Therapeuten dorthin begleitet wird und schließlich, zum Ende der Therapie, wenn die Angst bewältigt wurde, mit dem Verkehrsmittel alleine fährt.

Die EMDR-Technik („eye movement desensitization and reprocessing"), die bei der Traumatherapie zur Anwendung kommt, zählt ebenso zum Expositionsverfahren.

4.5.4.7 Checking-Methode (nach Ferber)

Die Methode beruht auf Erkenntnissen des Kinderarztes Prof. Ferber (Leiter eines Schlaflabors in Boston, USA) und wurde von der Psychologin Kast-Zahn und dem Kinderarzt Morgenroth auf deutsche Verhältnisse übertragen (Kast-Zahn und Morgenroth 2013). Dem aus der Verhaltenstherapie stammenden Training liegt das Prinzip zugrunde, einem unruhigen Kind durch Wechsel zwischen Nähe und Distanz die Sicherheit zu vermitteln, dass die Eltern auch anwesend sind, wenn sie das Kinderzimmer verlassen.

Ziele der therapeutischen Intervention sind:
- Etablierung selbstregulativer Einschlafsituationen,
- Einüben eines individuellen Schlaf-Wach-Rhythmus,
- Behebung der elterlichen Erschöpfung (Ferber 1996).

Die Methode wird bei frühkindlicher Regulationsstörung wie z. B. bei Schreibabys (▶ Kap. 20) und bei Kleinkindern mit Einschlafstörungen (▶ Kap. 20) von geschulten Eltern angewendet. Sie eignet sich nicht für jedes Kind und erst für Säuglinge ab ca. einem halben Jahr, da sie den Grund des Alleingelassenwerdens noch nicht verstehen können.

Oftmals sind es die Eltern selbst, die ungewollt zu den ungünstigen Schlafgewohnheiten ihrer Kinder beitragen. Einige tragen es stundenlang auf dem Arm in der Wohnung umher oder fahren während der Nacht mit dem Kind im Auto durch die Gegend, damit das Kind endlich einschläft. Andere Eltern reichen spezielle Breisorten, geben dem Kind Beruhigungstee oder wenden auditive Stimulation, z. B. Singen von Schlafliedern oder beruhigende Musik von Tonträgern, an. Durch diese Konditionierung „lernt" das Kind, dass es nur lange genug schreien muss, damit die Eltern seine Wünsche erfüllen. Ein Teufelskreis wird dadurch geschaffen, dass z. B. die Mutter nachgibt, um ein Geschwisterkind oder den berufstätigen Partner nicht aufzuwecken.

Erkenntnisse der modernen Verhaltenstherapie gehen davon aus, dass jegliches Verhalten gelernt wird. Somit ist es möglich, dass das Kind neue Verhaltensweisen erlernt und alte ablegt.

■ Ablauf
Die Eltern legen das übermüdet wirkende Kind in sein Bettchen und verlassen das Kinderzimmer nach kurzer, beruhigender Zuwendung. Nach einem festgelegten Zeitfenster, z. B. drei bis fünf Minuten, gehen die Eltern wieder zum unruhigen Kind und versichern ihm mit beruhigender Stimme kurz, dass sie da sind. Anschließend verlassen sie wieder den Raum. Dieses Vorgehen wird mehrmals wiederholt, bis das Kind selbstständig einschläft.

Für Eltern stellt es eine große emotionale Herausforderung dar, ein schreiendes Kind in den Schlaf zu begleiten. Wie viel Nähe ein Kind zum Einschlafen benötigt, ist immer individuell abzuklären. Da die Eltern meist ausreichend Unterstützung benötigen, kann die Methode nur in darauf spezialisierten Kliniken geschult werden. In der Klinik spürt das Kind die ruhige Atmosphäre und lernt, mit elterlicher Unterstützung allein in den Schlaf zu finden. Eltern lernen unter therapeutischer Anleitung und Beobachtung, die Signale ihres Kindes in Alltagssituationen richtig zu interpretieren und adäquat und intuitiv auf sie zu reagieren.

4.5.4.8 Schematherapie

Kinder haben basale emotionale Grundbedürfnisse. Diese ergeben sich aus der Forderung nach einer sicheren Bindung, Autonomie, Selbstausdruck, Spontaneität und Spiel. Darüber hinaus benötigen Kinder, dass ihnen Bezugspersonen angemessene Grenzen setzen. Werden basale Grundbedürfnisse nicht ausreichend befriedigt, kommt es zu starken negativen Aktivierungen, die sich als Erlebensschablonen (sog. Schemata) neuronal im sich entwickelnden Gehirn verankern. Damit ist verbunden, dass Schemata nicht gelöscht, sondern nur in der Verhaltenstherapie durch Training neu entstandener Synapsen gebildet werden können.

Das unmittelbare Erleben des Kindes infolge von emotionaler Vernachlässigung, Beschämungen, Verletzungen oder starker Abhängigkeit vonseiten der Bezugspersonen wird vom Kind im Sinne des Lernens am Modell, der Identifikation und Internalisierung bewertet und führt zu konditionalen Schemata wie z. B. Aufopferung, überzogenen Ansprüchen oder Undiszipliniertheit mit Strafneigung. Durch eine Auslösesituation wie z. B. Anforderungen, Belastungen oder Versagen im Kindergarten, in Schule oder Berufsausbildung werden schemaassoziierte negative Emotionen, Kognitionen oder körperliche Zustände aktiviert. Zur Bewältigung dieser Zustände entwickelt das Kind bereits ab der Geburt innerpsychische Reaktionen, indem es die Aktivierung erduldet oder lernt, gegen das Schema zu handeln. Frustration des Bindungsbedürfnisses führt zumeist eher zu Angst oder Trauer, Bedrohung der Selbstbehauptungsimpulse eher zu Aggressionen oder Unlust, Frustration wegen zu starker Kontrolle eher zu einer Zwangsstörung, zu starke Unterordnung oder Aufopferung zu einer gehemmten Depression oder zum Vermeidungsverhalten als Selbstschutz, eine

dekompensierte Selbstberuhigung zu einer Substanzgebrauchsstörung oder Selbstverletzung.

Nach professioneller Beratung der Eltern in Bezug auf eine förderliche therapeutische Beziehung werden Kinder und Jugendliche durch erlebensaktivierende Verhaltenstechniken wieder kontrolliert und in Kontakt mit früheren Erfahrungen gebracht. Die daraus entstandenen Bewältigungsreaktionen werden durch eine korrigierende Beziehungserfahrung „überschrieben".

Die Schematherapie wird vorwiegend bei Persönlichkeitsstörungen angewendet.

4.5.4.9 Familientherapie

Die Therapieform fällt unter die systemische Therapie. Bei diesem Verfahren werden die jungen Patienten als Teil einer komplexen Umwelt wahrgenommen. Die Interdependenz zwischen dem Individuum und einem System, wie es z. B. eine Familie, die Schulklasse, der Ausbildungsplatz oder der Freundeskreis darstellt, in dem der junge Patient lebt, wird in die Therapie mit einbezogen.

Familiensysteme sind lebendige Systeme und stellen ein komplexes soziales Gefüge mit klaren Rollenverteilungen dar. Diese Systeme haben bestimmte Eigenschaften: Sie entwickeln Organisationen und Strukturen, zeigen nach innen und nach außen gewisse Anpassungsfähigkeit, und sie streben nach Selbsterhaltung. Dieses System kann sehr gut mit einem Mobile verglichen werden. Alle Gewichts- und Bewegungsveränderungen der einzelnen Teile lassen das ganze System mit Veränderungen reagieren, schwingen oder auch erstarren. Gleichzeitig muss ein solches Familiengefüge in der Lage sein, die grundlegenden Strukturen und Organisationen dynamisch an Umgebungsfaktoren anzupassen und zu verändern, um existenz- und funktionsfähig zu bleiben.

Den systemischen Prämissen folgend ergibt jedes Verhalten im familiären System Sinn, wenn man den Kontext kennt.

Familientherapie, vorwiegend eine gesprächsorientierte Methode, erlaubt eine

Reflexion der individuellen und systemischen Bedeutung des Erlebens und Verhaltens eines psychisch kranken Patienten sowie die Suche nach seiner Krankheitsursache. Während der therapeutischen Sitzungen mit allen Familienmitgliedern werden günstige oder funktionale Formen zur Einlösung der kindlichen oder jugendlichen systemischen Bedürfnisse eingeübt. Eltern lernen konkret, ihr Kind auf dem Weg der psychischen Gesundung zu unterstützen, indem sie es gezielt anleiten. Die elterliche Erfahrung von positiver Selbstwirksamkeit im Sinne von „Ich kann das!" bzw. „Wir schaffen das gemeinsam!" ist genauso bedeutsam wie die Erfahrung der kommunikativen Kompetenz und anderer Stärken ihrer Kinder.

4.6 Pharmakologische Interventionen

> **Psychopharmaka**
>
> Als Psychopharmaka werden Medikamente bezeichnet, die auf psychische Vorgänge im Menschen Einfluss haben. Die Mittel wirken auf die Gehirntätigkeit ein und können beruhigen oder stimulieren. Sie können je nach psychischer Verfassung unterschiedliche Auswirkungen zeigen.

Es muss berücksichtigt werden, dass Kinder auf Medikamente oftmals anders reagieren als Erwachsene.

■ **„Die Seele ist eine Einheit"**

Diese Aussage kann nach dem heutigen Erkenntnisstand nicht beibehalten werden. Das kann damit begründet werden, dass es verschiedene Medikamente gibt, die unterschiedliche Teile des Gehirns beeinflussen können. Die Medikamente spüren den defekten Teil der Hirnareale auf und wirken speziell darauf. Sind nun mehrere Teile von einem psychischen Defekt betroffen, so wird die Medikation problematischer. Die psychische Befindlichkeit der Patienten verbessert sich unter der Einnahme von Antidepressiva und atypischer Antipsychotika. Benzodiazepine, Tranquilizer und Hypnotika erhöhen in Abhängigkeit von Dosierung, Einnahmezeitpunkt und Eliminationshalbwertzeit eindeutig die Gefahr der Medikamentenabhängigkeit von diesen Wirkstoffen.

Der verordnende Arzt ist dazu verpflichtet, bei minderjährigen Kindern und Jugendlichen die Eltern über möglicherweise beeinträchtigende Nebenwirkungen zu informieren und dies zu dokumentieren. Jugendliche sollten angehalten werden, sich selbst zu beobachten und Veränderungen ihrer Bewusstseinslage während der Therapie dem behandelnden Arzt mitzuteilen. Jugendliche und Eltern sollten dahingehend informiert werden, dass sie keine eigenmächtigen Selbstmedikationen oder Veränderungen bei der Dosierung vornehmen.

4.6.1 Wirkungsweisen

Das Gehirn besteht aus Milliarden Nervenzellen, die alle über Kontaktstellen (Synapsen) miteinander verbunden sind. Die Nervenzellen tauschen Informationen mithilfe elektrischer Signale aus, die über Nervenbahnen (Axiome) weitergeleitet werden. An den Kontaktstellen zwischen zwei Nervenzellen befindet sich ein kleiner Spalt (synaptischer Spalt), über den hinweg das Signal übertragen werden muss. Hierzu werden Nervenbotenstoffe (Neurotransmitter) wie z. B. Serotonin, Noradrenalin, Gamma-Aminobuttersäure eingesetzt. Diese befinden sich in den knopfförmigen Nervenbahnenden. Diese Nervenbotenstoffe haben einen Einfluss auf die Gefühle und das Denken. Bei Angststörungen oder Depressionen ist die Balance der Botenstoffe empfindlich gestört. Psychopharmaka stellen wieder eine ausgewogene Signalübertragung her.

Verschiedene psychotrop wirksame Medikamente, die u. a. den Neurotransmitterhaushalt des Gehirns beeinflussen, sind:

- Antidepressiva: gegen Depressionen, Angst und Zwang wirkende Mittel (z. B. Citalopram, Sertralin, Fluoxetin),
- Antipsychotika: gegen Psychosen (Schizophrenie) wirkende Mittel (z. B. Quetiapin, Diazepam, Neurocil, Haloperidol),
- Anxiolytika: gegen Angst wirkende Mittel (z. B. Buspiron, Tavor).

4.6.2 Dosierungen

Die Dosis der Medikamente, die immer in therapeutischen Referenzbereichen liegen sollte, muss sorgsam abgewogen werden. Dieselbe Dosis eines Medikaments kann bei zwei verschiedenen Kindern zu mehr als 20-fach unterschiedlichen Serumkonzentrationen führen. Eine für Kinder und Jugendliche ideale Dosis, die mit guter Wirksamkeit bei gleichzeitiger Verträglichkeit assoziiert ist, kann bei einem zweiten Patienten völlig wirkungslos sein, bei einem dritten Kind jedoch bereits Intoxikationszeichen hervorrufen.

Ursache davon ist die enorme interindividuelle Variabilität der Pharmakokinetik von Medikamenten, die v. a. durch die genetische Varianz des Medikamentenmetabolismus bedingt ist. Eine Multimedikation, die eher die Regel als die Ausnahme ist, erbringt oftmals Komplikationen, da zahlreiche Wirkstoffe den Medikamentenmetabolismus zum einen Teil hemmen, in anderen Fällen auch verstärkt indizieren können.

> ▶ **Beispiel**
> Bei einem 18-jährigen Jugendlichen, der aufgrund schizophrener Störung das Antipsychotikum Clonazapin erhält und täglich zehn Zigaretten raucht, kann dies zu Therapieversagen führen. Die Ko-Medikation mit Fluvoxamin (selbe Wirkstoffgruppe) kann dagegen zu einem toxischen und potenziell

bedrohlichen Serumspiegel führen, insbesondere wenn beim Jugendlichen ein verlangsamter Medikamentenmetabolismus aufgrund einer Leber- und Nierenfunktionsstörung vorliegt. ◀

Insbesondere Neuroleptika (Antipsychotika) verursachen in hohen Dosierungen bei Kindern und Jugendlichen schwere Störungen an den Basalganglien des Nervensystems (Dyskinesia tarda), die zu Krämpfen, Lippenschmatzen, erhöhtem Speichelfluss und Zuckungen führen. Sie greifen auf toxische Weise die Gehirnfunktion an und blockieren die Dopaminübertragung. Sie unterdrücken psychische Symptome, führen aber zu keiner Heilung von psychischen Störungen.

Insbesondere Erkrankungen aus dem schizophrenen Formenkreis sind aufgrund von Nonadhärenz jugendlicher Patienten durch eine hohe Rezidivgefahr von bis zu 80 % innerhalb von 5 Jahren gekennzeichnet. Ein pharmakologischer Ansatz ist daher die Behandlung mit Depotantipsychotika, d. h. eine Applikation des Medikaments in das Gesäß oder in den Oberschenkel mittels Injektion in einem Zeitabstand von ca. 2–4 Wochen. Durch Auslassen des Termins zur Depotgabe lässt sich Nonadhärenz frühzeitig erkennen (Leucht et al. 2012).

Zur Langzeitprophylaxe von manisch-depressiven und unipolar verlaufenden Psychosen wird Lithium aufgrund seiner antimanischen und antisuizidalen Wirkung eingesetzt.

4.6.3 Sicherheit in der Medikamentenverabreichung

Die Entwicklung eines Medikaments ist teuer und langwierig. Die Synthese eines neuen Wirkstoffs kostet bis zur Marktzulassung bis zu 1 Milliarde US-Dollar und dauert durchschnittlich 14 Jahre. Die Verordnung von Psychopharmaka in der kinder- und jugendpsychiatrischen Praxis unterliegt seit 2011 dem Konsensuspapier der Arbeitsgruppe TDM (therapeutisches Drug-Monitoring) der AGNP (Arbeitsgemeinschaft für Neuropsychopharmakologie und Pharmakopsychiatrie). Das Papier sichert die Effektivität und Sicherheit einer Pharmakotherapie und ist ein wichtiges Werkzeug der Qualitätssicherung. Bei der Gabe von bestimmten Medikamentenkombinationen ist ein therapeutisches Drug-Monitoring nicht nur empfehlenswert, sondern obligat.

Mit der Neuauflage des Konsensuspapiers wurden Laborwarnschwellen eingeführt. Diese stellen Serumkonzentrationen oberhalb der therapeutischen Referenzbereiche dar. Die analysierenden Labore müssen dem behandelnden Arzt, falls ein solcher Wert vorliegt, unverzüglich diese Werte mitteilen. Die Warnschwelle stellt nur einen Orientierungswert dar. Die Dosis muss bei deren Überschreitung nicht zwangsläufig reduziert werden, wenn sie wirksam ist, das Kind sie toleriert und bei Dosisreduktionen eine Verschlechterung zu erwarten ist (Gründer et al. 2014).

Therapeutische Referenzbereiche definieren Bereiche von Wirkstoffgruppen im Blut mit einer unteren Grenze, unterhalb derer eine durch das Medikament induzierte therapeutische Reaktion relativ unwahrscheinlich ist, und einer oberen Grenze, ab der die Verträglichkeit abnimmt oder oberhalb derer es relativ unwahrscheinlich ist, dass eine therapeutische Verbesserung erreicht werden kann (Gründer et al. 2014).

? Handlungsaufgaben

Bei der Behandlung psychischer Störungen bilden Medikamente neben der Psychotherapie und psychosozialen Interventionen einen bedeutsamen Baustein im Gesamtbehandlungsprozess. Die Vergabe von Psychopharmaka bei Kindern und Jugendlichen weckt bei Eltern große Skepsis, oftmals ohne dass sie die Wirkungsweise aus eigener Erfahrung kennen.

1. Erläutern Sie die Ursachen dieser Skepsis gegenüber von Medikamenten in der Kinder- und Jugendpsychiatrie.
2. Was bedeutet der Widerstreit zwischen Nutzen und Risiken von Psychopharmaka für die Versorgung bei jungen Patienten?

✓ Erwartungshorizont

Antwort zu Frage 1: Eine Ursache elterlicher Skepsis insbesondere gegenüber Psychopharmaka ist die psychodynamisch geprägte Einstellung unserer Gesellschaft in Bezug auf psychische Erkrankungen. Die Vergabe von psychotrop wirksamen Medikamenten insbesondere an Kinder, deren Gehirnstrukturen sich noch in der Entwicklung befinden, ist in der Bevölkerung umstritten. Den Medikamenten werden mangelnde Wirksamkeit und gefährliche Nebenwirkungen vorgeworfen.

Dennoch bilden Psychopharmaka einen bedeutsamen Baustein in der Behandlung psychischer Störungen. Evidenzbasierte Leitlinien empfehlen eine niedrig dosierte Therapie insbesondere bei Psychosen wie z. B. aus dem schizophrenen Formenkreis, Depressionen oder bipolaren Störungen. Diese jungen Patienten profitieren von der medikamentösen Therapie, indem sie wieder am gesellschaftlichen Leben teilhaben können. Eltern und interessierte psychisch erkrankte Jugendliche benötigen wissenschaftliche Informationen über Psychopharmaka, die nicht über die Pharmaindustrie gesteuert werden. Betroffene sollten Zugang zu einer unabhängigen, kritischen Information haben, auf die sie sich verlassen können. Dadurch wäre mehr Kompetenz in der Öffentlichkeit hinsichtlich der Psychopharmakotherapie vorhanden.

Ein verantwortungsvoller Facharzt für Kinder- und Jugendpsychiatrie wendet minimale Dosen von Psychopharmaka und maximale Dosen von psychotherapeutischen Maßnahmen an.

✅ Antwort zu Frage 2
Bedeutung des Widerstreits zwischen Nutzen und Risiken für die Therapie

Viele Fachärzte verschreiben Neuroleptika als Sedativa, weil diese nicht wie andere schlaffördernde Medikamente, insbesondere vom Benzodiazepintyp, einen Patienten abhängig machen. Psychopharmakotherapien in minimalen Dosen können Patienten helfen. Psychische Störungen lassen sich in ihrem Entwicklungsverlauf nicht immer vorhersagen. Es kann immer etwas Unvorhergesehenes passieren, weil jeder junge Patient anders reagiert. Die Medikamente verhelfen nicht nur Kindern und Jugendlichen zu psychischer Stabilität, sie helfen auch den Angehörigen und dem schulischen und beruflichen sozialen Umfeld, die Symptome besser handhaben zu können.

Falls psychotherapeutische Interventionen einem Patienten in Wohnortnähe oder aufgrund ambulanter mangelnder personeller Versorgung nicht ausreichend zur Verfügung stehen, sind Psychopharmaka oft die einzigen Mittel, um auf den Patienten einzugehen.

Sicherlich sollten Behandlungssettings idealerweise so ausgestaltet sein, dass Menschen mit psychischen Störungen früh im sozialen Umfeld begleitet werden. Dafür braucht es niedrigschwellige mobile Teams, damit junge Patienten nicht erst akute Symptome entwickeln, um dann stationär in der Klinik behandelt zu werden. Negativ dabei ist, dass psychisch kranke Kinder und Jugendliche für längere Zeit aus ihrem sozialen Netz herausgerissen werden und schulische Fehlzeiten oder berufliche Ausbildungslücken aufweisen.

Die kinder- und jugendpsychiatrische Versorgung in Deutschland benötigt ein Versorgungssystem aus gemeindenaher Psychiatrie und Akutbehandlungsteams, in denen Experten arbeiten. In psychiatrischen Kliniken braucht es kleine Stationen (22 Betten sind zu viel, besser wären acht Betten), um junge Patienten mit Schizophrenien oder Depressionen interaktiv zu behandeln und um ihren Angehörigen umfassend Beratung und Anleitung zukommen zu lassen.

Worauf Therapeuten und Pädagogen achten sollten

Psychotrop wirkende Medikamente wie z. B. Antipsychotika (Neuroleptika) werden häufig u. a. in der Akutpsychiatrie wegen starker „Unruhe" des Patienten eingesetzt. Wegen der antidopaminergen und damit lernbeeinträchtigenden Wirkung sind diese Mittel für eine adäquate Kognition problematisch. Daher sollten sie immer dosisgerecht und nur in Absprache mit dem behandelnden Facharzt verabreicht werden.

Beobachtbare auffällige Medikamentennebenwirkungen sind an behandelnde Fachärzte und Pflegepersonal weiterzugeben, wie z. B. starke Müdigkeit, erhöhter Speichelfluss, verwaschene Sprache, Gangstörungen etc.

Unter dem Einfluss der Medikamente kann insbesondere die Konzentrationsfähigkeit der Patienten herabgesetzt sein. Handlungsschritte nach dem didaktischen Prinzip des Vormachens und Nachmachens mit Wiederholungen und kleinen Pausen sind wichtig. Ansporn und Appelle sollten vermieden werden.

Motorische und psychische Unruhe können von Ergo- oder Physiotherapeuten durch gezielte Angebote in Kreativität (z. B. Mal- und Tonarbeiten) oder in Bewegung (z. B. Ballspiele, Wassergymnastik) umgelenkt werden.

Literatur

Bundesärztekammer (2006) Kursbuch Notfallmedizin. Methodische Empfehlungen, Lehr- und Lerninhalte für den Weiterbildungskurs zum Inhalt der Zusatzweiterbildung „Notfallmedizin" gemäß (Muster-) Weiterbildungsordnung der Bundesärztekammer (Federal Medical Chamber) Berlin. http://www.bundesärztekammer.de/downloads/kursbuch_notfallmedizin.pdf

DGPPN (2013) Deutsche Gesellschaft für Psychiatrie und Psychotherapie, Psychosomatik und Nervenheilkunde. S3-Leitlinie Psychosoziale Therapien bei schweren psychischen Erkrankungen. S3-Praxisleitlinien in Psychiatrie und Psychotherapie. Springer, Berlin

Ferber R (1996) Schlaf Kindlein, schlaf. Schlafprobleme bei Kindern. Editions Trobisch, Kehl/Rhein

Gründer G, Bartsch T (2014) Neuroenhancement. Nervenarzt 12:1536–1543

Gründer G, Baumann A, Conca A, Zernig G, Hiemke C (2014) Therapeutisches Drug-Monitoring in der Psychiatrie. Kurze Zusammenfassung des neuen Konsensuspapiers der Arbeitsgruppe TDM der AGNP. Nervenarzt 85:847–855

Gühne U, Fricke R, Schliebener G, Becker T, Riedel-Heller SG (2014) Psychosoziale Therapien bei schweren psychischen Erkrankungen. Patientenleitlinie für Betroffene und Angehörige. Springer, Heidelberg/Berlin

Hauth I (2015) Strukturqualität und Behandlungsleitlinie in der stationären Versorgung. Nervenarzt 86:523–524

Kast-Zahn A, Morgenroth H (2013) Jedes Kind kann schlafen lernen. Greafe und Unzer, München

Köhler S, Bauer M, Bschor T (2014) Pharmakologische Behandlung der bipolaren Depression. Evidenz aus klinischen Leitlinien und Behandlungsempfehlungen. Nervenarzt 9:1075–1083

Lehmkuhl G, Wiater A (2011) Handbuch Kinderschlaf. Grundlagen, Diagnostik und Therapie organischer und nichtorganischer Schlafstörungen. Schattauer, Stuttgart

Leucht S, Tardy M, Komossa K (2012) Antipsychotic drugs versus placebo for relapse prevention in schizophrenia: a systematic review and meta analysis. Lancet Psychiatry 379:2063–2071

Messer T, Pajonk FG, Müller MJ (2015) Pharmakotherapie von psychiatrischen Akut- und Notfallsituationen. Nervenarzt 86:1097–1110

Neu P (2015) Diagnose und Differentialdiagnostik psychiatrischer Akut- und Notfallsituationen. Nervenarzt 86:1091–1096. Springer, Berlin

Plag J, Schuhmacher S, Ströhle A (2014) Generalisierte Angststörung. Nervenarzt 9:1185–1192

Roediger E, Zarbock G (2015) Schematherapie bei Persönlichkeitsstörungen. Eine Standortbestimmung. Nervenarzt 1:60–71

Rogers C (2012) Die klientenzentrierte Gesprächspsychotherapie. Client-Centered Therapy. Fischer, Frankfurt/Main

Schmidtchen S (1996) Klientenzentrierte Spiel- und Familientherapie. Beltz-Psychologie Verlags Union, Weinheim

Stengler K, Kauffeldt S, Theißing A, Bräuning-Edelmann M, Becker T (2015) Medizinisch-berufliche Rehabilitation in Rehaeinrichtungen für psychisch Kranke in Deutschland. Analyse der Aufnahme und Entlassungsdaten. Nervenarzt 86:603–608

Die Situation der Familienangehörigen

Inhaltsverzeichnis

5.1   Belastungen – 102

5.2   Entlastungsmöglichkeiten – 104

        Literatur – 106

© Springer-Verlag GmbH Deutschland, ein Teil von Springer Nature 2020
E. Höwler, *Kinder- und Jugendpsychiatrie für Gesundheitsberufe, Erzieher und Pädagogen*,
https://doi.org/10.1007/978-3-662-62058-8_5

Psychiatrische Störungen bei Kindern und Jugendlichen treten in Familien zumeist unerwartet auf. Den Angehörigen, meist sind es Eltern und Geschwisterkinder, wird hierdurch der Boden unter den Füßen entzogen. Niemand in der Familie weiß, wie er mit dem geliebten Menschen umgehen soll, der sich aufgrund seiner Erkrankung plötzlich zurückzieht, sich rücksichtslos oder niedergedrückt verhält oder viel zu wenig Nahrung zu sich nimmt.

Häufig reagieren Eltern in solchen Situationen hilflos oder mit pädagogischen Interventionen, die nicht helfen, sondern die ganze Situation in der Familie nur verschlimmern.

5.1 Belastungen

5.1.1 Belastungen der Eltern

Die Eltern befinden sich im Ausnahmezustand, für den ihnen keine adäquaten Verhaltensstrategien zur Verfügung stehen. Geschwisterkinder leiden und die Beziehung zwischen den Eltern verschlechtert sich, weil es zu unterschiedlichen Auffassungen über die Hintergründe des abweichenden Verhaltens und über die darauf passenden Antworten kommt.

Untersuchungen zeigen, dass Angehörige von psychisch bzw. psychosomatisch erkrankten Kindern und Jugendlichen erheblichen Belastungen und Einschränkungen ausgesetzt sind (Ernst et al. 2015).

> ► Beispiel
>
> Eine Mutter berichtet in der Selbsthilfegruppe für trauernde Menschen:
>
> „Am 28. März 2020 beging unser jüngster Sohn mit 21 Jahren Schienensuizid an seinem Studienort. Wir sind sicher, dass zumindest eine Ursache für diese Selbsttötung eine unerkannte psychische Erkrankung war. Er konnte sich bei niemandem Hilfe suchen, sich niemanden anvertrauen und war sehr einsam.

Wir Eltern wünschen uns, dass man in der Gesellschaft und gerade auch an Universitäten sensibler wird für die seelischen Nöte bei jungen Menschen, die noch dabei sind, ihre Identität zu finden, und ihre Zukunft aufbauen wollen." ◄

? Handlungsaufgaben

1. Beschreiben Sie die Belastungen bzw. die Situation der trauernden Eltern.
2. Welche psychosozialen Unterstützungsmöglichkeiten könnten trauernden Eltern z. B. nach dem Verlust ihres Kindes durch einen Suizid von einer Bildungseinrichtung angeboten werden?

✓ Erwartungshorizont

Antwort zu 1: Eltern sind immer Mitbetroffene, weil sie über lange Zeiträume hinweg ihre meist chronisch erkrankten Kinder umsorgen müssen. Oftmals ist soziale Isolation die Folge, weil die Beanspruchung durch das erkrankte Familienmitglied, mangelnde Unterstützung und Verständnis von Freunden, Erschöpfung und manches Mal auch Scham wegen der psychischen Krankheit viele Angehörige davon abhält, ihre sozialen Kontakte zu pflegen.

Nicht zuletzt sind viele Belastungen auch der Tatsache geschuldet, dass sowohl das psychiatrische als auch das sozialpsychiatrische Gesundheitssystem nicht immer wohnortnahe fachliche Hilfen, wie z. B. kinderpsychiatrische Fachärzte oder ambulante Psychotherapieplätze anbieten können.

Durch diese Belastungen ist das Leben der Familie von ständigen Sorgen, von Angst vor erneuten psychiatrischen Krisen, Scham und Schuldgefühlen, Hilflosigkeit, Ärger und Frustrationen sehr gekennzeichnet.

Zu 80 % kümmern sich die Mütter um die Versorgung ihrer psychiatrisch erkrankten Kinder. Sie sind meistens in der Familie dafür zuständig. Sie erwarten mehr professionelle Unterstützung, weil sie sich selbst nicht in der Lage sehen, ihre Situation mit der Krankheit allein konstruktiv zu bewältigen.

Wird eine psychiatrische Diagnose gestellt, empfinden Eltern Erleichterung, weil sie von dem Glauben entlastet werden, ihr Kind falsch erzogen zu haben. Ihr Kind ist krank, und die Eltern erwarten, dass es infolge der erprobten Therapie wieder gesund wird. Diese Erwartung verwandelt sich bald in Ernüchterung. Es folgt ein Schock nach dem anderen. Manche Jugendliche weigern sich, professionelle Hilfe anzunehmen, und es gibt keine Möglichkeit, sie dazu zu zwingen. Es erfordert einen erheblichen Aufwand für die Eltern, sich im therapeutischen Dschungel zurechtzufinden, in dem sie auf durch Sozialgesetze und Zuständigkeiten errichtete Hürden und/oder auf Ablehnungen vonseiten der Kostenträger stoßen. Durch die unabdingbare Verbundenheit des Kindes mit und Abhängigkeit von seinen Bezugspersonen muss bei einer chronischen psychischen Störung bei Eintritt einer andauernden Pflegebedürftigkeit der erkrankten Kinder bzw. Jugendlichen auch der Unterstützungsbedarf für betroffene Angehörige mit erfasst werden.

✅ Antwort zu 2: Sozialpädagogische Mitarbeiter an Universitäten, Ausbildungsstätten bzw. Regelschulen sollten beständig, zugänglich und in vertrauter Räumlichkeit Sprechstunden für junge Menschen und deren Nöte anbieten. Dies kann bei Versagensängsten, Überforderung, Problemen im Familien- bzw. Freundeskreis etc. der Fall sein. Die geschulten Mitarbeiter bringen Wissen über vielfältige Therapien und Interventionsmöglichkeiten mit, welche die Psychiatrie und Psychotherapie bietet, und klären die Ratsuchenden umfassend darüber auf. Adressen/Telefonnummern/Ansprechpartner von weiteren professionellen Hilfediensten werden überreicht und je nach Dringlichkeit wird sofort der erste Kontakt mit einem Termin für den Notleidenden hergestellt.

Zu psychisch akut Betroffenen halten die sozialpädagogischen Mitarbeiter die ersten Tage und Wochen regelmäßigen telefonischen Kontakt. Dadurch bekommen junge Menschen in Ausnahmesituationen nicht nur ein Sicherheitsgefühl, sondern auch Wertschätzung und Anerkennung, welche ihnen besonders in Krisensituationen oftmals fehlen.

5.1.2 Belastungen der Geschwisterkinder

150.000 Kinder in Deutschland, die eine psychisch behinderte Schwester bzw. einen psychisch behinderten Bruder haben, stehen vor besonderen Herausforderungen. Wie schaffen sie es, ihren Platz im Leben und in der Familie zu finden?

Jeder Tag braucht eine feste Struktur, weil diese für einen psychisch Erkrankten die erforderliche äußere Stabilität bringt. Jeder Handgriff im Alltag wird mit der Zeit zu einer festen Routine. Gesunde Geschwisterkinder versuchen, trotz Höhen und Tiefen es allen in der Familie so gut es geht rechtzumachen, obwohl es dem psychisch Erkrankten immer wieder gelingt, sich wegen seiner psychischen Störung in den Mittelpunkt zu drängen. Weil Eltern sich mehr um das psychisch erkrankte Kind kümmern müssen, können gesunde Kinder von ihren Eltern entsprechend weniger Aufmerksamkeit und Zuwendung erhalten. Sie werden angehalten, vieles mit sich selbst auszumachen, und müssen sich im Alltag disziplinieren. Sie fühlen sich vernachlässigt und ihr Leiden sieht nicht jeder. Damit es harmonischer zugeht, übernehmen gesunde Geschwisterkinder recht früh Aufgaben in der Familie, um mit Vater oder Mutter mehr Zeit verbringen zu können. Gesunde Kinder lernen aber auch von den Kranken, trotz aller Probleme glücklich und fröhlich sein zu können.

Besondere Belastungen für gesunde Geschwisterkinder sind:

1. Sie müssen lernen, früh Verantwortung zu übernehmen, weil sie im Haushalt mit anpacken und die Eltern entlasten wollen.
2. Eigene Bedürfnisse werden öfters zurückgesteckt, z. B. Urlaubswünsche oder Freizeitangebote, weil sich diese mit dem psychisch Erkrankten nicht realisieren lassen.
3. Sie fühlen sich öfters als Außenseiter und aus einem Gruppenverband (Kindergarten, Schule) ausgeschlossen, weil sie kranke Geschwister mit einbeziehen möchten.
4. Öffentliche Angebote können nicht immer gemeinsam besucht werden, weil andere Besucher sie „anstarren" und verschreckt oder ängstlich auf das Verhalten des Kranken reagieren.
5. Sie müssen Freunde finden, die den Bruder, die Schwester mit seinem/ihrem Anderssein akzeptieren.
6. Sie leben mit vielen Herausforderungen, aber auch mit vielen Chancen, daran zu wachsen, das Beste daraus zu machen, auch für das eigene Leben.

5.2 Entlastungsmöglichkeiten

Für Bezugspersonen von Kindern und Jugendlichen bedeutet eine psychische Erkrankung einen schwierigen Prozess der Umstellung, Anpassung und Neuplanung des Lebensentwurfs. Daher ist die Betreuung der Angehörigen ein unverzichtbarer Teil der ambulanten, teilstationären oder stationären Therapie. Sie benötigen Informationen über psychiatrische Krankheitsbilder und Anleitung im Hinblick auf praktische Problemlösungen im täglichen Miteinander.

5.2.1 Selbsthilfegruppen

In Selbsthilfegruppen treffen sich regelmäßig Eltern, die bereits Erfahrungen mit der psychischen Erkrankung ihrer Kinder gemacht haben. Weil betroffene Eltern sich im Laufe der Erkrankung ihrer Kinder zu Experten entwickeln, können in den Gruppen wertvolle Informationen zu den Störungsbildern gewonnen werden. Angehörige erhalten Empfehlungen, wie sie sich auf ihr krankes Kind einstellen können. Betroffene Eltern können mit Gleichgesinnten reden, wie sie mit verwirrenden Emotionen umgehen können, wie sie trotz Angst, Scham oder Unsicherheit eine stabile, zugewandte Umwelt für ihr erkranktes Kind gestalten können. Die Notwendigkeit der Gabe von Psychopharmaka bei Erkrankungen wird aufgezeigt, richtige Ansichten und falsch verstandene Meinungen können im vertrauten verständnisvollen Rahmen ausgeräumt werden. In den Gesprächsgruppen kann deutlich gemacht werden, dass die Erkrankung des Kindes nicht nur als Katastrophe oder persönliches Versagen angesehen werden darf, sondern als Teil des Lebens akzeptiert werden sollte. Betroffene Eltern lernen, einen Weg für eigene Bedürfnisse und Wünsche trotz der Krankheit ihrer Kinder zu finden. Es besteht die Chance, die Realität zu akzeptieren, dass das Kind an einer psychiatrischen Krankheit leidet, die die Eltern gar nicht und die Kinder selbst auch nur begrenzt kontrollieren können.

Das Ziel von psychoedukativen Programmen ist es, die Fähigkeit der Eltern in Auseinandersetzung mit der psychischen Erkrankung ihres Kindes zu stärken. In Selbsthilfe-Elterngruppen oder auch in Eltern- bzw. Familienberatungsstellen werden krankheitsbezogenes Wissen, das Erarbeiten praktischer Problemlösungen insbesondere in Hinblick auf sozial abweichendes Verhalten und eine Beratung in finanziellen und rechtlichen Fragen weitergegeben.

Selbsthilfegruppen für psychisch kranke Kinder und Jugendliche tragen zu einer Verbesserung des psychischen Wohlbefindens, der Stimmung und des Belastungserlebens der Teilnehmer bei.

5.2.2 Coping für Eltern

■ Loslassen

Loslassen heißt, dem psychisch erkrankten Kind etwas zuzutrauen und ihm eigene Entscheidungen zu überlassen. Immer in Sorge zu leben kann in eine Depression führen und Sorgen können sich auf die Erkrankten übertragen. Psychisch erkrankte Kinder und Jugendliche brauchen das Vertrauen in ihre Fähigkeit, mit ihrer Krankheit und ihrem Leben kompetent umzugehen.

Eltern sollten mehr Gelassenheit entwickeln, zu viel Kontrolle aufgeben und lernen, mit Unsicherheiten umzugehen. Zur Gelassenheit gehört auch, dass sie Einstellungen gegenüber den Erkrankten ändern. Es ist verständlich, dass sie in einer psychischen Krise dem Betroffenen alles abnehmen oder ihm vorschreiben wollen, was er tun darf. In einer Krise kann es sein, dass der Erkrankte keine realistischen Entscheidungen treffen kann. Eltern sollen ihrem Kind mit Normalität begegnen. Es kommt der Moment, in dem der Erkrankte wieder selbst Entscheidungen fällen und auch die Konsequenzen seines Verhaltens verstehen und tragen kann.

■ Sich von Schuldgefühlen befreien

Es gibt Menschen wie Lehrer, Erzieher oder Freunde, die Eltern verantwortlich machen für die psychische Störung ihres Kindes. Diskriminierung und Stigmatisierung existieren in der Gesellschaft gegenüber der Psychiatrie. Emotionen werden nicht von anderen gemacht, jeder ist selbst verantwortlich für seine Emotionen. Statt auf Diskriminierung zu achten, sollten betroffene Eltern sich über jeden auch noch so kleinen Fortschritt des Kindes freuen. Sie sollten sich erlauben, an eigene Bedürfnisse und Wünsche zu denken.

■ Grenzen setzen

Eltern sollen nicht jede Forderung des psychisch Erkrankten erfüllen oder gar seine Rücksichtslosigkeit ertragen, selbst dann nicht, wenn diese krankheitsbedingt erfolgt. Eine psychische Störung ist keine Entschuldigung für schlechtes Benehmen. Dem Erkrankten ist zurückzumelden, wie sein Verhalten auf die soziale Umwelt wirkt, was akzeptiert werden kann und was nicht. Die Erkrankten selbst können Verantwortung übernehmen, wie ihr Leben trotz Erkrankung weiter verläuft. Aufgabe von Eltern ist es, Kinder und Jugendliche dabei zu unterstützen, so weit wie möglich selbstständig zu werden. Diese sollten möglichst nicht von Eltern abhängig werden. Falls Eltern aus falsch verstandener Rücksicht oder aus Angst keine Grenzen setzen, dann nehmen sie dem Erkrankten jede Chance, zu lernen und sich weiterzuentwickeln.

■ Sich auf Krisen einlassen

Eltern sind aus Angst darauf fokussiert, Krisen zu vermeiden. Psychische Krisen kommen mit oder ohne Psychopharmaka, mit oder ohne Überforderung, mit oder ohne Angst und Sorgen.

Unentwegt an Krisen zu denken verunsichert auch den Erkrankten. Eltern sollten lernen, mit Krisen, d. h. mit Rückfällen, umzugehen. Eltern und Erkrankte müssen lernen, Frühwarnzeichen zu erkennen, und sie brauchen die Fähigkeit, mit der nächsten Krise umzugehen. Eine psychische Störung nimmt einem Erkrankten das Selbstwertgefühl. Ihn zu schonen kann Angehörige überfordern, vielmehr sollten alle Familienmitglieder den Erkrankten ermutigen, sich etwas zuzutrauen.

5.2.3 Coping für Geschwisterkinder

Kinder und Jugendliche mit psychisch erkrankten Geschwistern benötigen Angebote bzw. Interessen, bei denen sie sich entspannen und etwas für sich selbst tun können. Sportliche Vereinsaktivitäten mit Wettkämpfen wie z. B. Schwimmen, Fuß- oder Handball, Reiten oder in einer Gruppe Musik spielen bringen Entspannung und Erfolgserlebnisse. Mutter-Kind-Kuren ermöglichen, einmal „Ruhe" von dem Erkrankten zu bekommen und die Mutter ganz allein für sich beanspruchen zu können.

Der regelmäßige Besuch eines Geschwisterseminars kann dazu beitragen, dass die gesunden Geschwisterkinder Anerkennung für das bekommen, was sie in der Familie leisten. Im Seminar lernen Geschwisterkinder Schicksale anderer Kinder bzw. Jugendlicher kennen, die auch mit psychisch und/oder körperlich behinderten Familienangehörigen zusammenleben. In den Seminaren geht es um zentrale Botschaften, die Geschwisterkinder als Signale aussenden.

Durch unterschiedliche Zugänge wie Bilder malen, Briefe oder Gedichte schreiben, Literatur, Geschichten oder Musik werden Aussagen und Botschaften interpretiert, in einem Gesamtbild gesehen und eingeschätzt. Dies bringt Orientierung, Problemlösung, weitere Erfahrungen, Verständnis und Stärkung für den Alltag.

Literatur

Ernst J, von Klitzing K, Brähler E, Romer G, Götze H (2015) Coping und depressive Belastung minderjähriger Kinder von Krebspatienten. Verlaufsdaten. Nervenarzt 86:588–594

www.geschwisterkinder.de: Die Adresse bezieht sich u. a. auch auf junge Menschen mit körperlichen Behinderungen

Prävention psychischer Störungen

Inhaltsverzeichnis

6.1 Gesunder pädagogischer Umgang – 108

6.2 Entwicklungsauswirkungen – 108

6.3 Gesellschaftliche Aufklärung – 109

6.4 Vorsorgeuntersuchungen – 109

Literatur – 111

© Springer-Verlag GmbH Deutschland, ein Teil von Springer Nature 2020
E. Höwler, *Kinder- und Jugendpsychiatrie für Gesundheitsberufe, Erzieher und Pädagogen*,
https://doi.org/10.1007/978-3-662-62058-8_6

Eltern sollten sich an der Unbefangenheit, Energie und Lebensfreude erfreuen, die Kinder ausstrahlen. Kinder leben in der Gegenwart, während Erwachsene in vielem, was sie denken und tun, entweder in der Vergangenheit verharren oder bereits in die Zukunft vorauseilen. Die Kinder sind hier Lehrmeister und die Eltern können dazulernen, denn das wahre Leben findet immer nur in diesem einen Augenblick, im Jetzt statt.

In unserer immer schnelllebigeren Zeit haben Eltern das Gefühl, nicht selbst zu leben, sondern gelebt und verwaltet zu werden. Eltern, Kinder und Jugendliche sollten sich nicht von Zeitdieben wie Internet, Computer und wahllosem Fernsehen vereinnahmen lassen. Das kann auf Dauer depressiv machen. Infolge der Globalisierung kommen wir heute überall hin – ruhelose Menschen kommen dennoch nicht bei sich selbst an. Aber darum geht es beim Sinn im Leben: um die Reise zu sich selbst.

6.1 Gesunder pädagogischer Umgang

Damit Kinder in den Familien, in denen sie aufwachsen, eine gesunde Psyche entwickeln können, ist ein Paradigmenwechsel der Eltern hilfreich – weg von der Reaktion hin zur Aktion. Dann können Eltern aus innerer Ruhe und schöpferischer Kraft heraus gelassen Verantwortung für das Wohlergehen ihrer Kinder und für ihre eigene psychische Gesundheit übernehmen.

Falls dennoch einmal schwierige Situationen überwunden werden müssen, ist es erforderlich, das Leiden zunächst einmal zu akzeptieren. Die psychische Störung eines Familienangehörigen kann als Aufforderung gelten, dass sich Elternteile über das Miteinander in der Familie Gedanken machen. Es gilt zu überlegen, ob sich Eltern im Tagtäglichen verrannt haben und sich nicht genügend Zeit für ihr psychisch erkranktes Kind genommen haben. Leidensphasen sind ein Anstoß dafür, das verbleibende Leben mit Mitmenschen, die einem gut tun, zu verbringen, mit ihnen Lebensfreude zu teilen und zu genießen.

Um einzuschätzen, ob ein pädagogischer Umgang eher der Gesundheit zu- oder abträglich ist, gibt es sechs strategische Bereiche:

1. Familiäre Belastung durch Erziehungsmuster bzw. Erziehungsstile: demokratisch, laissez faire, autoritär, negierend ablehnend, überbehütend.
2. Handlungsspielraum: Erhält das Kind genügend Autonomie, Selbstbestimmung, darf es seine Meinung vertreten?
3. Anerkennung: Bekommt das Kind elterliche Zuwendung, Sicherheit?
4. Gemeinschaftsgefühl: Fühlt sich das Kind angenommen und in die Familie eingebunden, z. B. finden gemeinsame Mahlzeiten, Aktivitäten in der Familie statt?
5. Gerechtigkeit: Stehen dem Kind ausreichende finanzielle Ressourcen für die schulische, berufliche und kulturelle Bildung zur Verfügung (Ökonomie)?
6. Werte: Hat das Kind gute Vorbilder in Bezug auf die Vermittlung von Normen und Moralvorstellungen, bekommt es, falls erforderlich, Grenzen aufgezeigt?

6.2 Entwicklungsauswirkungen

Werden frühkindliche psychische Störungen nicht rechtzeitig erkannt und behandelt, treten beim Säugling und Kleinkind neuronale und neuropsychiatrische Entwicklungsstörungen mit Intelligenzminderung, Störungen der Sprache und der Kommunikation sowie Störungen der Motorik auf. Beim Schulkind und Jugendlichen sind mehr die schulischen Fähigkeiten betroffen mit psychosozialen Problemen, die das familiäre und berufliche Umfeld betreffen.

Dies können z. B. sein:

- Konflikte innerhalb der Familie und des sozialen Umfelds,
- Leistungsabfall in Schule und Ausbildung, u. a. durch wiederkehrende Aufenthalte in der Kinder- und Jugendpsychiatrie.
- Ausgrenzung und Mobbing in Kindergarten, Schule, Ausbildung, Studium oder Beruf, was zu einer persistierenden Selbstwertproblematik führen kann.

In der Folge treten Erschöpfungszustände infolge Kompensationsmechanismen mit vermehrtem Rückzugsbedürfnis auf.

6.3 Gesellschaftliche Aufklärung

Das Erkennen und Wahrnehmen von psychischen Störungen im Kindes- und Jugendalter ist auf breiter Ebene erforderlich. Dazu ist ein angemessener Wissensstand in der Allgemeinbevölkerung, bei Pädagogen sowie bei Mitarbeitern im Gesundheitswesen erforderlich. Unzulängliches Wissen von Eltern, Erziehern und Grundschullehrern verhindert die frühzeitige Inanspruchnahme professioneller Hilfe.

Darüber hinaus sollte der immer noch bestehenden Stigmatisierung psychischer Störungen mit umfangreicher Anti-Stigma-Arbeit begegnet werden.

Die Etablierung von niedrigschwelligen Angeboten, welche eine schnelle und unkomplizierte Inanspruchnahme professioneller Hilfe ermöglichen, ist bedeutsam. Ein Fehlen der Angebote führt zu Verzögerungen und zum Risiko von Fehldiagnosen beim Prozess der Überweisung an Fachärzte.

Die Zuständigkeiten aufgrund der Vielzahl an ärztlichen und nichtärztlichen interdisziplinären Berufsgruppen sind nicht einfach zu durchblicken. Insbesondere bestehen im ländlichen Raum häufig lange Wartezeiten auf therapeutische Hilfen, was zu funktionellen Beeinträchtigungen, Lebensquali-

tätsverminderung und krankheitsbedingten Ausfällen in Schule und Berufsausbildung führt. Der Krankheitsverlauf der psychischen Störung, die Symptomenschwere sowie das Ansprechen auf eine therapeutische Maßnahme werden infolge der langen Nichtbehandlung der Störung negativ determiniert.

Derzeitig unterhalten deutschlandweit 32 Einrichtungen Angebote an Früherkennungsuntersuchungen (Stand September 2015). Diese sind vorwiegend psychiatrischen Kliniken angeschlossen. Mit fachärztlicher Überweisung bieten derzeit in Deutschland nur vier niedrigschwellige Zentren mit Spezialambulanzen und Stationen direkten Zugang für junge Ersterkrankte und Personen aus Risikogruppen mit zeitnaher Beratung der Eltern, Diagnostik und Behandlung an. Somit fehlt ein flächendeckendes Angebot für Früherkennung und Frühinterventionen für Kinder und Jugendliche mit psychischen Störungen in Deutschland.

Dieses Defizit resultiert aus einer mangelnden Öffentlichkeitsarbeit wie z. B. der Repräsentanz von Präventionsthemen der Bundeszentrale für gesundheitliche Aufklärung (BZgA), aus den unzureichenden Präventions- und Gesundheitszielen der gesetzlichen Krankenkassen, einer fehlenden Umsetzung der fachübergreifenden Kooperation der Erwachsenenpsychiatrie mit der Kinder- und Jugendpsychiatrie sowie aus fehlenden niedrigschwelligen regionalen Angebote.

6.4 Vorsorgeuntersuchungen

Vorsorgeuntersuchungen dienen dazu, eine Verschlimmerung oder Manifestation von psychischen Störungen zu verhindern, indem diese frühzeitig erkannt werden und professionelle Hilfe geleistet werden kann. Besonders Kinder müssen erreicht werden, um bei ihnen durch Früherkennung psychischer und psychosozialer Risikofaktoren eine Fehlentwicklung zu verhindern.

Ziel sollte immer sein, rechtzeitig Auffälligkeiten zu entdecken damit gezielte Beratung, Diagnostik und Therapie präventiv wirksam werden können. Die kinderärztliche Versorgung hat eine wichtige „Gatekeeper-Funktion" für psychische Erkrankungen sowie psychischen Traumatisierungen mit möglichen posttraumatischen Belastungssymptomen. Entwicklungsverzögerungen und Frühsymptome können bei den jeweiligen Vorsorgeuntersuchungen (U1–U11 im gelben Vorsorgeheft) beobachtet werden. Schwere psychische Störungen wie z. B. Schizophrenie und bipolare Störungen entwickeln sich früh im Leben. Erste Symptome z. B. bei der bipolaren Störung treten in der Regel bis zum Alter von 19 Jahren auf. Depressionen können zwar in jeder Altersstufe auftreten, die Zeit zwischen dem 15. und 30. Lebensjahr weist jedoch die höchste Zahl an Neuerkrankungen auf.

Treten bereits im Grundschulalter depressive Symptome auf, ist die Erkrankungsrate in den Folgejahren erhöht. Alkoholassoziierte Störungen manifestieren sich ca. zwischen dem 16. und 19. Lebensjahr, cannabisbezogene Störungen zwischen dem 18. und 19. Lebensjahr und kokainbezogene Störungen zwischen dem 21. und 24. Lebensjahr.

Die Jugendgesundheitsuntersuchung J1 ist seit Oktober 1998 ein gesetzlich festgelegter Bestandteil der Leistungen der gesetzlichen Krankenkassen. Die J1 kann zwischen dem vollendeten 13. und dem vollendetem 14. Lebensjahr (±12 Monate) in Anspruch genommen werden. Sie wird von Fachärzten für Allgemeinmedizin und praktischen Ärzten, Fachärzten für Kinderheilkunde und Fachärzten für Innere Medizin, die an der hausärztlichen Versorgung teilnehmen, durchgeführt. Die Anamnese richtet sich

auf Schulleistungsstörungen und gesundheitsgefährdendes Verhalten wie z. B. Rauchen, Alkohol- und Drogenkonsum.

> **Praxistipp**
>
> Hinweise und Tipps für den Umgang mit Jugendlichen in der Pubertät, zum Formulieren der Anamnesefragen sowie zu Fragebögen für Jugendliche und deren Eltern finden sich im Informationsmaterial der Bundeszentrale für gesundheitliche Aufklärung (BZgA).

Die Jugendgesundheitsuntersuchung J2 richtet sich an Jugendliche im 16.–17. Lebensjahr. Sie fokussiert auf das Sozialverhalten und Verhaltensstörungen, die Sexualentwicklung, das Medienverhalten und den Umgang mit Drogen. Die Kostenübernahme ist nicht bei allen gesetzlichen Krankenversicherungen garantiert. Jugendliche und Eltern sollten sich vorher informieren, da sie im Falle der Nichterstattung selbst zahlen müssen. Diese sehr unbefriedigende Versorgungslage führt leider dazu, dass die J2 noch weniger als die J1 genutzt wird. Die Inanspruchnahmerate der J1 beträgt bundesweit nur 43 % (Pfennig und Klosterkötter 2014).

Kinder von Müttern, die an Brustkrebs erkrankt sind, können im Krankheitsverlauf depressive Belastungen aufweisen, die mit dem Rückgriff auf wenig hilfreiche Coping-Strategien verknüpft sind. Hier gilt es, präventive Maßnahmen zu ergreifen, um die Adaptation der Kinder an die mütterliche Krebserkrankung zu unterstützen und um eine Manifestation depressiver Störungsbilder zu verhindern. Für eine familienbezogene Unterstützung im Rahmen der Krebsberatung eignet sich das kindzentrierte Manual nach dem Children of Somatically Ill Parents (COSIP).

Bedenklich ist, dass trotz der Häufigkeit psychischer Störungen im Kindes- und Jugendalter dennoch keine flächendeckende Versorgung mit Schulpsychologen, Schulsozialarbeitern und Beratungslehrern vorliegt. Nicht in allen Bundesländern wird diese Forderung als Pflichtaufgabe gesehen. Derzeit besteht kein flächendeckendes Angebot an Früherkennungsinitiativen. Bereits gegründete Netzwerke sind mit geeigneten Finanzierungsmodellen auszubauen (Leopold et al. 2015).

Lücken in Versorgungsstrukturen führen dazu, dass Frühsymptome nicht rechtzeitig wahrgenommen werden können. Unterschiedliche Versorgungsformen (ambulant, stationär, teilstationär) und das multidisziplinäre Versorgungskonzept erschweren die Orientierung und führen zu Unklarheiten in Bezug auf Zuständigkeiten. Die strikte Trennung zwischen Erwachsenen- und Kinder- und Jugendpsychiatrie bringt das Risiko mit sich, dass junge Menschen beim Übergang in das Erwachsenenalter in eine Versorgungslücke fallen. Im ambulanten Sektor bestehen zudem vielerorts lange Wartezeiten auf eine Therapie.

Literatur

Leopold K, Nikolaides A, Bauer M et al (2015) Angebote zur Früherkennung von Psychosen und bipolaren Störungen in Deutschland. Bestandsaufnahme. Nervenarzt 86:352–358

Pfennig A, Klosterkötter J (2014) Vorsorgeuntersuchungen und Screenings bei jungen Menschen. Was ist sinnvoll im Hinblick auf psychische Störungen? Nervenarzt 85:1544–1550

Ausgewählte affektive Störungen im Kindes- und Jugendalter

Inhaltsverzeichnis

Kapitel 7   Angststörungen – 115

Kapitel 8   Zwangsstörungen – 127

Kapitel 9   Unipolare depressive Störungen – 133

Kapitel 10   Bipolare depressive Störungen – 143

Kapitel 11   Suizidales Verhalten – 151

Kapitel 12   Schizophrene Störung – 161

Angststörungen

Inhaltsverzeichnis

7.1   Definition – 116

7.2   Epidemiologie – 116

7.3   Komorbidität – 116

7.4   Angstkreislauf – 117

7.5   Ursachen – 118

7.6   Spezifische Angstformen – 118

7.7   Therapeutische Interventionen – 121

7.8   Prävention – 122

7.9   Der Fall „Julia" – 122

Literatur – 125

© Springer-Verlag GmbH Deutschland, ein Teil von Springer Nature 2020
E. Höwler, *Kinder- und Jugendpsychiatrie für Gesundheitsberufe, Erzieher und Pädagogen*,
https://doi.org/10.1007/978-3-662-62058-8_7

Die Emotion Angst ist eine angeborene lebensnotwendige Emotion und Reaktion des Körpers auf Gefahren und hilft dabei, diese schneller zu erkennen. Angst wird als ein unangenehmes Gefühl der Bedrohung erlebt. Somit kann die Emotion in vielen Fällen, wenn sie in einem überschaubaren Rahmen bleibt, nützlich sein. Vor Prüfungen in Schule und Ausbildung sorgt ein gewisses Maß an Angst dafür, dass man sich besser vorbereitet, und dunkle Straßen können die Gefahr bedeuten, dass man überfallen und ausgeraubt wird und diese daher lieber meidet.

7.1 Definition

Angst

Angst ist ein Gefühl, das als beklemmend, bedrückend und als unangenehmer Ich-Zustand erlebt wird. Dieser Zustand stellt für das Individuum eine Bedrohung dar, ist mit physiologischen Vorgängen verbunden und beeinflusst das Verhalten.

Die Angst (lat. angor) muss im eigentlichen Sinne als objektiv unabhängige Besorgnis in der Art von „Was passiert mit mir?" oder „Was erwartet mich?" von der Furcht (lat. timor) als einer Bedrohung durch vorausgeahnte Gefahr wie z. B. vor der Nacht, vor dem Schmerz, dem Alleinsein abgegrenzt werden.

Angst kann durchaus Nutzen haben, solange sie ein gewisses Ausmaß nicht überschreitet. Übersteigerte Angst lähmt hingegen die Denk- und Handlungsfähigkeit und kann die Lebensqualität eines Betroffenen in erheblichem Umfang beeinflussen (Hobmair 2011).

Angst setzt auf der biopsychosozialen Ebene des Menschen an und erstreckt sich auf die Wahrnehmungs-, Erlebens und Verhaltensebene.

Pathologische Angst kann von normaler Angst durch die Kriterien Intensität, Dauer und Unangemessenheit zur Situation sowie Verhalten differenziert werden.

Angst wird zur Krankheit, wenn sie
- der Situation nicht angemessen ist,
- häufig und über einen längeren Zeitraum auftritt,
- sehr intensiv erlebt wird,
- zum Vermeidungsverhalten und
- zu einer erheblichen Einschränkung des Alltags sowie der sozialen Beweglichkeit führt.

7.2 Epidemiologie

Von Angststörungen ist das weibliche Geschlecht doppelt so häufig betroffen. Sie stellen eine relativ häufige Erkrankungsform des Kindesalters dar. Am häufigsten tritt die Störung zwischen dem 7. und dem 12. Lebensjahr erstmalig auf (Plag et al. 2014).

7.3 Komorbidität

Depressive Störungen kommen oft mit über 60 % bei Angststörungen vor. Panikstörungen sind in ca. 11–27 % der Fälle anzutreffen, zwanghafte, paranoide und ängstlich-vermeidende Persönlichkeitsstörungen werden bei ca. 60 % der Patienten angetroffen. Bei der Depressionen äußert sich Angst vorwiegend in psychomotorischer Unruhe oder in der Sorge, an einer malignen Erkrankung wie z. B. Krebs zu leiden.

Hinter der Angstsymptomatik können sich andere psychische Störungen verbergen:
- Bei der Schizophrenie kann sich die Angst hinter einem feindseligen und misstrauischen Auftreten in Form eines Verfolgungswahns verstecken.
- Bei der substanzgebundenen Abhängigkeit kann Angst Ausdruck beginnender Entzugssymptomatik sein oder der Wir-

kung der Substanz selbst. Dies können Alkohol, Amphetaminderivate, Extasy, Cannabis, Kokain, Research Chemicals und andere Mittel auslösen.

— Bei einer akuten Verwirrtheit (Delir), ausgelöst durch eine kognitive Störung, kann Angst als Ausdruck des Erlebens einer bedrohlichen Fremdheit der Situation und/oder einer fremden Umgebung sein, wie z. B. das Aufwachen nach einer schweren Operation aus der Narkose oder nach einem Unfall mit Gehirnverletzung.

— Eine Angststörung kann sich hinter einer posttraumatischen Belastungsstörung (PTBS) verbergen oder bei Retraumatisierung infolge eines Triggers auftreten. Auslösende Trigger können Situationen, Gerüche oder Gefühle sein, welche an das primäre Trauma erinnern.

7.4 Angstkreislauf

Das Angstzentrum im Gehirn befindet sich in der Amygdala, einer für die Prozesse der Emotionsverarbeitung mandelförmigen Struktur (Mandelkern). Sie besteht aus Zellgruppen (Rezeptoren) im limbischen System. Zum Zeitpunkt der Geburt ist das Zentrum voll ausgebildet, fungiert als Gefahrendetektor und bewertet Situationen, die den Körper auf Kampf oder Flucht einstellen. Das Zentrum ist verantwortlich für den physiologischen Angstausdruck wie auch für den Erwerb konditionierter Reaktionen, d. h., das Alarmsystem wird durch ein Angstkontrollsystem überwacht, welches das Gefühl der Angst wieder abebben lässt, wenn die tatsächliche Gefahr vorüber ist.

Angst wird in der Kindheit erlernt über das Zusammenspiel von psychischen und körperlichen Faktoren. Auslöser der Angst können Tiere, Gegenstände oder Situationen wie die Trennung von Bezugspersonen sein.

Infolge von klassischem oder operantem Konditionierens entstehen die Angstsymptome durch das Aufeinandertreffen von vorausgegangenen Lernerfahrungen. Dazu ist eine individuelle Bereitschaft wie z. B. Konstitution und genetische Disposition erforderlich. Trifft diese zusammen mit Reizquantität und -qualität und Reizabfolge sowie Reaktionen der sozialen Umwelt, so wird der Angstkreislauf ausgelöst.

Psychosoziale Stressoren als Stimuli führen zu einer Freisetzung von Glukokortikoiden aus der Nebennierenrinde. Aus dem Nebennierenmark wird ein Katecholamingemisch: 80 % Adrenalin und 20 % Noradrenalin ausgeschüttet. Diese Stresshormone beeinträchtigen die Wahrnehmung. Es stellen sich bedrohliche Gedanken ein, die dem Betroffenen „Gefahr" verkünden. Die ausgeschütteten Stresshormone verursachen körperliche und psychische Symptome wie z. B. Schwindel, Atemnot, Beklemmungsgefühl, Erstickungsgefühle, Schweißausbruch, Hitze- oder Kälteschauer, Mundtrockenheit, Angst zu sterben, Angst vor Kontrollverlust, Tachykardie, Zittern, Durchfall oder Harndrang. Die Gedanken sind gelähmt, Konzentrationsprobleme stellen sich ein.

Der Mensch, der ständig unter Angstgefühlen leidet, wird müde, er hat keine Motivation mehr, seine Kreativität und sein Interesse an Schule, Beruf, Familie und Hobbys lassen allmählich nach. Angstauslösende Situationen werden gemieden, dadurch kann sozialer Rückzug entstehen, d. h., der Betroffene verlässt aus Angst nicht mehr das Haus oder vermeidet es, zu reisen oder an sozialen Aktivitäten teilzunehmen. Es entsteht eine Erwartungsangst, d. h. die Angst vor der Angst. Dieser psychische Erschöpfungsprozess kann bei andauernder Angst in ein Burn-out-Syndrom münden bis hin zur Depression.

In der frühen Kindheit erlittene traumatische Ereignisse hinterlassen „Erinnerungsspuren" in der Amygdala. Diese können vom Kind weder bewusst erinnert noch verbal erklärt werden. Bei Angststörungen ist im Magnetresonanztomogramm (MRT) eine erhöhte Amygdalaaktivität an Rezeptoren objektiv messbar. Zudem ist der geregelte

Austausch von Neurotransmitterstoffen im Gehirn bei Angstpatienten gestört.

■ **Folgen chronischer Angst**

Angst hat immer eine tiefergreifende Auswirkung auf die kindliche Entwicklung mit übermäßigem Bedürfnis nach Rückversicherung, Vermeidungsverhalten und geringem Selbstwertgefühl. Infolge der ständigen ängstlichen Erwartungshaltung werden die Lebensqualität und das subjektive Wohlbefinden eines Betroffenen beeinträchtigt. Jugendliche werden im Prozess der Selbstverwirklichung behindert.

7.5 Ursachen

Vor dem Hintergrund des biopsychosozialen Krankheitsmodells wird von einer multifaktoriellen Genese ausgegangen.

■ **Psychosoziale Faktoren**

Während der Kindheit und Jugend werden kurz vor Krankheitsausbruch erlebte belastende kritische Lebensereignisse identifiziert. Vor ihrer ersten Panikattacke erfuhren ca. 80 % aller Patienten in einem Zeitraum von sechs bis zwölf Monaten somatische Erkrankungen, Verletzungen, Verlusterlebnisse, Trennung, Scheidung oder finanzielle Probleme (Klauke et al. 2010).

Neben neurobiologischen Veränderungen spielen bei der Angstentstehung biografisch bedingte dysfunktionale Lernerfahrungen und ein daraus resultierendes Problemlöseverhalten eine wichtige Rolle. Beides führt zu einer erhöhten Vulnerabilität der Betroffenen gegenüber psychosozialen Stressoren, die wiederum sowohl die Entstehung als auch Aufrechterhaltung der Angststörung begünstigen. Ein Zeitraum von mindestens sechs Monaten mit vorherrschender Anspannung, Besorgnis und Befürchtungen in Bezug auf Objekte und alltägliche Ereignisse muss zur Diagnosestellung gegeben sein. Wie Bezugspersonen (Eltern) mit eigenen Ängsten umgehen und

wie sie auf die Angst des Kindes reagieren, spielt frühkindlich eine große Rolle. Ein ängstlich-überbehütender Erziehungsstil kann die Entwicklung von Angststörungen begünstigen.

■ **Endogene Faktoren**

Infolge familiärer Disposition kommen in manchen Familien genetisch bedingt Angststörungen gehäufter vor. Kinder von Eltern mit Angststörungen haben ein deutliches Risiko, ebenfalls eine Störung zu erleiden.

■ **Angstauslösende Faktoren**

Eindrückliche erste Angsterlebnisse können bei Kleinkindern Lebenskrisen wie z. B. der Tod von nahen Bezugspersonen, die Trennung der Eltern, Schlafmangel und schnelle körperliche Erschöpfung sein. Bei Jugendlichen können der übersteigerte Konsum stimulierender Drogen sowie Nikotin oder Koffein Angstsymptome bis hin zu Panikattacken auslösen.

7.6 Spezifische Angstformen

7.6.1 Angstformen im Entwicklungsverlauf

Unterschiedliche Angstformen und ihre Auslöser werden in ◘ Tab.7.1 dargestellt.

7.6.2 Formen der Angst

Die in ◘ Tab. 7.1 genannten unterschiedlichen Formen von Angst werden nachfolgend näher erläutert.

■ **Trennungsangst**

Im ICD-11 wird unter der Angststörung die Trennungsangst aufgeführt. Sie wird definiert als ausgeprägte Furcht oder Angst vor der Trennung von spezifischen Bezugspersonen. Diese Form der Angst bezieht sich vorwiegend auf das Kleinkindalter.

▣ Tab. 7.1 Unterschiedliche Angstformen und Auslöser im Entwicklungsverlauf

Alter	Psychologische/soziale Kompetenz	Angstauslösende Entwicklungsquellen	Alterstypische klinische Angst
0–6 Monate	Sensorische Fähigkeiten dominieren, frühkindliche Anpassung	Intensive fremde sensorische Reize (z. B. laute Geräusche), Verlust von Zuwendung und Vertrautheit	
6–12 Monate	Sensomotorische Schemata, Objektkonstanz zu primären Bindungspersonen	Fremde Menschen, Trennung	Trennungsangst
2–4 Jahre	Präoperationales Denken, Fähigkeit zu imaginieren, aber unfähig, Fantasie und Realität zu trennen	Fantasiefiguren, Märchen, Dunkelheit	Trennungsangst
5–7 Jahre	Konkret-operationales Denken, Fähigkeit, konkret logisch zu denken	Naturkatastrophen (Gewitter, Feuer, Überschwemmung etc.)	Tierphobie, Blutphobie, Höhenangst
8–11 Jahre	Selbstwert basiert auf schulischen und sportlichen Leistungen	Sanktionen für mangelhafte schulische Leistungen	Schulangst, generalisierte Angststörung
12–18 Jahre	Formal-operationales Denken, Fähigkeit, Gefahr zu antizipieren, Selbstwert durch Anerkennung in Peergroups	Ablehnung durch Gleichaltrige (Freund, Freundin)	Soziale Phobie, Agoraphobie, Klaustrophobie, Panikstörung

Phobie = starke Angst

Das Kind hat Schwierigkeiten, tagsüber allein ohne Bezugsperson zu Hause zu sein. Besonders am Abend klagt es über Einschlafprobleme und in der Nacht fallen Albträume auf. Kennzeichen sind langwierige Zubettgehsituationen und altersunangemessenes Einschlafen im elterlichen Bett. Das Kind vermeidet Erfahrungen mit Auswärtsübernachten bei Klassenfahrten oder bei Freunden.

- **Angst vor Konkretem: spezifische Phobien**

Zentrales Merkmal: Die Angst wird durch ein Objekt oder eine Situation ausgelöst. Beispiele sind:

Tierphobie Das Kind hat unangemessene Angst gegenüber Tieren wie z. B. Spinnen, Hunden, Schlangen etc.

Blutphobie Das Kind hat Angst beim Anblick von Blut oder Blutabnahmen. Es verweigert aus dem Grund diese medizinische Maßnahme. Kinder können derart empfindlich reagieren, dass sie beim Anblick von Blut bewusstlos werden.

Höhenangst Das Kind vermeidet den Aufenthalt in großen Höhen. Ab einer bestimmten Höhe mit Blick nach unten können Schwindelgefühle und typische Angstsymptome wahrgenommen werden.

Klaustrophobie Platzangst/Raumangst ist die Angst vor geschlossenen Räumen in Aufzügen, vor Fahrten in öffentlichen Verkehrsmitteln wie Bussen und Bahnen, in Kaufhäusern und Kinos. Das Kind/der Jugendliche hat Angst, eingesperrt zu sein.

Agoraphobie Der Begriff kommt von gr. agora = Marktplatz, phobos = Angst und wird als Platzangst bezeichnet. Es ist die Angst vor bestimmten Orten, die aus diesem Grunde gemieden werden. Dies kann im Extremfall dazu führen, dass die eigene Wohnung nicht mehr verlassen werden kann. Eine Agoraphobie liegt auch dann vor, wenn Menschen angstbedingt weite Plätze oder Reisen allein oder generell meiden. Die Betroffenen haben Angst vor Menschenmengen und öffentlichen Plätzen. Der Ausbruch dieser Angstform liegt zwischen dem 15. und 24. Lebensjahr und kommt häufiger beim weiblichen Geschlecht vor.

■ Generalisierte Angststörung

Zentrales Merkmal der generalisierten Angststörung ist das ständige Sorgen. Die Störung tritt im Kindesalter, vorwiegend zwischen dem 7. und 12. Lebensjahr, auf. Kernsymptomatik sind Sorgen und individuelle Befürchtungen, die sich meist auf Situationen, Ereignisse oder Probleme des täglichen Lebens beziehen. Die Themen beziehen sich häufig auf die eigene Gesundheit, die finanzielle Situation, die Partnerschaft, Sicherheit, die soziale Situation bzw. die Situation der nahen Angehörigen. Dem Ausmaß der Sorgen und Befürchtungen steht kein objektivierbares Korrelat gegenüber; die Angst wird exzessiv und unkontrollierbar erlebt und die Themen beziehen sich oft auf Ereignisse, die in der Zukunft liegen. Die Ängste können einen präventiven Charakter annehmen nach dem Grundsatz: „Weil ich mich sorge, kann ich alles bedenken und verhindere dadurch Schlimmeres". Veränderungen auf der Wahrnehmungs- und Bewertungsebene äußern sich in somatopsychischer Anspannung wie z. B. in gastrointestinalen Beschwerden, muskuloskelettalen Schmerzen und in ausgeprägten Schlafstörungen.

Die Diagnosekriterien werden in ◘ Tab. 7.2 dargestellt.

◘ **Tab. 7.2**   Diagnosekriterien der generalisierten Angststörung nach ICD-11 (F41.1)

A Ein Zeitraum von sechs Monaten mit vorherrschender Anspannung, Besorgnis und Befürchtungen in Bezug auf alltägliche Ereignisse und Probleme

B Mindestens vier der folgende Symptome (davon eines der Symptome 1–4)

Vegetative Symptome	**Psychische Symptome**	**Symptome der Anspannung**
1 Palpitationen („Herzklopfen"), Tachykardie	Schwindel, Schwäche	Muskelverspannungen
2 Schwitzen	Derealisation	Akute/chronische Schmerzen
3 Tremor	Angst vor Kontrollverlust	Ruhelosigkeit, Angespanntheit
4 Mundtrockenheit	Angst zu sterben	Nervosität, Globusgefühl
Thorax und Abdomen	**Allgemeine Symptome**	**Unspezifische Symptome**
Atembeschwerden	Hitze-/Kälteschauer	Überreaktionen, Schreckhaftigkeit
Thoraxschmerzen	Hyper-/Parästhesien	Konzentrationsschwierigkeiten
Abdominelle Beschwerden	Reizbarkeit, Schlafstörungen	

C Es liegt keine hypochondrische, phobische, Zwangs- oder depressive Störung vor.

D Eine Hyperthyreose, eine organisch psychische Störung sowie eine psychotrope Substanzeinwirkung (z. B. Amphetamine, Benzodiazepinentzug) wurden ausgeschlossen.

■ **Soziale Phobie**

Diese Form der Angststörung kommt insbesondere in der Pubertät vor. Die Betroffenen haben Furcht vor prüfender Betrachtung durch andere Menschen oder Angst, vor verhältnismäßig kleinen Gruppen zu sprechen. Der Jugendliche hat Angst, sich lächerlich zu machen, sich zu blamieren, kritisiert zu werden, etwas Peinliches zu tun oder im Zentrum der Aufmerksamkeit zu stehen.

Die Ängste beziehen sich auf Bereiche des Alltags, in denen man mit Personen zusammenkommt, z. B. bei gesellschaftlichen Anlässen wie Feste feiern, mit Freunden essen gehen, oder auf das Berufsleben wie z. B. mit dem Vorgesetzten oder Kollegen zu sprechen oder das gemeinsame Mittagessen in der Kantine. Symptome sind Schweißausbrüche, Versagen der Stimme oder starkes Erröten.

> ▶ **Beispiel**
>
> Eine 19-jährige Schülerin leidet unter einer sozialen Phobie. Sie ist davon überzeugt, auf der Straße angestarrt zu werden, weil Teile ihres Körpers missgebildet seien, z. B. die Nase und das Kinn, obwohl ihr von ihrer sozialen Umwelt regelmäßig versichert wird, dass sie sehr ebenmäßige Gesichtszüge habe. Sie vermeidet es, sich in Spiegeln oder spiegelnden Oberflächen anzusehen. Sie äußert gelegentlich Suizidideen, da sie mit ihrer Hässlichkeit nicht zurechtkomme. Mehrfach hat sie sich bei kosmetischen Chirurgen vorgestellt, um sich operieren zu lassen. Die Ärzte haben aber eine Operation wegen fehlender Indikation abgelehnt. ◀

■ **Panikstörung**

Eine wiederkehrende, unerwartete, nicht durch äußere Umstände ausgelöste Panikattacke. Diese erreicht innerhalb von 1–3 Minuten ihren Höhepunkt mit einer im Blut messbaren hohen Stresshormonausschüttung (Katecholamingemisch). Diese bewirkt eine Kampf- oder Fluchtreaktion und kann 15–20 Minuten andauern. Fluchtartig werden Orte, die Angst auslösen, verlassen. Ein Betroffener zeigt körperliche heftige Symptome wie z. B. Herzrasen, trockenen Mund, schnellen Puls, Erstickungsgefühle, Schweißausbruch, hohen oder niedrigen Blutdruck, schnelle Atmung, erhöhte Diurese oder Stuhlverstopfung. Der Betroffene glaubt, aufgrund der extremen körperlichen Reaktionen sterben zu müssen. Eine Panikstörung kann auch einige Stunden andauern.

■ **Panikattacke**

Darunter ist ein akuter, intensiver und zeitlich begrenzter Angstanfall zu verstehen; er kann bei allen Angststörungen auftreten.

7.7 Therapeutische Interventionen

Nicht nur das Kind selbst, sondern auch sein soziales Umfeld profitieren von einer frühzeitigen Diagnosestellung und entsprechender Therapie. Je nach Ausprägung der Angstsymptomatik erfolgt die Behandlung ambulant, teilstationär in der Tagesklinik oder stationär in der Kinder- und Jugendpsychiatrie.

Es gibt mehrere Wege, Angststörungen erfolgreich zu behandeln. Ziel jeder Therapie ist es, die Auswirkungen der Angst sowohl in körperlicher als auch psychischer Hinsicht für die Betroffenen beherrschbar zu machen, dazu ist eine Verhaltensanalyse sowie eine stufenweise Desensibilisierung mit dem Angstobjekt erforderlich (▶ Kap. 8). Der Alltag in Kindergarten, Schule oder Berufsausbildung und das soziale Miteinander sollten nicht mehr durch die Angst regiert werden. Durch therapeutische Interventionen wird versucht, den Betroffenen zum „Herr" seiner Angst zu machen. Das tägliche konsequente Führen eines Angsttagebuchs kann aufzeigen, in welchen spezifischen Situationen die Angst wiederkehrt.

> Wichtig ist, dass die Betroffenen frühzeitig Hilfe erhalten, denn in 10 % der Ängste bei Kindern und Jugendlichen, welche die Kriterien für eine Angststörung erfüllen, chronifiziert die Störung, wenn diese nicht adäquat behandelt wird.

Damit Rezidive verhindert werden, werden mit dem Therapeuten je nach Altersstufe des Patienten Angstbewältigungsstrategien erarbeitet und Schwächen der sozialen Kompetenz behoben.

7

Angstbewältigungsstrategien

- Wahrhaben der Angst, d. h., diese wahrzunehmen nicht zu verdrängen, sondern die Bereitschaft zeigen, sie aufzuarbeiten.
- Sich bewusst machen, wovor man Angst hat, z. B. durch Führen eines Angsttagebuchs (s. dazu ◘ Tab. 7.3).
- Sprechen über die Angst mit vertrauten Freunden, Eltern, Lehrern etc.
- Durchführung von Entspannungsübungen, z. B. tiefe Bauchatmung, Atemübungen, autogenes Training, Fantasiereisen, Meditation, progressive Muskelrelaxation nach Jacobson.
- Selbstinstruktion, d. h., an einen Zufluchtsort (Fels, Meer, Strand, Natur etc.) denken, wo Sicherheit und Entspannung empfunden werden. Sich selbst gut zureden, die Angst überwinden zu wollen oder wenigstens zu lindern.

Professionelle medizinische Maßnahmen zur Angstbewältigung sind:

- Psychotherapeutische Behandlung: kognitive Verhaltenstherapie, Expositionsverfahren (Exposition = direkte Konfrontation mit der angstbesetzten Situation/Objekt) bei Panikattacken oder Phobien, wenn soziale Isolation, schulisches oder berufliches Versagen droht.
- Je nach Schweregrad der Störung kommen Medikamente zum Einsatz: Antidepressiva (selektive Serotoninwiederaufnahmehemmer (SSRI), selektive Serotonin-Noradrenalin-Wiederaufnahmehemmer (SSNRI)), Antikonvulsiva oder Anxiolytika, in angepasster Dosierung, möglichst in Kombination mit der kognitiven Verhaltenstherapie.

Die Auswahl der Therapie orientiert sich immer am Alter des Kindes bzw. am Patientenwunsch, an den Vorerfahrungen sowie an der Therapieverfügbarkeit.

Wie können Familienangehörige dem Kind bzw. Jugendlichen mit Angststörungen helfen?

Selbsthilfegruppen sind eine gute Anlaufstelle für Eltern und Geschwisterkinder zum Erfahrungsaustausch, um neue Sicht- und Verhaltensweisen zum Umgang mit ihrem kranken Familienmitglied zu erlernen. Hier finden sie Unterstützung und die Möglichkeit, sich mit anderen Eltern bzw. Geschwisterkindern auszutauschen, die vor ähnlichen Problemen stehen oder ähnliche Erfahrungen gemacht haben.

7.8 Prävention

Durch eine frühzeitige Elternberatung kann die elterliche Feinfühligkeit gefördert werden.

Die Probleme, die Eltern selbst mitbringen, z. B. Angst, Depression, Sucht, sollten angesprochen werden, ebenso ein überbehütender oder vernachlässigter Erziehungsstil. Im Mittelpunkt einer elterlichen Beratung stehen das Zulassen und Fördern einer altersgerechten Autonomieentwicklung.

7.9 Der Fall „Julia"

Sie sind Therapeutin in einer Rehabilitationsklinik. Dort betreuen sie u. a. auch Julia, ein 10-jähriges Mädchen, das Tiere (beson-

☐ Tab. 7.3 Angsttagebuch: Bitte protokolliere auftretende Angstanfälle, wenn möglich, direkt nach dem Auftreten in die unten stehende Tabelle

Datum/Zeitraum				
Stärke der Angst (0–4)				
Wohast du dich aufgehalten?				
Wer war dabei?				
Was hast du dabei getan?				
Was hast du in der Situation gedacht?				
Was hast du dabei gefühlt?				
Welche körperlichen Reaktionen hast du dabei gespürt?				
Was hat dir geholfen?				
…				

ders Pferde) über alles liebt. Sie lebt aufgrund von Kindswohlgefährdung seit ihrem 6. Lebensjahr im Kinderheim. Julia ist im Kleinkindalter von ihren Eltern emotional vernachlässigt und körperlich misshandelt worden. Aus der Biografie von Julia ist u. a. bekannt, dass sie einen Tag lang im Keller eingesperrt war.

Sie beobachten bei Julia, wenn Sie sich mit ihr im Fahrstuhl aufhalten, dass sie Anfälle mit Herzrasen, Luftnot, Engegefühl in der Brust und im Hals, gastrointestinale Beschwerden, Zittern, Schwitzen, Schwindel- und Ohnmachtsgefühle sowie Kribbelgefühle bekommt. Das Mädchen äußert Ihnen gegenüber, „sterben zu müssen".

? Handlungsaufgaben

1. Schreiben Sie einen kurzen Bericht mit Ihren Beobachtungen, die Sie während der heutigen Therapie mit Julia gemacht haben.
2. Welche Verdachtsdiagnose(n) vermuten Sie bei Julia aufgrund der beschriebenen Symptomatik und in Erfahrung gebrachten Biografie?
3. Erklären Sie Ihren Kollegen biopsychosoziale Interventionen, die während der Therapie zum besseren

Wohlbefinden von Julia umgesetzt werden könnten.

4. Welche Gefahren können drohen, wenn Julia nicht frühzeitig professionelle Hilfe angeboten bekommt? Begründen Sie.
5. Welche psychotherapeutische(n) Maßnahme(n) könnten bei Julia eine effektive angstvermindernde Wirkung erzielen?

✓ Erwartungshorizont

Antwort zu Frage 1: Beobachtungsbericht: Julia klagte heute während der Therapie um 15 Uhr über Atemnot, Herzrasen. Sie musste plötzlich auf die Toilette gehen und hat verstärkt Urin gelassen. Als sie zurückkam, hatte sie eine sehr blasse Gesichtsfarbe, zitterte und schwitzte stark. Mir gegenüber sagte sie, dass sie „sterben müsse".

Antwort zu Frage 2: Verdachtsdiagnosen: Agoraphobie oder Klaustrophobie.

Antwort zu Frage 3: Interventionen während der Therapie:

- Biologisch: tief durchatmen lassen, zu trinken oder essen anbieten wegen der Ablenkung.

- Psychisch: Mut machen mit Sätzen wie „Du schaffst das!", „Alles ist in Ordnung!", mit beruhigender Stimme oder Musik, einen sicheren Ort anbieten, ein Kuscheltier, Glücksbringer (Symbol), der Sicherheit gibt, in die Hand geben, hervorholen, wenn die Angst wiederkommt.
- Sozial: Austausch mit anderen Jugendlichen in Selbsthilfegruppen, mit dem Therapieangebot etwas Spannendes verbinden, z. B. anschließend Eis essen, Tierparkbesuch, Spazierengehen.

Für größere Kinder und Jugendliche kann das Führen eines Angsttagebuchs helfen, die Situationen deutlich zu machen, in denen wiederkehrende Angst hervortritt (◨ Tab. 7.3)

Antwort zu Frage 4: Drohende Gefahren für Julia: Bevor sie in die Pubertät kommt, sollte Julia einem Psychotherapeuten zugeführt werden. Aus der Angststörung kann sich eine schwere Depression entwickeln oder auch eine Abhängigkeitserkrankung.

- Das negative Selbstbild von Julia sowie negative Zukunftserwartungen und multiple Abwehrmechanismen verzerren die soziale Wahrnehmung, wenn nichts unternommen wird. Folge: ängstlich abhängige Persönlichkeitsstörung.
- Adoleszentes Risikoverhalten kann auftreten und sich stabilisieren, sodass Entwicklungsaufgaben nicht mehr bewältigt werden können.
- Schließlich kann sich Julia devianten Gruppen anschließen, die sich bewusst nicht normkonform benehmen.

Antwort zu Frage 5: Hier eignet sich das Expositionsverfahren als professionelle Maßnahme für Julia. Das Verfahren ist eine Technik aus der Verhaltenstherapie. Dabei wird Julia direkt mit der angstauslösenden Situation, dem Fahrstuhlfahren, schrittweise konfrontiert.

Der Psychotherapeut geht verantwortungsbewusst und umsichtig mit Julia um, um für sie die individuell passende Konfrontation herauszufinden, zu planen und durchzuführen. Dabei spielt die Adhärenz, d. h. die genaue Absprache zwischen Julia und dem Therapeuten, eine wichtige Rolle. Praktische Fragestellungen von Julia sollten in der Vorbereitung mit bedacht werden.

Nach Erstellen einer sog. Angsthierarchie, in der die Angst vor dem geschlossenem Fahrstuhl in eine Reihenfolge, d. h. von sehr stark angstauslösend bis nur schwach angstauslösend, gebracht wird, wird zu Beginn der Therapie „in vivo" damit begonnen, Julia mit der am wenigsten angsterzeugenden Situation, d. h. zunächst z. B. nur mit dem Warten vor dem Fahrstuhl, zu konfrontieren.

Anschließend wird Julia „in sensu", d. h. durch eine Fantasiereise während ihrer Therapiestunde, in die angstauslösende Situation des „Fahrstuhlfahrens" versetzt. Zum Ende der Therapie sollte Julia ohne vegetative Angstsymptome das Fahrstuhlfahren bewältigen können.

In-sensu-Verfahren bei Kindern und Jugendlichen kommen ausschließlich bei Zwangserkrankungen oder bei posttraumatischen Belastungsstörungen zum Einsatz, weil hier die Themen, die die Angst auslösen, oft nicht in der Realität reproduzierbar sind.

Worauf Therapeuten und Pädagogen achten sollten

Überfürsorgliches Verhalten gegenüber einem ängstlichen Kind ist zu vermeiden. Verantwortung, die der junge Patient je nach Altersstufe selbst übernehmen kann, sollte ihm nicht abgenommen werden. Ängstlich-neurotische Aussagen sind nicht zu bestätigen. Methoden, die das Kind zusätzlich beängstigen, z. B. Untersuchungen im Computer- bzw. Kernspintomografen bei vorliegender Klaustrophobie, sollten durch andere diagnostische Verfahren ersetzt werden. Therapieabläufe, die bei jeder Sitzung anders verlaufen, sind zu vermeiden. Dies verunsichert den jungen Patienten zusätzlich.

Literatur

Hobmair H (2011) Pädagogik/Psychologie, Bd 1 und 2. Bildungsverlag EINS, Köln

Hüther G (2004) Ängste als Auslöser psychischer Störungen. In: Bock T, Dörner K, Naber D (Hrsg) Anstöße. Psychiatrie-Verlag, Bonn

Klauke B, Deckert J, Reif A (2010) Life events in panic disorder – an update on „candidate stressors. Depress Anxiety 27:716–730

Plag J, Schuhmacher S, Ströhle A (2014) Generalisierte Angststörung. Nervenarzt 9:1185–1192

Riemann F (2009) Grundformen der Angst. Eine tiefenpsychologische Studie. Ernst Reinhardt, München

Schmidt-Traub S (2013) Angst bewältigen. Springer, Berlin/Heidelberg

www.generation-psy.de

www.panik-attacke.de: Deutsche Angst-Selbsthilfe München

Zwangsstörungen

Inhaltsverzeichnis

8.1 Definition – 128

8.2 Epidemiologie – 128

8.3 Komorbidität – 129

8.4 Ursachen – 129

8.5 Diagnostik – 129

8.6 Verlauf – 130

8.7 Verhaltensanalyse – 130

8.8 Therapeutische Interventionen – 130

8.9 Der Fall „Christina" – 130

Literatur – 132

© Springer-Verlag GmbH Deutschland, ein Teil von Springer Nature 2020
E. Höwler, *Kinder- und Jugendpsychiatrie für Gesundheitsberufe, Erzieher und Pädagogen*,
https://doi.org/10.1007/978-3-662-62058-8_8

Sich aufdrängende Gedanken wie z. B. „Habe ich das Haus wirklich abgeschlossen?" oder „Habe ich den Herd ausgestellt?" kennen viele von uns. Bei Menschen, die unter Zwängen leiden, drängen sich diese Gedanken jedoch in einem Maße auf, das die Grenze der Normalität überschreitet.

Betroffene erleben die vom Zwang diktierten Impulse und Handlungen oft selbst als unsinnig. Das Bedürfnis, diesen Impulsen und Handlungen nachzugehen, ist dennoch übermächtig. Werden die Zwangsrituale nicht befolgt, dann befürchten die Betroffenen, dass etwas Unangenehmes passiert.

Sehr quälend kann dies für Betroffene sein: Das Kind verlässt am Morgen das Haus, um zur Schule zu gehen. Nach ein paar Minuten kehrt es um, es möchte sich vergewissern, ob der Wasserhahn zugedreht ist. Er ist es. Doch kaum setzt das Kind den Weg fort, drängt sich erneut die Frage auf: „Ist der Wasserhahn auch wirklich zu?" und veranlasst zum wiederholten Umkehren. Beim dritten Mal – das Schulkind befindet sich fast vor dem Schulgebäude – treibt es die Sorge um das vermeintlich rinnende Wasser wieder zurück. Der Zwang lässt sich durch logische Erklärung und Vernunft nicht beseitigen.

Zwangsstörungen stellen bereits im Kindes- und Jugendalter für Betroffene und deren soziales Umfeld eine erhebliche Belastung dar. Die Zwänge sind zeitaufwendig und können mehr als eine Stunde pro Tag in Anspruch nehmen. Daher beeinträchtigen sie die normale Tagesroutine des Betroffenen, seine schulischen oder beruflichen Funktionen, Freizeitaktivitäten sowie sozialen Beziehungen.

> **Zwangsgedanken**
>
> Aufdringliche (intrusive) unwillkürliche Gedanken mit bildhaften Vorstellungen oder Impulsen, die mehr oder weniger Ich-fremd sind und häufig den eigenen Wertvorstellungen widersprechen.

Zwangsgedanken wie z. B. Verseuchung, Zweifel, Streben nach Harmonie, aggressive Impulse werden vom Betroffenen als quälend empfunden und führen zu einer Zunahme von Angst und Unsicherheit. Sie werden als Eigenes, nicht von außen Eingegebenes erkannt. Dies ist wichtig zur Abgrenzung von der schizophrenen Störung in Bezug auf akustischen Halluzinationen.

> **Zwangshandlungen**
>
> Willkürliche, aber unfreiwillige, d. h. aus einem Zwang heraus ausgeführte Handlungen. Diese folgen subjektiv auf vorausgegangene Gedankengänge, um zu einer Lösung zu kommen.

Die Handlungen oder Rituale beeinträchtigen die Lebensqualität des Betroffenen, weil sie im Tagesverlauf viel Zeit beanspruchen. Zwangshandlungen sind z. B. wiederholtes Händewaschen, Duschen, Kontrollieren, Ordnen, Zählen, Berührungen, Fragerituale, Rückversicherungen etc.

■ **Beispiele zu Wechselwirkungen**

Auf den Zwangsgedanken mit Kontaminationsangst „Ich habe mich angesteckt" folgt das Waschritual „Händewaschen". Ein Waschzwang fällt dadurch auf, dass der Betroffene an den Händen mit der Zeit extreme chronische Hautschäden (Exantheme) aufweist.

8.1 Definition

Bei der Zwangsstörung wird zwischen Zwangsgedanken und Zwangshandlungen unterschieden. Zwischen beiden Kriterien besteht eine enge Interdependenz.

8.2 Epidemiologie

Von der Störung können bereits 3- bis 4-Jährige betroffen sein. Die Prävalenz steigt mit zunehmendem Alter. Der Gipfel der Störung liegt beim männlichen Geschlecht zwischen dem 6. und ca. dem 15. Lebensjahr, beim weiblichen Geschlecht zwischen 20 und 29 Jahren.

8.3 Komorbidität

Meist ist eine Zwangsstörung kein isoliertes psychiatrisches Problem. Engen Zwänge das Leben ein, hat das häufig andere psychische Störungen zur Folge, z. B. finden sich Angststörungen zu 25–60 % und depressive Störungen bei ca. 30 % der Betroffenen.

8.4 Ursachen

■ **Genetische Faktoren**

Als Auslöser der Zwänge wird eine erhöhte Vulnerabilität mit funktionellen Störungen in den Basalganglien, im limbischen System und im Frontalhirn angenommen.

■ **Psychische Faktoren**

Eine Erklärung für zwanghaftes Verhalten kann den Lerntheorien entnommen werden. Das Kind lernt aufgrund einer zu frühen Verantwortungsübernahme in der Familie, die aufkommenden Gedanken falsch zu interpretieren. Neutralisierungsstrategien bleiben aus, z. B. Vermeidung, Rückversicherung, Gedankenunterdrückung. Durch die Zwangshandlung kommt es kurzzeitig zur Angstreduktion und langfristig zur vermehrten Beschäftigung mit aufdringlichen Gedanken.

8.5 Diagnostik

Neben der Familienanamnese wird eine Verhaltensanalyse und Verhaltensbeobachtung mit dem Fremdbeurteilungsassessment Child Behavior Checklist (CBCL) oder der Children's Yale-Brown Obsessive Compulsive Scale (CYBOCS) durchgeführt.

■ **Kriterien zur Diagnosefindung**

Nach ICD-11 sind für eine Diagnosefindung folgende Kriterien bedeutsam:

1. Zwangsgedanken oder Zwangshandlungen (oder beides) treten an den meisten Tagen über einen Zeitraum von mindestens zwei Wochen auf.
2. Die Zwangsgedanken und Zwangshandlungen zeigen folgende Merkmale:
   A. Sie werden als eigene Gedanken/Handlungen von den Betroffenen angesehen und nicht von anderen Personen oder Einflüssen eingegeben.
   B. Sie wiederholen sich dauernd und werden als unangenehm empfunden, und mindestens ein Zwangsgedanke oder einer Zwangshandlung wird als übertrieben und unsinnig anerkannt.
   C. Die Betroffenen versuchen, Widerstand zu leisten (bei lange bestehenden Zwängen kann der Widerstand sehr gering sein). Gegen mindestens einen Zwang wird gegenwärtig erfolglos Widerstand geleistet.
   D. Die Ausführung eines Zwangsgedankens oder einer Zwangshandlung ist für sich genommen nicht angenehm.
3. Die Betroffenen leiden unter den Zwangsgedanken und -handlungen oder werden in ihrer sozialen oder individuellen Leistungsfähigkeit behindert, meist durch den intensiven Zeitaufwand.

Auf den Zwangsgedanken „Ist die Tür abgeschlossen?" oder „Ist der Herd ausgestellt?" folgen Handlungen wie z. B. Kontrollrituale. Die Rituale oder Handlungen dienen der Abwehr von vermeintlichen Gefahren, ohne dass ein sinnvoller Grund dafür vorliegt.

■ **Funktionen eines Zwangs**

Ein psychosozialer Stressor, z. B. Überforderung, Leistungsdruck, Aufregung, Ärger, Konflikte etc., löst Zwangsgedanken aus. Diese Gedanken beinhalten z. B. starke Gefühle wie Ekel oder Angst. Daraufhin erfolgt eine zwanghafte Handlung, um diese Gefühle wieder zu beseitigen. Die Handlung, z. B. die wiederholte Kontrolle von Gegenständen oder häufiges Händewaschen, wird durchgeführt, um die angestauten Emotionen, z. B. Angst- und Ekelgefühle, wieder abzubauen.

8.6 Verlauf

Die Störung kann zu 85 % kontinuierlich chronisch verlaufen, wenn sie nicht behandelt wird, zu 10 % schleichend chronisch oder zu 5 % episodisch. Dabei können sich Zeiten starker Belastung durch die Zwänge mit Phasen annähernder Symptomenfreiheit abwechseln. Ein völliges Verschwinden der Zwänge ohne Behandlung ist sehr unwahrscheinlich. Objektive, verlässliche Zahlen sind wegen Verheimlichung und Behandlungsverzögerungen schwierig zu erheben.

Die häufigsten Zwänge sind bei Mädchen Waschzwänge und bei Jungen Kontrollzwänge. 5 % der Eltern dieser Kinder leiden ebenfalls unter Zwängen (Bürgy 2005).

8.7 Verhaltensanalyse

In der Verhaltenstherapie wird dem Betroffenen durch gezielte Fragestellungen eines Psychotherapeuten sein zwanghaftes Verhalten bewusst gemacht (◘ Tab. 8.1).

8.8 Therapeutische Interventionen

Übergeordnetes Ziel aller therapeutischen Interventionen ist eine Gedankenneubewertung, d. h., der Betroffene soll aufdringliche Gedanken erleben können, ohne sich von ihnen stören zu lassen.

Der Facharzt wendet im Wesentlichen medikamentöse und psychotherapeutische Strategien an:

- Medikamentöse Therapie mit Psychopharmaka: Antidepressiva.
- Psychologische Interventionen: kognitive Verhaltenstherapie auf Grundlage der Exposition. Bei der Exposition (◘ Tab. 8.2) wird der Betroffene mit dem angstauslösenden Reiz konfrontiert (Desensibilisierung); die darauf folgende Reaktion (Zwang) soll verhindert werden. Somit soll die angstbesetzte Konfrontation, die den Betroffenen beeinträchtigt, neutralisiert werden.

Weitere psychologisch ausgerichtete Interventionen können sein: Gedankenstopp und Familienedukation sowie auf den Körper bezogene Entspannungsübungen, z. B. autogenes Training, Thai Chi, Yoga, Shiatsu. Diese Maßnahmen sollen dazu dienen, Disstress abzubauen, damit die Homöostase im Organismus wieder hergestellt werden kann.

8.9 Der Fall „Christina"

Christina ist 11 Jahre alt. Sie befindet sich bereits seit sechs Wochen stationär in der Kinder- und Jugendpsychiatrie. Sie leidet unter einer Angststörung mit starkem Waschzwang und Zeigefühl-Zwang. Sie muss alles, was sie in ihrer Umgebung neu sieht, Personen ihrer sozialen Umwelt mitteilen, ansonsten ist sie nicht zufrieden. Heute wird an sie eine neue Aufgabe herangetragen: Sie soll im Tagesraum den Tisch für eine kleine Geburtstagsfeier einer Mitpatientin schmücken. Plötzlich erfasst sie eine große innere Unruhe. Sie geht in ihr Zimmer, legt sich ins Bett und fängt laut zu weinen an. Sie fühlt sich völlig überfordert und wird vom inneren Drang, ihrer Mutter das Neue erzählen zu müssen, erfasst. Die neue Aufgabe ohne Berichterstattung an die Mutter durchführen zu müssen schafft sie nicht.

Die Ergotherapeutin kommt nach fünf Minuten ins Zimmer, tröstet Christina nur kurz und fordert sie auf, wieder aufzuste-

◘ Tab. 8.1 Bewusstmachung des zwanghaften Verhaltens (mod. nach Ambühl 1998)

Elemente	Beispielfragen
Auslöser	Was muss passieren, damit du dir die Hände waschen musst?
Zwangsgedanken	Was denkst du, wenn du eine Türklinke angefasst hast?
Metakognitive Bewertung der Zwangsgedanken	Und wenn du das denkst, was bedeutet das dann? Könnte etwas Schlimmes passieren, wenn du diesen Gedanken hast? Wie sehr glaubst du, dass dieser Gedanke Sinn macht? Wie sehr glaubst du das in dem Moment, in dem du etwas Schmutziges angefasst hast?
Zwangsritual/Vermeidung	Und wenn du das denkst, was musst du dann tun? Was darfst du auf keinen Fall tun, wenn du den Gedanken hast?
Metakognitionen zum Ritual	Wie sehr bist davon überzeugt, dass es dann sinnvoll ist, dass du dir die Hände wäschst? Wenn du dir dann nicht die Hände waschen würdest, was würde dann deiner Meinung nach passieren? Wie geht es dir, wenn du dir die Hände wäschst? Wie danach?
Stoppsignal bzw. Aufmerksamkeitsfokussierung	Was sagt dir, dass dein Ritual funktioniert? Woher weißt du, dass du dir lange genug die Hände gewaschen hast? Wie sicher bist du dir dann, dass du dir dann nicht mehr die Hände waschen musst? Wie lange? Was geht dir durch den Kopf, nachdem du dir die Hände gewaschen hast?

◘ Tab. 8.2 Beispiele zur Exposition mit Reaktionsverminderung

Zwang	Exposition	Reaktionsverhinderung
Waschen	Ich fasse ein schmutziges Tuch an Therapeut und Patient sitzen auf dem Fußboden	Ich wasche mir so lange nicht die Hände, bis sich die Angst minimiert hat
Kontrollieren (z. B. Hausaufgaben)	Ich mache die Hausaufgaben zügig fertig Variante: Ich baue absichtlich einen kleinen Fehler ein	Ich weigere mich, die Hausaufgaben zu kontrollieren. Ich spiele mit dem Zwang um drei Punkte. Jedes Mal, wenn ich kontrolliere, erhält der Therapeut einen Punkt, die restlichen gehören mir
Zwangsgedanken	Ich führe die Gedanken absichtlich herbei. Ich spreche die Gedanken auf einen Tonträger und höre sie mir immer wieder an	Ich konzentriere mich voll auf die gesprochenen Gedanken Ich lenke mich nicht ab

hen; dies innerhalb einer vorgegebenen Zeitspanne und mit einem gezielten Auftrag.

Die Psychologen ergründen das Verhalten von Christina aus der Kindheit. Sie hat weit bis in das Grundschulalter im Bett der Mutter geschlafen. Diese übte eine starke Kontrolle über das Kind mit überaus großer Fürsorge aus.

Therapie   Christina erhält ein Psychopharmakon (Diazepam) als Langzeitmedikament. Unter der Medikation werden die Zwänge reduziert, auch das Händewaschen. Darüber hinaus erhält sie in der Klinik unter Anleitung des Physiotherapeuten ein aktives Sportprogramm: Handballspielen, Schwimmen, Joggen sowie Entspannungsübungen: Atemtraining und progressive Muskelrelaxation nach Jacobson.

> **Worauf Therapeuten und Pädagogen achten sollten**
>
> Wenn Außenstehende erstmals spüren, dass mit dem Patienten etwas nicht stimmt, hat dieser meist bereits einen längeren Leidensweg hinter sich. Begleiter sollten die irrationalen Ängste eines Betroffenen nicht negieren. Der Versuch, mit logischen Argumenten oder Appellen an die Vernunft eine Linderung zu erwirken, wird fehlschlagen. Starke, unter Druck setzende Situationen während einer therapeutischen Sitzung sind zu unterlassen. Ein Pädagoge bzw. Therapeut sollte darauf achten, dass ein Kind nicht von anderen Mitpatienten bzw. Mitschülern in die Enge getrieben wird. Den Eltern sollte Mut gemacht werden, einen Facharzt für Kinder- und Jugendpsychiatrie aufzusuchen.

Literatur

Ambühl H (1998) Psychotherapie der Zwangsstörungen. Thieme, Stuttgart

Bürgy M (2005) Psychopathology of obsessive – compulsive disorders. A phenomenological approach. Psychopathology 38:291–300

Hoffmann N, Hofmann B (2013) Wenn Zwänge das Leben einengen. Springer, Berlin

Hüther G (2008) Zwanghaftes Verhalten und Neurobiologie des Wollens – Entstehungsursachen und Perspektiven der Behandlung. In: Petzold HG, Sieper J (Hrsg) Der Wille, die Neurobiologie und die Psychotherapie, Bd 2. Edition Sirius, Bielefeld

Unipolare depressive Störungen

Inhaltsverzeichnis

9.1 Definition – 134

9.2 Epidemiologie – 134

9.3 Komorbidität – 134

9.4 Diagnostik – 135

9.5 Ursachen – 135
9.5.1 Risikofaktoren – 135
9.5.2 Auslösefaktoren – 135

9.6 Symptomatik – 136
9.6.1 Kernsymptome – 136
9.6.2 Symptome nach Altersstufen – 136

9.7 Therapeutische Interventionen – 138
9.7.1 Somatisch-biologische Ebene – 138
9.7.2 Psychosoziale Ebene – 139

9.8 Der Fall „Jasmin" – 140

Literatur – 141

© Springer-Verlag GmbH Deutschland, ein Teil von Springer Nature 2020
E. Höwler, *Kinder- und Jugendpsychiatrie für Gesundheitsberufe, Erzieher und Pädagogen*,
https://doi.org/10.1007/978-3-662-62058-8_9

Dass Kinder in heutiger Zeit eine sorgenfreie Kindheit haben, ist eine illusionäre Betrachtung. Jeder zweite Suizid bei Jugendlichen geht auf die Erkrankung Depression zurück. Symptome der Depression im Kindesalter sind diffus und werden nicht immer erkannt. Die Betroffenen suchen mit ihren Eltern den Arzt auf und klagen über Bauchschmerzen, Schlaflosigkeit oder Kopfschmerzen. Sie sind deshalb des Öfteren nicht in der Lage, die Schule zu besuchen, oder brechen die Schule oder Berufsausbildung ab.

Affektive Störungen gehen mit einer Vielzahl neurobiologischer Auffälligkeiten einher, die oftmals dazu führen, dass Leistungen wie Wahrnehmung, Aufmerksamkeit, Lernen und Gedächtnis oder Denken auch nach weitgehender Remission der psychopathologischen Symptomatik beeinträchtigt sind.

Eine frühzeitige Erkennung von Depressionen oder Angststörungen durch Erzieher, Lehrer oder Eltern ist wichtig, da viele Erkrankte bereits über erste Symptome in ihrer Kindheit erzählen. Betroffen sind besonders die Kinder, deren Eltern selbst depressiv sind, die kritische Lebensereignisse oder Traumatisierungen erfahren haben oder früh unter Leistungsdruck stehen (von Klitzing et al. 2014).

9.1 Definition

Der Begriff Depression kommt von lat. „depressus", was so viel bedeutet wie niedergedrückt, traurig, bedrückt. Gemeint ist damit das zentrale Kennzeichen der Erkrankung: ein anhaltendes Stimmungstief. Die Erkrankung kann als singuläre Episode oder als rezidivierende Störung auftreten.

9.2 Epidemiologie

Im Jahr 2005 waren 335 Kindern zwischen 10–14 Jahren ernsthaft depressiv erkrankt; im Jahr 2008 waren es bereits 1265. Somit haben sich depressive Störungen mittlerweile verdreifacht. Etwa 3–10 % aller Jugendlichen zwischen 12 und 17 Jahren erkranken an einer Depression (Deutsche Depressionshilfe 2020). www.deutsche-depressionshilfe.de (Sitz in Leipzig)

Unter depressiven Verstimmungen und erhöhter Ängstlichkeit leiden ca. 12 % eines Kindergartenjahrgangs. Dies fanden Wissenschaftler der Universität Leipzig bei der Untersuchung von 1700 Kindern heraus (von Klitzing et al. 2014). Bei der Studie wurden Kinder, Eltern und Lehrer nach Angst- und Depressionssymptomen der Kinder befragt. Items waren z. B. Traurigkeit, Schlafstörungen, Gereiztheit oder Spielhemmung.

Lagen diese Symptome vor, wurden die betroffenen Kinder mittels einer von den Forschern entwickelten Kurzzeittherapie behandelt: In 25 Sitzungen erst mit, später ohne Eltern wurden in Gesprächen und im Spiel unverarbeitete Konflikte des Kindes herausgearbeitet. Erste Ergebnisse der Studie, in der 30 Kinder eingeschlossen waren, weisen auf einen Erfolg der Kurzzeittherapie hin. So verminderten sich die Symptome von Depression oder Angst deutlich oder verschwanden sogar ganz.

Kinder und Jugendliche mit schweren depressiven Störungen werden zur therapeutischen Behandlung meist stationär in die Kinder- und Jugendpsychiatrie aufgenommen.

9.3 Komorbidität

Fast die Hälfte aller Patienten mit depressiven Störungen weist Angstsymptome auf. Die innere Anspannung kann sich in Panikattacken äußern. Körperliche Symptome, die nicht auf eine Therapie ansprechen, wie z. B. Migräne, Bauchschmerzen und andere Schmerzen, stehen oft im Zusammenhang mit depressiven Störungen.

9.4　Diagnostik

Beim älteren Schulkind wird der Depressionsschweregrad durch Selbstbeurteilung mit dem Becks Depressionsinventar (BDI) und durch Fremdbeurteilung durch den Facharzt für Kinder- und Jugendpsychiatrie mittels Hamilton-Depressionsskala (HAMD) ermittelt.

Die Selbsteinschätzung der depressiven Symptomatik für Kinder für die Altersgruppe 6–17 Jahre kann auch mit der Centre for Epidemiological Studies Depression Scale for Children (CES) durchgeführt werden (Weissmann et al. 1980).

9.5　Ursachen

Zur Entstehung einer depressiven Störung sind Risikofaktoren von Auslösefaktoren abzugrenzen.

9.5.1　Risikofaktoren

Die Entwicklung einer depressiven Störung im Kindes- und Jugendalter ist multifaktoriell und begründet sich auf biopsychosozialer Ebene.

- **Biologische Ebene**
  - Genetische Disposition, z. B. Depressionen in der Primärfamilie
  - Erkrankungen des Gehirns: Epilepsie, Schlaganfall, multiple Sklerose
  - Körperliche Erkrankungen: Diabetes mellitus, Adipositas, Infektionserkrankungen, Autoimmunerkrankungen, hormonelle Erkrankungen, maligne Erkrankungen, Phasen hormoneller Umstellungen (Schwangerschaft, Geburt), neuroanatomische Risikofaktoren in den Bereichen Hippocampus, Amygdala, präfrontaler Kortex
  - Gestörter Schlaf-Wach-Rhythmus: Schlafstörungen, Störungen der Wachheitsregulation

- **Psychische Ebene**
  - Disstress: Überforderung durch Schule, Ausbildung, Studium oder Freizeit, Verlust naher Angehörigen
  - Psychotrauma: Missbrauchsereignis, Gewalterfahrung
  - Kritische Lebensereignisse: Trennung und Scheidung der Eltern
  - psychische Erkrankungen: Angststörungen, Abhängigkeitserkrankungen, unsichere zwanghafte oder depressive Persönlichkeiten

- **Soziale Ebene**
  - Niedriger sozioökonomischer Status der Eltern
  - Verlust von Freunden durch Wohnort- oder Schulwechsel, Arbeitslosigkeit

9.5.2　Auslösefaktoren

Eine depressive Störung kommt erst dann zum Ausbruch, wenn ein Risikofaktor bereits vorliegt.

Für größere Schulkinder und Jugendliche kann insbesondere der Leistungsdruck in der Schule oder im Studium der Auslöser für eine depressive Störung sein. Der hohe Druck entsteht beim Übergang von einer Schulform in die nächstfolgende, z. B. auf das Gymnasium, nach dem Motto: „Ohne Abi bist du nichts!" Bloßstellen vor der Schulklasse von Lehrern, z. B. bei Lese-Rechtschreib-Schwäche, kann tiefe emotionale Verletzungen auslösen. Angst vor dem Versagen vor Klausuren bzw. Prüfungen sowie Angst vor „Sitzenbleiben" sind weitere Faktoren.

- **Kritik am heutigen Schulsystem**

13% der Viertklässler erhalten heute Nachhilfeunterricht. 80 % der Kinder dieser Altersgruppe werden bei den Hausaufgaben durch die Eltern unterstützt, um bessere Schulnoten zu erzielen.

Vorrangig findet in den Schulklassen durch das Notensystem eine Selektion der

Schüler statt, leider jedoch keine Arbeit an deren individueller Persönlichkeitsentwicklung. Nicht alle Kinder halten dem hohen Leistungsdruck statt. Stress in der Schule wird von einzelnen Schülern unterschiedlich wahrgenommen. Multifaktorielle Ursachen der Depression können kaum beeinflusst werden, wohl aber der Leistungsdruck in Bildungseinrichtungen.

9.6 Symptomatik

9.6.1 Kernsymptome

Anzeichen bei Kindern sind mehr körperliche Symptome wie z. B. Veränderungen der Schlafstruktur, insbesondere Einschlafstörungen und morgendliches Früherwachen, Bauchschmerzen, Appetitverlust, dann erst folgen Angst und Rückzug vom Spiel oder Hobby.

Oftmals kommen expansive Reaktionen vor, z. B. gesteigerte aggressive Handlungen, d. h., das Kind leidet unter unkontrollierten Wutausbrüchen. Dann kann eine depressive Störung leicht mit dem Aufmerksamkeitsdefizithyperaktivitätssyndrom (ADHS) verwechselt werden.

Psychische Kernsymptome bei Depressionen sind Niedergeschlagenheit, Anhedonie (Unfähigkeit Freude zu empfinden), innere Unruhe, Konzentrationsschwäche, Schuldgefühle, Selbstanklage, Denkhemmung und Antriebsminderung (◘ Abb. 9.1).

Im Schulalter zeigt sich das klinische Bild der Depressionen des Öfteren durch Schulverweigerung und Suizidgedanken.

9.6.2 Symptome nach Altersstufen

- **Säuglingsalter bis 1. Lebensjahr**

Der Tod von primären Bindungspersonen oder ein Defizit an Geborgenheit und Zuwendung kann zu depressiven Symptomen

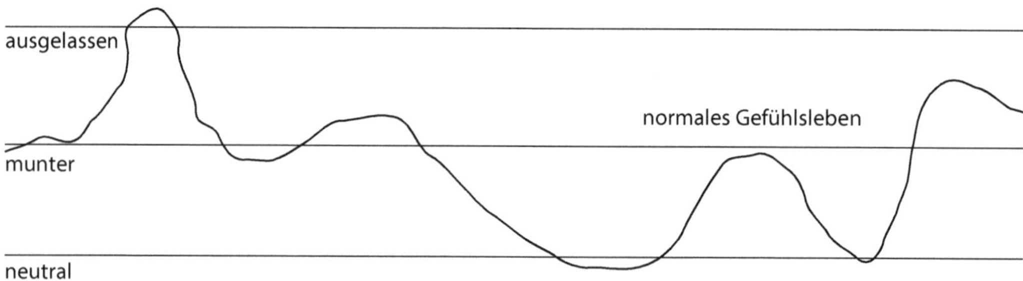

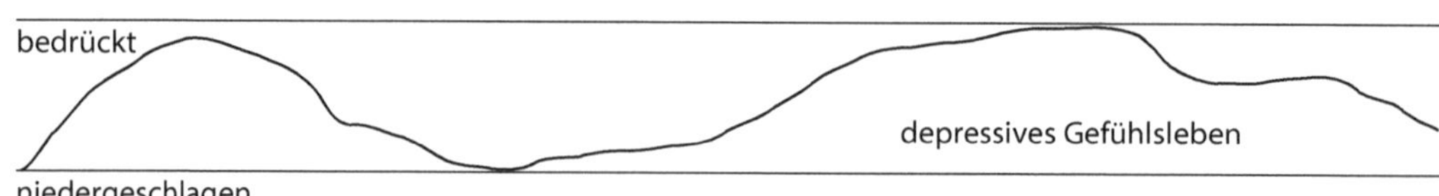

◘ **Abb. 9.1** Schematische Darstellung des normalen Gefühlslebens und der Depression. Bei der Depression werden drei Gehirngebiete, welche die Stimmung kontrollieren und regulieren, in Mitleidenschaft gezogen: der Hippocampus als zentrale Schaltstation des limbischen Systems mit Sitz des Gedächtnisses und Emotionszentrum, die Amygdala (Mandelkern), Kerngebiet der Wahrnehmung und Erregungszentrum, sowie der präfrontale Kortex, der für exekutive Aufgaben (z. B. Aufmerksamkeit) verantwortlich und am Arbeitsgedächtnis (phonologisch, visuell-räumlich) beteiligt ist. Ein Kind oder Jugendlicher mit einer ausgeglichenen Stimmung weist nur geringfügige Schwankungen nach oben oder unten auf. Bei der unipolaren Depression befindet sich der Erkrankte vorwiegend in der bedrückten bzw. niedergedrückten Stimmung

bereits im Säuglingsalter führen. Das Kind kann apathisch werden, viel schreien und nimmt nicht mehr altersgerecht an Körpergewicht zu. Es kommt zur Entwicklungsretardierung.

■ **Kleinkindalter 1.–3. Lebensjahr**

Kleinkinder reagieren sehr vulnerabel auf den Verlust einer primären Bindungsperson oder auf das Fehlen von liebevoller Zuwendung und Geborgenheit. Diese Kinder lernen meist später laufen oder verzögert sprechen. Die Reinlichkeitserziehung kann verspätet ablaufen. Die Kinder weisen grob- und feinmotorische Defizite auf: Sie essen spät selbstständig, laufen und klettern unsicher.

Schlafstörungen können auftreten. Die Kinder sind sehr anhänglich und können autoaggressive Verhaltensweisen zeigen: mit dem Kopf gegen die Wand schlagen oder sich die Haare ausreißen.

■ **Kindergartenalter 4.–6. Lebensjahr**

Kinder in dieser Altersgruppe können die gleichen depressiven Symptome aufweisen wie im Kleinkindalter. Sie wirken auf die soziale Umgebung oft ängstlich und klammern sich nach dem morgendlichen Bringen in den Kindergarten an Bezugspersonen. Diese Trennungsangst führt dazu, dass ihre Selbstständigkeit und Neugierde, die sie in diesem Alter naturgemäß aufweisen, sehr gehemmt wird. Aufgrund der Ängstlichkeit trauen sie sich nicht viele Aktivitäten zu, daher sind motorische Fähigkeiten wie z. B. Fahrradfahren, Klettern und Schwimmen nicht allzu ausgeprägt. Die Kinder reagieren im Gruppenspiel leicht aggressiv: Sie streiten sich, schlagen oder schubsen grundlos andere Kinder oder zerstören Spielsachen.

Kinder dieser Altersgruppe klagen bereits über Kopf- oder Bauchschmerzen, sie weisen Ess-, Einschlaf- oder Durchschlafstörungen auf. Auffällig ist ein regressives Verhalten, d. h. ein Zurückfallen in eine frühere Entwicklungsstufe: Sie nässen oder koten wieder ein, nuckeln am Daumen oder weisen Sprachdefizite auf. Weil depressive Kinder unter einem geringen Selbstwertgefühl leiden, fühlen sie sich ungeliebt, unverstanden und sind der Ansicht, dass keiner gerne mit ihnen spielen möchte.

■ **Schulkinder 6.–12. Lebensjahr**

In diesem Entwicklungsabschnitt reagieren Kinder sehr leistungsbezogen. Die depressiven Symptome ähneln bereits denen der Erwachsenen. Depressive Schulkinder verspüren eine tiefe Niedergedrücktheit, sie resignieren, äußern Angst- und Schuldgefühle sowie starke Selbstkritik. Bei guten Schülern fällt plötzlich ein starker Leistungsabfall infolge von Denkhemmungen, Konzentrations- und Merkfähigkeitsstörungen auf. Das Lernen wird erschwert und bereitet keine Freude mehr; sie sind antriebslos und isolieren sich von ihren Freunden. Einige werden auffällig durch aggressives Verhalten in der Gruppe mit Gleichaltrigen. Andere Kinder können hyperkinetisch reagieren: Sie können nicht still sitzen, leiden unter innerer Unruhe, versuchen, hinter Clownerie ihre depressive Stimmung zu verstecken. Einige Kinder leiden unter Appetitlosigkeit und nehmen extrem an Gewicht ab. Andere wenden Kompensationsmechanismen an, sie essen zu viel und nehmen extrem an Gewicht zu.

Mit zunehmendem Alter und geistiger Reife nehmen Suizidversuche konkretere Ausmaße an.

■ **Jugendalter bis zum 18. Lebensjahr**

Pubertierende junge Menschen leiden unter ambivalenten Gefühlen: Einmal können sie himmelhoch jauchzend sein, dann wieder traurig, verschlossen, aggressiv, gelangweilt, aber auch unzufrieden mit sich selbst oder sehr misstrauisch gegenüber Vielem.

Der Grund für starke ambivalente Gefühle ist ein Ungleichgewicht der Geschlechtshormone, welches zum Ende der Pubertät vorübergeht. Eine depressive Erkrankung in diesem Entwicklungsabschnitt zu diagnostizieren ist nicht leicht. Die Hilfeannahme kann von einem Jugendlichen aufgrund von Auslegung als Schwäche massiv abgelehnt werden. Infolgedessen kann es zu Selbstheilungsversuchen kommen, die schnell in eine Alkohol- oder Drogensucht münden können.

Eine depressive Symptomatik bei Jungen kann sich hinter extremem fremdaggressivem Verhalten, z. B. Vandalismus oder Brutalität gegenüber anderen Mitmenschen, verstecken. Mädchen reagieren vorwiegend mit aggressivem Verhalten, welches sich gegen den eigenen Körper richtet. Dies sind Essstörungen wie Bulimie oder Anorexie.

Depressive Jugendliche reagieren im Gegensatz zu Jugendlichen in normaler pubertärer Krise mit starken psychischen Symptomen: Niedergeschlagenheit, Minderwertigkeitsgefühl, Grübelgedanken, Hoffnungs- und Motivationslosigkeit, Lähmungsgefühl. Sie sind den Leistungsanforderungen von Schule und Berufsausbildung nicht mehr gewachsen und isolieren sich völlig. Suizide und Suizidversuche sind zwischen dem 15.–19. Lebensjahr keine Seltenheit.

9.7 Therapeutische Interventionen

Depressive Störungen sind gut behandelbar, wenn sie frühzeitig erkannt werden und eine an aktuellen S3-Leitlinien ausgerichtete Therapie erfolgt.

Ziel der Depressionsbehandlung ist die Remission, d. h., es geht darum, möglichst die vollständige Abwesenheit depressiver Symptome zu erzielen, da eine Residualsymptomatik das Risiko einer erneuten depressiven Episode erhöht.

Eine längere Episodendauer wirkt sich ungünstig auf den Störungsverlauf aus, sodass eine schnelle und vollständige Behandlung depressiver Symptomatik angezeigt ist.

Die Therapie berücksichtigt die biopsychosoziale Ebene der Erkrankten.

9.7.1 Somatisch-biologische Ebene

- Antidepressiv wirkende Medikamente: trizyklische Antidepressiva , selektive Serotoninwiederaufnahmehemmer (SSRI), selektive Serotonin-Noradrenalin-Wiederaufnahmehemmer (SSNRI), Monoaminooxidase-Hemmer (MAO-Hemmer sind erst nach einem Zeitraum von 5–8 Wochen wirksam). Besonders vor einer Psychotherapie sollten diese Mittel gegeben werden, damit der Erkrankte motiviert an einer Psychotherapie teilnehmen kann.
- Lichttherapie: Über eine Woche wird der junge Patient täglich 45 Minuten lang vor einer Lampe mit 10.000 Lux bestrahlt, um seinen verminderten Serotoninstoffwechsel anzuregen.
- Bewegungstherapie (Sport): zur Ausschüttung von körpereigenen Endorphinen, die die Stimmung anheben.
- Schlafentzugstherapie bei gravierenden Schlafstörungen: Je nach Alter wird der Betroffene mit ergotherapeutisch-kreativen Angeboten nachts wachgehalten; über das Ausbleiben der REM-Phase („rapid eye movement") wird versucht, den aus der Balance geratenen zirkadianen Rhythmus wiederherzustellen.
- Elektrokrampftherapie: Mit Stromstößen von 70–120 Watt wird künstlich einen Krampfanfall ausgelöst (nur bei wahnhaften Depressionen angewendet), um den Serotoninstoffwechsel in Balance zu bekommen. Für Kinder und Jugendliche ist diese Maßnahme weniger geeignet, eher für junge Erwachsene.
- Transkranielle Magnetstimulation (TMS): Ein Magnetfeld stimuliert die Nervenzellen in der linken Großhirnhälfte, die bei de-

pressiven Patienten mehr aktiv ist als beim Gesunden.

Anmerkungen zu Antidepressiva

Neuere Medikamente, die sog. Serotoninwiederaufnahmehemmer (SSRI), helfen auch bei Angststörungen. Die Substanzen erhöhen die Menge an Serotonin im zentralen Nervensystem und regulieren die aus der Balance geratene Stoffwechselsituation. Zu den SSRI gehören z. B. Citalopram, Escitalopram, Sertralin, Fluoxetin. Ein Abhängigkeitsrisiko bei diesen Mitteln besteht nicht.

9.7.2 Psychosoziale Ebene

Psychotherapie
- Die kognitive Verhaltenstherapie beruht auf dem Gespräch und der Beziehung zwischen Therapeut und Patient (interpersonelle Psychotherapie).
- Kriseninterventionen bei Suizidabsichten.

Soziotherapie
- Ergotherapie: Musik und Kreativarbeiten, um wieder Erfolgserlebnisse zu haben; stärkt das Selbstwertgefühl.
- Entspannungsübungen in Gruppen wie z. B. Yoga, Atemgymnastik, autogenes Training, Thai Chi, um wieder ein positives Körperempfinden zu erhalten.
- Besuch einer Selbsthilfegruppe: Austausch mit Gleichgesinnten, um Verständnis zum Krankheitserleben zu erhalten.

Erschwerte Therapie im Kindesalter

Die Elektrokrampftherapie und die tiefe Hirnstimulation (TSH) können bei Kindern und Jugendlichen mit Depressionen zu spezifischen Problemen führen. Es geht um die Frage nach potenziellen Folgen jenseits der Zielsymptomatik im Kindes- und Jugendal-

ter und deren Auswirkungen auf den freien Willen und die Persönlichkeitsentwicklung. Wiedererkrankungsraten erfordern zumeist komplexe Therapiekonzepte, damit sich langfristig ein Erfolg einstellt. Beim jungen Erwachsenen erwirkt eine rein pharmakologische Therapie bei ca. 20 % chronisch depressiver Patienten eine vollständige Remission. Bei diesen Patienten bleibt auch das psychosoziale Funktionsniveau häufig unbefriedigend (Paulzen et al. 2014).

Kinder und Jugendliche mit Depressionen leiden unter Symptomen wie Angst, innerer Unruhe und Schlaflosigkeit. Diese Symptome reduzieren den Erfolg in Schule und Berufsausbildung.

Eine therapeutische Alternative können pflanzliche Arzneimittel, insbesondere Lavendelöl, sein. Der Wirkstoff hat in Studien eine angstlösende und beruhigende Wirkung gezeigt. Das Medikament kommt besonders zum Einsatz, wenn bereits Abhängigkeitserkrankungen von anderen Wirkstoffen in der Anamnese bekannt sind.

Forderungen für eine verbesserte zukünftige Therapie
- Verbesserte Früherkennung depressiver Störungen durch intensive Schulungsmaßnahmen von Erziehern und Angehörigen therapeutischer Berufsgruppen
- Leitliniengerechte und evidenzbasierte Therapieoptimierung
- Gezielte Indikationsstellung
- Zeitgerechte Überweisung zum Psychotherapeuten
- Verbesserung der Schnittstellen zwischen Kinderärzten und Fachärzten für Kinder- und Jugendpsychiatrie
- Verbesserung der Elternberatung
- Angebote von Psychoedukation für Erkrankte und ihre Bezugspersonen

9.8 Der Fall „Jasmin"

Jasmin, 15 Jahre, ist eher zurückhaltend und schüchtern. Sie hat in der Vergangenheit immer Freundinnen gehabt, mit denen sie sich gut verstand. Und sie interessierte sich sehr für Pferde, Musik und Gitarre. In der Schule war sie stets gewissenhaft und fleißig.

Nach der Trennung ihrer Eltern und einem Umzug hat sie jedoch große Schwierigkeiten, in der neuen Schule Anschluss zu finden. Ihre beiden besten und einzigen Freundinnen begeistern sich mittlerweile für Mode, Disco und Jungs – Dinge, mit denen sie nicht viel anfangen kann. Jasmin fühlt sich von ihren Freundinnen gekränkt. Sie erlebt sich als unattraktiv und langweilig. Sie ist einsam, traurig, fühlt sich auch von der Mutter nicht verstanden. Immer häufiger zieht sie sich in ihr Zimmer zurück.

Jasmin berichtet während der nächsten Behandlung ihrem Therapeuten:

„Ich kann mich nicht mehr bei den Hausaufgaben konzentrieren. Immer öfter muss ich in der Schule fehlen, weil ich Bauch- oder Kopfschmerzen habe. In letzter Zeit sind meine Noten sehr schlecht geworden, obwohl ich viel lerne und mich weiter bemühe, sodass sie besser werden. Ich habe kaum noch Hunger und kann am Abend nicht einschlafen, weil ich darüber nachgrübeln muss, warum in meinem Leben alles schieflaufen muss. Es ist alles ausweglos, niemand versteht mich."

Zwei Tage später, nach dem 16. Geburtstag von Jasmin, entdecken Sie in ihrer offen stehenden Schultasche unzählige Tabletten.

? Handlungsaufgaben

1. Benennen Sie die Symptome, die Sie bei Jasmin beobachten und protokollieren.
2. Welche Verdachtsdiagnose(n) vermuten Sie bei Jasmin aufgrund der beschriebenen Symptomatik und in Erfahrung gebrachten Biografie?
3. Erklären Sie biopsychosoziale Interventionen, die Sie den Eltern raten und als Erzieher im Schulhort zum besseren Wohlbefinden von Jasmin umsetzen könnten.
4. Stellen Sie ein Rollenspiel vor, in dem Sie mit Jasmin ein Krisengespräch führen, u. a. in Bezug auf die gesichteten Tabletten in der Schultasche.

Erwartungshorizont

✓ Antwort zu Frage 1

Depressive Symptome: sozialer Rückzug, Interessenverlust, Konzentrationsstörungen, Traurigkeit, Kopfschmerzen, Bauchschmerzen, Leistungsabfall, Appetitlosigkeit, Einschlafstörungen, geringes Selbstvertrauen, Grübelgedanken, Suizidgedanken.

✓ Antwort zu Frage 2

Analyse der Verdachtsdiagnose auf Grundlage der beobachteten Symptome: Depression (unipolar, bipolar), Anorexia nervosa, Angststörung.

✓ Antwort zu Frage 3
Biopsychosoziale Interventionen
- Biologisch:
  - Angebot an Lieblingsspeisen, Erzieher isst zusammen mit Jasmin einen Snack.
  - Für zu Hause zum Einschlafen Rituale anbieten, warme Milch mit Honig, Entspannungsmusik, Rückenmassage.
- Psychisch:
  - Baldiges Telefonat mit den Eltern wegen beobachtbarem Sammeln von Tabletten.
  - Bei der Elternberatung Adresse von Erziehungs- und Familienberatungsstellen mitgeben (z. B. Wohlfahrtsverband, Gemeinde).

–	Rat vom Klassenlehrer einholen: Weiterleitung an den Schulpsychologen.
–	Empfehlungen geben für die Konsultation eines Hausarztes mit Weiterleitung an einen Kinder- und Jugendpsychiater und psychotherapeutischen Behandlung.
–	Weil sich Jasmin in einer akuten depressiven Episode befindet und die Gefahr der Selbstverletzung besteht, ist eine stationäre Behandlung in der Kinder- und Jugendpsychiatrie bedeutsam.
▬	Sozial:
–	Ausschalten der Grübelgedanken durch Ablenkung mithilfe von Musik (MP3-Player) oder Medien.
–	Angebot an täglichem sportlichem Bewegungsprogramm, wie z. B. Schwimmen, Klettern, Laufen, Naturerlebnisse.

✓ Antwort zu Aufgabe 4

Eine Krise stellt eine akute psychische Notlage eines Betroffenen dar; somit sollte das Gespräch mit Jasmin unter vier Augen unter Beachtung der wertschätzenden Kommunikationsregeln von Bezugserziehern bzw. -therapeuten durchgeführt werden.

Folgende Aspekte wären hilfreich:
▬	Die Schülerin wird direkt, aber sensibel wegen des gesichteten Medikaments angesprochen.
▬	Einstieg mit folgenden Fragen: „Mir ist in deiner Tasche aufgefallen…. Wie siehst du das? Bist du oft unglücklich?"
▬	Weiterführende Fragen könnten sein: „Musst du oft weinen? Hast du daran gedacht, dem Leben ein Ende zu bereiten? Was kann dir weiterhelfen?"

Die Haltung der Gesprächsperson ist ruhig, geduldig und freundlich. Das Gespräch ist im Sitzen, in einem von Zuhörern abgeschirmten Raum durchzuführen.

Literatur

Beck AT, Ward CH, Mendelson M (1961) An inventory for measuring depression. Arch Gen Psychiatry 4:561–571
Döpfner M, Lehmkuhl G, Heubrock D, Petermann F (2000) Ratgeber psychische Auffälligkeiten bei Kindern und Jugendlichen. Hogrefe, Göttingen
Essau CA (2002) Depressionen bei Kindern und Jugendlichen. UTB, Stuttgart
Groen G, Petermann F (2002) Depressive Kinder und Jugendliche. Hogrefe, Göttingen
Hamilton M (1960) A rating scale for depression. J Neurol Neurosurg Psychiatry 23:56–62
McKnew DH, Cytryn L, Yahraes H (1985) Warum kann Michael nicht weinen? Depressionen bei Kindern. Reinbek, Hamburg
Nevermann C, Reicher H (2001) Depression im Kindes- und Jugendalter. Beck, München

Weiterführende Literatur

Klitzing von K, White L O, Otto Y (2014) Depressive comorbidity in preschool anxiety disorders. J Child Psychology Psychiatry. 55 (10): 1107–1116
Paulzen M, Müller A, Akkus T, Bergmann F, Schneider F (2014) Integrierte Versorgung bei depressiven Störungen. Nervenarzt 85:856–864
Weissmann MM, Orvaschel H, Padian N (1980) Children's symptom and social functioning self-report scales –comparison of mothers' and children's reports. J Nerv Ment Dis 168:736–740

Bipolare depressive Störungen

Inhaltsverzeichnis

10.1   Definition – 144

10.2   Epidemiologie – 144

10.3   Komorbidität – 145

10.4   Ursachen – 145

10.5   Verlauf und Prognose – 146

10.6   Symptome – 146

10.7   Therapeutische Interventionen – 147

10.8   Vergleich zwischen Angst-, Zwangs- und depressiver Störung – 147

10.9   Der Fall „Kevin" – 148

Literatur – 150

© Springer-Verlag GmbH Deutschland, ein Teil von Springer Nature 2020
E. Höwler, *Kinder- und Jugendpsychiatrie für Gesundheitsberufe, Erzieher und Pädagogen*,
https://doi.org/10.1007/978-3-662-62058-8_10

Für viele junge Menschen mit bipolarer Störung verläuft das Leben wie auf einer Achterbahn: gefangen im extremen Emotionsspektrum zwischen grenzenloser Hochstimmung und absolutem Tief. Bei der Mehrzahl der Erkrankten überwiegen die depressiven Phasen. Bei Angst-, Zwangs- und depressiven Störungen lassen sich Unterschiede, aber auch Gemeinsamkeiten feststellen. Diese Differenzierung ist in der Praxis bedeutsam für die Weitergabe aufmerksamer Beobachtungen von Eltern, Lehrern und Therapeuten an den behandelnden Facharzt.

Die bipolar affektive Erkrankung beginnt zumeist im jungen Erwachsenenalter und hat häufig einen rezidivierenden Verlauf. Die biologische Erkrankung, die sich psychologisch zeigt, stellt eine überaus menschliche Krankheit dar. Sie kann von Außenstehenden beschrieben, aber nicht erklärt werden. Ermessen kann die Störung nur, wer sie selber erfährt.

Jugendliche Patienten beschreiben ihr Leben als Film, bei dem die Szenen durcheinander geraten sind und in dem sie nicht mehr die Regie führen. Innerhalb weniger Tagen lässt der Betroffene viel Energie pulsieren und pusht zu scheinbaren Höchstleistungen. Er ist rund um die Uhr in gehobener Stimmung und platzt vor Tatendrang mit vielen Ideen. Das Aktivitätenrad dreht sich immerfort, bis es dann irgendwann stockt und der Jugendliche einen Höllensturz erlebt: Er fällt in eine schwere depressive Episode.

10.1 Definition

Die Erkrankung wird bipolare oder auch manisch-depressive Störung genannt, weil die Erkrankung sich durch zwei Pole darstellt.

- 1. Pol: Manische Phase
  Mindestens eine Woche lang andauernde Phase extrem gehobener Stimmung. Ein Zustand wie Verliebtsein mit Gefühlsverzerrungen. Die Realität wird oft nicht richtig wahrgenommen. Die Hypermanie ist als Vorstufe zur Manie anzusehen. Viele kreativ arbeitende Menschen der Vergangenheit wie Künstler, z. B. Robert Schuhmann, Virginia Wolf, Vincent van Gogh, und Wissenschaftler sind hier anzutreffen. Eine hypomane Episode ist eine schwächer ausgeprägte manische Episode.
- 2. Pol: Depressive Phase
  Mindestens zweiwöchige, z. T. auch monatelange Phase, in der mehrere Kernsymptome der Depression im Mittelpunkt stehen wie niedergedrückte Stimmungslage mit Antriebshemmung. Die Erkrankung kann durch die Schwere der Depression in Suizidalität enden.
- 3. Pol: Interepisodische Rezidivphase
  In dieser Phase hat der Patient eine normale Stimmungslage, d.h. die zwei anderen extremen Stimmungslagen bleiben aus, er weist ein sozial angepasstes Verhalten auf. Dies kann nur erreicht werden, wenn der Patient den ärztlich verordneten Stimmungsstabilisator Lithium einnimmt.

◘ Abb. 10.1 stellt das Auf und Ab einer bipolaren Störung dar. Bei der Mehrzahl der Erkrankten überwiegen die depressiven Phasen. Diese werden subjektiv in viel stärkerem Ausmaß als Beeinträchtigung empfunden als manische Phasen.

Wenn bipolar erkrankte Jugendliche im Nachhinein nach dem Erkrankungsbeginn gefragt werden, so berichten ca. 75 %, dass die Störung mit einer depressiven Episode begonnen hat.

10.2 Epidemiologie

Bipolare Störungen in Pubertät oder Adoleszenz werden selten beschrieben. Die eher geringe Auseinandersetzung mit dieser Erkrankung im Kindes- und Jugendalter zeigt sich auch in deren spärlicher Behandlung in den gängigen deutschsprachigen kinder- und jugendpsychiatrischen Lehrbüchern.

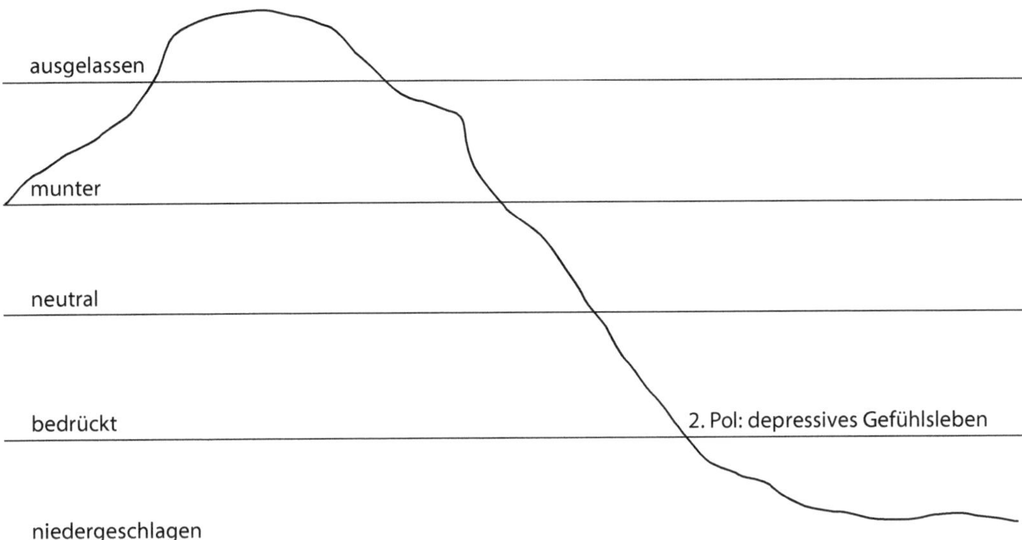

Abb. 10.1 Schematische Darstellung des manischen und depressiven Gefühlslebens. Bei der bipolaren Depression schlägt die Gefühlskurve in der manischen Phase von der euphorischen Stimmung in eine niedergedrückte Stimmung um

Für bipolare Störungen im Kindes- und Jugendalter liegen sehr inhomogene Angaben vor. Mit Beginn vor dem 10. Lebensjahr wird eine Häufigkeit von 0,3–1 % angegeben, bei Kindern und Jugendlichen zwischen dem 10. und 18. Lebensjahr werden 1–19 % genannt. Diese epidemiologischen Angaben basieren auf Untersuchungen von unterschiedlicher Qualität und mit unterschiedlichen diagnostischen Gepflogenheiten.

20–85 % aller Erwachsenen mit bipolarer Erkrankung berichten von ersten Symptomen in ihrer Kindheit und Jugend. Diese werden mehr als unspezifische Symptome wie Stimmungsschwankungen, Angstzustände, erhöhte Irritabilität oder Spannungszustände beschrieben, häufig jedoch (bei genauem Explorieren) bereits mit phasischer Komponente. Die geringe Spezifität der Symptome sowie die Überschneidung mit der generellen affektiven Labilität in der Pubertät stellen eine Herausforderung für eine eindeutige Diagnostik dar.

10.3 Komorbidität

Bei älteren Jugendlichen sind Alkohol- und Drogenabusus die häufigsten Komorbiditäten. Medikamentenmissbrauch tritt v. a. bei zusätzlichen Angststörungen und schlecht therapierten unipolaren Depressionen auf. Zusätzlich findet sich gehäuft auch das Aufmerksamkeitsdefizithyperaktivitätssyndrom als komorbide Erkrankung. Die Unterscheidung der Phasen, die diagnostische Einordnung sowie die Differenzialdiagnose sind besonders schwierig. Das Alter bei Erstmanifestation liegt zwischen dem 7. und 12. Lebensjahr, bei früherem Beginn würde auch ein ADHS diagnostiziert werden.

10.4 Ursachen

Die Ursache der Erkrankung kann genetisch bedingt sein, wenn beide Elternteile an einer bipolaren Störung leiden, tritt die Krankheit bei bis zu 50 % der Kinder auf, bei einem betroffenen Elternteil bei bis zu 20 %.

10.5 Verlauf und Prognose

Meist remittieren die Jugendlichen innerhalb eines Zeitraums von ein bis zwei Jahren. Bei 60–70 % der Betroffenen tritt jedoch innerhalb von 10–12 Monaten erneut eine Episode auf. Die erste depressive Phase präsentiert sich meist in Form einer oder mehrerer subdepressiver oder depressiver Episoden. Die erste manische Phase folgt nach etwa 4,5 Jahren, meist nach dem 14. Lebensjahr.

10.6 Symptome

In der manischen Phase liegt ein Zustand vor mit extremen Stimmungsschwankungen. Diese ist gekennzeichnet durch Hochgestimmtheit, Tatendrang und übersteigert positivem Selbstwertgefühl. Antriebssteigerung mit kreativen Ideen und Distanzlosigkeit gegenüber Therapeuten wechseln sich ab mit depressiven Episoden. Reine manische Episoden sind selten. Die Patienten leiden unter geistiger Zersplitterung. Dieser Zustand kann gleichgesetzt werden mit dem Gefühl des Verliebtseins. Der Verliebte hat viele Ideen, isst weniger, schläft weniger, ist ungeduldig. Es liegt ein normaler hypomanischer Zustand des Glücks vor, ein schönes Erlebnis. Dies kann als Vorstufe der Manie gedeutet werden. Der Verliebte steht aber mit beiden Füßen auf dem Boden der Realität, der Maniker dagegen nicht mehr.

Der Kranke ist in sich gefangen, er spürt seinen Körper nicht mehr. Er leidet unter Impulskontrollstörungen, die sich in pathologischem Spielen, Kauf- oder Esssucht, gesteigerter Libido mit sexueller Überschwänglichkeit sowie Schlaflosigkeit äußern können.

Unentwegtes Reden (konfus, sprunghaft) kann beobachtet werden. Betroffene zeigen Bereitschaft zu riskanten Aktivitäten.

Sie werden vermeintlich von Mächten beeinflusst. Wahngedanken in Bezug auf Bomben, Vernichtung etc. sind vorhanden, dadurch fühlen sich die Patienten bedroht. Es liegt eine hohe Selbst- und Fremdgefährdung vor, z. B. gefährden Autofahren im erregten Zustand, riskante sinnlose Einkäufe oder finanzielle Spekulationen die körperliche und/oder ökonomische Sicherheit der betroffenen Familien. Die Betroffenen sind sehr kreativ und motiviert.

Oft trifft die Erkrankung junge Menschen in der Berufsausbildung, die diese dann krankheitsbedingt abbrechen müssen.

- **Hohe Suizidgefahr**

Besonders groß ist die Gefahr des Suizids nach der manischen Phase: Der Kranke sieht den Scherbenhaufen, den er in seiner Familie angerichtet hat, und begeht daraus resultierend einen Suizid.

- **Ein früher Beginn der Störung ist mit besonders ungünstigen Verläufen assoziiert**

Jugendliche weisen über längere Phasen psychische Symptome auf und müssen aufgrund dessen häufig stationär in der Klinik therapiert werden. Durch den frühen Beginn der Erkrankung und die häufigen Klinikaufenthalte können Entwicklungsaufgaben (wie Ablösung von der Herkunftsfamilie, Berufsausbildung, Aufbau von partnerschaftlichen Beziehungen etc.) nicht erfüllt werden, was wiederum als Risikofaktor für weitere psychische Erkrankungen gilt.

Die Erkrankung ist im Jugendalter häufig mit aggressivem Verhalten, Aufmerksamkeitsproblemen, ängstlichen und depressiven Symptomen, delinquentem Verhalten und sozialen Problemen assoziiert, wodurch sich auch ein eher schlechtes psychosoziales Funktionsniveau begründet.

Die frühe Form der Erkrankung geht mit einer hohen Rate an Suizidversuchen (44 %) sowie dem häufigen Auftreten von Suizidgedanken (72 %) einher (Rothermel et al. 2010).

- **Grauzonen zwischen seelischer Krankheit und seelischer Gesundheit**

Bei der Erkrankung geht es um Grenzbereiche, an der die Gefühle zur Krankheit werden. Es liegt ein fließender Übergang mit großer Grauzone vor, denn jeder junge Mensch erleidet im seinem Leben Gefühlsschwankungen. Leichte Zustände werden in der Gesellschaft nicht behandelt. Ein Teil der Betroffenen will sich nicht behandeln lassen.

10.7 Therapeutische Interventionen

In den akuten Krankheitsphasen steht die antidepressive bzw. antimanische Behandlung im Vordergrund der Therapie. Im Langzeitverlauf werden Phasenprophylaktika eingesetzt.

Die Behandlung der bipolaren Depression ruht auf zwei Säulen.

- 1. Säule: Geeignete Auswahl von Antidepressiva
  Lithium zur Prophylaxe gilt als Goldstandard. Nicht alle Patienten sprechen auf das Mittel an. Andere Phasenprophylaktika (Valproinsäure, Quetiapin, Carbamazepin) und Schilddrüsenhormone werden verabreicht.
  Wie von Psychopharmakagegnern leider oft fälschlicherweise behauptet, geht es bei der Behandlung nicht um die „gefühllose Ruhigstellung" der Patienten. Die Medikamente helfen, das Leben mit Stimmungsextremen erträglicher zu machen – auch wenn Nebenwirkungen zu verzeichnen sind.
- 2. Säule: Psychologische Betreuung durch Psychotherapie
  Die Patienten lernen in der Therapie, die eigene Erkrankung richtig einzuschätzen und mit den Angehörigen zusammen soziale Konflikte zu entschärfen. Der junge Patient und seine Familienangehörigen besuchen eine Selbsthilfegruppe. Im Austausch mit Gleichgesinnten lernen die Betroffenen mit der Störung besser umzugehen, sie bekommen mehr Halt und Sicherheit im Alltag.

10.8 Vergleich zwischen Angst-, Zwangs- und depressiver Störung

Für den Behandlungserfolg ist eine bestmögliche Differenzialdiagnose von entscheidender Bedeutung (◘ Tab. 10.1). Sorgen, Befürchtungen und konsekutive Symptome wie Grübeln und psychosomatische Beschwerden kommen nicht nur bei Angst, sondern auch bei Depressionen und Zwangsstörungen vor.

Im Gegensatz zur Zwangsstörung besitzen die Sorgen bei der Angststörung, eher einen Ich-syntonen Charakter, d. h. sie drängen sich nicht gegen den Willen des Patienten auf, sondern werden wegen ihres Inhalts oft als berechtigt erlebt. Die Denkinhalte unterscheiden sich regelhaft voneinander.

> **Wichtig**
Während bei einer Zwangsstörung ein obsessives Beschäftigen mit Ordnung und Kontrolle, Ansteckungsängsten, Zweifel und aggressiven Vorstellungen dominieren, gibt es bei der Angststörung oft kognitive Bezüge zur körperlichen und sozialen Sicherheit.

Bei der Depression zeigt sich im Vergleich ein deutlicheres Maß an Hoffnungslosigkeit und suizidales Verhalten. Das depressionsassoziierte Grübeln ist inhaltlich negativ und eher rückschauend gerichtet, z. B. „Ich habe alles nicht richtig gemacht!". Die Sorge bei der Angst ist oft auf zukünftige Bedrohungen und Ereignisse gerichtet, z. B. „Was könnte nicht alles nur passieren!".

Die Differenzierung ist in der Praxis bedeutsam für die Weitergabe aufmerksamer Beob-

◘ Tab. 10.1   Bei Angst-, Zwangs- und depressiven Störungen lassen sich Unterschiede, aber auch Gemeinsamkeiten feststellen

Ebenen	Angststörungen	Zwangsstörungen	Depressionen
Körperlich	Meist heftige psychosomatische Reaktionen, z. B. Herzklopfen, Zittern, Schweißausbruch, Mundtrockenheit	Unangenehme Empfindungen bei Ausführung des Zwangs, z. B. innere Unruhe	Latente psychosomatische Beschwerden, z. B. Schlaflosigkeit, Bauchschmerzen, Inappetenz
Psychisch	Kognition intakt Vermeidungsverhalten	Kognition intakt Obsessives Beschäftigen mit aufgedrängten Gedanken verleiten zum Tun	Gestörte Kognition: reduzierte Aufmerksamkeit, Konzentration, verlangsamtes Denken, eingeschränktes Gedächtnis Grübeleien, geringes Selbstwertgefühl Bei Manie: Antriebssteigerung, suizidale Gedanken oder auch aggressive und gereizte Handlungen gegenüber anderen
Sozial	Isolation	Isolation	Schulverweigerung bis Schulversagen, Abbruch der Berufsausbildung bis hin zur Isolation

achtungen von Eltern, Lehrern und Therapeuten an den behandelnden Facharzt.

10.9 Der Fall „Kevin"

Der 19-jährige Kevin wohnt noch behütet bei den Eltern. Bereits monatelang quälen ihn schwere Depressionen. An guten Tagen braucht er morgens eine halbe Stunde, um aufzustehen. An schlechten Tagen ist er so niedergeschlagen, dass er einfach zu Hause bleibt und nicht zum Ausbildungsbetrieb geht, wo er eine Lehre als Einzelhandelskaufmann begonnen hat.

Schwermut ohne einen Grund und ständiges Grübeln treiben ihn immer mehr in die Verzweiflung. Er hat nur wenig Appetit und beginnt, seine Körperhygiene zu vernachlässigen. Es gibt Tage, da denkt Kevin sogar an Suizid. Eines Morgens, ohne erkennbaren Anlass, fällt Kevin der Alltag zunehmend leichter. Sein Lebensmut kehrt plötzlich zurück. Er braucht nur wenig Schlaf, bleibt länger im Ausbildungsbetrieb und holt den Lernstoff für die Berufsschule auf, den er in den Monaten seiner Depression versäumt hat. Bis zu 13 Stunden täglich verbringt er an den Wochenenden am Schreibtisch. Beflügelt von seinem plötzlichen Lebensmut leiht er sich beim Autohändler einen Sportwagen und rast damit nachts über die Autobahn nach Leipzig. Dort besucht er einen Schulfreund. In den folgenden Wochen hält er sich öfters im Spielcasino auf und verspielt an Automaten seine 4000 Euro Ersparnisse. Bei Besuchen in Diskotheken trinkt er zu viel Alkohol und lässt sich auf sexuelle Kontakte mit jungen Frauen ein. Seinen Eltern erzählt er davon nichts.

Spätabends klingelt bei den Eltern das Telefon. Am Apparat ist der Stationsarzt einer Leipziger Psychiatrischen Klinik: Kevin musste stationär aufgenommen werden, er steht unter Kokaineinfluss und leidet unter starken Verfolgungsängsten. Der Schulfreund aus Leipzig war so entsetzt, dass er Kevin in die Psychiatrie brachte. Die Eltern sind sehr besorgt.

❓ Handlungsaufgaben

1. Beschreiben Sie die typischen Symptome der bipolaren Störung bei Kevin.
2. Welche Hilfen benötigen die besorgten Eltern, damit sie Kevin in seinem Krankheitserleben unterstützen können?

Erwartungshorizont

✅ Antwort zu Frage 1

Typische Symptome der bipolaren Depression

Die Krankheit ist durch Phasen von Depression und Manie gekennzeichnet, Stimmungstief und Stimmungshoch wechseln sich ab. In den niedergedrückten Phasen dominiert das Bild der Depression mit traurigen Verstimmungen, Grübelgedanken, Freudlosigkeit, Antriebslosigkeit mit suizidalen Gedanken.

Das Wort **Manie** (Raserei, Wut), beschreibt gut die Symptome bei Kevin in seiner manischen Phase. Er ist häufig unbegründet gut gelaunt, er empfindet sich als leistungsstark und kreativ, überschätzt sich selbst und braucht nur wenig Schlaf, er fährt riskant Auto, trinkt Alkohol, nimmt Drogen und zeigt ein risikoreiches Sexualverhalten.

✅ Antwort zu Frage 2

Hilfestellungen für die besorgten Eltern

Besonders in der manischen Phase leugnen die Patienten, dass sie krank sind. Deshalb werden sie häufig in dieser akuten Krankheitsphase in die geschlossene Abteilung der Psychiatrie eingewiesen. Dies ist aus Selbstschutz und zum Schutz anderer erforderlich, denn das Risikoverhalten ist in der manischen Phase deutlich gesteigert. Der Wechsel zwischen Depression und Manie hat starke Auswirkungen auf das Denken, den Körper und das soziale Umfeld von Kevin. Das kann Kevins Eltern überfordern. Sie benötigen eine umfassende Aufklärung über das Störungsbild und die therapeutische Möglichkeiten durch den behandelnden Facharzt. Der Austausch mit anderen betroffenen Eltern psychisch kranker Jugendlicher in einer Selbsthilfegruppe erleichtert das Einfühlen in die Erkrankung und gibt Sicherheit im Umgang mit Kevin.

Während der Familientherapie hilft der Psychotherapeut dabei, wieder einen geregelten Lebensrhythmus herzustellen. Psychisch erkrankten Jugendlichen fällt es schwer, ihren Tag zu strukturieren.

> **Worauf Therapeuten und Pädagogen achten sollten**

Ein Therapeut bzw. Pädagoge hat die Aufgabe, einen jungen Patienten darin zu unterstützen, verborgene Gedanken, Ängste und Wünsche auszusprechen. Fehlende Kommunikation und Wissen über eine depressive Erkrankung können dazu beitragen, dass die Betroffenen sich unverstanden fühlen.

Appelle wie „Nun reiß dich mal zusammen!" oder „Das ist alles nicht so schlimm!" sind zu unterlassen, ebenso wie Leistungsdruck und das Äußern fordernder Anweisungen. Besser ist es, Fragen zu stellen und die (therapeutische) Beziehung aufrecht zu halten. Der Patient darf nicht vor anderen Personen bzw. Gruppen in seinen Schwächen bloßgestellt werden.

Wichtig ist: Die Therapieabsichten richten sich nach den Bedürfnissen des Patienten.

Therapeuten oder Pädagogen hören geduldig zu, sie deuten Zeichen und merken, wenn Gefühle verborgen werden oder die Stimmung des Erkrankten bedrohlich und gedrückter wird. Die Indikation für eine antidepressive Pharmakotherapie sollte von einem Facharzt gestellt und ihre Durchführung von diesem überwacht werden.

Literatur

Rothermel B, Poustka L, Banaschewski T, Becker K (2010) Bipolare Störung als Komorbidität im Kindes- und Jugendalter – unterdiagnostiziert oder überinterpretiert? Kinder-Jugendpsychiatrie 38:123–130

Weiterführende Literatur

Grimmer Y, Hohmann S, Banaschewski T, Holtmann M (2010) Früh beginnende bipolare Störung, ADHS oder Störung der Affektregulation? Kindheit Entwickl 19:192–201
Holtmann M (2009) Früh beginnende bipolare Störungen. Kinder-Jugendpsychiatrie 37:159–161
Papolos D, Papolos J (2000) The bipolar child. Broadway Books, New York
Youngstrom E, Youngstrom JK, Starr M (2005) Bipolar diagnoses in community mental health: Achenbach child behavior checklist profiles and patterns of comorbidity. Biol Psychiatry 58:569–575

10

Suizidales Verhalten

Inhaltsverzeichnis

11.1 Definition – 152

11.2 Epidemiologie – 152

11.3 Komorbidität – 153

11.4 Ursachen – 153

11.5 Alarmzeichen – 154
11.5.1 Präsuizidale Merkmale – 154
11.5.2 Suizidale Krise – 155

11.6 Suizidversuche – 155

11.7 Erkennen der Suizidgefährdung – 156
11.7.1 Erfassung der Basissuizidalität – 156
11.7.2 Fokusassessment bei akuten Gefährdungen – 156

11.8 Maßnahmen zum Freitod – 156

11.9 Therapeutische Interventionen – 157
11.9.1 Einschätzung der Suizidgefährdung
durch Beziehungsaufbau – 157
11.9.2 Krisenintervention – 157

11.10 Der Fall „David" – 158

Literatur – 160

© Springer-Verlag GmbH Deutschland, ein Teil von Springer Nature 2020
E. Höwler, *Kinder- und Jugendpsychiatrie für Gesundheitsberufe, Erzieher und Pädagogen*,
https://doi.org/10.1007/978-3-662-62058-8_11

■ Wie sich Kinder den Tod vorstellen

Bis in die 1970er-Jahre hinein wurde angenommen, dass Kinder nicht über den Tod nachdenken. Neuere Studien belegen, dass sich je nach kindlicher Entwicklungsstufe kognitive und emotionale Vorstellungen über Sterben und Tod zuordnen lassen.

- Kinder vom 4–5. Lebensjahr haben unklare Vorstellungen von Sterben und Tod. Den Tod bringen sie normalerweise nicht mit sich selbst in Verbindung, sie betrachten ihn als etwas, das anderen Menschen widerfährt und zufällig geschieht.
- Kinder von 7 Jahren ignorieren Ahnungen, dass der Tod sie selbst treffen könnte. Alle Ereignisse, die mit Sterben einhergehen, stoßen in dieser Altersstufe auf großes Interesse. Die Kinder kennen Todesursachen, verbinden dieses Wissen aber nicht mit Emotionen.
- Im Alter von 8–9 Jahren sind kognitive Reifungsschritte soweit vorhanden, dass Kinder erkennen, dass Menschen auch freiwillig aus dem Leben scheiden. Sie zeigen Interesse an dem, was nach dem Tod kommt.
- Im Alter zwischen 10 und 14 Jahren erkennen Kinder und Jugendliche erst die Tragweite von Sterben und Tod und können kognitiv und emotional nachvollziehen, dass damit Liebesentzug und unumkehrbarer Abschied verbunden sind.
- Jugendliche in der Pubertät sind sich der Realität des Todes sehr bewusst und entwickeln eine immer realistischere Vorstellung, was sie mit einem Freitod bei ihren Hinterbliebenen auslösen könnten.

Diese Zuordnung von Vorstellungen über den Tod zu Altersstufen kann variieren, insbesondere dann, wenn persönliche Erfahrungen in der Familie oder im Freundeskreis die kindliche Vorstellung beeinflusst haben (Hinderer und Kroth 2005).

11.1 Definition

Suizidalität ist die Summe aller Denk-, Erlebens- und Verhaltensweisen von Menschen, die in Gedanken, durch aktives Handeln oder passives Unterlassen oder durch Handelnlassen den eigenen Tod anstreben bzw. ihn als mögliches Ergebnis einer Handlung in Kauf nehmen (Wolfersdorf und Etzersdorfer 2011).

Bei suizidalen Handlungen richtet sich starke Aggressivität gegen die eigene Person. Unschwer ist zu erkennen, ob beim vollendeten Suizid die Autoaggression Ergebnis der Frustration oder einer Kränkung durch andere Personen ist. Es kann im Sinne einer frühkindlich erworbenen Disposition eine gehemmte Aggression vorliegen, wobei Emotionen von Scham und Demütigung zu einer narzisstischen Verletzung führen. Aufgrund eines erlebten Selbstwertverlusts werden im depressiven Affekt massive aggressive Impulse begünstigt.

11.2 Epidemiologie

Im Jahr 2017 lag in Deutschland die gesamte Suizidzahl aller Altersgruppen bei 9236 (Todesursachenstatistik, Bundesamt Wiesbaden).

Suizide gehören in der Adoleszenz weltweit zu den vier häufigsten Todesursachen. Suizidale Jugendliche weisen oft eine insuffiziente Kommunikationsstrategie auf. Die Bedeutung der familiären Kommunikation für Adoleszente ist in Bezug auf Suizidalität bisher noch nicht hinreichend untersucht worden (Radde et al. 2018).

Rund 90 % der Suizide erfolgen vor dem Hintergrund einer oft nicht erkannten oder nicht optimal behandelten depressiven Störung. Diese Suizide werden fast ausschließlich alleine durchgeführt. Sehr selten sind erweiterte Suizide. Hierbei geht die Selbsttötung einer oder mehrerer anderer Personen voraus. Oftmals sind es enge Freunde, die den Erkrankten nicht in der von ihm als ausweglos erlebten Situation zurück lassen möchten, die freiwillig mit in den Tod gehen.

11.3 Komorbidität

Zu über 90 % ist Suizidalität mit dem Vorhandensein einer psychiatrischen Erkrankungen verknüpft: depressive und schizoide Störung, Alkohol- und Drogenabhängigkeit und Persönlichkeitsstörungen vom Borderline-Typ. Die Kinder- und Jugendpsychiatrie betrachtet suizidale Handlungen im Kontext einer psychischen Erkrankung und psychosozialen Notsituation als Ausdruck eines psychiatrischen Notfalls.

- **Risikofaktoren**

Eine dysfunktionale familiäre Kommunikation wie z. B. eine absolutistische Argumentation oder fehlende Problemlösungsstrategien können zu familiären Konflikten und zu einem alternativlos erlebten Todeswunsch führen. In der Regel teilen Jugendliche ihren Eltern ihre Suizidabsichten nicht mit, insbesondere, wenn das familiäre System als dysfunktional einzustufen ist. Die Eltern stehen dann nicht mehr als Ansprechpartner ausreichend zur Verfügung. Diese Familien benötigen therapeutische Hilfestellungen zum Erlernen funktionaler Familienkommunikation.

11.4 Ursachen

Der Suizid ist meist keine freie Entscheidung, keine Krankheit, sondern ein Symptom eines zugrunde liegenden Problems, einer akuten Krise oder einer psychischen Erkrankung. Besonders gefährdet sind Jugendliche mit emotional-instabiler oder narzisstischer Persönlichkeit oder solche, die einen sozialen Abstieg oder eine massive Kränkung erfahren haben.

Gründe für Probleme oder Krisen können sein: Scheitern in Schule, Studium oder Beruf bzw. Ausbildung, drohende Verluste von Bezugspersonen, des familiären Rahmens, Kränkungen und Demütigungen im Kreis der Familie oder Freunde.

Im Tod sieht ein Betroffener eine Art von Erleichterung bzw. Entlastung von der verzweifelten Last seines Daseins. Bedeutsam ist, dass eine solche Sicht auf den vorgestellten Suizid nur dann für den jungen Menschen Sinn ergibt, wenn er keine andere Möglichkeit mehr sieht, sich selbst zu überzeugen, wenn das Dasein und die eigene Person in sonstiger Hinsicht als schmerzhaft, als gescheitert bzw. als nutzlos wertgenommen wird und weiteres Nachdenken und Sinnieren vereinnahmt. Einem Kind zwischen acht und zehn Jahren ist meist die explizite Einsicht in die Irreversibilität des Todes nicht präsent. Doch es gibt Jugendliche, die lebensgefährliche Handlungen nicht primär aus Todessehnsucht vollziehen, die nicht den Suizid, sondern den Suizidversuch in einer sozialen Einbettung anvisieren. Solche verzweifelten Menschen möchten mit ihrer Handlung eine nennenswerte Veränderung des eigenen Erlebens herbeiführen. Der Suizidversuch steht als Hilferuf an das soziale Umfeld.

◘ Tab. 11.1 zeigt die Formen von Suizidalität.

- **Cybermobbing in der Schule**

Aufgrund einer veränderten Streitkultur in der digitalen Gesellschaft werden Konflikte und Streitgespräche unter Mitschülern im Schulalltag nicht mehr unter vier Augen ausgetragen, sondern die Auseinandersetzung findet anonym in sozialen Netzwerken wie Facebook, Twitter oder ask.fm statt. Durch diese Vorgehensweise kann sich jede Person im Internet geschickt verstecken.

> Jeder dritte Schüler hat heute Erfahrungen mit Cybermobbing.

Der scheinbar Schwächere wird auf perfide Art und Weise durch persönliche Bedrohungen oder Beleidigungen gedemütigt. Hämische Bemerkungen, meistens geschrieben unter kompromittierenden Fotos, z. B. „Was bist du hässlich!", „Du bist so fett!", „Du bist eine

◘ Tab. 11.1   Formen von Suizidalität (mod. nach Wolfersdorf et al. 2015)

Formen	Abgrenzungen	Merkmale
Eher passive Suizidalität	Lebenssattheit Lebensmüdigkeit Lebensverneinung	Wunsch nach Ruhe, Unterbrechung im Leben, mit dem Risiko von Versterben
	Todeswunsch	Jetzt oder in unveränderter Zukunft lieber tot sein zu wollen
Zunahme Handlungsdruck Zunahme Handlungsrisiko	Suizidgedanke	In Erwägung gezogen als eine Möglichkeit, als spontaner, sich aufdrängender oder zwanghafter Impuls
	Suizidabsicht	Mit oder ohne Plan Mit oder ohne Ankündigung
Eher aktive Suizidalität	Suizidhandlung	Vorbereiteter Suizidversuch: begonnen und abgebrochen, mit Selbst- oder Fremdeinfluss Durchgeführt: überlebt, selbst gemeldet, gefunden, sofort verstorben oder später Zielstrebigkeit: geplant, impulshaft

Witzfigur!" oder peinliche Videos mit Nacktszenen, die Mitschüler ins Netz stellen, können bei einem gemobbten Jugendlichen Scham und das Gefühl der Demütigung auslösen, was zu einer narzisstischen Kränkung führt. Aus tief verletzten Emotionen heraus kommt es tragischerweise weltweit immer wieder vor, dass sich gemobbte junge Menschen den Tod wünschen und sich suizidieren.

■ Mobbing und resultierende psychische Symptome

Für Kinder und Jugendliche, die Mobbingprozessen ausgesetzt sind oder waren, besteht kurzfristig oder längerfristig das Risiko, psychische Störungen wie Verfolgungswahn oder Depressionen zu entwickeln (Catone et al. 2015). Dies verdeutlicht, dass Früherkennung in Schulen und rechtzeitig eingeleitete Interventionen gegen Mobbing für Eltern und Lehrer wichtige Konsequenzen sind.

11.5   Alarmzeichen

Oftmals ist eine Suizidgefährdung nicht auf den ersten Blick erkennbar. Vielfach gehen einem Suizid oder Suizidversuch charakteristische Signale voraus, die als Hilferuf von der sozialen Umwelt verstanden werden müssen.

11.5.1   Präsuizidale Merkmale

Laut Professor Erwin Ringel (er gründete im Jahr 1948 das erste Suizidpräventionszentrum) sind drei bedeutsame Anzeichen vorhanden, die auf eine Suizidneigung hinweisen:

1. Einengung
   - Im Vorfeld eines Suizidversuches, im inneren Prozess des ambivalenten Schwankens zwischen Todessehnsucht und Lebenswillen, können bei über 90 % der jugendlichen Suizidenten Hinweise auf das Vorhaben gefunden werden. Die Betroffenen werten ihre Lebenswelt als unbedacht und bedrückend, als schmerzend, alle Handlungsoptionen werden als nutzlos angesehen. Die suizidale Einengung entspricht einer für die Verzweiflung typischen Weise der negativierenden Selektion von persönlichen Eigenschaften und der Si-

tuation, in der man sich gerade befindet, auf welche der Betroffene affektiv reagiert. Die Betroffenen erfahren zwischenmenschlich eine Einengung, in dem sie sich zunehmend isolieren und dadurch vereinsamen.

2. **Gehemmte und gegen die Person gerichtete Aggression**
   - Das zweite Anzeichen besteht darin, dass die Betroffenen, die unter unbewussten und gehemmten Aggressionen leiden und diese aus unterschiedlichen Gründen nicht ausleben oder besprechen können, diese gegen die eigene Person richten.

3. **Suizidfantasien**
   - Jugendliche sprechen über ihre Absichten oder senden feine Signale aus, die Freunde und Familienmitglieder beobachten können. Diese Signale können Anlass für ein Gespräch mit dem Betroffenen geben.
   - Mögliche Signale können sein:
     - direkte oder indirekte Verkündigung (per E-Mail, SMS, in sozialen Netzwerken) des Vorhabens, sich zu suizidieren (wie werde ich es tun und wann),
     - Veränderungen in sozialen Beziehungen: Freundschaftsabbruch, Isolation,
     - Beschäftigung mit dem Thema Tod: Zeichnungen, Gedichte, Musik,
     - Verschenken persönlicher liebgewordener Gegenstände,
     - Schulabbruch,
     - plötzlicher Leistungsabfall in Schule/Studium/Berufsausbildung,
     - Unaufmerksamkeit im Unterricht,
     - starke Stimmungsschwankungen mit Gereiztheit, gesteigerte Aggressivität,
     - Substanzmittelabhängigkeit (erhöhter Konsum von Alkohol, Medikamenten),
     - Vernachlässigung der Körperhygiene,
     - Veränderungen im Essverhalten (Verweigerungen).
   - Der Betroffene konkretisiert seine Suizidfantasie oft bis in kleinste Detail. Akut wird eine Situation, wenn sich der Jugendliche plötzlich zurückzieht, nicht mehr ans Handy geht, keine Mails mehr beantwortet oder nicht die Haustüre öffnet, obwohl er anwesend ist. Die depressive Verstimmung kann in einem Abschiedsbrief zum Ausdruck gebracht werden; die schmerzverursachende Qualität der Lebenswelt wird darin erklärt.

Es gilt, aufmerksam zuzuhören und suizidale Andeutungen ernst zu nehmen, diese sollten direkt angesprochen werden und sind dem behandelnden Arzt zu melden.

11.5.2 Suizidale Krise

Der Begriff „suizidale Krise" bezeichnet eine Situation, in welcher der Betroffene glaubt, einzelne Ereignisse oder auch seine gesamte Lebenssituation nicht mehr adäquat bewältigen zu können oder in der er aufgrund belastender Lebensumstände hoffnungslos ist und ihm der Suizid als mögliche Konsequenz bzw. einziger Ausweg erscheint.

Vorkommen: affektive Störung, Psychose.

11.6 Suizidversuche

Suizidale Gedanken sind geschlechtlich gleich stark ausgeprägt. Der Versuch wird von Mädchen 3- bis 7-mal häufiger vorgenommen. Bei ihnen ist der Tod nicht immer ernsthaft beabsichtigt. Versuche werden als Provokation ausgeübt, um auf sich aufmerksam zu machen. Therapeuten sollten jede Äußerung eines Gedankens und Versuchs ernst nehmen.

Die Bedenkzeit von der Suizididee bis zur Durchführung eines Suizidversuches liegt bei 67 % der Suizidenten unter 24 Stunden. Der Entschluss von der Handlung bis zur Durchführung eines Suizidversuches liegt bei 97 % ebenfalls unter 24 Stunden; bei 57 % der Suizidenten sogar unter 1 Stunde. Dies bedeutet, dass Suizidgedanken in der Regel temporäre Entscheidungen ambivalenter emotionaler Verfassungen sind, dass suizidale Handlungen meist kurzfristig entstehen und dass es keine langfristigen Zeitfenster zwischen Entschluss und Handlungen gibt (Wolfersdorf und Etzersdorfer 2011).

11.7 Erkennen der Suizidgefährdung

Eine Suizidgefährdung lässt sich grundsätzlich nicht verlässlich feststellen. Es gibt dennoch wichtige Kriterien und Ansatzpunkte, die eng mit Suizidversuchen und Suizid in Verbindung stehen.

In der Klinik werden zwei Methoden bei der Einschätzung unterschieden:
1. Basissuizidalität: Ein langfristiges Suizidrisiko wird anhand von Risikofaktoren beurteilt.
2. Akute Suizidgefährdung: Diese liegt vor, wenn durch Handlungen oder Äußerungen ein Todeswunsch mit Handlungsdruck erkennbar ist.

11.7.1 Erfassung der Basissuizidalität

In der Klinik wird zunächst überprüft, ob der Jugendliche einer dieser beiden Kategorien zugeordnet werden kann. Dies erfolgt durch eine systematische Erfassung von Risikofaktoren für Suizidversuch und Suizid. Risikofaktoren können keinen Suizid voraussagen, geben jedoch einen Hinweis darauf, bei welchen Patienten eine umfassende Abklärung der Gefährdung erfolgen muss.

Der bedeutsamste Risikofaktor ist ein früherer Suizidversuch, denn das Risiko bleibt über Jahrzehnte bestehen und ist um das 30- bis 70-Fache erhöht. Eine Checkliste zur Erfassung von 16 wichtigen Risikofaktoren für ein Suizidversuch oder Suizid, welche einfach und schnell anwendbar ist, ist die deutsche Version der Nurses Global Assessment of Suicide Risk Scale (NGASR-Skala).

11.7.2 Fokusassessment bei akuten Gefährdungen

Jugendliche, bei denen auf der Basis einer erhöhten Suizidalität von erhöhter Suizidgefährdung ausgegangen wird, z. B. infolge des heimliches Sammelns von Tabletten oder von Andeutungen des Suizids, erfolgt eine vertiefte Einschätzung der Gefährdung. Die wichtigste Methode zur Durchführung einer vertieften Abklärung ist ein Gespräch, in dem behutsam und direkt die Suizidalität des Jugendlichen angesprochen wird.

Im Fokusassessment werden sieben zentrale Bereiche in folgender Reihenfolge erfasst: Suizidgedanken, Suizidabsichten, Suizidpläne, suizidales Verhalten in der Vergangenheit, aktuelles Befinden, Zugang zu Suizidmethoden und protektive Faktoren.

11.8 Maßnahmen zum Freitod

Die häufigsten Handlungen werden bei Mädchen durch Intoxikation mit Tabletten, „Pulsaderschnitt" oder Strangulation ausgeübt. Jungen wenden „härtere" Methoden an: Erhängen, Erschießen, Sturz aus großer Höhe, vor die Straßenbahn/Zug werfen.

Bei nicht vollendetem erstem Versuch besteht die Gefahr eines erneuten Versuchs bei bis zu 20–50 % der Suizidenten.

> Bei Ankündigung einer akuten suizidalen Krise ist der gefährdete Jugendliche sicherer in einer stationären Klinik für Kinder- und Jugendpsychiatrie aufgehoben.

11.9 Therapeutische Interventionen

Suizidprävention ist die Verhütung der Umsetzung der Suizididee in akute Suizidhandlungen. Es geht darum, Zeit zu gewinnen für eine optimale Therapie, Fürsorge, Minderung von aktuellem Leidens- und Handlungsdruck sowie von Hoffnungslosigkeit.

11.9.1 Einschätzung der Suizidgefährdung durch Beziehungsaufbau

Die Beurteilung einer akuten suizidalen Krise bedarf des direkten Nachfragens des meist schambehafteten Themas. Eltern, Therapeuten bzw. Pädagogen sollten einen Jugendlichen auf einen möglichen Suizid in einer ungestörten Atmosphäre empathisch ansprechen. Ort und Zeit für ein Gespräch ist zu verabreden. Störungen sind zu verhindern und positive angenehme Formulierungen sind als Türöffner zu verwenden. Gedanken des gefährdeten Jugendlichen sind so wiederzugeben, wie sie verstanden worden sind, auch eigene Gefühle der Gesprächspartner sind zu verbalisieren.

Die direkte Ansprache ist für suizidal gefährdete Jugendliche sehr entlastend.

- **Konkrete Vorschläge für offene Fragen an den Jugendlichen**

Diese sind lediglich als Anregungen zu verstehen; sie sollen helfen, Vermutungen möglichst direkt anzusprechen und dann im Sinne des aktiven Zuhörens auf die Antwort einzugehen. Einleitende Worte könnten sein:

- „Wenn ich mir vorstelle, dass es mir so erginge wie dir in dieser Situation, weiß ich nicht, ob ich die Kraft zum Weitermachen hätte."
- „Hast du in letzter Zeit daran gedacht, dir das Leben zu nehmen?"
- „Hast du konkrete Ideen, wie du aus dem Leben gehen möchtest?"
- „Hast du bereits Vorbereitungen dafür getroffen?"
- „Hast du bereits mit jemandem über deine Suizidabsichten gesprochen?"
- „Hältst du deine momentane Situation für hoffnungslos?"
- „Hast du in letzter Zeit weniger Kontakt zu Freunden als früher?"
- „Sind deine Schulleistungen abgefallen?"
- „Hast du niemanden, mit dem du vertraulich über deine Probleme sprechen kannst?"

Falls der Jugendliche viele Fragen bejaht, sollte nach Risikofaktoren gefragt werden, z. B. Suizidversuch in der Vorgeschichte, psychische Erkrankung oder aktuelle Krise. Besonders Hoffnungslosigkeit ist ein Alarmzeichen für eine akute Gefährdung. Eltern, Therapeuten bzw. Bezugspädagogen sollten ihre Befürchtungen **nicht** für sich behalten, sondern sich mit Freunden, im Team oder mit anderen Kollegen beraten.

11.9.2 Kriseninervention

Besteht ein hoher Druck für eine suizidale Handlung, liegt ein absoluter psychiatrischer Notfall vor. Für Eltern, Therapeuten und Pädagogen ist es dann besser, die Verantwortung an den Notarzt abzugeben. Dieser kann über den hausärztlichen Bereitschaftsdienst oder Rettungsdienst angefordert werden, worauf meist die Einweisung in eine Klinik für Kinder- und Jugendpsychiatrie mit Gewährleistung einer Intensivbetreuung erfolgt.

Falls der Jugendliche nicht zur Diagnostik und Therapie bereit ist, muss er über die geltende Rechtsgrundlage aufgeklärt werden, die auch zu Maßnahmen gegen seinen Willen führen kann, d. h. zur Unterbringung nach dem Psychisch-Kranken-Gesetz wegen Gefahr von selbstverletzendem Verhalten. Ziel der Suizidprävention ist es, Zeit zu gewinnen. Konkrete professionelle Hilfs- und Therapieangebote dienen dazu, die psychische Einengung mit Gefühlen von Hoffnungslosigkeit aufzulösen. In der Klinik sprechen Psychotherapeuten mit dem Suizidenten, hören ihm wertschätzend zu und ermutigen ihn, über die auslösende Krise zu reden. Ärzte und Psychotherapeuten zeigen Perspektiven auf und erklären die weitere Therapie.

Während der Psychotherapie wird oftmals exploriert, dass Verletzungen aus Beziehungskonflikten die Ursache für die Verzweiflung bzw. Todessehnsucht gewesen sind. Dieses Konfliktfeld wird in der Therapie aufgearbeitet. Die Betroffenen wollen aus dem Leben scheiden, weil sie heftige psychische Schmerzen erleiden und aufgrund dessen Ruhe, Geborgenheit und Frieden haben möchten. Die Psychotherapie eröffnet die Möglichkeit zur Kommunikation und dazu, über Gefühle von Scham, Trauer, Furcht, Hilflosigkeit, über Ängste und Befürchtungen zu sprechen.

Durch Selbstbefähigung (Empowerment) lernen die Jugendlichen, sich selbst zu helfen. Auf diese Weise können ihre Selbstachtung und Anerkennung wiederhergestellt und gefördert werden.

Bei psychischen Störungen sollte eine stationär begonnene Psychotherapie ambulant weitergeführt werden.

■ **Hilfe für Kinder und Jugendlichen mit suizidalen Gedanken**

Die anonyme und kostenlose Mailberatung U25 Deutschland „Du bist mir wichtig" wurde 2001 vom Arbeitskreis Leben Freiburg (AKL) entwickelt und wird seit 2012 gemeinsam mit dem Deutschen Caritasverband angeboten. Die Internetplattform ist ein Mailaustausch mit ehrenamtlichen jungen geschulten Helfern. Chatten mit Gleichgesinnten in einer anonymen Gruppe, welche in Krisen stecken und suizidale Gedanken haben, gibt Betroffenen das Gefühl mit der Problematik nicht alleine zu sein, sie erhalten Empathie und individuelle Lösungsvorschläge. Internetadresse: ▶ https://www.u25-deutschland.de.

11.10 Der Fall „David"

David, 18 Jahre, steht kurz vor dem Abitur. Er lebt allein mit dem Vater, einem Topmanager mit eigener Firma. Die Mutter, zu der David ein sehr inniges Verhältnis hatte, ist vor einem halben Jahr an Brustkrebs verstorben. Der Vater ist ein Mann der Zahlen und nicht der Worte. Dieser wünscht sich, dass David einmal seine Firma übernimmt. David liebt die Literatur, schreibt Kurzgeschichten und möchte Schriftsteller werden. In der Schule stellt sich David als guter Schüler im Leistungskurs Deutsch sehr hohen Ansprüchen. Eine hartnäckige Schlaflosigkeit weitet sich zu einer tiefgreifenden niedergedrückten Verstimmung aus. David möchte diese so schnell wie möglich medikamentös beseitigen, damit sein Leistungstief in der Schule nachlässt. Die niedergedrückte Verstimmung zwingt ihn aber zum Innehalten, als ob sie „Nein" sagte zur Überforderung und ausdrückte, was David niemals direkt sagen kann: „Es ist genug, ich werfe alles hin, ich gehe keinen Schritt weiter, dieses Leben ist ohne Freude, ich kann nicht mehr!"

❓ **Handlungsaufgaben**
1. Begründen Sie allgemeine Aufgaben für Therapeuten in der Psychotherapie, damit David anfängt, sein Leben wieder zu lieben.
2. Welche Gefahr besteht für David, wenn er nicht schnell professionelle Interventionen erhält?
3. Welche psychische Störung vermuten Sie hinter dem Verhalten von David?

✅ **Erwartungshorizont**
Antwort zu Frage 1: Die persönliche Wahrheit seiner Lebensziele steckt bei David im Symptom. Anders als dem manisch Kranken fehlt es einem depressiv Erkrankten an Selbsteinschätzung und jeder Kreativität. David empfindet die Zeit als angehalten, ein Zukunftsentwurf fällt ihm sehr schwer. Die Initiative, auf die Suche zu gehen und Neues entstehen zu lassen, ist blockiert. Psychotherapie in Einzelsitzungen kann David darauf aufmerksam machen, dass sein depressives Erleben ein verborgenes kreatives Potenzial enthält. Eine biologische Ursache für die Depressions-

entstehung (z. B. Serotoninmangel) muss abgeklärt werden. Der Therapeut hilft David nicht einfach, seine Kreativität zu finden, er wird mit David gemeinsam kreativ, indem beide Gedichte schreiben, Malen, mit Ton, Gips oder Holz etc. arbeiten. In der Psychoanalyse wird daher die Therapie auch als ko-kreativer Prozess bezeichnet. Während der Therapie wäre auch wichtig, dass die unterdrückte Trauer um die geliebte Mutter thematisiert wird.

Familientherapie

Davids Vater, der in seiner zurückhaltenden Reserve an seinen träumenden Sohn Erwartungen stellt, die dieser nicht erfüllen kann, muss durch eine Familientherapie lernen, sich von diesen Erwartungen zu lösen. Er muss sich um David sorgen und lernen, was dieser braucht. Er muss lernen, dass David eigene Bedürfnisse und berufliche Ziele hat, die er im Leben verwirklichen möchte. Ohne eine gleichwohl verbürgte Sicherheit gewährende Nähe des Vaters als Bezugsperson werden die Angst und Panik von David vor dem Abitur so groß, dass er nichts mehr lernen kann. David braucht den Freiraum, selbst entscheiden zu können. Dies muss dem Vater in der Therapie bewusst werden.

Tiefenpsychologisch sollten nach Sigmund Freud zu starke Forderungen an das Über-Ich vermieden werden, sonst bildet sich kein Anreiz für die Entwicklung des Jugendlichen zur Verantwortungsübernahme im weiteren Leben heraus. Das Ich-Ideal erfüllt diese Aufgabe nur dann, wenn es beweglich bleibt, einen Entscheidungsspielraum hat. Auch für den Vater ist Trauerarbeit wichtig, er hat vor einem halben Jahr seine Ehefrau verloren. Diesen Verlust und die Sehnsucht nach dem „verlorenen Paradies" muss er lernen zu überwinden, d. h., dass David die Firma nicht übernehmen wird. Trauerarbeit in der Familientherapie schafft produktive Negativität, öffnet Freiräume, in denen sich Ideale verankern, bis zur nächsten Loslösung

und Veränderung. Dies gilt für Vater und Sohn gleichermaßen.

Antwort zu Frage 2: Gefahren: schwere Selbstwertkrise mit Suizidgefahr, Schulverweigerung mit fehlendem Schulabschluss.

Antwort zu Frage 3: Störung: unipolare Depression.

Aus psychiatrischer Sicht sollte ein Schwerpunkt auf die Suizidprävention gelegt werden. Wissen über psychiatrische Krankheiten zu haben und in der Berufspraxis zu verbreiten, Vorurteile abzubauen und ihrer Stigmatisierung entgegenzuwirken kann dazu beitragen, die Suizidrate zu senken.

Eine tragfähige Beziehung ist suizidpräventiv und stellt die wichtigste Basis in der Begegnung mit einem suizidalen Jugendlichen dar. Es ist Aufgabe von Eltern, Therapeuten bzw. Pädagogen, helfend einzugreifen, wenn ein Jugendlicher suizidale Gedanken äußert. Dann gilt es auch, dass Professionelle das Gespräch mit den Eltern suchen, denn der Jugendliche sollte bald professioneller Hilfe zugeführt werden: Je nach akuter Lage kann eine Klinikeinweisung notwendig werden, bei Ratlosigkeit und Überforderung kann die anonyme Telefonseelsorge Entlastung bieten.

Suizidale Signale (verbale Äußerungen, Verschenken von Lieblingsstücken etc.) sind immer ernst zu nehmen. Nicht hilfreich sind das Anzweifeln des subjektiven Erlebens eines Jugendlichen, Vorwürfe, Schuldzuweisungen oder vorschnelle Tröstungen: „Das wird schon wieder!" oder Ermahnungen wie „Das machst du nicht wieder" oder „Du hast das ganze Leben noch vor dir!". Über das Vorhaben des Betroffenen ist ebenso nicht zu diskutieren, ob es als moralisch richtig oder falsch zu werten ist. Therapeuten sollten sich davon freisprechen, suizidale Äußerungen geheim halten zu müssen; dabei geht zwar evtl. das Vertrauen des Betroffenen verloren, aber es wird Leben gerettet.

Während einer suizidalen Phase darf ein Jugendlicher nicht allein gelassen werden. Die zu Beginn einer antidepressiven medikamentösen Therapie auftretende Unruhe und Rastlosigkeit kann bei disponierten Patienten als so aversiv erlebt werden, dass Suizidgedanken oder Suizidhandlungen verstärkt oder erst ausgelöst werden.

Anzeichen von Autoaggression ist präventiv mit äußerster Sensibilität zu begegnen. Über Sterben und Tod zu reden fällt nicht jedem leicht. Es fordert Begleiter emotional und kognitiv heraus, da das Thema mit uns und unserem eigenen Leben zu tun hat. Mit jungen Menschen über den Freitod zu reden, die sich in einer anderen Lebensphase befinden als Erwachsene und die auf weniger Lebenserfahrung zurückgreifen können, benötigt andere Worte und eine behutsame Begleitung, damit sie sich „getragen" und verstanden fühlen. Ein Versprechen, welches Trost geben kann, ist die Rückmeldung: „Wir/Ich werde(n) versuchen, dich und deine Eltern mit euren Problemen nicht allein zu lassen."

Damit Cybermobbing als gesellschaftliches Problem bei Schülern strikt unterbunden wird, sollte in Schulen und im Lehramtsstudium pädagogisches Wissen zur „Interneterziehung" eine herausragende Rolle spielen. Darüber hinaus sind in der Bildung Werte wie Herzensbildung und Empathievermögen zu vermitteln. Eltern von Cybermobbingopfern sollten individuell entscheiden, wann sie die Polizei als unterstützende Hilfe einschalten. Rechtliche Sensibilität für die Thematik sowie polizeiliche Kapazitäten vor Ort erweisen sich derzeitig als nicht ausreichend.

Für alle Begleiter von Jugendlichen wird eine Fortbildung empfohlen, damit sie ein erhöhtes Suizidrisiko besser erkennen.

Literatur

Catone C et al (2015) Bullying victimisation and risk of psychotic phenomena analysis of British national survey data. Lancet Psychiatry, Published Online 20.05.2015

Hinderer P, Kroth M (2005) Kinder bei Tod und Trauer begleiten. Konkrete Hilfestellungen in Trauersituationen. Ökotopia, Münster

Radde S, Gutwinski S, Stuke F, Fuchs A, Schouler-Ocak M, Bermpohl F, Henssler J (2018) Suizidalität in der Adoleszenz. Nervenarzt 89:1254–1261

Wolfersdorf M, Etzersdorfer E (2011) Suizid und Suizidprävention. Kohlhammer, Stuttgart

Wolfersdorf M, Schneider B, Schmidtke (2015) Suizidalität: ein psychiatrischer Notfall, Suizidprävention. Eine psychiatrische Verpflichtung. Nervenarzt 86:1120–1129

Weiterführende Literatur

Bluebond-Langner M (1994) A child's view of death. Curr Pediatr 4:253–257

Jäger RS, Fischer U, Riebel J (2007) Mobbing bei Schülerinnen und Schülern der Bundesrepublik Deutschland. Die Sicht von Lehrkräften – eine Erkundungsstudie. Landau

Medienpädagogischer Forschungsverbund Südwest (2010) JIM 2010 – Jugend, Information, (Multi-)Media. Basisstudie zum Medienumgang 12- bis 19-Jähriger in Deutschland. Stuttgart

Passig K, Lobo S (2012) Internet – Segen oder Fluch. Rowohlt, Reinbek

Riebel J, Jäger RS (2009) Cyberbullying als neues Gewaltphänomen. Definitionen, Erscheinungsformen, Tätereigenschaften und Implikationen für die Praxis. KJuG 54:38–41

Schonfeld D (1993) Talking with children about death. J Pediatr Health Care 7:269–274

Techniker Krankenkasse Landesvertretung NRW (2011) TK Meinungspuls Gesundheit – Erhebung „Cyberbullying" 2011. http://www.tk.de/tk/kinder-jugendliche-und-familie/gewalt-gegen-kinder/cybermobbing/343730 (Stand: 19.05.2020)

Schizophrene Störung

Inhaltsverzeichnis

12.1   Definition – 162

12.2   Epidemiologie – 162

12.3   Verlauf und Prognose – 162

12.4   Komorbidität – 163

12.5   Kriterien – 163

12.6   Ursachen – 163

12.7   Symptome – 163

12.8   Erkennung der Störung – 164

12.9   Therapeutische Interventionen – 165
12.9.1   Medikamentöse Therapie – 165
12.9.2   Psychotherapie – 166
12.9.3   Soziotherapie – 166

12.10   Der Fall „Jörg" – 167

Literatur – 168

© Springer-Verlag GmbH Deutschland, ein Teil von Springer Nature 2020
E. Höwler, *Kinder- und Jugendpsychiatrie für Gesundheitsberufe, Erzieher und Pädagogen*,
https://doi.org/10.1007/978-3-662-62058-8_12

Kaum eine andere psychische Störung ist so sehr durch Mythen und Missverständnisse belastet wie die Schizophrenie. Sie wird fälschlicherweise mit Persönlichkeitsspaltung gleichgesetzt. Ebenso falsch ist die Meinung, dass die Störung unbehandelbar sei. Schizophrenie ist nicht heilbar, bei leitliniengerechter Therapie können die Symptome jedoch häufig wieder zurückgebildet werden. Bei der Schizophrenie sind Gefühlswelt, Persönlichkeit, Denken, Wahrnehmung, Kommunikation und das Erleben der Patienten betroffen. Der erkrankte Patient baut sich seine eigene, falsche Realität auf. Die Ausprägung der Symptome von Störungen der Wahrnehmung, Organisation und des Antriebs ist von Patient zu Patient unterschiedlich.

Der Begriff „Schizophrenie" wurde von dem Züricher Psychiater Prof. E. Bleuler (1857–1939) im Jahr 1911 geprägt und bedeutet gr. schizo = ich spalte; phren = Geist, Seele. Damit bedeutet Schizophrenie also „gespaltenes Bewusstsein".

Als psychopathologische Besonderheit strich Bleuler die „Spaltung der verschiedensten psychischen Funktionen" heraus. Da das Erscheinungsbild der schizophrenen Geistesstörung vielgestaltig ist, ist die Typologie oft schwierig. In vielen Fällen bleibt es offen, zu welcher Untergruppe von endogenen Psychosen eine Störung gehört. Aus diesem Grunde spricht der Facharzt auch nicht von der Schizophrenie, sondern von der Gruppe der Schizophrenien oder von Krankheiten aus dem schizophrenen Formenkreis.

12.1 Definition

Schizophrenie ist eine komplexe, den gesamten Menschen betreffende Störung des Fühlens, Denkens, Wollens, Verhaltens und der Kommunikation.

12.2 Epidemiologie

Die Störung ist mit einer Prävalenz von 0,6 bis max. 1,0 % eine relativ seltene, aber oft chronische oder chronisch rezidivierende Erkrankung mit erheblichen Auswirkungen auf die Lebensführung. Das Ersterkrankungsalter liegt im Jugend- oder jungen Erwachsenenalter zwischen dem 15. und 25. Lebensalter. Unter den Kindern, die sich zur Behandlung in der stationären Psychiatrie befinden, liegt die Quote für schizophrene Störungen bei 1–2 %, unter Jugendlichen bei 2–4 %.

Die Ersterkrankung erreicht je nach Diagnosestellung beim männlichen Geschlecht einen steilen Gipfel zwischen 15 und 24 Jahren, beim weiblichen Geschlecht einen flacheren Gipfel zwischen 15 und 29 Jahren.

4 % aller Schizophrenien treten vor dem 15. Lebensjahr auf, vor dem 10. Lebensjahr 1 %. Jungen sind häufiger von der Erkrankung betroffen. 10 % der Betroffenen, bei denen die Erkrankung manifest ist, befinden sich im Alter zwischen 14 und 20 Jahren, 42 % sind zwischen 21 und 30 Jahre alt. Infolge eines frühen Krankheitsausbruchs und eines sozial negativen Krankheitsverhaltens weisen männliche Jugendliche einen ungünstigeren sozialen Verlauf auf (Häfner et al. 2013).

12.3 Verlauf und Prognose

Bei der Schizophrenie zeigen sich bereits im Prodromalstadium (Vorläuferstadium) Dysfunktionen im Verhalten und Erleben. Mit Antipsychotika wird versucht, den Übergang in ein Vollbild möglichst zu verhindern. Dies ist für junge Patienten sehr bedeutsam, weil von allen psychischen Störungen die Schizophrenie mit 90 % das höchste Risiko der Entwicklung einer schweren psychischen Erkrankung aufweist. Die Erkrankung zeichnet sich durch einen chronischen

Symptomverlauf in Kombination mit Einschränkungen des Funktionsniveaus (kognitive Fähigkeiten) aus.

Bei ca. 20 % aller Jugendlichen treten nach Abklingen der ersten akuten Krankheitsepisode keine schizophrenen Episoden, bei weiteren 50 % mehrfache Episoden auf. Die restlichen Patienten sprechen auf eine optimale Therapie nicht positiv an, was zur Chronizität der Erkrankung und psychiatrischer Behinderung führen kann.

12.4 Komorbidität

Es besteht eine Interdependenz zwischen schizophrenen Störungen und Abhängigkeitserkrankungen. Junge Patienten mit Schizophrenie sind häufiger nikotin-, alkohol- oder cannabisabhängig. Etwa jeder zweite Jugendliche betreibt komorbiden Substanzmissbrauch. In der medizinischen Praxis gelten diese Patienten als problematisch zu therapieren, denn sie haben oft eine rudimentäre Compliance und der Krankheitsverlauf ist durch häufige psychotische Rezidive gekennzeichnet. Jugendliche, die vor Ausbruch der Erkrankung begonnen haben, Cannabis zu konsumieren, erkranken durchschnittlich früher an der Psychose als abstinente Jugendliche. Das Suizidrisiko liegt ca. bei 10 % (Mehler-Wex und Warnke 2004).

12.5 Kriterien

Nach ICD-11 liegt eine Schizophrenie vor, wenn ein Mensch
- ohne erkennbare Hirnkrankheit,
- ohne Trübung des Bewusstseins und
- ohne Einwirkung psychotroper Substanzen

Störungen der Persönlichkeit (des Ich und des Selbsterlebens), der Realitätsauffassung, der Wahrnehmung und der Affektivität aufweist.

12.6 Ursachen

Die Ursachen sind bis heute noch nicht ganz geklärt. Es wird aber von einer multifaktoriellen Genese ausgegangen: Neben einer genetischen Komponente werden perinatale Schädigungen im Sinne einer „minimal cerebral dysfunction" (MCD) diskutiert.

- **Psychosoziale Theorie**
Pathologische Kommunikationsmuster in der Familie, belastende Lebensereignisse, psychosoziale Überstimulation und Unterstimulation. Der Nachweis von psychosozialen Krankheitsursachen ist bis heute nicht sicher gelungen. Abgesichert ist aber, dass diese Faktoren den Krankheitsverlauf erheblich beeinflussen können.

- **Neurobiochemische Faktoren**
Störungen der Dopamin- und Noradrenalinwirkung im Bereich des limbischen Systems (Katecholaminhypothese), d. h., man vermutet, dass die Veränderungen zu einer Störung der Informationsverarbeitung (Filterstörung) führen können. Der Kranke kann Wichtiges von Unwichtigem nicht mehr trennen.

- **Vulnerabilitäts-Stress-Modell**
Unter Vulnerabilität (lat. vulnerare = verwunden, verletzen) versteht man eine Disposition, d. h. hier Neigung zu einer psychotischen Reaktion. Der Kranke reagiert leicht auf psychische Verletzungen oder körperliche Belastungen. Dadurch kann der Hirnstoffwechsel beeinflusst werden; die Disposition zur Entwicklung einer Schizophrenie ist gegeben.

12.7 Symptome

Nach ICD-11 liegen vor:
1. Gedankenlautwerden, Gedankeneingebung oder Gedankenentzug, Gedankenausbreitung,

2. Kontrollwahn, Beeinflussungswahn, Gefühl von Körperbewegungen oder Empfindungen,
3. kommentierende oder dialogische Stimmen,
4. anhaltender, kulturell unangemessener Wahn und völlig unrealistischer Wahn,
5. anhaltende Halluzination jeder Sinnesmodalität,
6. Gedankenabreißen oder Einschiebungen in den Gedankenfluss,
7. katatone Bewegungsmuster (Katalepsie = Verharren des Patienten in unnatürlichen Stellungen), d. h. eine extreme Form seltsamen Verhaltens. Dabei nehmen die Kranken eine starre Position ein und widersetzen sich dem Versuch, sich zu bewegen (Haltungsstereotypien), oder sind im Gegenteil ständig ohne Anlass und Ziel in Bewegung (psychomotorischer Erregungszustand),
8. Apathie mit Sprachverarmung bis hin zur seelisch bedingten Stummheit (Mutismus).

Bewusstsein, Intelligenz, Orientierung und Gedächtnis sind in der Regel nicht beeinträchtigt.

Bleuler unterscheidet zwischen Grundsymptomen und akzessorischen Symptome:

- Grundsymptome, auch primäre Symptome: Apathie, verflachter Affekt, depressive Stimmung, Antriebslosigkeit, Störungen des Denkens, in erster Linie Zerfahrenheit, Ambivalenz und Autismus.
- Akzessorische, auch sekundäre Symptome: Wahn, Halluzinationen und katatone Bewegungsmuster.

Primäre/positive Symptome gelten als direkter Ausdruck des Krankheitsprozesses. Sekundäre/negative Symptome entstehen durch die psychische Verarbeitung der primären Krankheitssymptome.

Bei Patienten mit Schizophrenie kann deren Wahrnehmung gesteigert sein.

Bei schizophrenen Jugendlichen sind die schulischen und beruflichen Leistungsfähigkeiten sowie die Teilnahme am sozialen Leben aufgrund von persistierenden psychotischen Symptomen, kognitiven Beeinträchtigungen, Gefühlsverarmung und sozialem Rückzug eingeschränkt. Die Patienten sind angewiesen auf Sozialleistungen und Frühberentung. Des Weiteren bestehen eine komorbide Substanzabhängigkeit und eine hohe Suizidrate.

Auffällig sind eine geringe verbale Ausdrucksfähigkeit und das Deuten von mimischen Emotionen, wie z. B. Freude. Gleichzeitig besitzen die Patienten häufig nicht die Fähigkeit, Gefühle anderer Personen zu erkennen. Dies kann zu Missverständnissen in der Therapeut-Patient-Kommunikation führen und zu einer zunehmenden Nonadhärenz, was den Krankheitsverlauf negativ determiniert.

12.8 Erkennung der Störung

Die betroffenen Jugendlichen verlieren die Beziehung zur Realität, sie sind beherrscht von quälenden Wahnvorstellungen und Sinnestäuschungen. Da die Sprache die „Kleidung" der Gedanken ist, reden die Jugendlichen zerfahren und sprechen von Verfolgungen, vom Nachbarn, der sie überwacht, oder glauben, dass sie eine besondere Bestimmung in der Welt zu erfüllen haben. Der Wahn richtet sich häufig an Personen aus der Familie. Manche Jugendliche erleben eine enorme Antriebssteigerung und werden während der Therapiesitzungen extrem unruhig. Andere verhalten sich apathisch und scheinen wie erstarrt. Panikattacken und übersteigerte Emotionen zeigen sich im schnellen Wechsel.

Es gehört zur Eigenart der Erkrankungen des schizophrenen Formenkreises, dass der Betroffene seiner Umgebung zunächst oft durch eine allgemeine Wesensänderung, durch ein für ihn bis dahin untypisches Verhalten auffällt. Im Verlauf einer schizophrenen Psychose ist häufig so etwas wie ein Knick in der Lebenslinie des Betroffenen erkennbar.

Die Kranken sind sehr Ich-bezogen und kapseln sich emotional von der Umwelt ab (Autismus = Zurückgezogenheit auf sich selbst, gr. autós = selbst). Auffällig ist eine Ambivalenz, d. h., ihr Erleben ist widersprüchlich und gegensätzlich. Sie weinen und lachen fast im selben Moment und sind hin- und hergerissen zwischen zwei Wünschen. Ihre Welt ist aufgespalten in Gut und Böse und wird stark beeinflusst von Engeln und Teufeln.

Beim schizophrenen Kranken tritt eine formale Denkstörung in den Vordergrund. Es treten Veränderungen von Wortbildungen, Satzbau sowie logischem Zusammenhang des Gesprochenen wie inhaltliche Denkstörungen im Sinne von Wahnbildungen auf. Zu den auffälligsten Symptomen gehören die Wahrnehmungsstörungen, d. h. die akustischen Halluzinationen. Diese Halluzinationen äußern sich als flüsternde, kommentierende und kritische Stimmen. Die Wahrnehmungen können sich steigern zu Angst vor Vergiftung oder Verfolgung.

Der Betroffene hat das Gefühl, nicht mehr Herr seines eigenen Willens zu sein; er fühlt sich fremdbestimmt und lebt mit dem Eindruck, dass alle Menschen in seiner Umgebung in der Lage sind, seine Gedanken lesen zu können (Störungen des Ich-Erlebens).

Beim schizophrenen Erkrankten kann es oft zu Angst-, vereinzelt zu Erregungszuständen kommen. Die chronisch Kranken leben sehr isoliert und wollen nicht so gerne Kontakt zu Mitmenschen, z. B. zu Mitbewohnern ihrer psychiatrischen Wohngruppe.

12.9 Therapeutische Interventionen

Die Störung ist nicht heilbar, aber gut behandelbar. Ziele der Therapie sind der Erhalt und die Verbesserung des psychosozialen Funktionsniveaus.

Die Behandlung einer akuten schizophrenen Episode wird dadurch erschwert, dass weit über 90 % der betroffenen Jugendlichen wenig Krankheitseinsicht zeigen. Häufig sind es die akzessorischen Symptome wie z. B. Verfolgungswahn, akustische Halluzinationen, Beziehungsideen, Gedankeneingebung oder Gedankenlautwerden, welche der Kranke nicht als Zustand einer psychischen Krankheit, sondern als Folge einer als bedrohlich erlebten Umwelt zu erkennen glaubt.

Aufgrund von häufigen psychotischen Rückfällen sind zwei Drittel aller jugendlichen Patienten nicht in der Lage, ihre soziale Rolle zu erfüllen. Dies führt zu einer zunehmenden Verschlechterung des psychosozialen Funktionsniveaus, welches sich im Abbruch der Berufsausbildung sowie in der Unfähigkeit, Funktionen im sozialen und familiären Umfeld zu übernehmen, äußert.

Daher bildet eine effektive Rückfallprophylaxe eine Basis, um das subjektive Wohlbefinden des Patienten langfristig aufrecht zu erhalten (Kane et al. 2013).

In den akuten Phasen kann ein stationärer Aufenthalt erforderlich sein. Nach dem Abklingen der psychotischen Symptomatik ist eine ambulante Betreuung im Allgemeinen ausreichend.

Um emotionale, soziale und (meta-)kognitive Kompetenzen der betroffenen Patienten zu fördern und zu stärken, wurden in den letzten Jahren multimodale Therapiekonzepte entwickelt und eingesetzt.

12.9.1 Medikamentöse Therapie

Eine frühzeitige und kontinuierliche Langzeitbehandlung erfolgt an erster Stelle mit Medikamenten aus der Gruppe der atypischen Neuroleptika zur Abschirmung der übersteigerten Wahrnehmung. Einige Medikamente können im Bereich der Motorik extrapyramidale Nebenwirkungen, sog. Dyskinesien, und im kognitiven Bereich sedierende Effekte verursachen. Begleitend zur Medikation finden psychotherapeutische Gespräche statt. Die Adhärenz der Jugendlichen wird oftmals beeinflusst durch die Vergesslichkeit bei der Medikamenteneinnahme, mangelndes Wissen über die Erkrankung und falsche Erwartungen an die Behandlung. Daher empfiehlt die World Federation of Societies of Biological Psychiatry (WFSBP) in ihrer Guideline einmal monatlich die Injektionen mit Aripiprazol-Depot (400 mg i.m. als atypisches Depotantipsychotikum) als effektive und gut verträgliche präventive Maßnahme, um eine psychotische Phase zu vermeiden. Das Medikament ist seit 2014 in Deutschland zugelassen.

12.9.2 Psychotherapie

Eine engmaschige Betreuung der jungen Patienten durch Ärzte und Pflegende, psychoedukative Maßnahmen auch für die Eltern sowie die Einbeziehung der Patienten in alle Therapieentscheidungen sind weitere sinnvolle Maßnahmen zur Unterstützung der Adhärenz.

Psychotherapeutische Interventionen können unterstützend zur Linderung von Symptomen beitragen. Ansätze aus dem Bereich der kognitiven Verhaltenstherapie haben sich als wirksam erwiesen. Darüber hinaus hilft eine psychologische Begleitung, die Krankheitseinsicht und -bewältigung zu verbessern.

▪ Spieltherapie
Ein weiterer Ansatz ist die klientenzentrierte Spieltherapie nach Schmidtchen (1996) im Rahmen der kognitiv-behavioralen Therapie mit den Zielen Bearbeitung von Kompetenzen wie z. B. Problemlösungsverhalten und/oder Bedürfnisbefriedigung.

Das Kartenspiel „Michael's Game" trainiert in Form eines Brettspiels spielerisch die Fähigkeit des Jugendlichen, heilungs- und entwicklungsfördernde Erfahrungen zu machen, und wirkt somit auf die wahnhaften Überzeugungen ein.

Durch das Spielen in Gruppen wird gemeinsam Freude erlebt und positive Emotionen und eine beschleunigte Krankheitsverarbeitung werden begünstigt. Die von inneren Ängsten und inkohärenten Gedanken gequälten Patienten erhalten dadurch ein Gefühl von Sicherheit und Aufgehobensein. Diese Form der Spieltherapie eignet sich auch für hochakute an Schizophrenie erkrankte Patienten

12.9.3 Soziotherapie

Diese Form der therapeutischen Intervention zielt darauf ab, den Jugendlichen wieder in Schul- und Berufsausbildung zu rehabilitieren. Maßnahmen wie Arbeitstraining oder Betreutes Wohnen in Gruppen für psychisch kranke Jugendliche ermöglichen nach einem Klinikaufenthalt einen Neustart in die Gesellschaft. Denn die sozialen Konsequenzen einer schizophrenen Störung wiegen schwer. Nach akuten Phasen kommt es in der Regel zu massiven Einschnitten im sozialen Leben, wie z. B. beim Schulbesuch, während der Berufsausbildung und beim zwischenmenschlichen Umgang in der Familie.

▪ Inklusion statt Exklusion
Das Vorliegen einer schweren schizophrenen Erkrankung ist mit erheblichen negativen Auswirkungen auf die schulische und berufliche Situation sowie mit einer Benachteiligung bei der sozialrechtlichen Teilhabe verbunden. So sollte z. B. die berufliche Teilhabe im Rahmen einer beruflichen Rehabilitation als feste Zielvariable im Therapieprozess frühzeitig thematisiert werden.

Die Ausübung einer beruflichen Tätigkeit ist ein existenzielles Bedürfnis für einen Jugendlichen mit psychischer Störung und wird in der UN-Konvention über die Rechte von Menschen mit Behinderungen (2009) geregelt. Darin heißt es, das gleiche Recht von Menschen mit Behinderungen auf Arbeit beinhalte „das Recht auf die Möglichkeit, den Lebensunterhalt durch Arbeit zu verdienen, die in einem offenen, integrativen und für Menschen mit Behinderungen zugänglichen Arbeitsmarkt und Arbeitsumfeld frei gewählt oder angenommen wird …"

Sinnvolle Arbeit trägt zur Genesung psychischer Störungen bei und vermittelt den Betroffenen Tagesstruktur, soziale Kontakte, Entlohnung, Anerkennung und Bestätigung durch die Erfüllung von Rollenanforderungen.

Wissenschaftliche Studien belegen, dass die Aufnahme einer Beschäftigung mit einer Reihe positiver Faktoren verbunden ist (DGPPN 2013):

- Verbesserung der Symptomenschwere,
- Erhöhung der Lebenszufriedenheit,
- gestärktes Selbstwertgefühl,
- Reduktion der Behandlungshäufigkeit.

12.10 Der Fall „Jörg"

Jörg, 19 Jahre, sitzt mit mehreren Mitpatienten der Rehabilitationsklinik und einer Logopädin im Aufenthaltsraum bei der Morgenrunde wegen Therapieabsprachen mit Terminvergaben. Jörg will sich an der Morgenrunde beteiligen, merkt aber plötzlich, dass Ludwig, 16 Jahre, der ihm gegenüber sitzt und ihn schon des Öfteren „aufdringlich" angeschaut habe, etwas sagt, was Jörg augenblicklich gedacht hat und sagen wollte. Jörg steht unvermittelt auf und verlässt fluchtartig den Tagesraum aus Angst, „der andere" verfüge über magische Kräfte, mit denen er in seinen Körper eindringen und ihm seine Gedanken entreißen könnte. Jörg ist sehr agitiert und ist davon überzeugt, man würde ihn unentwegt durch das Schlüsselloch seines Zimmers beobachten, und stopft dieses mit einem Taschentuch zu. Er fühlt sich überwältigt, ausgehorcht und als Marionette missbraucht. In den kommenden Tagen lehnt er jegliches Therapieangebot ab, verweigert die Nahrung, zieht sich ganz in seinem Zimmer zurück und fühlt sich akut bedroht.

❓ Handlungsaufgaben

1. Welche Merkmale verdeutlichen das Krankheitsbild der Schizophrenie bei Jörg?

2. Stellen Sie biopsychosoziale Interventionen auf, die dazu verhelfen könnten, dass Jörg erneut an den logopädischen Sitzungen teilnimmt.

Erwartungshorizont

✅ Antwort zu Frage 1

Schizophrene Merkmale sind: wahnhaftes Denken, Gedankeneingebung, Gedankenentzug, visuelle Halluzinationen, Störungen des Ich-Erlebens, Isolation, Angst, Nahrungsablehnung, psychischer Erregungszustand (Agitiertheit).

✅ Antwort zu Frage 2

Biologische Ebene

Kontrolle der medikamentösen Einnahme ist erforderlich, damit Jörg langfristig stabilisiert und damit therapiefähig wird.

Psychologische Ebene

Festigung einer therapeutischen Beziehung durch behutsame Kontaktaufnahme und Motivation zwischen Jörg und Therapeut, u. a. auch vonseiten seiner Familie. Informationsweitergabe an die Familie; diese erhält Infos über die Erkrankung und über Strategien, besser mit dem Patienten umzugehen, z. B. Überstimulation zu vermeiden. Die Therapie sollte auf Informationsvereinfachung hinzielen, d. h. auf einen transparenten, reizarmen Rahmen, daher sind Über- wie auch Unterstimulation zu vermeiden. Alle an der Therapie Beteiligten sollten einheitlich über die Art der Erkrankung, Therapie und Prognosen informiert werden. Der Kommunikationsstil mit Jörg muss klar und eindeutig sein. Die Vermeidung von widersprüchlichen und affektiven Umgangsformen steht im Mittelpunkt. In der personellen Betreuung und in Bezug auf das Behandlungskonzept muss Kontinuität vorhanden sein.

Soziale Ebene

Das Training von sozialen Fähigkeiten muss individuell festgelegt werden unter Berücksichtigung der Lebensrückschau, Ausbildung, Bindungsfähigkeit und sozialen Anpassung. Falls Jörg den Kontakt zu anderen Mitpatienten vermeidet, so muss dies toleriert werden.

Gruppentherapien können von Patienten mit Wahnsymptomatik als belastend empfunden werden. Daher sollte eine Gruppengröße von sechs bis acht Personen nicht überschritten werden bzw. sollte die Behandlung besser in Einzelsitzungen erfolgen. Als Informationsquelle zur Erkrankung für Patienten und deren Angehörigen dient die Website zur Schizophrenie: ▸ http://www.schizophrenie24x7 Hier können Informationen rund um die Erkrankung nachgelesen werden. Es werden Symptome der Erkrankung, deren Ursachen, Diagnostik und Therapie beschrieben. Der sachliche Teil wird ergänzt durch Erfahrungsberichte von Betroffenen in Videoform.

E-Learning-Plattform: ▸ http://www.psychose-wissen.de Auf der Plattform der Pharmakologischen Firma Janssen, Teil des weltweit größten Pharmaunternehmens Johnson & Johnson, bietet das Unternehmen medikamentöse Therapieformen und psychoedukative Maßnahmen für Betroffene an. Die Plattform dient dazu, junge Patienten darin zu unterstützen ihr Leben langfristig möglichst symptomfrei und unbeschwert zu gestalten.

> **Worauf Therapeuten und Pädagogen achten sollten**

Familienangehörige, Freunde und professionelle Begleiter fühlen sich unter enormen Druck gesetzt. Sie möchten dem Jugendlichen helfen, wissen aber nicht immer, welcher Weg der richtige ist. Die Balance zwischen Fordern und Schonen gilt es zu meistern, was nicht ganz einfach ist.

Gesellschaftliche Stigmata gegenüber Psychosen führen bei Familienangehörigen oft zu falscher Scham, Angst oder auch Schuldgefühlen. Äußerungen des Erkrankten über abwegige Wahngedanken sollten nicht negiert oder bekräftigt werden. Zu viel Nähe gegenüber dem Patienten, wenn er Distanz signalisiert, ist zu vermeiden. Die Bezeichnung des „Drehtürpatienten", die einige Therapeuten entwickeln können, verdeutlicht eine pessimistische Haltung gegenüber einem Betroffenen. Dies gilt es in der Praxis kritisch zu reflektieren. Eine pessimistische Haltung überträgt sich implizit auf die Patienten und trägt nicht zu einem positiven Behandlungsergebnis bei.

Literatur

Deutsche Gesellschaft für Psychiatrie, Psychosomatik, Neurologie (DGPPN) (Hrsg.) (2013) S3-Leitlinie psychosoziale Therapien bei schweren psychischen Erkrankungen: S3-Praxisleitlinien in Psychiatrie und Psychotherapie, Springer Berlin

Häfner H, Maurer W, van der Heiden W (2013) Schizophrenie – eine einheitliche Krankheit? Ergebnisse aus 25 Jahren ABC-Studie. Nervenarzt 84:1093–1103

Kane JM, Sanchez R, Zhao J et al (2013) Hospitalisation rates in patients switched from oral antipsychotics to aripiprazole once-monthly for the management of schizophrenia. J Med Econ 16:917–925

Mehler-Wex C, Warnke A (2004) Klinik und Verlauf schizophrener Erkrankungen mit Beginn im Kindes- und Jugendalter. In: Remschmidt H (Hrsg) Schizophrene Erkrankungen im Kindes- und Jugendalter. Klinik, Ätiologie, Therapie, Rehabilitation. Schattauer, Stuttgart, S 41–50

Schmidtchen S (1996) Neue Forschungsergebnisse zu Prozessen und Effekten der Kinderspieltherapie. In: Boecks S et al (Hrsg) Personenzentrierte Psychotherapie mit Kindern und Jugendlichen, Bd 1. Hogrefe, Göttingen, S 99–139

Weiterführende Literatur

Gillberg C (2001) Epidemiology of early onset schizophrenia. In: Remschmidt H (Hrsg) Schizophrenia in children and adolescents. Cambridge University, Cambridge

Remschmidt H, Theisen F (2011) Schizophrenie. Manuale psychischer Störungen bei Kindern und Jugendlichen. Springer, Berlin/Heidelberg

Psychische Störungen mit körperlichen Symptomen

Innerpsychische Anspannungen bei Kindern und Jugendlichen können sich im Essverhalten, in einer veränderten Motorik und Sprache zeigen. Insbesondere Essstörungen sind nicht selten schwere psychische Erkrankungen, die oft mit körperlichen, z. T. lebensbedrohlichen Komplikationen einhergehen. Im Leben der Betroffenen, meist sind es Mädchen bzw. junge Frauen zwischen dem **12**. und dem **25**. Lebensjahr, nimmt das Thema „Essen" eine alles beherrschende Stellung ein. So wie eine Jugendkultur bei Sprache und Mode existiert, haben Jugendliche auch eine eigene Esskultur. Da ist „Fast Food" angesagt. Viele junge Menschen können den Wert von Gesundheit (noch) nicht richtig einordnen und achten nicht immer auf eine vollwertige gesunde Ernährung.

Inhaltsverzeichnis

Kapitel 13   Psychogene Essstörungen – 171

Kapitel 14   Mutistische Störung – 189

Kapitel 15   Bewegungsstörungen – 197

Kapitel 16   Persönlichkeitsstörungen – 207

Kapitel 17   Abhängigkeitserkrankungen – 221

Kapitel 18   Störungen im Sozialverhalten – 251

Kapitel 19   Aufmerksamkeits- und
               Hyperaktivitätsstörungen – 267

Kapitel 20 Ausgewählte psychosomatische Störungen – 279

Kapitel 21 Spezifische Lernstörungen – 309

Psychogene Essstörungen

Inhaltsverzeichnis

13.1   Anorexie – 172
13.1.1   Begriff „Anorexie" – 172
13.1.2   Definition – 173
13.1.3   Epidemiologie – 173
13.1.4   Komorbidität – 173
13.1.5   Ursachen – 174
13.1.6   Symptome – 175
13.1.7   Therapeutische Interventionen – 176
13.1.8   Prognose und Folgen unbehandelter Anorexie – 178

13.2   Der Fall „Julia" – 178

13.3   Bulimie – 179
13.3.1   Definition – 179
13.3.2   Epidemiologie – 179
13.3.3   Komorbidität – 180
13.3.4   Ursachen – 180
13.3.5   Symptome – 181
13.3.6   Therapeutische Interventionen – 181

13.4   Binge-Eating-Störung – 182
13.4.1   Epidemiologie – 182
13.4.2   Ursachen – 182
13.4.3   Symptome – 183
13.4.4   Therapeutische Interventionen – 183

13.5   Der Fall „Karla" – 184

Literatur – 186

© Springer-Verlag GmbH Deutschland, ein Teil von Springer Nature 2020
E. Höwler, *Kinder- und Jugendpsychiatrie für Gesundheitsberufe, Erzieher und Pädagogen*,
https://doi.org/10.1007/978-3-662-62058-8_13

Gewichtszunahme und die exzessive Verfügbarkeit von Nahrungs- und Genussmitteln gehen auch mit Auswirkungen auf die körperliche und psychische Gesundheit einher. Seit Mitte des letzten Jahrhunderts kommt es zu deutlichen Veränderungen in Bezug auf das Ernährungsverhalten und Einstellungen gegenüber dem Körper. In der ersten Hälfte des letzten Jahrhunderts waren Nahrungsmittel infolge der Kriege für viele Menschen nicht zugänglich. Wenige Jahre später hatte sich die Situation verändert: Nahrungsmittel sind heute im Überfluss vorhanden, für jedermann erhältlich und bezahlbar. Diese Entwicklung lässt sich in allen Industriegesellschaften beobachten. In Gesellschaften, in denen Nahrungsmangel herrscht, kommen Essstörungen so gut wie gar nicht vor. Übergewicht und Adipositas haben besonders bei Kindern und Jugendlichen durch zuckerhaltige Ernährung und fetthaltige Fertigkost zugenommen.

Gleichzeitig hat nicht nur bei weiblichen, sondern auch bei männlichen Jugendliche die Bedeutung des Körpers zugenommen. Ein perfekt trainierter Body wird heute mit beruflichem Erfolg assoziiert. Während bei Mädchen vor allem das Idealbild des überaus schlanken Körpers im Vordergrund steht, kommt es bei Jungen vor allem auf Muskeln an. Der Gang ins Fitnessstudio, der tägliche Drill des eigenen Körpers und spezielle Ernährungsprogramme z. B. durch Proteinshakes gehören heute für viele männliche Jugendliche zum Alltag. Die Bedeutung des Themas wird prominent auch in der Männerzeitschrift *Men's Health* aufgegriffen.

Im Jahr 2017 wurden in deutschen Krankenhäusern insgesamt 11.445 Fälle von psychogenen Essstörungen vollstationär behandelt. Eine Trendwende ist nicht in Sicht.

Die Anorexie (Anorexia nervosa) ist eine schwere psychische Störung mit lebensbedrohlichen körperlichen Symptomen. Die Erkrankung zählt zu den Tabukrankheiten. Für Erzieher, Lehrer und Therapeuten ist das Erkennen der Anorexie, die vorwiegend

bei Mädchen auftritt, wichtig, denn im Alter zwischen 11 und 25 Jahren wird die höchste Sterberate bei den Betroffenen verzeichnet. Herausragendes Merkmal bei der Bulimie (Bulimia nervosa) und der Binge-Eating-Störung sind schwere Heißhungerattacken, die oftmals heimlich erfolgen. Im Vergleich zur Anorexie und Bulimie tritt die Binge-Eating-Störung deutlich häufiger bei Jungen auf.

Risikofaktoren für die Entwicklung psychogener Essstörungen sind die Zunahme des Leistungsdrucks in der Schule, im Studium und in der Berufsausbildung, Veränderungen in den familiären Strukturen wie z. B. Tod von Bezugspersonen, Trennungen, Scheidungen, Patchworkfamilien, Wohnortwechsel sowie die mediale Verbreitung neuer, teilweise ungesunder Schönheitsideale in Jugendzeitschriften, sozialen Netzwerken und TV-Serien.

13.1 Anorexie

In den westlichen Industrienationen ist in den letzten Jahrzehnten verstärkt eine Schlankheitskultur zu beobachten. Diese hat Einfluss auf die soziale Stellung einer Person. So wird schlanken Frauen und Mädchen mehr beruflicher Erfolg zugesprochen, auch erscheinen sie begehrenswerter, verglichen mit vollschlanken Frauen. Zunehmend werden auch junge Männer vom Schlankheitsideal beeinflusst.

13.1.1 Begriff „Anorexie"

Der Begriff „aneu" (gr.) bedeutet „ohne", „orexis" bedeutet „Appetit". Weil bei der vollständigen Bezeichnung Anorexia nervosa das Konstrukt „nervosa" hinzukommt, handelt es sich nicht nur um eine reine Appetitlosigkeit, sondern um eine seelisch begründete Appetitlosigkeit, die auch unter dem Begriff „Magersucht" bekannt ist. Die Erkrankung zählt zu den Tabukrankheiten.

Die psychiatrische Erkrankung stellt eine extreme Form der Nahrungsverweigerung dar, die mit Gewichtsabnahme einhergeht. Diese erfolgt aufgrund der Einschätzung, dass die Betroffene zu dick sei. Der Antrieb, Gewicht zu verlieren, ist der Drang, Kontrolle über den Körper zu besitzen.

13.1.2 Definition

Die Anorexia nervosa ist durch Hungern und starken Gewichtsverlust (BMI < 17,5 kg/m^2, entsprechend der Perzentilen auch geringer) gekennzeichnet.

Die Betroffenen versuchen, durch bewusstes Hungern und Kalorienzählen wenig Nahrung aufzunehmen und durch starke körperliche Aktivitäten den Energieverbrauch des Körpers zu steigern. Die Betroffenen empfinden sich trotz ihres extremen Untergewichts als zu dick. Sie leiden an einer Körperschemastörung.

13.1.3 Epidemiologie

Jüngste epidemiologische Untersuchungen bestätigen einen Anstieg der Neuerkrankungen der Anorexie in den letzten fünf Jahrzehnten ausschließlich in der Altersgruppe zwischen 15 und 24 Jahren. In dieser Risikogruppe erkranken von 100.000 Frauen zwischen 50 und 75 pro Jahr.

Im Jahr 2017 wurden insgesamt 7821 Fälle von Anorexie in Deutschland diagnostiziert, davon starben 46, ca. 90 % davon weiblichen Geschlechts (Statistisches Bundesamt 2018) https://www.destatis.de/DE/Home/wiesbaden. Damit ist die Zahl stationär behandelter Anorexie-Fälle in den vergangenen zehn Jahren um knapp 30 % gestiegen.

Das Verhältnis in der Häufigkeitsverteilung Mädchen/junge Frauen zu Jungen/jungen Männern liegt bei der Anorexie ca. bei 10–20:1, d. h., es erkranken ca. 10- bis 20-mal mehr Mädchen als Jungen. Bezogen auf die Gesamtbevölkerung beträgt die Inzidenz 0,1–0,6 Neuerkrankungen pro 100.000 Einwohner und Jahr. Insgesamt ist keine Zunahme der absoluten Häufigkeit der Anorexie innerhalb der Gesamtpopulation zu verzeichnen, wohl aber eine Verschiebung in jüngere Altersgruppen (Jacobi et al. 2013).

Der Kinder- und Jugendgesundheitssurvey (KiGGS) des Robert Koch-Instituts zeigt: Bei etwa einem Fünftel aller 11- bis 17-Jährigen in Deutschland liegt ein Verdacht auf eine Essstörung vor. Bei der jüngsten Befragung ist der Anteil von auffälligen Jungen und Mädchen etwa gleich hoch.

Im Alter zwischen 11 und 25 Jahren wird die höchste Sterberate bei den Patienten verzeichnet, die eine anorektische Störung aufweisen.

13.1.4 Komorbidität

Ständiges Hungern führt zu körperlichen und psychischen Folgeproblemen. Infolge der geringen Nahrungszufuhr kommt es zum herabgesetzten Metabolismus. Daraus resultieren gehäuftes Frieren, Obstipation und Müdigkeit. Durch das bewusste Hungern kommt es schnell zu hormonellen Veränderungen, die Folgen sind trockene Haut und Amenorrhoe. Im Laufe der Zeit können Organschäden und Osteoporose auftreten.

Im Zusammenhang mit Anorexie kommen öfters Angst- und Zwangsstörungen vor. 90 % der sich in Behandlung befindlichen Anorexiepatienten weisen Symptome einer Depression auf. Sogar nach der Normalisierung ihres Gewichtes hält die depressive Stimmungslage in 15–58 % der Fälle an. Für die Mediziner stellt sich immer noch die Frage, ob zwei unabhängige Erkrankungen vorliegen oder die Depression Folge des starken Untergewichts oder das Untergewicht Folge der Depression ist. Weiterhin besteht für Betroffene im Laufe ihres Lebens ein erhöhtes Risiko, an einer Angststörung zu erkranken. Je nach Ausgangszustand und Diagnose weisen einige Patienten auch Persönlichkeitsstörungen auf. Oft zeigen sich nicht nur das zwanghafte Essen, sondern auch Zwänge in anderen Bereichen, wie z. B. Perfektionismus. Viele Untersuchungen zeigen jedoch die Heterogenität der zwanghaften Störungen unter Patienten mit Anorexie.

13.1.5 Ursachen

Verschiedene Determinanten treffen bei der Genese des Störungsbilds aufeinander (◘ Abb. 13.1). Multikausale Ursachen können nicht verallgemeinert werden, da jeder Mensch ein Individuum ist und unterschiedliche neurobiologische, psychische und soziale Faktoren aufweist.

■ **Neurobiologische Faktoren**

Bei näherer Untersuchung zeigen untergewichtige Patientinnen oft eine Reihe auffälliger Befunde. So weicht die Konzentration bestimmter Hormone im Liquor, der das Gehirn umgebenden Flüssigkeit, ab. So sind u. a. das Corticotropin Releasing Hormon (CRH) und Neuropeptide (z. B. Interleukin-1β; IL-1β) erhöht. Dagegen sind das β-Endorphin, das zum körpereigenen Schmerzregulationssystem gehört, und das Oxytocin niedriger als bei normalgewichtigen Personen.

Ebenso ist der Botenstoffwechsel im Gehirn bei magersüchtigen Patientinnen gestört. Die Erkrankten weisen einen erhöhten Neurotransmitterspiegel des Serotonins auf. Dieser Botenstoff beeinflusst das Essverhalten und das Sättigungsgefühl. Man vermutet, dass ein erhöhter Serotoninspiegel einen Verzicht auf Essen erleichtert. Serotonin hebt zugleich die Stimmung und sendet Endorphine aus. Dies könnten weitere Effekte sein, die es erleichtern, auf das Essen zu verzichten, und die das essgestörte Verhalten unterstützen.

Weitere biologische Ursachen sind extreme Diäten im Zusammenhang mit übersteigerter Bewegung, Laxanzienabusus und die Einnahme von Diuretika.

■ **Psychologische Faktoren**

Der Einfluss der Familie als ein möglicher Risikofaktor für Anorexia nervosa ist sehr umstritten und nicht genau bewiesen. Bestimmte Erziehungsstile können eine Magersucht möglicherweise begünstigen. Ein ängstlich-überbehütender Erziehungsstil ist häufiger bei einem alleinstehenden berufstätigen Elternteil vorzufinden; diese umsorgen die Kinder oftmals aus Schuldgefühlen. Dadurch werden die Autonomie und die Ent-

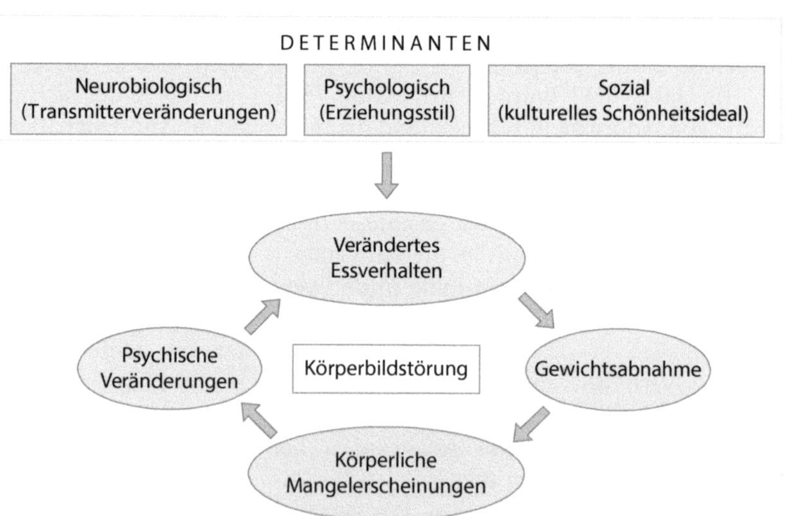

◘ **Abb. 13.1** Bedingungsgefüge für die psychogene Essstörung Anorexie

wicklung zur Selbstbestimmung nicht ausreichend gefördert, und es wird eine extrem starke Bindung zur Bezugsperson aufgebaut. Betroffene Erkrankte sehen in ihrer Krankheit evtl. den einzigen Ausweg, dieser Behütung zu entfliehen, da all ihre anderen Wünsche und Bedürfnisse durch das Streben nach Harmonie unterdrückt werden.

■ **Soziale Faktoren**

Besonders in der pubertären Entwicklungsphase besteht ein erhöhtes Risiko, an Magersucht zu erkranken. Das herrschende gesellschaftlich-kulturelle Schönheitsidealbild des „perfekten Körpers" durch den indirekten Druck der Medien und die körperlichen geschlechtlichen Veränderungen können junge Menschen überfordern. Während der Pubertät häufen sich Selbstzweifel erheblich; bei Betroffenen sind diese Selbstzweifel noch stärker ausgeprägt. Magersüchtige Ideale aus der Modell-, Film- und Werbebranche gelten als Vorbilder (Götz et al. 2015).

Es kann zur Auflehnung gegenüber unausgesprochenen Familienkonflikten kommen. Dazu gesellt sich oftmals eine gestörte familiäre Interaktion. Eine Rolle spielt auch eine perfektionistische Persönlichkeitsstruktur. Die Idealfrau soll möglichst einen wohlgeformten Körper aufweisen. Sie soll sich um die Familie kümmern, beruflich erfolgreich, finanziell abgesichert und unabhängig sein. Dies kann eine Frau auf der Suche nach der eigenen Persönlichkeit überfordern. So machen immer mehr Mädchen und junge Frauen Diäten, um dem Schönheitsideal zu entsprechen. Die Unzufriedenheit mit dem eigenen Körper und das Einhalten von Diätplänen führt noch nicht zu einer Essstörung, ist jedoch ein Risiko. Eine wichtige Rolle spielt dabei die Art der Gewichtsabnahme. Wird bereits während der Diät eine äußerst strenge Kontrolle über das Gewicht und beim Einkaufen der Nahrungsmittel eingehalten, kann dies die Abhängigkeit vom Hungern und Kalorienzählen und das Hineinrutschen in den damit verbundenen Teu-

felskreis begünstigen. So gelingt es einigen Mädchen und auch zunehmend immer mehr Jungen, mit einer extremen Kontrolle und Willensstärke über den eigenen Körper schnell an Gewicht zu verlieren und sich vor Gleichaltrigen dadurch zu beweisen.

Wenn sich Mädchen und Jungen von ihrer Familie ablösen wollen, suchen sie Kontakt zu Gleichaltrigen (Peergroups). So wird die Meinung der Clique und die der besten Freunde immer wichtiger, denn diese legen häufig fest, was momentan „in" und „out" ist. Dazu zählt v. a. ein makelloses Aussehen. Muskulöse, schlanke und sportliche Mädchen und Jungen kommen besser an; somit wird der Druck auf die etwas „kräftigeren" Freunde immer höher. Um auch weiterhin zur Gruppe dazugehören zu dürfen, wird dazu alles getan: exzessiver Sport oder Training im Fitnessstudio, strenge Diäten nach Plan.

13.1.6 Symptome

Der extreme Gewichtsverlust kann gesundheitliche Organstörungen verursachen. Es kommt zu einem hohen Gewichtsverlust mit sehr niedrigem Body-Mass-Index (BMI) unter $17,5 \text{ kg/m}^2$. Der selbst herbeigeführte Gewichtsverlust resultiert aus der Vermeidung hochkalorischer Speisen, selbstindiziertem Erbrechen und der Einnahme von Abführmitteln, übertriebener körperlicher Aktivität und/oder dem Verbrauch von Appetitzüglern oder Diuretika.

Bei Mädchen bleibt die Monatsblutung aus (Amenorrhoe). Bei jungen Frauen mit Kinderwunsch besteht eine Verringerung der Fruchtbarkeit. Die Vitalwerte sind erniedrigt: Hypotonie, Hypoglykämie, erniedrigte Körpertemperatur. Aus diesem Grund frieren die Betroffenen stark. Elektrolytstörungen verursachen Herzrhythmusstörungen und Muskelkrämpfe. Am Körper fehlen Fettpolster. Aufgrund der Nahrungsablehnung besteht eine chronische Obstipation.

Durch die ständige Angst vor Gewichtszunahme dreht sich der Tagesablauf zwanghaft ums Essen und Kalorienzählen.

Bald kommt es zu gravierenden Schäden an den Organen. Magersüchtige Mädchen und Jungen kämpfen ständig gegen sich selbst und schädigen sich. Sie hungern sich so weit herab, bis der Körper sein eigenes Muskeleiweiß abbaut, um den Energiebedarf zur Erhaltung der lebensnotwendigen Organe wie Leber, Herz, Nieren und Gehirn decken zu können. Dabei werden nicht nur die Organe geschädigt, auch die Knochen werden poröser und das Osteoporoserisiko steigt an. Bei 15–20 % der Erkrankten führt das Hungern zum Tod. Eine mögliche Ursache ist dabei, dass die Magersucht oft viel zu spät diagnostiziert und behandelt wird.

- **Symptomatische Verhaltensweisen**

Betroffene betrachten sich meist täglich im Spiegel („Bodycheck"). Sie wiegen sich wöchentlich mehrmals, oft auch täglich, finden sich immer zu dick und fürchten sich vor Gewichtszunahme. Die Wahrnehmung des Körperschemas ist gestört. Vorherrschend sind eine Unzufriedenheit mit dem Körper und ein ständiger Vergleich mit Gleichaltrigen bezüglich Gewicht, Figur und Essverhalten.

Die extreme Gewichtsabnahme wird unter der Kleidung versteckt. Den ganzen Tag kreisen die Gedanken um das Essen. Es besteht ein auffälliges Interesse an Kalorien-, Fett- und Zuckergehalt von Lebensmitteln und in Rezepten. Für die Familie und Freunde wird gerne gekocht und gebacken, davon wird aber nur wenig gegessen. Das Essverhalten ist streng kontrolliert, auffällig bei Tisch zu Hause und unterwegs. Die Nahrungsauswahl beschränkt sich auf „erlaubte", kalorienarme Nahrungsmitteln. Die niedergedrückte Stimmung kann umschlagen in Impulsivität, aber auch Aggressivität. Kontakte werden reduziert bis hin zur Isolation.

13.1.7 Therapeutische Interventionen

Ein Patentrezept für eine Behandlung bei Essstörungen gibt es nicht. Die Therapien sollten individuell für betroffene Jugendliche ausgewählt werden, je nach Schwere der Störung.

Als psychische Folge des Hungers und des geringen Körpergewichts mangelt es den Betroffenen meist an Krankheitseinsicht und Behandlungsmotivation. Die Therapie umfasst daher mehr als nur Gewichtszunahme.

13.1.7.1 Stationäre Behandlung in einer Fachklinik

Betroffene Jugendliche mit schweren Formen psychogener Essstörungen brauchen eine stationäre Therapie in einer speziellen Fachklinik. Hier werden sie über einen Zeitraum von acht bis zwölf Wochen stationär medizinisch und psychologisch betreut.

Die Verhinderung der akuten Lebensbedrohung steht im Mittelpunkt aller therapeutischen Interventionen. Bei Gefahr muss diese durch Zwangsernährung durch eine Magensonde abgewehrt werden. Wenn die akute Gefahr überwunden ist, schließt sich eine kontrollierte Nahrungsaufnahme nach einem festgelegten Plan durch Ernährungsberatung an. Die Jugendlichen werden in Essenszubereitung und Nahrungsauswahl einbezogen. Es werden sechs bis acht hochkalorische Mahlzeiten über den Tag verteilt angeboten. Die jeweils kleinen Portionen werden mit Butter, Öl oder Nüssen angereichert; evtl. wird auf Zusatznahrung zurückgegriffen.

Zum Aufbau eines gegenseitigen Vertrauensverhältnisses ist es bedeutsam, keine zu strengen Kontrollen der Nahrungsaufnahme zu veranlassen. Über die Ernährung mit Gewichtszunahmen wird ein Protokoll angelegt. Morgens nach dem Aufstehen werden Gewichtskontrollen durchgeführt.

Positive oder negative Gewichtsgrenzen werden mit Konsequenzen versehen. Gewichtsmanipulationen werden direkt angesprochen. Tiefenpsychologische begleitende Gespräche finden regelmäßig in Einzel- und Gruppentherapien statt. Zeitgleich laufen Ernährungstraining, ergotherapeutische Kreativ- und physiotherapeutische Bewegungsangebote.

■ **Vier-Säulen-Therapie**

Die multimodale stationäre Therapie besteht aus vier Säulen mit den folgenden Schritten:

1. Säule: Ernährungs- und Gewichtsregulation Diese erste Säule bezieht sich auf die Normalisierung des Körpergewichts durch eine gesunde Ernährung (Einkaufen, gemeinsames Kochen inkl. Mahlzeiteneinnahmen) und tägliches Bewegungsprogramm.

2. Säule: Psychotherapie Eine psychogene Essstörung beinhaltet wesentliche Aspekte, welche psychotherapeutisch bearbeitet werden sollten. In klientenzentrierten Gesprächen, welche in Einzel- und Gruppensitzungen stattfinden, sollen die Betroffen ein Störungsmodell zur Krankheitsentstehung unter folgenden Fragestellungen entwickeln:
- Warum esse ich/esse ich nicht, wenn ich übermäßigen Disstress habe oder Frustrationen erlebe?
- Was muss ich in Zukunft tun, um heimliches Essen zu vermeiden?

Zu Beginn der Sitzungen schreiben die Betroffen einen Brief an sich selbst, z. B. mit den einleitenden Worten: „Liebe Magersucht, du bist meine beste Freundin, mein bester Freund, weil …" Die Jugendlichen sollen also aufschreiben, aus welchen Gründen sie hungern.

Kurz vor der Klinikentlassung schreiben die Betroffen erneut ein Brief; dieser beginnt z. B. mit dem Satz: „Böse Magersucht, du bist mein schlimmster Feind, weil …"

Die Jugendlichen sollen sich intensiv damit beschäftigen, warum die Essstörung ihr Leben voll bestimmt hat. Die Entwicklung weist in der Regel einen biografischen Angriffspunkt auf, d. h. ein Ereignis aus der Vergangenheit, etwas Ungutes, das Misstöne hervorgerufen und im weiteren Leben der Betroffen Spuren hinterlassen hat. Dies gilt es in der Psychotherapie sensibel aufzuspüren und zu bearbeiten.

In der Ergotherapie können die Betroffen mit der Kunst- oder Gestalttherapie ihre Gedanken und Emotionen kreativ zum Ausdruck bringen.

3. Säule: Therapeutische Arbeit mit den Eltern Neben der Einzel- und Gruppentherapie ist eine intensive Arbeit in Form einer Familientherapie erforderlich. Psychotherapeuten informieren die Eltern darüber, was eine psychogene Essstörung beinhaltet und was infolge der Erkrankung in naher Zukunft auf die Familie zukommt (z. B. offensive Verhaltensstrategien, Interventionen zur Ernährungsumstellung).

4. Säule: Behandlung der Begleitstörungen Oftmals besteht bei einer Essstörung eine Komorbidität mit depressiven oder Zwangsstörungen. Diese Störungen werden medikamentös behandelt. Erst wenn die jungen Patienten psychisch stabilisiert sind, beginnt der eigentliche psychotherapeutische Prozess.

13.1.7.2 Niedrigschwellige ambulante Therapieangebote

■ **Mädchentreff**

Eine erste Anlaufstelle für essgestörte weibliche Jugendliche ist der Mädchentreff, der einem Jugendzentrum angeschlossen sein kann. Die Beratung dort ist kostenlos. Die Mädchen treffen sich wöchentlich mit Gleichgesinnten; sie erfahren einen geschützten Raum, wo nichts nach außen dringt, und erzählen frei von ihrer Essstörung.

■ **Therapeutische Wohngemeinschaft**

In einer Gruppe mit sozialpädagogischer Betreuung wohnen für die Dauer von ca. sechs Monaten sechs bis acht Jugendliche mit Essstörungen zusammen. Die Betroffenen lernen, wieder ein selbstbestimmtes Leben zu führen: einkaufen, Mahlzeiten zubereiten und gemeinsam essen. Bundesweit gibt es leider nur wenige Angebote in dieser Form.

■ **Selbsthilfegruppen**

Nach dem stationären Aufenthalt ist die Teilnahme an Selbsthilfegruppen mit anderen essgestörten Jugendlichen meist hilfreich, weil damit der langwierige Heilungsprozess gefördert und unterstützt wird.

13.1.8 Prognose und Folgen unbehandelter Anorexie

Manche Jugendliche erholen sich vollkommen nach einer einmaligen Erkrankung. Einige erleben einen Wechsel zwischen Gewichtszunahme und anschließendem Rezidiv. Ungefähr 20 % der Kranken erfahren eine progressive Verschlechterung mit letalem Ausgang. Wie bei vielen anderen Abhängigkeitserkrankungen auch benötigen die Patienten enorme Anstrengungen, um ein Rezidiv zu vermeiden. Auch unter Behandlung bleiben die Betroffenen schwer krank.

Mehr als 50 % der Patienten erfahren auch ein Jahr nach Therapieabschluss eine Heilung.

Die Essstörung hat von allen psychiatrischen Störungen die höchste Todesrate. Jede zehnte Patientin stirbt infolge krankheitsbedingter Komplikationen wie Organversagen, Infektionen, aber auch durch Suizid.

13.2 Der Fall „Julia"

Julia ist 15 Jahre alt und hat seit einigen Monaten stark abgenommen. Sie wiegt bei einer Größe von 168 cm 48 kg. Julia nimmt kaum noch an den gemeinsamen Mahlzeiten der Familie teil, sie bereitet sich ihr Essen nach einem strengen Diätplan selbst zu. Ihre Eltern machen sich große Sorgen und befürchten, dass Julia magersüchtig ist bzw. zumindest die Gefahr besteht, dass sie magersüchtig wird. Sie drängen Julia zu einem Gespräch mit dem Hausarzt, der die Bedenken der Eltern teilt.

Aber Julia empfindet diese Sorge als übertrieben. Sie möchte nur noch ein paar Kilo abnehmen, weil sie ihre Hüften und ihren Po immer noch als zu dick empfindet.

❓ Handlungsaufgaben

1. Bewerten Sie am Fallbeispiel wesentliche Aspekte von Gesundheit und Krankheit unter besonderer Berücksichtigung der Normalproblematik. Berechnen Sie dazu den BMI-Wert von Julia.

2. Sollte Julia aufgrund ihres Diätverhaltens weiter an Gewicht verlieren, könnte eine therapeutische Intervention zur Behandlung dieser Essstörung notwendig werden. Wählen Sie geeignete biopsychosoziale Interventionen für die Begleitung im Schulhort aus und begründen Sie Ihre Wahl.

Erwartungshorizont

✅ Antwort zu Frage 1

Definition: Gesundheit nach WHO

Unter Gesundheit wird das subjektive Empfinden des Fehlens körperlicher und seelisch-geistiger Störungen oder Veränderungen des Menschen verstanden. Ausschlaggebend sind immer die Lebensqualität und das körperliche, geistige und soziale Wohlbefinden des jeweiligen Menschen.

Definition: Krankheit

Störung der Homöostase, die mit verminderter körperlicher und/oder geistigen Leistungsfähigkeit bzw. herabgesetzter seelischer Belastbarkeit einhergeht, als verminderte Anpassungsfähigkeit (Huch 2007).

Berechnung des Body-Mass-Index (BMI)

Der BMI bezieht das Körpergewicht (physikalisch korrekt: die Körpermasse) auf die Körperoberfläche, die näherungsweise aus dem Quadrat der Körpergröße berechnet wird. Der BMI ist lediglich ein grober Richtwert, da er weder Statur und Geschlecht noch die individuelle Zusammensetzung der Körpermasse aus Fettund Muskelgewebe eines Menschen berücksichtigt.

Berechnung BMI von Julia

Julia ist 48 kg schwer und 1,68 m groß. Ihr BMI errechnet sich wie folgt:

$$BMI : \frac{48}{1,68^2} = 17\,\frac{kg}{m^2}$$

Der Body-Mass-Index von Julia liegt im Bereich des Untergewichts. Ein normaler BMI für ihr Geschlecht wäre 19–24. Ein Wert von 17,0 stellt einen untersten Grenzwert dar. Der Referenzbereich liegt zwischen 17und 23,9.

✔ **Antwort zu Frage 2**

Interventionen auf biologischer Ebene
Körperliche Untersuchung beim Hausarzt, Screening der Laborwerte, um organische Störungen der Essproblematik auszuschließen (z. B. Elektrolytwerte).

Getestet werden u. a. die Stimmungslage sowie die Lernfähigkeit in der Schule (Konzentration, Merkfähigkeit).

Interventionen auf psychischer Ebene
- Mahlzeitenzubereitung und Einnahme zusammen mit der Familie bzw. in der Gruppe
- Gesprächspsychotherapie (nach Rogers) in Einzel- bzw. Familientherapie
- Seminar über gesunde Ernährung, tägliche bzw. wöchentliche Gewichtskontrollen
- Evtl. psychosomatische Kur in einer Rehabilitationsklinik mit gleichaltrigen Mädchen

Interventionen auf sozialer Ebene
Das soziale Gleichgewicht kann durch Kontakte zu Gleichgesinnten in Selbsthilfegruppen und zu Freunden wiederhergestellt werden.

Folge: Julia kann aus belastenden Ereignissen gestärkt hervorgehen und einen Neugewinn erreichen. Es besteht auch die Möglichkeit, dass sie durch weitere Gewichtsabnahme psychisch instabil wird, d. h., dass sich eine Depression entwickelt.

13.3 Bulimie

Der Begriff Bulimie ist an gr. „limos", eine Bezeichnung für „Hunger", angelehnt; „bou" bedeutet „große Menge", „bous" bezeichnet auch den Begriff „Ochse", somit kann Bulimie mit „Ochsenhunger" übersetzt werden.

13.3.1 Definition

Herausragendes Merkmal bei der Bulimie (auch: Bulimia nervosa) sind schwere Heißhungerattacken, die oftmals heimlich erfolgen. In diesen Phasen werden erhöhte Kalorienmengen innerhalb kürzester Zeit konsumiert. Um Gewichtszunahmen zu verhindern, greifen die Betroffenen zu Ausgleichshandlungen wie absichtlich herbeigeführtem Erbrechen oder Missbrauch von Laxanzien.

13.3.2 Epidemiologie

Im Jahr 2017 wurden bundesweit ca. 1864 Bulimiefälle diagnostiziert. Da bulimische Patienten ihre Erkrankung in hohem Maße verheimlichen, ist es schwer, die Ziffer exakt zu benennen.

Nach der repräsentativen Studie zur Gesundheit Erwachsener in Deutschland (DEGS1) leiden 0,3 % der Frauen und 0,1 %

der Männer unter Bulimie. Zu jüngeren Patienten gibt es keine repräsentativen Daten. Es ist von einer Häufigkeit von 2–4,5 % in der Risikogruppe der 18- bis 35-jährigen Frauen auszugehen.

Von Bulimie betroffene Mädchen und junge Frauen sind in der Regel normalgewichtig. Ihr Selbstwert hängt sehr von ihrem Aussehen und ihrem Körpergewicht ab (Jacobi et al. 2013).

13.3.3 Komorbidität

Wie bei der Magersucht finden sich bei Bulimie-Patientinnen häufig Depressionen oder Angsterkrankungen. Bei einem Drittel der Patienten finden sich Zwangssymptome (Zwangsgedanken oder -handlungen). Nicht seltene Begleiterkrankungen sind außerdem Abhängigkeitserkrankungen (Substanzmissbrauch oder Alkoholabhängigkeit) und Persönlichkeitsstörungen, insbesondere vom emotional-instabilen „Borderline-Typus" mit selbstverletzendem Verhalten.

13.3.4 Ursachen

Als primäre Auslösesituationen der Essstörung stehen im zeitlichen Zusammenhang real erlebte oder fantasierte Kränkungen, die sich auf Aussehen und Gewicht der Betroffenen beziehen. Dies können, wie bei der Anorexie, auch tatsächliche oder fantasierte Trennungserlebnisse von den Eltern sein wie der erste alleinige Urlaub, der erste Schüleraustausch, der Au-pair-Auslandsaufenthalt, der Tod naher Familienangehöriger oder emotionale Verunsicherungen im Rahmen der ersten, enttäuschenden Liebe.

Genese und Aufrechterhaltung des Störungsbildes sind multifaktoriell bedingt. Bei den Betroffenen finden sich häufig gemeinsame Merkmale:

Persönliche Konflikte Pathologische Verhaltensweisen während der Nahrungsaufnahme können als Ausdruck persönlicher Konflikte gesehen werden. Häufig leiden die Betroffenen unter einem geringen Selbstbewusstsein, verbunden mit der Befürchtung, den Erwartungen von Freunden und den gesellschaftlichen Anforderungen nicht gerecht zu werden. Bei den Betroffen drückt sich diese Selbstwertproblematik in einer Unzufriedenheit mit dem eigenen Körper aus.

Diäten Abmagerungskuren werden als ein bedeutsamer Faktor in der Genese einer Bulimie gewertet. Betroffene haben den Wunsch abzunehmen, ausgehend von einem Überangepasstsein an gesellschaftlich vermittelte Schlankheits- und Schönheitsideale. Dem Wunsch abzunehmen liegt die Annahme zugrunde, dadurch attraktiver zu werden. Schlankheit wird in der westlichen Leistungsgesellschaft als Sinnbild für Erfolg angesehen. Diszipliniertes Essen nach einem strengen Plan mit dem Ziel der Gewichtsreduktion wird nicht mehr durch eine physiologische Wahrnehmung von Hunger, Appetit und Sättigung gesteuert. Physiologische und psychische Mechanismen der Nahrungsregulation treten immer mehr in den Hintergrund und weichen schließlich dem Kontrollverlust während der Essanfälle.

Essen als emotionales Ventil Die Essattacken mit anschließendem Erbrechen werden zur Regulation von Gefühls- oder Spannungszuständen eingesetzt. Der darauf folgende Spannungsabfall wird vom Betroffenen als erleichternd wahrgenommen, sodass die Abfolge Heißhungerattacke – Erbrechen einen Abhängigkeitscharakter entwickeln kann. Essen dient dabei oft als Ersatzbefriedigung für unerfüllte emotionale Bedürfnisse.

Familiäre Determinanten Unter ungünstigen familiären Voraussetzungen können die anstehenden Entwicklungsaufgaben in der Adoleszenz erschwert sein. Dies trifft immer dann zu, wenn Eltern dem Jugendlichen die in dieser Zeit notwendige Selbstfindung und Loslösung vom Elternhaus nicht zugestehen wollen. Schuldgefühle gegenüber den Eltern belasten die Betroffenen emotional. Fehlende Coping-Strategien während familiärer Konflikte tragen letztlich zur Krankheitsentstehung bei.

Sexueller Missbrauch Missbrauchserfahrungen können mit einem deutlich erhöhten Risiko für die Genese psychischer Essstörungen verantwortlich sein.

Biologische Faktoren Die Dysregulation bestimmter Neurotransmitter steht im Zusammenhang mit der Appetit-, Ess- und Affektregulation. Für die Aufrechterhaltung der Heißhungerattacken mit anschließendem Erbrechen ist der automatisierte Mechanismus von einsetzenden Essanfällen nach vorausgegangenem Fasten verantwortlich. Der Teufelskreis ist biologisch infolge der Hypoglykämie (Unterzuckerung) erklärbar.

13.3.5 Symptome

Hauptmerkmale der Bulimie sind wiederholte Heißhungeranfälle, die meist heimlich stattfinden. Die Betroffenen versuchen, die Erkrankung vor Angehörigen und Freunden zu verbergen.

Diagnosekriterien nach DSM-5 sind:

- Bei einem Heißhungeranfall werden innerhalb kurzer Zeit große Mengen hochkalorische (fett- und kohlenhydratreiche) Nahrungsmittel verschlungen. Während eines solchen Essanfalls erleben die Betroffenen einen Kontrollverlust.
- Die Betroffenen beschäftigen sich permanent mit Themen rund um das Essen und einer unwiderstehlichen Gier nach Nahrungsmitteln.
- Mahlzeiten werden in der Regel nicht mehr mit anderen gemeinsam eingenommen.

- Um Gewichtszunahmen zu vermeiden, greifen die Betroffenen zu gegenregulatorischen Maßnahmen: Sie erbrechen, missbrauchen Laxanzien (Abführmittel), Diuretika (entwässernde Medikamente) oder Schilddrüsenhormone.
- Zwischen den Essattacken werden Diäten eingehalten oder Fastenkuren durchgeführt, manchmal sind die Betroffenen in gesteigertem Maße körperlich aktiv.

Die körperlichen Folgeschäden der Ess-Brech-Sucht hängen davon ab, wie die Betroffenen versuchen, die Essanfälle rückgängig zu machen. Durch Laxanzienmissbrauch können sich Durchfall und Verstopfung abwechseln, durch das Erbrechen drohen Elektrolytentgleisung und es können Zahnschmelzschäden durch die erbrochene Salzsäure des Magensafts auftreten. Herzrhythmusstörungen, Kreislaufprobleme, Schlaf- und Konzentrationsstörungen können weitere Folgen sein.

13.3.6 Therapeutische Interventionen

Im Mittelpunkt der Behandlung von Bulimie und Binge-Eating-Störung (▶ Abschn. 13.4) stehen folgende Therapieziele:
- Aufbau eines gesunden Essverhaltens,
- Reduktion der Essanfälle und des Erbrechens,
- Wiederherstellung von Hunger- und Sättigungsempfindungen,
- Aufbau einer angstfreien Wahrnehmung,
- Bewertung des eigenen Körpergefühls,
- Verringerung der Determinanten von Disstress auf das Essverhalten,
- Erlernen von hilfreichen Problemlösestrategien.

In schweren Fällen ist eine stationäre Aufnahme in einer psychiatrischen bzw. psychosomatischen Klinik erforderlich.

Die klinische Behandlung stellt den Beginn einer oft langjährigen psychotherapeutischen Behandlung dar, die im Anschluss an den Aufenthalt ambulant fortgeführt werden sollte. Junge Menschen, die mit übersteigertem Essen Unglücklichsein kompensieren, müssen in der Psychotherapie lernen, in kritischen Situationen eigene Bedürfnisse zu erkennen und zu berücksichtigen. Infolge der kognitiven Verhaltenstherapie gilt es aufzuspüren, in welchen chronischen Stresssituationen des Alltags der Betroffene nach der Ersatzhandlung „Essen" greift.

Es gilt, das ständig gezügelte Essverhalten einerseits sowie Schwierigkeiten im Umgang mit individuell vorhandenen Konfliktsituationen andererseits auszubalancieren.

Der Jugendliche muss schrittweise lernen, Disstress abzubauen oder negative Emotionen in schwierigen Situationen auszuhalten und zur Konfliktbewältigung auf andere Coping-Strategien zurückzugreifen statt auf Essen. Bedürfnisorientiertes Verhalten umzusetzen bedeutet, dass es für die Seele und für den Körper gesünder ist, z. B. das Alleinsein eine Zeit lang auszuhalten, ohne sich gleich mit Essen zu belohnen, und zu lernen, in schwierigen Momenten sich mit sich selbst gut zu fühlen, einen Freund anzurufen, sich zu verabreden, sich zu entschuldigen, sich zu erklären, Verantwortung zu übernehmen oder Wiedergutmachung zu leisten. Negative Gefühle sind auf anderem Wege zu kompensieren, z. B. durch einen neuen Ausbildungsplatz, ein neues Haustier, eine neue Freundschaft oder Liebe. In der Verhaltenstherapie mit einem Anti-Stress-Training über einige Monate hinweg können die Jugendlichen allmählich wieder ein gesundes Essverhalten und normales Körpergewicht erreichen.

13.4 Binge-Eating-Störung

Bei der Binge-Eating-Störung, einer Essstörung, die häufig beim männlichen Geschlecht vorkommt, treten anfallsartig Heiß-

hungerattacken auf. Im Gegensatz zur Bulimie werden keine Ausgleichshandlungen unternommen, um Gewichtszunahmen zu verhindern. Dies führt im Laufe der Zeit bei den Jugendlichen zu einem extremen Übergewicht, nicht selten zu einer Body-Mass-Altersperzentile > 97 bis > 99,5.

Von Adipositas (Fettsucht) wird erst bei einem massiven Übergewicht von mehr als 20 % gesprochen. Nur sehr selten ist der Stoffwechsel schuld, auch wenn er häufig als Alibi herhalten muss. Die Behauptung vieler Betroffener, nur wenig zu essen, hält einer exakten Überprüfung fast nie stand. Ein zu hohes Körpergewicht ist nicht nur ein ästhetisches Problem, es verringert auch die Lebenserwartung, mindert das Leistungsvermögen und führt langfristig zu ernsten Folgeerkrankungen.

Adipositas mit einem BMI > 30 kg/m^2 gilt als ein Risikofaktor für kardiovaskuläre Erkrankungen wie z. B. Hypertonie, Schlaganfall und Herzinfarkt. Aber auch orthopädische Fuß- und Rückenerkrankungen sowie Stoffwechselstörungen wie z. B. ein Diabetes mellitus Typ 2 können bereits im Jugendalter auftreten.

13.4.1 Epidemiologie

Im Vergleich zur Anorexie und Bulimie tritt die Binge-Eating-Störung bei Jungen deutlich häufiger auf. In einer entsprechenden amerikanischen Studie wurde eine Krankheitshäufigkeit für die Binge-Eating-Störung von 1,4 % für Mädchen und von 0,4 % für Jungen zwischen 13 und 18 Jahren ermittelt. Die Betroffenen erkranken etwa zwischen dem 20. und 30. Lebensjahr (Swanson et al. 2011).

13.4.2 Ursachen

Der Jugendliche kann ein schulisches oder berufliches Ziel nicht erreichen, eine geplante Urlaubsreise lässt sich aufgrund geringer materieller Ressourcen nicht realisieren, er fühlt sich ungerecht behandelt, übergangen oder ist mit Freunden in Streit geraten, hat Liebeskummer, wird von Klassenkameraden gemobbt, das geliebte Haustier ist gestorben oder er leidet unter Einsamkeit. Diese Faktoren werfen einen jungen Menschen schnell aus der Homöostase.

Aufkommende negative Emotionen wie z. B. Ärger oder Frustrationen führen schließlich zum Disstress. Insbesondere mit den Emotionen Ärger, Trauer und Verbitterung schaltet der Mandelkern, die Amygdala, im limbischen System in den Alarmmodus „Suche nach Lösungen". In diesem Moment erhöht sich infolge der Adrenalinausschüttung der Glukosebedarf im Blut. Auch das Gehirn benötigt jetzt mehr Energie. Gelingt es dem Betroffenen, eine Lösung für den Konflikt zu finden, so kann die erhöhte Energieversorgung des Gehirns gezielt zur sinnvollen Konfliktbewältigung eingesetzt werden. Die Energie wird dann positiv umgenutzt und zum wichtigen Motor für Coping-Strategien.

Bei jungen Menschen mit mangelnder Frustrationstoleranz besteht die Gefahr, das ungute Gefühl der Zurückweisung oder des Scheiterns „wegzuessen". Zu viel zu essen bietet jederzeit eine verfügbare Fluchtmöglichkeit vor diesem negativen Gefühl. Dabei will dieses Negativgefühl erlebt und bearbeitet werden. Essen ist dann ein Hinweis darauf, dass eine Spannung zwischen Konflikt und wahren Bedürfnissen besteht.

13.4.3 Symptome

Das pathologische Essverhalten ist durch häufige Heißhungeranfälle geprägt. Im Unterschied zur Bulimie fehlen regelmäßige, einer Gewichtszunahme direkt gegensteuernde Maßnahmen.

Diagnosekriterien nach DSM-5 sind:

- Obwohl die Betroffenen keinen Hunger verspüren, essen sie meistens wesentlich schneller als normal, bis zu einem unangenehmen Völlegefühl.
- Es besteht ein deutlicher Leidensdruck mit Niedergedrücktheit, Ekel- oder Schuldgefühlen und Selbstvorwürfen nach einem Essanfall.
- Die Nahrungsaufnahme findet meistens heimlich statt, aus Verlegenheit und Scham über die massive Nahrungsmenge.
- Auf die Essattacken folgen keine gegenregulatorischen Maßnahmen wie Erbrechen oder Abführmittelmissbrauch, sodass eine Gewichtszunahme unausweichlich ist.
- Die Betroffenen sind meist übergewichtig oder adipös (BMI über der 97. Altersperzentile).

Nach DSM-5 treten episodische Essanfälle mit Kontrollverlust an mindestens zwei Tagen pro Woche über einen Mindestzeitraum von sechs Monaten auf.

Die Binge-Eating-Störung verursacht bei stark übergewichtigen Jugendlichen im Laufe der Zeit schwere Schäden am Herz-Kreislauf-System und an den Gelenken, Hypertonie sowie die Entstehung von Karzinomerkrankungen. Es besteht die Gefahr, dass der Jugendliche an der Kohlenhydratstoffwechselstörung Diabetes mellitus Typ 2 mit allen Folgekomplikationen erkrankt.

13.4.4 Therapeutische Interventionen

Therapeutische Interventionen richten sich beim Binge-Eating-Syndrom an den allgemeinen Interventionen bei psychogenen Essstörungen aus (▶ Abschn. 13.3.6) und können je nach Schwere der Störung ambulant oder stationär in einer Fachklinik durchgeführt werden.

13.5 Der Fall „Karla"

Karla ist 19 Jahre alt und wohnt noch bei ihren Eltern. Sie arbeitet in einem Seniorenpflegeheim und befindet sich im letzten Drittel der Pflegeausbildung. In den vergangenen Ausbildungsjahren hat sie 30 kg Gewicht zugenommen. Sie wiegt 130 kg bei einer Körpergröße von 166 cm. Karla zeigt ein geringes Selbstvertrauen, in Stresssituationen reagiert sie mit mangelnder Frustrationstoleranz und Regulationskompetenz.

Ihre starke Gewichtszunahme resultiert aus wiederkehrenden Essanfällen mit exzessiven Nahrungsmengen. Innerhalb kurzer Zeit verschlingt Karla etwa eine gesamte Apfeltorte. Vor einem Jahr wurde ihr wegen Gallensteinen die Gallenblase entfernt.

Während des praktischen Unterrichts zum Bobath-Konzept weigern sich die Mitschüler wegen Karlas fülligem Körper, mit ihr am Pflegebett zu üben. Ihre körperliche Leistungsfähigkeit lässt immer mehr nach. Bei Pflegetätigkeiten, u. a. beim Transfer der Bewohner, kommt sie schnell „aus der Puste". Seit Wochen nehmen auch psychische Veränderungen zu: Gereiztheit wechselt mit Apathie ab, verstärkte Müdigkeit und Interessenverlust treten auf. Wegen ihrer Scham, über die aufgenommenen Nahrungsmengen nicht die Kontrolle behalten zu können, wird Essen für Karla zum heimlichen und besten „Begleiter".

Während eines Pflegebesuchs fragt die Pflegepädagogin Karla nach dem Grund der starken Gewichtszunahme. Karla antwortet im aggressivem Ton: „Das ist privat, darüber möchte ich mit Ihnen nicht reden. Außerdem esse ich gar nicht viel und habe eine Stoffwechselstörung!" Ihre Praxisanleiterin meldet der Pflegepädagogin unter vier Augen zurück: „Wir sehen Karla während der Pausen im Dienst nie essen" (Höwler 2020).

❓ Handlungsaufgaben

1. Kann Maßlosigkeit beim Essen als Charakterschwäche interpretiert werden? Diskutieren Sie diese Frage in Ihrer Arbeitsgruppe.
2. Beschreiben Sie, bei welchen Gefühlen oder in welchen Situationen Jugendliche zu viel essen könnten.
3. Erarbeiten Sie für Karla effektive Bewältigungsstrategien.
4. Welche Symptome weist Karla auf biopsychosozialer Ebene auf?
5. Erklären Sie die Funktionen der Neurotransmitter Dopamin und Leptin in Bezug auf das Essverhalten.

Erwartungshorizont

✅ Antwort zu 1
Psychische Fehlbelastungen

Es gibt erklärbare Gründe, warum es zu einer psychogenen Essstörung wie einem Binge-Eating-Syndrom kommt. Die Störung kann sich aufgrund einer psychischen Fehlbelastung wie z. B. durch Überforderung in der Ausbildung oder Mehrfachbelastungen im Alltag entwickeln. Es handelt sich um eine schwere psychische Erkrankung, die behandelt werden muss, und nicht um eine Charakterschwäche. Bei der Entwicklung spielen genetische, psychische und soziale Faktoren eine bedeutsame Rolle.

Hohes Arbeitsaufkommen, Schichtarbeit, Konfrontation mit Leid und Tod bei Pflegebedürftigen, Teamkonflikte, unangenehme Aufgaben, welche man vor sich herschiebt, sind nur einige Disstress-Faktoren, die dann mit ungesundem und/oder zu viel Essen kompensiert werden. Dies ist keine gute Lösung, weil der dabei entstehende „Kummerspeck" ein Risikofaktor für viele andere Gesundheitsprobleme ist. Der durch restriktive Arbeitsbedingungen erlebte Zwang in der beruflichen Praxis ist als struktureller Zwang zu verstehen, dem auch Karla im Fallbeispiel unterworfen ist. Das dabei unbewältigte Belastungserleben darf nicht als persönliches Versagen bewertet werden.

✓ Antwort zu 2

Jugendliche, die regelmäßig hochkalorische Kost aufnehmen und/oder dabei übermäßig viel essen, haben ein Bilanzierungsproblem. Das bedeutet, sie verbrauchen weniger Kalorien als der Körper benötigt.

Daher gilt es zu prüfen, in welchen Situationen Nahrung exzessiv aufgenommen wird. Dies kann z. B. sein

- beim Erleben von herausfordernden Situationen wie z. B. in der Ausbildung bei Konflikten mit Mitarbeitern, Umgang mit Krankheit, Sterben und Tod oder
- bei negativen Gefühlen im Privatleben wie Schuld, Frustration, Wut, Ängstlichkeit oder Zurückweisung von Freund oder Freundin.

Aber auch bei angenehmen Emotionen wie z. B. bei Erfolg in der Ausbildung oder im Studium, bei Wertschätzung und Anerkennung durch Freunde, Arbeitskollegen, Patienten und Angehörige, beim Erhalt von guten Beurteilungen oder Auszeichnungen können sich Jugendliche mit Essen „belohnen".

✓ Antwort zu Frage 3

Bewältigungsstrategien für Karla

Pflegende erleben sich bei ihrer Arbeit häufig als Unterstützende der Patienten. Aufgrund der Belastungsfaktoren, insbesondere im Rahmen von Schwerkranken, kann bei ihnen Überforderung oder der Wunsch nach sozialer Unterstützung entstehen.

Das bedeutet nicht, dass Karla ihren Aufgaben in der Praxis oder den Anforderungen in der theoretischen Ausbildung nicht gewachsen oder „schwach" ist. Denn unter den täglichen aktuellen Umständen in der Pflege sind das Erleben von Stress, Überforderung und heftigen Emotionen eine normale Reaktion.

Starke Gefühle wie Ärger, Frustrationen, Aggressionen oder Stimmungsschwankungen sind als nachvollziehbar zu betrachten und nicht schuldhaft zu verarbeiten. Doch sie können zu Rollenkonfusionen und Selbstwertproblemen führen. Dies kann das Selbstbild infrage stellen, und Unsicherheiten treten auf, so auch bei Karla, inwiefern sie ihre berufliche Rolle weiterhin ausfüllen kann, weil sie sich selbst physisch stark gefordert fühlt.

Auch als Pflegeperson darf man sich seine eigenen Ängste eingestehen, denn die Unterdrückung von Emotionen führt eher zu einer Verstärkung derselben und es entsteht ein Teufelskreis.

Besonders unter beruflichen Anforderungen ist auf die Befriedigung der basalen Grundbedürfnisse zu achten: ausreichende Erholungsphasen, regelmäßige körperliche Aktivitäten, gesunde Ernährung. Zudem kann ein Austausch mit Praxisanleitern, Lehrenden und Kollegen helfen, die psychischen Belastungen zu reduzieren. Konstruktive Coping-Strategien sind individuell auszuwählen. Für die eine Person können dies sportliche Aktivitäten wie z. B. Tanzen, Handballtraining, Joggen, Wandern sein, für eine andere Person sind es Entspannungsprogramme wie z. B. Yoga, autogenes Training, Meditation, Gespräche mit Supervisoren, Musik hören oder andere Freizeitaktivitäten. Die Work-Life-Balance bekommt einen hohen Stellenwert: Arbeits- und Privatleben sollten im Einklang stehen.

✓ Antwort zu Frage 4

Symptome bei Karla auf biopsychosoziale Ebene

- **Biologische Ebene:** ausbleibendes Sättigungsgefühl, Entfernung der Gallenblase, daher Probleme mit der Fettverdauung, starke Müdigkeit, angestrengte Atmung bei körperlichen Pflegetätigkeiten (z. B. beim Transfer der Pflegebedürftigen).
- **Psychogene Ebene:** geringe Frustrationstoleranz, herabgesetztes Selbstwertgefühl, Stimmung wechselt zwischen

Aggressivität und Apathie, Nichtwahrhabenwollen der Essstörung, Kontrollverlust bei Nahrungsaufnahme (große Scham), Erleben von Ablehnung vonseiten der Mitschüler/-innen.

— **Soziale Ebene:** heimliche Nahrungsaufnahme mit der Folge von Isolationsgefahr, die Eltern missachten die massive Gewichtszunahme bei Karla, daher kann ein gefährdendes familiäres Coping vermutet werden.

✅ Antwort zu Frage 5

Nahrungsmittel können Neurotransmitter wie z. B. Dopamin aktivieren und damit eine Euphorie auslösen. Das Gehirn lernt dadurch sehr schnell, eine bestimmte Substanz als positiven Reiz wahrzunehmen. Bleibt dieser Reiz aus, empfindet das Gehirn eine Art Belohnungsdefizit mit der Folge, dass der unkontrollierte Wunsch nach der abhängigkeitsauslösenden Substanz entsteht.

Das Hormon Leptin, das durch die Fettzellen (Adipozyten) hergestellt wird, spielt eine Rolle für das Hungergefühl und wirkt wie ein natürlicher Appetitzügler. Beim Mangel an Leptin im Blut versagt diese natürliche Essbremse.

Worauf Therapeuten und Pädagogen achten sollten

Therapeutische und pädagogische Berufsgruppen haben eine wichtige Funktion bei der Früherkennung von Essstörungen und der Motivation der Betroffenen zur Therapieteilnahme. Bei Verdacht auf eine Essstörung sollten möglichst Fragen nach der Bedeutung des Körpergewichts für das Selbstwertgefühl sowie für die persönliche Zufriedenheit gestellt werden. Jugendliche können über ein empathisch geführtes Gespräch ihre Gedanken und Emotionen um die Essstörung zum Ausdruck bringen und somit zu einer professionellen Beratung

und Therapie motiviert werden. Eine zu starke Kontrolle der Nahrungsaufnahme ist zu unterlassen.

Wichtig ist, dass sich Betroffene und ihre Familienangehörigen umfassend über die psychischen Essstörungen informieren. Der Besuch eines Beratungszentrums ist für besorgte Eltern zu empfehlen. Sie und der nähere Freundeskreis brauchen aus Hilflosigkeit heraus oftmals auch Unterstützung.

Weiterführende Informationen gibt es unter:

— Bundeszentrale für gesundheitliche Aufklärung:
  – ► www.bzga-essstoerungen.de
  – Persönliche Telefonberatung der BzgA: 0049-(0)221-892031
— Bundesfachverband Essstörungen e.V.: ► www.bundesfachverbandesstoerungen.de
— Deutsche Adipositas Gesellschaft (DAG): ► www.adipositas-gesellschaft.de
— Deutsche Gesellschaft für Ernährung (DGE): ► https://www.dge.de

Literatur

Götz M, Mendel C, Malewski S (2015) „Dafür muss ich nur noch abnehmen" Die Rolle von Germany's Next Topmodell und anderen Fernsehsendungen bei psychosomatischen Essstörungen. Televizion 28:62–67

Höwler E (2020) Binge-Eating-Syndrom: eine Frage der Fürsorgepflicht? Pflegezeitschrift 73(7):36–39. Springer Heidelberg

Huch R (2007) Mensch, Körper, Krankheit. Anatomie, Physiologie, Krankheitsbilder. Urban & Fischer, München

Jacobi F et al (2013) Psychische Störungen in der Allgemeinbevölkerung. Studie zur Gesundheit Erwachsener in Deutschland und ihr Zusatzmodul. Psychische Gesundheit (DEGS1-MH). Nervenarzt 85:77–87

Swanson SA et al (2011) Prevalence and correlates of eating disorders in adolescents. Results from the national comorbidity survey replication adolescent supplement. Arch Gen Psychiatry 68:714–723

Weiterführende Literatur

Herbst G (2001) Fremd-Körper. Rowohlt, Reinbek
Kamtsiuris P, Lange M, Schaffrath-Rosario A, (Robert Koch-Institut Berlin) (2007) Der Kinder- und Jugendgesundheitssurvey (KiGGS): Stichprobendesign, Response- und Nonresponse-Analyse. Bundesgesundheitsbl Gesundheitsforsch Gesundheitsschutz 5/6:547–556
Lindenberg K, Kordy H (2015) Wirksamkeit eines gestuften, internetvermittelten Ansatzes zur Prävention von Essstörungen bei Schülern der 7.–10. Klasse. Kindheit Entwickl 24:55–63
Statistisches Bundesamt 2014 – Anzahl der in deutschen Krankenhäusern diagnostizierten Fälle von Anorexie und Bulimie in den Jahren 2000 bis 2012: http://de.statista.com/statistik/daten/studie/28909/umfrage/in-krankenhaeusern-diagnostizierte-faelle-von-anorexie-und-bulimie Zugriff am 25.09.2020
Statistisches Bundesamt 2014 – Todesfälle aufgrund von Essstörungen in Deutschland in den Jahren 1998 bis 2012.: http://de.statista.com/statistik/daten/studie/28905/umfrage/todesfaelle-durch-essstoerungen/
Vorderholzer U (2016) Wie gesellschaftliche Trends die Gesundheit beeinflussen. Psyche im Fokus. Magazin des DGPPN, S 8–11

Mutistische Störung

Inhaltsverzeichnis

14.1 Definition – 190

14.2 Epidemiologie – 190

14.3 Komorbidität – 191

14.4 Ursachen – 191

14.5 Verlauf – 192

14.6 Auslösefaktoren – 192

14.7 Die Sinnhaftigkeit des Schweigens – 192

14.8 Therapeutische Interventionen – 192
14.8.1 Familientherapie – 193
14.8.2 Logopädie – 193

14.9 Der Fall „Fiona" – 193

Literatur – 195

© Springer-Verlag GmbH Deutschland, ein Teil von Springer Nature 2020
E. Höwler, *Kinder- und Jugendpsychiatrie für Gesundheitsberufe, Erzieher und Pädagogen*,
https://doi.org/10.1007/978-3-662-62058-8_14

Der Begriff (lat.) „mutus" = stumm bezeichnet eine seltene psychogen-neurotische Kommunikationsstörung. Er wurde von dem Schweizer Kinder- und Jugendpsychiater Moritz Tramer (1986) eingeführt und fand internationale Verbreitung. Mutistische Kinder sprechen nicht mit anderen Menschen, obwohl keine Hördefekte oder Beeinträchtigungen der Sprechorgane vorliegen.

Mutismus tritt in zwei Formen auf, dem (s)elektiven und dem totalen Mutismus. Kinder ab dem 3. Lebensjahr, welche den Grundwortschatz erworben haben, können am selektiven Mutismus leiden. Erst mit dem Schuleintritt fällt die Symptomatik auf und wird manifest.

Die Betroffenen nehmen sich stufenweise sprachlich aus dem sozialen Umfeld zurück. Oft wird die Störung mit einer sozialen Ängstlichkeit in Abgrenzung zur sozialen Phobie in Verbindung gebracht. Diese ist durch soziale Isolation und Schüchternheit geprägt.

14.1 Definition

> **Selektiver (elektiver) Mutismus**
>
> Der (s)elektive Mutismus ist eine mit Angst assoziierte Kommunikationsstörung der frühen Kindheit, die durch ein konsequentes Schweigen in spezifischen sozialen Situationen gekennzeichnet ist, obwohl das betroffene Kind über ausreichende Sprachkompetenzen verfügt.

Diese Form des Mutismus gilt als Zeichen einer reflektorischen Abwehrhaltung.

Manche Kinder sprechen nur mit sehr wenigen Personen und schweigen mit allen außerhalb der Kernfamilie. Andere Kinder sprechen außerhalb der Familie mit vertrauten Personen wie z. B. mit Freunden. Am häufigsten tritt das Schweigen in Bildungseinrichtungen wie Kita oder Schule sowie in der Anwesenheit fremder Personen oder in neuen Situationen auf.

Laut ICD-11 unter F94.0 sind folgende Kriterien für den (s)elektiven Mutismus ausschlaggebend:

- Die Störung beruht nicht auf fehlenden Kenntnissen der gesprochenen Sprache, die in der sozialen Situation benötigt wird.
- Die Störung hält länger als einen Monat an.
- Sprachausdruck und -verständnis, beurteilt in einem individuell angewandten standardisierten Test, liegen innerhalb zwei Standardabweichungen entsprechend dem Alter des Kindes.
- Die Störung ist nicht als Ausdruck einer tiefgreifenden Entwicklungsstörung (Autismus) oder Psychose (Schizophrenie) zu verstehen.

> **Totaler Mutismus**
>
> Der totale Mutismus ist eine nach vollzogenem Spracherwerb erfolgende völlige Hemmung der Lautsprache bei erhaltenem Hör- und Sprechvermögen, d. h., es liegen keine organischen Störungen sowie keine zentralen Schädigungen des am Sprechvorgang beteiligten Sprachzentrums vor.

Auslöser ist oftmals ein traumatisches Erlebnis. Bei längerer Dauer der Störung kann eine Sprachentwicklungsretardierung eintreten. Meistens kommt bei diesen Kindern eine Angst- oder eine depressive Störung vor.

14.2 Epidemiologie

In einigen Medienbeiträgen der Laienpresse wird zur Prävalenz (Krankheitshäufigkeit) die Bandbreite 1–7 von 1000 Kindern angegeben. Das entspricht einer Prävalenzrate von 0,1–0,7 %. Diese Zahlen sind jedoch nicht gesichert. Die Studien zur Prävalenzrate sind bisher stark abweichend und reichen von Goodman et al. (2007): 0,02–0,05 % über Kopp und Gillberg (1997): 0,18 % bis Kumpulainen et al. (1998): 2,0 %.

14.3 Komorbidität

Nach Steinhausen und Juzi (1996) können zum Mutismus folgende Symptome/Erkrankungen hinzukommen: Schüchternheit (85 %), Angststörungen (67 %), Depressionen (36 %), psychosomatische Beschwerden: Schlafprobleme (30 %), Enuresis (24 %), Enkropesis (18 %), sozial abweichendes Verhalten (zu 21 % aggressive Reaktionen), Essstörungen (21 %), Hyperaktivität (17 %), Tics (21 %) und Zwänge (19 %).

14.4 Ursachen

Bei mutistischen Kindern fallen zwei Gruppen auf:
- 1. Gruppe: Die Kinder sind „passive Verweigerer" und oft von Geburt an introvertiert und schüchtern, sie haben Angst vor Veränderungen.
- 2. Gruppe: Die Kinder sind mehr „aktive Verweigerer", sie lehnen ihnen unbekannte Situationen schnell ab, um sich neuen Anforderungen nicht stellen zu müssen, sie beanspruchen für sich viel Aufmerksamkeit.

Je nach psychologischen Ansätzen, von denen Psychotherapeuten ausgehen, werden multidimensionale Ursachen angenommen.

■ Psychologische Faktoren
So z. B. familiendynamisch-bindungstheoretisch, wie z. B. erlerntes Verhalten durch Konditionierungsprozesse und soziale Umweltfaktoren, d. h überbehütete pathologische Mutter-Kind-Beziehung, als auch psychoanalytisch ausgerichtet auf Grundlage

einer frühkindlichen oralen Deprivation werden aggressive Impulse gehemmt mit Herausbildung einer passiv-aggressiven Persönlichkeitsstörung.

■ Milieutheoretische Faktoren
Hier werden u. a. Außenseiterrolle in der Familie, Migrantenfamilie, Missbrauch in der Familie genannt.

■ Physiologische Faktoren
Familiäre Dispositionen mit verminderter Konzentration des Neurotransmitters Serotonin im Hirnstoffwechsel, Hyperfunktion der Amygdala und psychiatrische Grunderkrankungen gehören zu den physiologischen Faktoren.

■ Entwicklungsstörungen
Faktoren, die Entwicklungsstörungen bewirken können, stehen zumeist in einer Wechselbeziehung mit Diathese-Stress-Konfigurationen. Bei Interpretation des entwicklungsbedingten Hintergrunds des partiellen oder totalen Schweigens ergibt sich die Frage, weshalb gerade eine mutistische Störung entstanden ist, d. h., warum das Kind, der Jugendliche entwicklungsbedingt oder als Reaktion auf ein seelisches Trauma nicht z. B. ausschließlich mit einer Stottersymptomatik, plötzlicher Enuresis, (auto) aggressiven Verhaltensstrukturen oder mit anderen Störungsbildern reagiert.

Familien von mutistischen Kindern weisen eine Anhäufung von introvertierten, sozial zurückgezogenen, kommunikativ gehemmten Personen auf. Darüber hinaus lassen sich bei Familienmitgliedern vermehrt Hinweise auf Angststörungen und Depressionen finden. Die Sprachentwicklung beim Kind ist mit dem Antrieb für kommunikative Interaktionen verbunden. Somit reagiert ein vulnerables und sensibles Kind bei geringen psychischen Erschütterungen mit Auffälligkeiten gerade im sozial-kommunikativen Bereich. Von daher kann eine Diathese beim Kind angenommen werden.

14.5 Verlauf

Mutistische Kinder nehmen ihre Mitmenschen nicht mehr wahr, ihr Spielverhalten wird einsamer. Zunehmend schränken sie ihre Kommunikation ein. Antworten fallen kürzer und unfreiwillig aus, ihr Redefluss ist stockend, Mimik und Gestik erscheinen ausdruckslos. Sprachmelodie, Rhythmik und Tempo sind monoton. Anfängliches Flüstern geht in Schweigen über. Das kann Auswirkungen auf die psychosoziale Entwicklung der Kinder haben, was zu einer weiteren Zunahme der Symptomatik führen kann. Kommt es zu einer Rückbildung der Symptome, bleiben oftmals Kommunikationsprobleme bestehen. Bis in das Erwachsenenalter liegen die Remissionsraten zwischen 39–58 %; die Spontanremission nimmt mit zunehmenden Alter ab (Steinhausen et al. 2006).

14.6 Auslösefaktoren

Nach Steinhausen et al. (2006) können folgende Faktoren für die Mutismusauslösung verantwortlich sein:

- 16 % Verlust einer Bezugspersonen,
- 8 % Trauma,
- 8 % Familienkrise (Trennung, Scheidung),
- 7 % Erkrankungen der Eltern,
- 2 % Erkrankungen des Patienten,
- 14 % andere Ereignisse.

Andere Auslöser können sein: Ein jüngeres Geschwisterkind wird geboren, Aufnahme in den Kindergarten oder Einschulung, nach seelischen Kränkungen, wenn das Kind von ehrgeizigen Eltern gedrängt wird, vor fremden Personen zu reden.

14.7 Die Sinnhaftigkeit des Schweigens

Das Phänomen Mutismus ist in seiner Entstehung sehr komplex. Es sollte immer aus der Perspektive des Kindes gesehen und als sinnhaftes Verhalten gedeutet werden, um sich vor Überforderung zu schützen und/oder Aufgaben einer Entwicklungsstufe einzulösen.

Sprachverweigerung ist für Kinder mit Mutismus oder junge Menschen mit sozialer Phobie (Sprechangst) viel mehr, als einfach nur den Mund mit Stimme zu bewerten, sondern bedeutet die teilweise Aufgabe seiner Identität und seine kommunikative Rolle in seinem persönlichen und bedeutsamen Beziehungsgeflecht. Die sozial-kommunikativen Defizite, die ein Kind mit Sprechverweigerung demonstriert, durchdringen seine gesamte Identität. Dadurch erfährt der mutistische Umgang mit Fremden eine Konditionierung.

Somit kann Schweigen des Kindes Bindung und Liebe, Autonomie oder Widerstand ausdrücken, Ohnmacht gegen Macht austauschen (wer schweigt, hat Einfluss und Kontrolle), als Ausgleich bei familiären Konflikten dienen oder Perfektionismus, Lernbehinderung und hohes familiäres Anspruchsniveau sein.

Für die Familie als System stellen sich die folgenden Fragen:

- Welchen Sinn könnte der Mutismus für das Familiensystem haben?
- Wie könnte sich der familiäre Kontext ändern, sodass die Energie und die „gute Absicht" im Schweigen (Liebe, Autonomieentwicklung, Ausgleich) einen sprachlichen Ausdruck finden?

14.8 Therapeutische Interventionen

Therapeutische Ansätze zur Behandlung des selektiven bzw. totalen Mutismus liegen im interdisziplinären Bereich, d. h. auf medizinisch-psychiatrischer, psychologischer und sprachtherapeutisch-logopädischer Ebene. Da die Gefahr der Chronifizierung besteht, ist eine frühzeitige therapeutische Intervention unabdingbar.

Empirische Ergebnisse zur Effektivität therapeutischer Interventionen gibt es bislang nur sehr wenig. Einige Studien weisen auf die Wirksamkeit kognitiv-behavioraler Therapieansätze hin.

Richtungsweisend sind IMF-Leitlinien (Interdisziplinäres Mutismus Forum) mit einer Sichtweise auf den selektiven Mutismus als subjektiv sinnvolle Regulationsstrategie der zwischenmenschlichen Kommunikation, um Ängste oder Belastungen zu bewältigen. Im Mittelpunkt aller therapeutischen Interventionen sollte der Respekt vor der Störung und den individuellen Entwicklungsstufen eines jeden Kindes mit seiner jeweiligen Lebenswelt stehen. Eine interdisziplinäre Perspektive ist zu berücksichtigen.

14.8.1 Familientherapie

In der kindzentrierten Therapie wird mithilfe des narrativen Ansatzes der systemischen Therapie versucht, den Mutismus aufzulösen. Die systemische Einbeziehung der Eltern ermöglichen erst Bedingungen, um dem Kind fördernde Entwicklungsperspektiven in die Sprachkompetenz zu eröffnen.

Durch Rollenspiele, in denen Grenzen und Mächte eine Bedeutung haben, werden aggressive und dominanzorientierte Spielszenen, die das Kind zeigt, interpretiert. Der gemeinsam gestaltete Austausch mit Gegenständen, gezeichneten Bildern, geschriebenen Einladungen bereitet den Boden für die sich differenzierte Kommunikation.

Des Weiteren geht es um die Reflexion der individuellen Bedeutung des Schweigens für die einzelnen Familienmitglieder. Gleichsowie Ungleichgewichte wie z. B. Wünsche, Bedürfnisse oder Störungen in der systemischen Familienorganisation werden aufgedeckt. Die Eltern-Kind-Therapie findet mal mit dem Vater, mal mit der Mutter, mal mit beiden Elternteilen statt.

14.8.2 Logopädie

Die Logopädie erweist sich als Bindeglied zwischen allen Disziplinen, nicht zuletzt dadurch, dass sich das Schweigen häufig in Kombination mit Sprachstörungen (33–51,9 %) zeigt. Logopädische und sprachheilpädagogische Behandlungsansätze bieten vielfältige Handlungsoptionen, um sprachliche Entwicklungsprozesse zu fördern. Dies kann psychodynamisch-interaktiv nach Nitzo Katz-Bernstein et al. (2007), kooperativ nach Feldmann et al. (2011) oder direktiv nach Hartmann (2013) erfolgen.

Aufgabe von Logopäden ist es, Erspürtes über die Sinne bei verstummten Kindern wieder in Sprache zu bringen. Die Kinder werden eingeladen zum Pusten, Saugen, Schnalzen, Essen oder Trinken. Damit wird der Mundbereich als „Tor" zwischen innerer und äußerer Welt aktiv einbezogen. Zu Hause werden von den Eltern mit den Kindern zusammen interessante Tonbandaufzeichnungen von Leseproben erstellt und in der Therapie dem Kind vorgespielt. Diese Techniken wenden nach Beratung auch Grundschullehrer an.

Zentrales Anliegen der Logopädie ist es, die kommunikative Kompetenz als ein bedeutsames soziales Instrument beim Kind zu fördern.

14.9 Der Fall „Fiona"

Fiona ist 6 Jahre alt und Einzelkind. Als „Prinzessin" der Familie erfährt sie keine Begrenzungen. Fiona wird zum „Zankapfel" zwischen den Schwiegereltern und der Schwiegertochter (Fionas Mutter). Die Großmutter väterlicherseits nimmt enormen Einfluss auf die Kernfamilie und verdrängt ungewollt die „echte" Mutter. In wenigen Wochen wird Fiona eingeschult. Seit einigen Monaten zeigt sich eine extreme Sprachverweigerung. Noch vor einem halben Jahr hat sie normal gesprochen. Auch mit ihren Erzieherinnen der Kindertagesstätte und Freundinnen aus der Nachbarschaft spricht sie nicht. Nur mit den Großeltern und den Eltern spricht das Mädchen. Fionas Sprachkompetenz und ihre Intelligenz liegen im leicht überdurchschnittlichen Bereich.

Fiona hat Probleme bei der Sauberkeitserziehung. Urin und Stuhl setzt sie in einer Windel ab. In der Tagesklinik für Kinder- und Jugendpsychiatrie lernt sie derzeit unter verhaltenstherapeutischer Einflussnahme, ihre Ausscheidungen selbstständig in die Toilette abzusetzen. Bei Vorstellung in der logopädischen Praxis werden die Eltern nach den Ursachen für Fionas Sprachverweigerung gefragt. Die Mutter mit einem überbehütenden Erziehungsstil meldet besorgt zurück, dass sie seit einem halben Jahr ihre Berufstätigkeit wieder aufgenommen habe. Fiona als einzige Enkelin hatte zum Großvater mütterlicherseits eine sehr enge Bindung. Dieser sei vor einem halben Jahr vor den Augen Fionas zusammengebrochen und musste mit dem Krankenwagen in die Klinik eingewiesen werden, wo er kurze Zeit später am Herzinfarkt verstarb.

❓ Handlungsaufgaben

1. Analysieren Sie aus dem Fall die Faktoren heraus, die dazu beitragen könnten, dass Fiona sich verweigert zu sprechen.
2. Mit welchen therapeutischen Ansätzen könnte man bei Fiona versuchen, den Mutismus aufzulösen?

Erwartungshorizont

✅ Antwort zu Frage 1

Ursachen, die zum Mutismus bei Fiona geführt haben könnten:

Verlusterlebnisse

- Das traumatische Erlebnis „Zusammenbruch des Großvaters" kann vermutlich zur Fionas Sprachverweigerung beitragen.

Fiona hatte zu ihm eine liebevolle enge Bindung.

- Die Wiederaufnahme der Berufstätigkeit der Mutter kann ein weiterer Grund sein; diese hat Fiona bisher sehr behütet.

Konflikte in der Familiendynamik

Fiona erfährt als „Prinzessin der Familie" zu wenig Grenzen.

Auf der anderen Seite trägt das Mädchen viel Verantwortung für die Kohärenz im Familiensystem. Soziale Grenzen entstehen durch Vereinbarungen, wer und was zum Familiensystem dazugehört und was nicht dazugehört. Im Kontext von Mutismus bekommt das Thema „Grenzen setzen" eine besondere Rolle, da Fiona innerhalb des Familiensystems normal kommuniziert, außerhalb sich jedoch sprachlich verweigert. Ihre kommunikative Fokussierung ist sprachlich auf die Innenwelt gerichtet.

Außenstehende Kommunikationspartner wie Erzieherinnen oder Nachbarskinder haben Schwierigkeiten, mit Fiona in Kontakt zu treten. Das mutistische Kind bringt mit seinem Schweigen auch stellvertretend für seine Familie implizite Regeln, die in der Familie vorherrschen, zum Ausdruck. Es kann angenommen werden, dass der Konflikt zwischen der Großmutter und der Mutter Fiona aus der seelischen Balance bringt.

✅ Antwort zu Frage 2

Therapeutische Interventionen

In dem Fallbeispiel wird deutlich, dass Fiona eine Familientherapie mit logopädischer Behandlung benötigt. In Kombination eignen sich beide Therapieformen gut, um ihre spezifische Effektivität zu entfalten und den Mutismus bei Fiona aufzulösen.

Durch einen Vertrauensaufbau während der Familientherapie zwischen Familientherapeut und Eltern kann Respekt vor den kindlichen Entwicklungsdynamiken hergestellt werden. Fiona bekommt die Zeit, die sie braucht, und unternimmt mit sprachfreien Mitteln ihren Selbstausdruck.

Sie erhält ein Angebot an Symbolspiel, Zeichnen, Basteln und bekommt Unterstützung beim emotionalen Ausdruck. Das systemische Gefüge der Familie wird beachtet. Das Problem des Mutismus gilt als Verschulden der „ungenügenden Mütterlichkeit" infolge der aufgenommenen Berufstätigkeit und führt zur Herabsetzung der Mutter und zur Schwächung ihrer Position. Die Großmutter kompensiert dies durch massive Unterstützung der Kernfamilie und verdrängt ungewollt die „echte" Mutter von der familiären Bildfläche. Wichtiges Anliegen für Fiona ist es, ihre Loyalität mit ihren Eltern zu bezeugen – ohne die Fürsorglichkeit und Beziehungen zu der Großmutter aufs Spiel zu setzen. Im Hinblick auf die unausgesprochenen Konflikte und das familiäre Wutpotenzial drückt Fiona mit ihrer Symptomatik beide Affekte wirkungsvoll für alle aus. Diese Dynamik versucht der Therapeut allen Beteiligten bewusst zu machen.

Elternberatung

In begleitenden Beratungssitzungen der Eltern werden diese in der Suche nach der systemischen Bedeutung des Schweigens von Fiona unterstützt und können ihre eigenen Emotionen reflektieren. Die Eltern erlernen Coping-Strategien zum Umgang mit Fionas Schweigen.

Die Ermutigung der Mutter, ihre Berufstätigkeit weiter fortzuführen, steht in der Beratung im Mittelpunkt. Je entschiedener die Mutter ihren Erziehungsstil ändert und bei Fiona mehr Autonomiebestrebungen zulässt, desto mehr kann es ihr gelingen, dass sie Fiona anleitet, sprachlich wieder zu kommunizieren.

> **Worauf Therapeuten und Pädagogen achten sollten**

Das Kind unter Druck zu setzen, nun endlich zu sprechen, verstärkt die kommunikative Störung. Das Schweigeverhalten eines Kindes ist im Familiensystem, wo ein harmonisches Gleichgewicht herrschen sollte, ein sehr schweres Argument, um das kommunikative Klima zu prägen. Therapeuten sollten alle Familienangehörigen dazu ermutigen, den Ausdruck des Schweigens eines Betroffenen zu hinterfragen und nach seinen individuellen Bedürfnissen zu suchen.

Relevante soziale Systeme wie Kindergarten, Schule, Freunde und Peers sollten mit in die Therapie einbezogen werden, sei es in Form von Entlastung durch Informationen über die mutistische Störung oder von gemeinsamen Strategien der kommunikativen Förderung.

Literatur

Ellen Jorisch-Wissink (1986) Der Kinderpsychiater Moritz Tramer (1882–1963) (Zürcher medizingeschichtliche Abhandlungen. Bd. 184). Juris, Zürich

Feldmann D, Kopf A, Kramer J (2011) KoMut – Kooperative Mutismustherapie: Konzepte einer handlungsorientierten Therapie für Kinder mit selektivem Mutismus. Sprachheilarbeit 3:150–156

Goodman R, Scott S, Rothenberger A (2007) Kinderpsychiatrie kompakt. Steinkopff, Darmstadt

Hartmann B (2013) Gesichter des Schweigens. Die systemische Mutismustherapie SYMUT. Schulz-Kirchner, Idstein

Katz-Bernstein N, Meli-Schneebeli EG, Wyler-Sidler J (2007) Mut zum Sprechen finden. Therapeutische Wege mit selektiv mutistischen Kindern. Reinhard, München

Kopp S, Gillberg C (1997) Selective mutism: a population-based study: a research note. J Child Psychol Psychiatry Allied Discip 38:257–262

Kumpulainen K, Räsänen E, Raaska H, Somppi V (1998) Selective mutism among second-graders in elementary school. Eur Child Adolesc Psychiatry 7:24–29

Steinhausen HB, Juzi C (1996) Elective mutism. An analysis of 100 cases. J Am Acad Child Adolesc Psychiatry 35:606–614

Steinhausen HC, Wachter M, Laimböck K, Metzke WC (2006) A longterm outcome study of selective mutism in childhood. J Child Psychol Psychiatry 47:751–756

www.fk-reha.tu-dortmund.de/zbt/de/spa/dortmuz/vernetzung/imf/index.html: Interdisziplinäres Mutismus Forum (IMF)

Weiterführende Literatur

Damerau T, Subellok K (2015) Behaviorale Konzepte zur schulischen Förderung der (verbalen) kommunikativen Fähigkeiten von Kindern mit selektiven Mutismus. Praxis Sprache 2:77–84

Hartmann B, Kaiser M, Kaufhold U, Lange M, Müller N (2013) Stuttgarter Rahmenempfehlungen zur Mutismus-Therapie (SRMT). Mutismus.de 10:4–6

Katz-Bernstein N (2011) Selektiver Mutismus bei Kindern. Erscheinungsbilder, Diagnostik, Therapie. Reinhardt, München

www.selektiver-mutismus.de: StillLeben e.V. Hannover

Bewegungsstörungen

Inhaltsverzeichnis

15.1 Systematisierung – 198

15.2 Definition – 199

15.3 Epidemiologie – 199

15.4 Komorbidität – 199

15.5 Ursachen – 199

15.6 Verlauf – 200

15.7 Tourette-Syndrom – 200
15.7.1 Epidemiologie – 200
15.7.2 Komorbidität – 200
15.7.3 Symptome – 201
15.7.4 Diagnostik – 201

15.8 Der Fall „Benjamin" – 201

15.9 Vokale Ticstörung: Palilalie – 203
15.9.1 Definition – 203
15.9.2 Epidemiologie – 203
15.9.3 Symptome – 203

15.10 Therapeutische Interventionen bei Bewegungsstörungen – 204
15.10.1 Medikamentöse Interventionen – 204
15.10.2 Psychotherapeutische Interventionen – 204

Literatur – 205

© Springer-Verlag GmbH Deutschland, ein Teil von Springer Nature 2020
E. Höwler, *Kinder- und Jugendpsychiatrie für Gesundheitsberufe, Erzieher und Pädagogen*,
https://doi.org/10.1007/978-3-662-62058-8_15

Kinder sind motorisch aktiv und gerne in Bewegung. Sie möchten mit ihrem Neugierverhalten die Welt begreifen, lernen und ihre Umwelt erkunden. Von der Hirnforschung ist bekannt, dass Bewegung und eine gesunde Gehirnentwicklung in enger Wechselbeziehung stehen. Frühkindliche Körpererfahrungen, besonders Erfahrungen eigener Möglichkeiten zur bewussten Steuerung komplexer Bewegungsabläufe, sind nicht nur entscheidend für die Entwicklung und Stabilisierung der zur Bewegungskoordination aktivierten neuronalen und synaptischen Vernetzungen. Sie bilden auch die Grundlage für exekutive Frontalhirnfunktionen und die Aneignung vom Wissen unabhängigen Kompetenzen wie z. B. Selbstwirksamkeit, Handlungs- und Planungskoordination, Impulskontrolle, Frustrationstoleranz sowie intrinsische Motivation (Hüther 2007).

Angeborene und erlernte Bewegungsmuster werden in Muskeln, Sehnen und Gelenken gespeichert. Diese Bewegungsmuster werden über Neurotransmitter (u. a. Dopamin) adäquat gesteuert und koordiniert. Überschießen diese natürlichen Bewegungsmuster unwillkürlich und durch wiederholtes Auftreten der Kontraktionen einzelner Muskeln bzw. von Muskelgruppen oder infolge vokaler Äußerungen, so kann eine dauernde oder vorübergehende Bewegungsstörung, eine sog. Ticstörung, vorliegen. In übersteigertem Ausdruck können sich diese Störungen auf das soziale Umfeld wie Familie, Schule und Berufsleben belastend auswirken. Katatone, d. h. die Bewegung einschränkende und starre Bewegungsmuster, die mehr bei Erkrankungen aus dem schizophrenen Formenkreis auftreten können, sind seltener anzutreffen und bringen für das soziale Umfeld zunächst keine gravierenden Belastungen mit sich.

15.1 Systematisierung

Die Einteilung der Bewegungsstörungen erfolgt nach der Qualität (motorisch vs. verbal) und nach dem Grad der Komplexität (einfach vs. komplex) (◘ Tab. 15.1).

Das bedeutet, die Störungen können isoliert, multipel oder als chronisch persistierende Form, als sog. Tourette-Syndrom, auftreten.

Bewegungsstörungen zeigen sich als vorübergehende einzelne oder multiple Tics in Form von Blinzeln, Grimassieren oder Kopfschütteln und können bis zu einem Zeitraum von zwölf Monaten andauern. Die chronische motorische oder vokale Ticstörung kann einzeln oder multipel auftreten und dauert in der Regel länger als ein Jahr an. Tics treten meistens vor dem 18. Lebensjahr auf.

15

◘ **Tab. 15.1**   Einteilungen von Ticstörungen

	Motorisch	**Vokal**
Einfache Muskelgruppen	Blinzeln mit den Augen Grimassieren Schulterzucken Kopfschütteln	Räuspern Schnalzen Pfeifen
Komplexe Muskelgruppen	Hüpfen Klatschen Berühren	Wörter Sätze Kurzaussagen
Besonderheiten	Echopraxie Kopropraxie Touching	Echolalie Koprolalie Palilalie

Im Grundschulalter auftretende Tics sind oft nur gering ausgeprägt, vorübergehend und nicht beeinträchtigend, sodass kaum von einer Erkrankung im engeren Sinne gesprochen werden kann. Für die Eltern ist eine ausreichende Aufklärung über Vorurteile und Hänseleien gegenüber den betroffenen Kindern bedeutsam. Um Fehlbehandlungen zu vermeiden ist die korrekte Diagnose einer Ticstörung unerlässlich. Oftmals vergehen bis dahin fünf bis zehn Jahre.

15.2 Definition

Tics sind rasche, wiederholte, nicht rhythmische, unwillkürliche Bewegungen oder Lautäußerungen, plötzlich einsetzend und ohne offensichtlichen Zweck.

Betroffen sind Einzelmuskeln oder zusammenhängende Muskelgruppen. Die Bewegungsstörungen können willentlich unterdrückt werden. Eine Verstärkung findet unter emotionaler Erregung statt. Tics treten auch im Schlaf auf.

15.3 Epidemiologie

Etwa 15 % der Kinder zwischen sechs und zehn Jahren sind von einer milden Ticstörung betroffen. Die neuropsychiatrische Auffälligkeit bringt auch positive Effekte mit sich, denn die Kinder lernen unter bestimmten Bedingungen motorisch besser.

Laut der Leitlinie zu Ticstörungen haben 60 % der Kinder sechs Jahre nach der ersten Diagnose nur noch minimale bis mittelstarke Tics, 18 % der Kinder sind ticfrei.

In der Adoleszenz gehen bei ungefähr 90 % der Patienten die Tics spontan zurück. Motorische vorübergehende Tics weisen eine Prävalenz von 5–24 % auf, dabei beträgt das Geschlechterverhältnis männlich zu weiblich 3:1.

15.4 Komorbidität

Motorische komplexe Tics kommen mit folgenden anderen Störungsbildern vor: ADHS 50–75 %, Zwangsstörungen 30–60 %, Depressionen 20–25 %, Angststörungen 15–20 %, selbstverletzendes Verhalten 4–60 % und Schafstörungen 15–40 % (Döpfner et al. 2010).

15.5 Ursachen

Es liegen Störungen der subkortikalen Eigenhemmung und der motorischen Bewegungskontrolle (mangelnde motorische Inhibition) vor. Diskutiert werden heute multifaktorielle Ursachen.

- **Genetische Faktoren**

Bei Zwillingsuntersuchungen nahm der Faktor 30–50 % ein: 20 % beträgt die Konkordanzrate bei zweieiigen Zwillingen, 90 % bei eineiigen Zwillingen.

- **Infektionen**

5–10 % der Ticstörungen werden mit β-hämolysierenden Streptokokken der serologischen Gruppe A (z. B. Scharlach) in Zusammenhang gebracht (Döpfner et al. 2010).

- **ZNS-Schädigungen**

Es werden verschiedene Faktoren während der Schwangerschaft und Geburt im Zusammenhang mit Schädigungen des kindlichen Gehirns diskutiert: z. B. während der Schwangerschaft starke Übelkeit mit Erbrechen, Nikotin- und Alkoholmissbrauch, vorzeitige Geburt oder Sauerstoffmangel unter der Geburt.

- **Neuroanatomische Faktoren**

Im Gehirn von Tourette-Syndrom-Patienten ließen sich im PET (Position-Elektronen-

Emissionstomogramm) strukturelle Veränderungen in den thalamischen und hippokampalen Basalganglien und Abweichungen des Volumens im frontalen Kortex darstellen. Dort befinden sich das Kontrollzentrum für situationsangemessene Handlungssteuerung und die Regulation emotionaler Prozesse sowie Persönlichkeitseigenschaften.

■ **Neurochemische Faktoren**

Es liegt ein Ungleichgewicht zwischen den Botenstoffen Acetylcholin und Dopamin vor. Zum einen ist der Neurotransmitter Dopamin hyperaktiv. Der Nervenbotenstoff gibt Impulse des Nervensystems an die Muskulatur weiter und beeinflusst Wahrnehmung und Emotionen. Zum anderen ist Acetylcholin vermindert. Diese Überträgersubstanz beeinflusst viele kognitive Prozesse und ist verantwortlich für die Erregungsübertragung zwischen Nerv und Muskel.

■ **Psychosoziale Faktoren**

Diskutiert wird ein Einfluss von psychischen Stressoren aus der sozialen Umwelt in der kritischen Phase der kindlichen Gehirnentwicklung, die zwischen dem 3. und 15. Lebensjahr liegt. Zusätzliche psychosoziale Stressoren für das Kind können sich auch aus den Folgen der Ticstörung entwickeln: Belastungen der Eltern-Kind-Beziehung, Depression des Kindes als Folge von negativen Reaktionen aus der sozialen Umwelt.

15.6 Verlauf

Tics treten erstmals im Alter zwischen dem 2. und dem 15. Lebensjahr auf. Der Häufigkeitsgipfel der Störung liegt im 7. Lebensjahr. Zunächst fallen motorische Tics im Gesichtsbereich auf, z. B. das Kind schneidet Grimmassen, streckt wiederholt die Zunge heraus oder es blinzelt mit den Augen. Nach ca. ein bis zwei Jahren treten vokale Tics mehrmals am Tag hinzu. Die Tics können im Störungsverlauf in ihrer Komplexität, Lokalisation und Art sowie in ihrer

Intensität und Häufigkeit variieren. Im Erwachsenenalter nimmt die Symptomatik ab.

■ **Welche Funktionalität haben Tics?**

Ein psychosozialer Stressor, z. B. Leistungsdruck, Ärger, Freude, baut beim Betroffenen eine sensomotorische Spannung im Nervensystem auf. Der Betroffene spürt diese Spannung als Vorgefühl (Aura). Zum Abbau der sensomotorischen Spannung wird daraufhin der motorische oder vokale Tic ausgelöst.

15.7 Tourette-Syndrom

Das Tourette-Störung wurde im Jahr 1884 vom Neurologen G. Gilles de la Tourette (1857–1904) zum ersten Mal in der Literatur beschrieben. Er beobachtete die motorische Störung bei jungen Menschen als rhythmisch-konvulsive Anfälle.

Das Tourette-Syndrom ist eine chronisch verlaufende kombinierte motorische und vokale Ticstörung mit Beginn im Kindesalter.

15.7.1 Epidemiologie

Die Prävalenz des Tourette-Syndroms beträgt 3–5 pro 10.000 Einwohner. Die Störung ist 4-mal häufiger beim männlichen Geschlecht anzutreffen und tritt bei etwa 1 % aller Kinder mit sehr unterschiedlichem Schweregrad auf. Bei mehr als 90 % der Patienten beginnen die Tics zwischen dem 2. und 15. Lebensjahr. Das durchschnittliche Alter der Kinder bei der Diagnosestellung liegt bei 15 Jahren. Meist vergehen ca. 8 Jahre zwischen dem Symptombeginn und der Diagnosestellung.

15.7.2 Komorbidität

30–60 % der jungen Patienten mit Tourette-Syndrom weisen gleichzeitig Zwangsgedanken und/oder Zwangshandlungen auf. Dabei sind Zwangshandlungen von komplexen Tics schwer zu unterscheiden. Tics werden häufig aufgrund sensomotorischer Auras (Vorgefühle) ausgeführt. Eine Zwangshandlung kann dagegen auf einen Handlungszwang oder Zwangsgedanken zurückgeführt werden.

15.7.3 Symptome

Nach DSM-5 weist das Tourette-Syndrom folgende Kriterien auf:

- Multiple motorische Tics und mindestens ein vokaler Tic treten im Verlauf der Störung auf, jedoch nicht unbedingt gleichzeitig.
- Die Tics treten mehrmals täglich entweder fast jeden Tag oder intermittierend im Zeitraum von über einem Jahr auf. In dieser Zeit gibt es keine ticfreie Phase, die länger als drei Monate aufeinanderfolgend andauert.
- Der Beginn liegt vor dem 18. Lebensjahr.
- Die Störung geht nicht auf die direkte körperliche Wirkung einer Substanz oder eines medizinischen Krankheitsfaktors zurück.

15.7.4 Diagnostik

Eine ausführliche Familienanamnese und Schilderung der Eltern über Häufigkeit, Dauer und Charakteristika der Tics sind für eine Diagnosestellung wichtig.

- Neurologische Untersuchung, z. B. Elektronenenzephalografie (EEG) zur Abklärung von Epilepsie.
- Assessments zur Differenzierungen:
  - Fremdbeurteilungsbogen für Tic-Störung (FBB-Tic),
  - Selbstbeurteilungsbogen für Tic-Störung: Tourette-Syndrom-Symptomliste (TSSL) (Elternfragebogen).

Die Tourette-Syndrom-Globalskala (TSGS) nach Harcherik et al. (1984) ist ein Rating-instrument und wird durch geschulte Therapeuten angewendet. Sie eignet sich zum Abschätzen des Schweregrads einer Ticstörung. Die Skala gibt Rückmeldung über Beziehungsverhalten, motorische Unruhe, Schul-, Lern-, Arbeits- und Beschäftigungsprobleme.

15.8 Der Fall „Benjamin"

Benjamin ist 14 Jahre alt und besucht das städtische Gymnasium. Er ist ein guter Schüler und hat vielseitige Interessen. In den letzten Monaten ist eine erhebliche Verschlechterung seines Tourette-Syndroms eingetreten. Er kann nicht mehr schreiben, ohne das Blatt mit wirren Strichen und Kreuzen zu zerstören. Seine konvulsiven Bewegungsattacken zeichnen sich dadurch aus, dass er den Kopf nach links dreht, die Zunge brüsk herausstreckt, wieder einzieht, den Kiefer dabei schnell und hart schließt, den linken Arm sieben- oder achtmal kreisförmig wie eine Mühle dreht und die linke Hand anschließend stark schüttelt. Die gleichen motorischen Störungen wiederholen sich im rechten Arm. Benjamin schüttelt dann noch zwei- bis dreimal das rechte Bein, streckt die Zunge noch einmal heraus, sagt „verdammt" und „Scheiße", dann ist die Attacke beendet.

Diese Störungen treten immer tagsüber auf und meistens dann, wenn er müde ist oder wenn er sich über irgendetwas in der Schule mehr oder weniger aufgeregt hat. Er erhält das Medikament Ritalin Adult, was seine Reizbarkeit dämpfen soll.

Die Eltern von Benjamin erhalten vom Schulleiter ein Schreiben auf Beschluss der letzten Schulkonferenz. Dort steht, dass Benjamin derzeit als nicht schulfähig eingestuft wird, weil er aufgrund der eingeschränkten Konzentrationsfähigkeit den Unterricht nicht mehr angemessen verfolgen kann; zudem störe er massiv den Unterricht durch seine lauten vokalen Ausrufe.

Die Eltern sind sehr entmutigt und wissen keinen Rat.

❓ Handlungsaufgaben

1. Nach welchen Faktoren richtet sich allgemein die Auswahl an therapeutischen Interventionen?
2. Wäre es eine Lösung, Benjamin aufgrund seiner Störung auf einer Förderschule zu unterrichten? Führen Sie Pro- und Contra-Argumente auf.
3. Ordnen Sie die oben genannten Therapien den Berufsgruppen zu, die in einem Team interdisziplinär zusammenarbeiten sollten.
4. An welchen operationalisierten Kriterien kann ein Tic von einer hyperkinetischen Störung, Lernstörung oder einer frühkindlich entstandenen Hirnfunktionsstörung differenziert werden?

Erwartungshorizont

✅ Antwort zu Frage 1

Die Auswahl der therapeutischen Interventionen richtet sich nach dem Alter des Kindes (emotionale Reife, Persönlichkeitsentwicklung, Leidensdruck) sowie nach der Schwere sowie der Art der Tic-störung.

✅ Antwort zu Frage 2
Contra Förderschule

Die Schulpädagogik muss sich ändern, damit Integration besser gelingt. Kinder und Jugendliche, denen das Lernen mit Tourette-Syndrom schwerfällt, müssen begabungsgerecht gefördert und im Normalunterricht auf einer Regelschule nachhaltig in den Klassenverband integriert werden. Besonders in der derzeitigen Diskussion über andere Bildungskonzepte, über Reformen nach PISA II drängt sich das Gefühl auf, dass bei aller Suche nach Standardisierung von Können, Leisten und Wissen der 15- bis 16-jährigen Schüler die Kinder und Jugendlichen mit Handicaps auf der „Strecke" zu bleiben drohen. Der Unterricht muss so gestaltet werden, dass er zu den Interessen und Fähigkeiten der Kinder passt. Die Akzeptanz des Andersseins von einzelnen Schülern, das sich Einlassen hierauf, ist exakt die Voraussetzung für wirksamen und erfolgreichen Schulunterricht.

Pro Förderschule

Schüler, die wegen Schwierigkeiten im Lern- und Leistungsverhalten, im Sozialverhalten, der Sprache und der Wahrnehmung an anderen allgemeinbildenden Schulen nicht ausreichend integriert werden können und über einen längeren Zeitraum sonderpädagogischer Förderung bedürfen, sind in Förderschulen zu unterrichten. Eine herausragende Rolle spielt dabei die Integration. Es wird so viel gemeinsamer Unterricht wie möglich und so viel sonderpädagogische Förderung wie erforderlich angeboten. Kinder mit Behinderung und Kinder ohne Behinderung spielen, lernen und leben in einer Gruppe zusammen. Das Miteinander stärkt beide Seiten in ihren sozialen Fähigkeiten. Die Kinder geben sich gegenseitige Wertschätzung in unterschiedlichen Interessensgebieten. Unterricht möglichst in homogenen Gruppen ist ideal. Besonders der Ruf nach leistungsstarken Schülern mit einem wissensbezogenen Unterrichtskonzept macht pädagogische Unterrichtswirksamkeit aus. Wenn ein Schüler Erfolg in der Schule haben will, muss er sich dem Unterricht anpassen. Dies ist der Wirksamkeitsfaktor einer erfolgreichen Schulpädagogik. Die Förderschule kann bedürfnisgerechter auf Kinder und Jugendliche mit Handicaps eingehen. Mit qualifizierten Lehrern (mit sonderpädagogischer Zusatzqualifikation) und Bereitstellung einer behindertengerechten Ausstattung können Schüler mit spezifischem Förderbedarf in den Schulalltag der anderen allgemeinbildenden Schulen integriert werden.

Die Entscheidung, welche Beschulung die richtige für ein Kind mit Ticstörung ist, bleibt letztendlich bei den Eltern unter Einbezug der Bedürfnisse ihres Kindes.

✅ **Antwort zu Frage 3**

Berufsgruppenzuordnung, z. B.:

- Logopäde: Training inkompatibler Reaktionen mit Atemübungen,
- Physiotherapeut: Entspannungstraining, z. B. autogenes Training, progressive Muskelrelaxation nach Jacobson, isometrische Übungen,
- Ergotherapeut: Selbstwahrnehmungstraining, Aufzeichnungen der Tics mit Befindlichkeit im Tagebuch,
- Lehrer/Erzieher: Training inkompatibler Reaktionen für Alltagssituationen,
- Psychotherapeut: Verhaltenstherapie, Kontingenzmanagement, Generalisierungstraining.

✅ **Antwort zu Frage 4**

Kriterien	Intelligenz	Sozialverhalten	Sprache	Emotionen
Ticstörung	Nicht beeinträchtigt	Umwelt fühlt sich gestört	Echolalie, Koprolalie	Nicht beeinträchtigt
Hyperkinetische Störung	Nicht beeinträchtigt	Beeinträchtigt	Poltern, Stottern, Stammeln	Nicht beeinträchtigt oder aggressiv, impulsiv
Lernstörung (LRS)	Nicht beeinträchtigt	Nicht beeinträchtigt	Schriftbild und Lesen beeinträchtigt	Nicht beeinträchtigt oder depressiv verstimmt
Frühkindlicher Hirnschaden (Autismus)	Beeinträchtigt	Umwelt fühlt sich beeinträchtigt	Mutismus	Beeinträchtigte Spiegelneuronen: ohne Empathie

15.9 Vokale Ticstörung: Palilalie

15.9.1 Definition

Der Betroffene wiederholt bei einem vokalen Tic unwillkürlich die letzten Silben oder Wörter eines selbstgesagten Satzes, bis über 20-mal hintereinander, mit Tendenz zu hastiger Akzeleration. Weitere Kennzeichen sind: Überstürzen, Nicht-aufhören-können, Verkürzung und Verschwommenheit des Wiederholten bis zu einem ausklingenden Gemurmel.

15.9.2 Epidemiologie

15–30 % der Kinder und Jugendlichen mit Tics sind von der vokalen Bewegungsstörung betroffen.

15.9.3 Symptome

Nach DSM-5 sind für eine Diagnosefindung folgende Kriterien bedeutsam:

1. Einzelne vokale Tics treten zu irgendeinem Zeitpunkt im Verlauf der Krankheit auf.
2. Die Tics treten mehrmals täglich entweder fast jeden Tag oder intermittierend über einen Zeitraum von mehr als einem Jahr auf. In dieser Zeit gibt es keine ticfreie Phase von mehr als drei Monaten.
3. Der Beginn der Störung liegt vor dem 18. Lebensjahr.
4. Die Störung geht nicht auf die direkte körperliche Wirkung einer Substanz oder eines medizinischen Krankheitsfaktors zurück.
5. Die Kriterien der Tourette-Störung waren zu keinem Zeitpunkt erfüllt.

Die Palilalie kann auch das unspezifische Zeichen einer Hirnschädigung sein. Vorkommen ansonsten beim Tourette-Syndrom, Autismus oder bei der Schizophrenie.

15.10 Therapeutische Interventionen bei Bewegungsstörungen

15.10.1 Medikamentöse Interventionen

Zu Beginn der Behandlung sorgt das atypische Neuroleptikum (z. B. Ritalin ® Adult) dafür, dass die Betroffenen entspannter werden; die Zugänglichkeit sowie Konzentration für anstehende Therapien wird durch die Medikation erleichtert.

15.10.2 Psychotherapeutische Interventionen

Folgende Interventionen sind multimodal anzuwenden:

■ Selbstwahrnehmungstraining

Der Betroffene beobachtet sich selbst und beschreibt in einem Tagebuch täglich seine Ticreaktionen, einschließlich seines motorischen Begleitverhaltens und der damit zusammenhängenden Befindlichkeit. Vom Therapeuten erhält er eine Anleitung, wie die externen und internen Auslöser für die Tics frühzeitig erkannt und gesteuert werden können. Die Wahrnehmung situativer Einflüsse wird im Rollenspiel trainiert.

■ Entspannungstraining

Autogenes Training oder progressive Muskelrelaxation nach Jacobson vermindern die sensomotorische Anspannung und lindern Häufigkeit und Schwergrad der Tics.

■ Training inkompatibler Reaktionen

Darunter wird eine motorische Gegenantwort auf Tics verstanden. Ziel der Übungen sind Bewegungen, die dem Tic entgegengerichtet sind (Reduktion des Impulses) und im sozialen Kontext nicht auffallen.
Beispiele:

— Augenblinzeln: systematisches Öffnen und Schließen der Augen, den Blick langsam nach oben richten
— Vokale Tics: tiefes Ein- und Ausatmen durch die Nase
— Zuckungen des Kopfes: isometrische Kontraktionen der Nackenbeuger (Antagonisten einsetzen)
— Schulterrucken: isometrische Kontraktionen der Muskeln, welche die Schultern herunterdrücken

■ Kontingenzmanagement

Bei diesen Sitzungen wird der Patient motiviert, alle effektiven Verfahrenstechniken einzuüben und durchzuhalten. Mit dem Therapeuten werden positive und negative Aspekte gemeinsam evaluiert.

Das operante Verfahren beruht auf der Theorie nach Skinner und verstärkt die Störungsbewältigung. Das Konzept geht der Frage nach, wie die Auftretenswahrscheinlichkeit eines erwünschten Verhaltens erhöht werden kann. Bei der operanten, d. h. die Umwelt beeinflussenden Theorie geht es nicht um die Veränderung innerpsychischer Ursachen und der Gesamtpersönlichkeit, was bei Personen mit Ticstörungen nicht möglich ist, Gegenstand der therapeutischen Veränderungsversuche ist vielmehr das Symptom der Störung selbst. Fortschritte werden gelobt, was zur Verstärkung des Verhaltens führt.

■ Generalisierungstraining

Während der Behandlungssitzung übt der Patient, seine Tics zu kontrollieren. Falls er die Vorgehensweise in der Sitzung beherrscht, wird für alltagsübliche und ticprovozierende Situationen geübt.

Komorbide Störungen wie z. B. eine Angststörung oder Depression sollten gleichzeitig mitbehandelt werden.

Worauf Therapeuten und Pädagogen achten sollten

Eine frühe Vorstellung in der Spezialsprechstunde für Ticstörungen der Kinder- und Jugendpsychiatrie ist sinnvoll mit dem Ziel, den Betroffenen und Eltern eine fachkundige Beratung, Diagnostik und Behandlungsmöglichkeit zu bieten.

Die direkte Ansprache der Tics während der Therapiesitzungen und die Konfrontation mit unsensiblen Mitpatienten, die den Patienten wegen seiner Tics auslachen, sind strikt zu unterlassen.

Zeitweise auftretendes motorisches Begleitverhalten sollte in körperlichen Bewegungsübungen umgelenkt werden, z. B. Sport, Tanz, Aufräumdienste etc.

Literatur

Banaschewski T, Rothenberger A (1998) Diagnostische Leitlinien und verhaltenstherapeutische Verfahren bei Tic-Störungen. Kindheit Entwickl 7:99–111

Blomberg C, Neuber N (2015) Männliche Selbstvergewisserung im Sport. Beiträge zur geschlechtssensiblen Förderung von Jungen. Springer, Wiesbaden

Döpfner M, Roessner V, Woitecki K, Rothenberger A (2010) Ratgeber Tics. Informationen für Betroffene, Eltern, Lehrer und Erzieher. Hogrefe, Göttingen

Hüther G (2007) Sich zu bewegen lernen heißt, fürs Leben lernen! In: Hunger I, Zimmer R (Hrsg) Bewegte Kindheit, Bewegung, Bildung, Gesundheit, Entwicklung fördern von Anfang an. Hofmann, Schorndorf

Jänke L (2013) Lehrbuch Kognitive Neurowissenschaften. Hans Huber, Bern

Lienhard-Tuggener P (2015) Nachteilsausgleich – oder die Herausforderung, Gerechtigkeit durch Ungleichbehandlung herzustellen. Schw Z Heilpädagogik 21:11–16

Ludolph A, Roessner G, Münchau A, Müller-Vahl K (2012) Tourette-Syndrom und andere Tic-Störungen in Kindheit, Jugend und Erwachsenenalter. Dtsch Ärztebl 109:821

Tourette Gesellschaft Deutschland e.V. (1997) Gilles de la Tourette-Syndrom: Ein Leitfaden für Lehrer. Göttingen

Windisch C, Voelcker-Rehage C, Budde H (2011) Förderung der geistigen Fitness bei Schülerinnen und Schülern durch koordinative Übungen. Sportunterricht 60:307–311. Zugriff 25.09.2020

www.aan.com/Guidelines/Home/GuidelineDetail/958

www.elternwissen.com/…kinder/…/bewegung-macht-ihr-kind-schlau.htm

www.kindergartenpaedagogik.de

Persönlichkeitsstörungen

Inhaltsverzeichnis

16.1 Persönlichkeitsentwicklung – 208
16.1.1 Gesunde resiliente Persönlichkeitsmerkmale – 208
16.1.2 Persönlichkeitsentwicklung fördern und unterstützen – 208

16.2 Typologien der Persönlichkeitsstörungen – 209
16.2.1 Definition – 209
16.2.2 Kritik an der Benennung von Persönlichkeitsstörungen – 212

16.3 Borderline-Persönlichkeitsstörung – 212
16.3.1 Epidemiologie – 212
16.3.2 Definition – 212
16.3.3 Komorbidität – 213
16.3.4 Diagnosekriterien – 213
16.3.5 Symptome – 214

16.4 Ursachen – 215

16.5 Therapeutische Interventionen – 215

16.6 Weitere Persönlichkeitsstörungen – 216

16.7 Der Fall „Susanne" – 217

Literatur – 219

© Springer-Verlag GmbH Deutschland, ein Teil von Springer Nature 2020
E. Höwler, *Kinder- und Jugendpsychiatrie für Gesundheitsberufe, Erzieher und Pädagogen*,
https://doi.org/10.1007/978-3-662-62058-8_16

16.1 Persönlichkeitsentwicklung

16.1.1 Gesunde resiliente Persönlichkeitsmerkmale

Die Persönlichkeit eines Menschen wird durch dessen psychophysische Eigenschaft beschrieben. Eigenschaften sind Wesenszüge und können auch als typische Verhaltensstile bezeichnet werden.

Typische Verhaltensstile bei einem Kind können z. B. freundlich, hilfsbereit, launisch, faul, vorlaut etc. sein. Ein Wesenszug kann mehr oder weniger stark ausgeprägt sein. Wesenszüge können sich im Erleben und Verhalten zeigen und zugleich aus dem Verhalten erschlossen werden. Da jedes Erleben und Verhalten auf Eigenschaften zurückzuführen ist, sind diese aufgrund dieser Kenntnisse vorhersagbar.

Mit dem Fünf-Faktoren-Modell, auch NEO-Persönlichkeitsinventar, lassen sich individuelle Erlebens- und Verhaltensdifferenzen beschreiben (**◘** Tab. 16.1).

Gesunde resiliente Persönlichkeitsmerkmale definieren sich durch

— hohe emotionale Stabilität (geringer Neurotizismus),
— hohe Extraversion und soziale Bezogenheit,
— starke Offenheit,
— ausgeprägte Verträglichkeit und
— ein hohes Ausmaß an Gewissenhaftigkeit, das mit Selbstkontrolle einhergeht.

Personen mit mangelnder emotionaler Stabilität bei geringer Extraversion und hoher Gewissenhaftigkeit können als überkontrolliert beschrieben werden. Demgegenüber zeigen Kinder und Jugendliche, deren Merkmale Verträglichkeit und Gewissenhaftigkeit nur gering ausgeprägt sind, oftmals ein ungesteuertes, unkontrolliert-impulsives Verhalten.

Empirisch erhobene Befunde zeigen eine Stabilität von Persönlichkeitsfaktoren beginnend mit dem Kind über den Adoleszenten bis ins Erwachsenenalter hinein.

16.1.2 Persönlichkeitsentwicklung fördern und unterstützen

Kindern mit einem ganzheitlichen Verständnis zu begegnen ist ein Weg, ihre Persönlichkeitsentwicklung zu unterstützen, ohne aktiv etwas erzwingen zu wollen. Dieser Ansatz erkennt an, dass das Kind bereits alles in sich trägt, was es braucht, um sich psychisch gesund zu entwickeln. Jedes gesunde Kind ist von sich aus lebendig, wissbegierig

◘ Tab. 16.1   Erlebens- und Verhaltensdifferenzen des Fünf-Faktoren-Modells (mod. nach McCrae et al. 2000)

Merkmale	Merkmale des Gegenpols
Extraversion: gesellig, gesprächig	Introversion: schweigsam, zurückhaltend
Verträglichkeit: kooperativ, freundlich, gutmütig	Aggressivität: grantig, starrköpfig, feindselig
Gewissenhaftigkeit: sorgfältig, penibel, verantwortungsbewusst	Unordentlich, ungenau, verantwortungslos
Emotionale Stabilität: ausgeglichen, gelassen, körperlich stabil	Neurotizismus: ängstlich, nervös, wehleidig
Offenheit für Erfahrungen (auch Intellekt oder Kultiviertheit): mutig, kreativ	Traditionell, anspruchslos

16

und kennt keine Trennung zwischen Spielen, Lernen und Leben. Es bildet im Laufe seiner frühkindlichen Entwicklung eine Ich-Identität, d. h. ein starkes Gefühl für sich selbst, ein in sich ruhendes Selbstvertrauen heraus. Stärkung der Ich-Identität ist an die Interaktion durch primäre Bezugspersonen gebunden und braucht viel Lob, Bestätigung und Zuhören.

Ein Kind möchte entdecken, fühlen, ausprobieren, Dinge selbst tun. Wenn Erzieher und Therapeuten ihm im Vertrauen darauf den notwendigen Freiraum lassen, erfährt es sich und lernt aus sich heraus über Sinneseindrücke, Spiel und eigenes Tun ganz nebenbei.

Dafür benötigt das Kind bzw. der Jugendliche Raum und Zeit, Sicherheit und Halt, frei von Kontrolle und Einengung. Die heranwachsenden Menschen gewinnen somit Vertrauen in sich selbst und in ihren eigenen Fähigkeiten.

Die Persönlichkeit des Menschen konstituiert sich auch aus seiner Biografie und kann beeinflusst werden von bedeutsamen Lebensereignissen (Höwler 2011). Infolge interaktiver Detraktionen, psychischer und/ oder körperlicher Misshandlungen oder Vernachlässigungen vonseiten der Erziehungspersonen kann die Ich-Identität des Kindes geschwächt werden. Gefühle für die eigene Sicherheit gehen verloren.

Pädagogisch positive Umgangsformen und Einstellungen vonseiten aller Erziehungspersonen würde vielen unserer heutigen Erziehungsproblemen entgegenwirken wie z. B. der weit verbreiteten „Egal-" oder „Null-Bock-Haltung", Gewaltpotenzialen, AD(H)S, Lernschwächen oder motorischen Störungen.

16.2 Typologien der Persönlichkeitsstörungen

Die Psychiatrie verfügt über Kategorien, mit der Charaktereigenschaften von Menschen eingeteilt werden können. Ein Mensch mit der Diagnose „Persönlichkeitsstörung" be-

sitzt nach Fiedler (2007) neurotische Eigenarten. Im Sinne des Fünf-Faktoren-Modells ist diese Person sehr verletzbar, reagiert überempfindlich auf Anforderungen und Stress und fühlt in sozialen Kontexten Angst und reagiert schnell hilflos.

16.2.1 Definition

Persönlichkeitsstörungen sind charakteristische, zeitlich stabile, interne Erfahrungs- und Verhaltensmuster eines Menschen, die deutlich von kulturell erwarteten Normen abweichen (nach Bronisch 2000).

Diese Definition aus sozialpsychologischer Perspektive unterliegt bei sich verändernden sozialen Normen einem Wandel.

Persönlichkeitsstörungen des Erwachsenenalters haben ihren Ursprung in der frühkindlichen Entwicklung (Resch et al. 2008) und nehmen eine Mittelstellung zwischen psychiatrischer Erkrankung und Normalität ein. Sie sind aus entwicklungspathologischer Sicht umschreibbare Erlebnis- und Verhaltensentitäten, die im Rahmen der Entwicklung zwischen genetisch bedingten Verhaltensbereitschaften, Temperament und psychosozialen Faktoren, z. B. bindungsgeschichtlichen oder traumatischen Einflüssen, verstehbar werden.

■ **Epidemiologie**
Persönlichkeitsstörungen treten zu ca. 10 % in der Gesamtbevölkerung auf.

■ **Remissionsraten**
Die Raten liegen zwischen 40–60 % innerhalb von zwei Jahren. Bei der Borderline-Persönlichkeitsstörung weisen 90 % eine symptomatische Remission innerhalb von 10 Jahren auf. Dabei liegt bei 50 % der Betroffenen nur eine symptomatische als auch eine psychosoziale Genesung vor.

80 % aller Patienten mit Borderline-Persönlichkeitsstörung (BPS) erfüllen die Kriterien eines guten Funktionsniveaus, ca. 1/3

der Betroffenen sind in der Lage in Vollzeit zu arbeiten. Ihre Leistungsfähigkeit ist im Alltag erheblich eingeschränkt.

■ Diagnosestellung

Die Beeinträchtigungen müssen für einen Zeitraum von mindestens 2 Jahre bestehen.

Die Erlebens- und Verhaltensmuster der Betroffenen sind so gestört, dass die persönliche Leistung im sozialen, beruflichen und privaten Alltag erschwert ist.

Es werden folgende allgemeine Kriterien geprüft:

Vorliegen einer andauernden Funktionsbeeinträchtigung im Selbst: Identität, Richtigkeit des Selbstbildes, Selbststeuerung und der Beziehungsgestaltung, d. h. nahe und wechselseitige befriedigende Beziehungen zu entwickeln und aufrechtzuerhalten, die Perspektive anderer einzunehmen sowie Konflikte angemessen lösen zu können.

Die Störung manifestiert sich in unangepassten Mustern von Kognitionen, emotionales Erleben, emotionalem Ausdruck sowie Verhalten.

Die Störung muss mindestens zwei Jahre vorliegen.

Die Störung geht mit erheblichen Leiden und gravierenden Funktionsbeeinträchtigungen im persönlichen, familiären, sozialen, Ausbildungs- oder Berufskontext oder in anderen Bereichen einher.

■ Ausmaß der Funktionsbeeinträchtigung

Im Prozess zur Entstehung der Störungen werden drei Schweregrade unterschieden: leicht, mäßig und schwer.

Eine leichtgradige Störung liegt vor, wenn die Beeinträchtigung auf spezifische Lebensbereiche begrenzt sind und einige soziale und berufliche Rollen aufrechterhalten werden können. Die spezifischen Symptome gehen nicht mit bedeutsamen Schaden für sich und andere einher.

Eine mittelgradige Störung liegt vor, wenn sich die Funktionsbeeinträchtigungen auf mehrere Lebensbereiche auswirken. Die spezifischen Symptome können gelegentlich selbst- oder fremdschädigende Verhaltensweisen einschließen.

Eine schwergradige Störung liegt vor, wenn die Funktionsbeeinträchtigungen so stark ausgeprägt sind, dass sie mit der Erfüllung sozialer Erwartungen unvereinbar sind und sich auf viele Lebensbereiche beziehen. Es liegen in der Regel selbstoder/und fremdschädigende Verhaltensweisen vor. Dieser Schweregrad trifft auf die Borderline-Persönlichkeitsstörung zu. Der Betroffene leidet unter ausgeprägter negative Affektivität mit Pessimismus, Misstrauen und mangelnder Lebensplanung. Im Vordergrund stehen dissoziative und psychoseähnliche Symptome neben emotionaler und interpersoneller Instabilität sowie selbstschädigendem Verhalten.

Es werden fünf prominente Persönlichkeitsmerkmale differenziert; sie tragen zu den Funktionsbeeinträchtigungen bei.

Abgeleitet vom Fünf-Faktoren-Modell der Persönlichkeit weist ein Betroffener folgende Merkmale auf: negative Affektivität: emotionale Reagibilität, d. h. sensibel in Situationen unangemessen mit negativen Emotionen zu reagieren, Misstrauen, geringes Selbstwertgefühl

Dissozialität: Selbstbezogenheit, Mangel an Empathie

Enthemmung: Impulsivität, hohe Ablenkbarkeit, Verantwortungslosigkeit, Planungsmangel

Zwanghaftigkeit: perfektionistisches Verhalten, Absicherung in Entscheidungssituationen

Distanziertheit: Unnahbarkeit, Mangel an emotionalen Erfahrungen, Beziehungsvermeidung

■ Therapie

1. **Pharmokotherapeutisch**

Es besteht keine Evidenz für die Wirksamkeit einer medikamentösen Behandlung. Dennoch nehmen ca. 85 % der Borderline Patienten Medikamente aus der Gruppe der Psychopharmaka ein, davon 20 % mindestens vier Präparate. Die Wirksamkeit begründet sich überwiegend auf einen Placeboeffekt (Jeung-Maarse et al. 2020). Medikamente sind in Krisensituationen bedeutsam, wie z. B. bei suizidalen Verhalten, erhöhten Aggressionen und Impulsivität.

2. **Psychotherapie**

Nach den vorliegenden S-3 Leitlinien ist die Psychotherapie das Mittel der ersten Wahl, dies gilt insbesondere für die Borderline-Persönlichkeitsstörung.

In der kognitiven Verhaltenstherapie werden weitere psychische Störungen wie z. B. substanzbezogene Störungen, Essstörungen, PTBS und schwere depressive Störungen miteinbezogen.

■ **Prinzipien aller therapeutischen Interventionen**

1. Aufstellung eines Behandlungsplans mit vorrangigen Zielen: Das Suizidrisiko und der Behandlungserfolg wird besonders beachtet.
2. Therapievereinbarungen: Mit dem Patienten werden gemeinsam eindeutige Regeln in Bezug auf die Therapieziele besprochen. Die Rolle des Therapeuten und des Patienten wird geklärt sowie die Grenzen der zeitlichen Verfügbarkeit des Therapeuten.
3. Adhärenz und Compliance: Der Patient wird ermutigt Verantwortung für Lebensveränderungen und Selbstfürsorge zu übernehmen. Der Umgang mit Krisen und Störungen der therapeutischen Rahmenbedingungen werden mit einbezogen.
4. Herstellung einer tragfähigen therapeutischen Beziehung: Die therapeutische Grundhaltung ist geprägt von Authentizität und Empathie, dabei sollte sich der Therapeut emotional abgrenzen und die Balance zwischen Distanz und Nähe einhalten.

5. Therapeutische Selbstwahrnehmung: Im therapeutischen Prozess sollte der Therapeut die Beziehungsgestaltung zum Patienten kritisch reflektieren sowie Maßnahmen der persönlichen Psychohygiene zur emotionalen Entlastung einhalten.

Nach dem psychiatrischen Klassifikationssystem DSM-5 sind Persönlichkeitsstörungen in drei Hauptgruppen geordnet:

- Gruppe 1 beinhaltet die paranoide, schizoide und schizotypische Störung. Personen mit diesen Persönlichkeitsstörungen werden häufig als sonderbar oder exzentrisch bezeichnet.
- Gruppe 2 beinhaltet die histrionische, narzisstische, antisoziale und Borderline-Persönlichkeitsstörung. Diese Personen werden häufig als dramatisch, emotional oder launisch bezeichnet.
- Gruppe 3 beinhaltet die selbstunsichere, abhängige, zwanghafte und passiv-aggressive Persönlichkeitsstörung. Personen mit diesen Störungen zeigen sich ängstlich oder furchtsam.

Den Betroffenen fehlt das Vermögen, sich so zu sehen, wie sie von ihren Mitmenschen wahrgenommen werden, weshalb sie ihre Umgebung kontinuierlich herausfordern und infolgedessen von dieser als unflexibel und schlecht angepasst, nicht aber als pathologisch, eingestuft werden. Hinter den verschiedenen Erscheinungsbildern verbergen sich oft Angst und Depression.

Nach Resch et al. (2008) weisen Persönlichkeitsstörungen in der Langzeitperspektive keine hohe Stabilität auf. Dennoch gehen die Autoren davon aus, dass die Störungen als Indikator für Stress und Adaptationsprobleme in einem entsprechenden Entwicklungsabschnitt angesehen werden können. Unter günstigen Entwicklungsbedingungen sind dysfunktionale Verhaltenskomplexe wieder auflösbar, dagegen bleibt unter ungünstigen Bedingungen das Risiko für das Bestehenbleiben solcher Verhaltensmerkmale oder sogar für die Generierung weiterer psychopathologischer Probleme erhöht.

16.2.2 Kritik an der Benennung von Persönlichkeitsstörungen

Die fokussierten Persönlichkeitseigenarten werden mehr in Richtung „Normalität" bzw. psychischer Gesundheit abgewogen. Die Eigenschaften werden auch mit den Begriffen „günstig", „wünschenswert" und „normal" beschrieben. Die klinisch orientierte differenzielle Psychologie entspricht damit den Forderungen der Gesundheitspsychologie. Das bedeutet, es wird eine einseitige Pathologisierung psychischer Störungen aufgehoben und durch eine gesundheitspsychologisch begründete Perspektive mit entsprechender Normatologie ergänzt.

Die genannten Typen von Charaktereigenschaften nach dem psychiatrischen Klassifikationssystem DSM-5 können auch gesunde Menschen aufweisen. Die Abgrenzung zwischen Gesundem und Pathologischem ist nur möglich in Bezug auf andauernde und ausgeprägte Symptomatik der gesamten Persönlichkeit.

- **Beispiel: dissoziale Persönlichkeitsstörung**

Nach ICD-11 (F60.2) ist die dissoziale Persönlichkeitsstörung gekennzeichnet als Störung der Persönlichkeit durch Missachtung sozialer Verpflichtungen und herzloses Unbeteiligtsein an Gefühlen für andere.

Gemessen an der Tatsache, dass psychiatrische diagnostische Klassifikationssysteme häufig interpretationsbedürftige und normativ aufgeladene Terminologien verwenden müssen, ist die oben aufgeführte Definition auffällig. Die Rede vom „herzlosen Unbeteiligtsein an Emotionen für Mitmenschen" scheint in der begrifflichen Unbeholfenheit Kritik widerzuspiegeln, dem scheinbar Un-

erklärlichen Herr zu werden. Zukünftig sollten operationale Persönlichkeitsdefinitionen in der Psychopathie bzw. der psychopathischen Persönlichkeit nicht mit wertenden oder moralisierenden Begriffen besetzt sein (Feuerstein und Schramme 2015). Zum Thema siehe auch „Besonderheiten der psychiatrischen Sprache", ▶ Kap. 1.

16.3 Borderline-Persönlichkeitsstörung

Der Begriff „Borderline-Störung" entstand, weil die Patienten sowohl neurotische Symptome wie Angst als auch psychotische Symptome wie Wahnvorstellungen aufweisen. Die Betroffenen befinden sich im Grenzbereich zwischen Neurose und Psychose. Die Patienten selbst sehen sich als „Grenzgänger".

16.3.1 Epidemiologie

Die Prävalenz der Störung liegt im Jugendalter bei 1,5 %, in der Adoleszenz beträgt sie 5 %. Die Störung kommt zu ca. 60 % beim weiblichen Geschlecht vor. Ungefähr 80 % der Betroffenen weisen frühe Traumatisierungen auf. Das Suizidrisiko liegt bei 4–9 %.

Die Borderline Persönlichkeitsstörung ist die am meisten untersuchte Persönlichkeitsstörung. Ungefähr 22% der Patienten in psychiatrischen Kliniken und 12% der ambulanten Patienten leiden an einer BPS (Jeung-Maarse, Herpertz 2020).

16.3.2 Definition

Im DSM-5 wird die Borderline-Persönlichkeitsstörung definiert als tiefgreifendes Muster von Instabilität in den zwischenmenschlichen Beziehungen, im Selbstbild und in den Affekten sowie deutliche Impulsivität.

Der Beginn der Störung liegt oftmals im frühen Erwachsenenalter bzw. in der Puber-

16

tät und manifestiert sich in verschiedenen Lebensbereichen.

16.3.3 Komorbidität

Die Borderline-Störung tritt bei Jugendlichen gleichzeitig auf mit Depressionen, Angststörungen, Substanzgebrauchsstörungen, Schlafstörungen, somatoformen Störungen, Essstörungen und Zwangsstörungen.

16.3.4 Diagnosekriterien

Mindestens fünf der folgenden Kriterien nach DSM-5 müssen erfüllt sein, wenn von einer Borderline-Störung gesprochen wird:

1. Starkes Bemühen, tatsächliches oder vermutetes Verlassenwerden zu vermeiden. Beachte: Hier werden keine suizidalen oder selbstverletzenden Handlungen berücksichtigt, die in Kriterium 5 enthalten sind.
2. Ein Muster instabiler, aber intensiver zwischenmenschlicher Beziehungen, das durch einen Wechsel zwischen den Extremen der Idealisierung und Entwertung gekennzeichnet ist.
3. Identitätsstörung: ausgeprägte und andauernde Instabilität des Selbstbildes oder der Selbstwahrnehmung.
4. Impulsivität in mindestens zwei potenziell selbstschädigenden Bereichen (z. B. Geldausgeben, Sexualität, Substanzmissbrauch, rücksichtsloses Fahren, zu viel oder zu wenig essen). Beachte: Hier werden keine suizidalen oder selbstverletzenden Handlungen berücksichtigt, die in Kriterium 5 enthalten sind.
5. Wiederholte suizidale Handlungen, Suizidandeutungen oder -drohungen oder Selbstverletzungsverhalten.
6. Affektive Instabilität infolge einer ausgeprägten Reaktivität der Stimmung (z. B. hochgradige episodische Dysphorie, Reizbarkeit oder Angst, wobei diese Verstimmungen gewöhnlich einige Stunden und nur selten mehr als einige Tage andauern).
7. Chronische Gefühle von Leere.
8. Unangemessene, heftige Wut oder Schwierigkeiten, die Wut zu kontrollieren (z. B. häufige Wutausbrüche, andauernde Wut, wiederholte körperliche Auseinandersetzungen).
9. Vorübergehende, durch Belastungen ausgelöste paranoide Vorstellungen oder schwere dissoziative Symptome.

Im ICD-11, dem Klassifikationssystem der Weltgesundheitsorganisation (WHO), ist die Borderline-Persönlichkeitsstörung eine Unterform der emotional instabilen Persönlichkeitsstörung: Der Typus dieser Störung ist geprägt durch mangelnde Impulskontrolle und unberechenbare Handlungen. Beim Borderline-Typus sind das eigene Selbstbild und das Beziehungsverhalten schwerer beeinträchtigt. Dieser entspricht in etwa auch der Definition der Borderline-Störung im DSM-5.

- **Häufige Diagnose**

Die Diagnose Borderline-Störung wird heute vermehrt gestellt. Dies ist der heute häufig angespannten Atmosphäre in vielen Familien geschuldet. Die Strukturen in den Familien verändern sich, Paare trennen sich, Alleinerziehende nehmen zu. Der Frust der Erwachsenen trifft die Kinder. Aufgrund der Kleinfamilie können Kinder nicht mehr zum Spielen zur Oma gehen, wenn die Eltern gestresst von der Arbeit kommen. Das Risiko für Kinder und Jugendliche, in verletzenden oder lieblosen Beziehungen aufzuwachsen, hängt aber immer auch davon ab, wie viel Leistungsdruck und Frustrationen in einer Gesellschaft entstehen und wie sie sich verteilen.

16.3.5 Symptome

Das Ringen darum, die eigenen Emotionen zu regulieren, ist ein Kennzeichen einer Borderline-Störung. Betroffene Jugendliche kennzeichnen sich durch eine emotionale Instabilität aus, die sich in der Stimmung, in zwischenmenschlichen Beziehungen sowie im Selbstbild zeigt.

Junge Frauen mit Borderline-Störung neigen in professionellen Beziehungen, z. B. zu einem Psychotherapeuten, zu einem Wechsel zwischen Idealisierung und Abwertung. Sie haben ambivalente Emotionen, zum einem nicht alleingelassen werden zu wollen und dann wieder die Nähe während der therapeutischen Sitzungen nicht ertragen zu können. Dies kann die therapeutische Beziehung stark beeinflussen.

Betroffene mit diesem Störungsbild haben meist wenig soziale Unterstützung aus ihren Familien.

Ein Klinikaufenthalt, Therapiesitzungen und andere therapeutische Maßnahmen, z. T. in Gruppen, können viele Emotionen hervorrufen. Eine hohe psychische Anspannung ist die Folge. Die Jugendlichen reagieren auf diese Anspannungen mit Emotionsausbrüchen oder selbstverletzendem Verhalten.

■ **Selbstverletzendes Verhalten**

Zu 75 % üben die Patientinnen mit Borderline-Störung selbstverletzendes Verhalten aus. Das pathologische Verhalten spielt auch im Zusammenhang mit der kindlichen Entwicklung eine entscheidende Rolle. Stark vernachlässigte Kinder können autoaggressives Verhalten zeigen, z. B. Haare ausreißen, mit dem Kopf gegen die Wand schlagen etc. Der Beginn des Phänomens liegt oft in der Pubertät. Es fällt auf, dass sich mehr Mädchen als Jungen (Verhältnis 3:1) selbst verletzen.

> Unter selbstverletzendem Verhalten wird in der Psychiatrie eine wiederholt selbst zugefügte direkte körperliche Verletzung verstanden, die nicht gezielt lebensbedrohlich ist. Charakteristisch ist, dass es sich um absichtliches Verhalten handelt.

Die Betroffenen verletzen sich vorwiegend die Haut an den Oberarmen oder Oberschenkeln durch Schneiden mit Rasierklingen, Scheren, Glasscherben, Messern. Die Verletzungsschwere kann von oberflächigen Schnittwunden bis hin zu tiefen Schnitten bis auf die Knochen variieren. Seltener sind Verbrennungen mit Zigaretten, Feuerzeugen, kochendem Wasser oder Verätzungen mit Chemikalien. Erkennbar ist das Verhalten an überzähligen Narben an den Extremitäten.

Die Betroffenen setzen selbstverletzendes Verhalten bewusst in bestimmten Situationen ein. Das Verhalten zielt darauf ab, unaushaltbare innere Spannungszustände, d. h. unangenehme Emotionen, zu reduzieren. Der enorme Spannungsdruck löst eine pathologische abgrundtiefe Trauer mit Taubheitsgefühlen im Körper aus, sodass sich dieser wie leblos anfühlt. Während der inneren Spannungszustände leiden die Patienten unter Entfremdungserleben, sog. Dissoziationen. Sie spüren sich selbst nicht mehr, sind in diesem Augenblick auch von Außenstehenden nur schwer mental erreichbar.

Das Ritzen mit scharfen Gegenständen gibt dem Betroffenen zum einen das Gefühl: „Ich lebe noch". Dabei fällt der körperlich-psychische Spannungsdruck ab. Zum anderen empfinden die Betroffenen durch den Schmerz der Verletzungen oder durch den Anblick des fließenden Blutes eine Entlastung bzw. Entspannung. Sie erhalten Kontrolle über die eigenen Emotionen zurück.

Abzugrenzen ist dieses pathologische Verhalten von Handlungen mit suizidaler Absicht.

16.4 Ursachen

Anamnestisch sind bei den Betroffenen zu 60–90 % auslösende traumatische Ereignisse anzutreffen: emotionale Vernachlässigung, Misshandlungen oder sexueller Missbrauch.

16.5 Therapeutische Interventionen

Psychotherapeutische Behandlungsansätze, vorwiegend im stationären Setting, sind hilfreich. Eine wichtige Bedeutung hat die Balance der Beziehungsgestaltung zwischen Therapeut und Patient.

Zum Verhältnis von Nähe und Distanz klären Psychotherapeuten zu Beginn der kognitiven Verhaltenstherapie mit dem Patienten die folgenden Fragen:

- Wie viel Nähe zu anderen kann ich ertragen?
- Wie viel Distanz ist für mich und andere nötig?

Eine Therapie basiert auf individuellen Verhaltensanalysen und sollte spezifische Fertigkeiten vermitteln, wie z. B.:

- Verbesserung der kognitiven Kompetenzen,
- Emotionsregulation,
- Stresstoleranz,
- Verbesserung der sozialen Interaktion,
- Selbstakzeptanz.

Um diese Ziele zu erreichen, sollten beteiligte Berufsgruppen interdisziplinär zusammenarbeiten.

Authentizität und Transparenz vonseiten des Therapeuten sind wichtig, um Vertrauen aufzubauen. Das bedeutet, dass der Therapeut gegenüber dem Patienten auch eigene Emotionen benennt. Er sollte Verständnis dafür entwickeln, dass das selbstverletzende Verhalten als Zeichen einer hohen inneren Anspannung mit einhergehender Vulnerabilität zu verstehen ist.

Es gilt, einen Korridor zu finden zwischen überschwänglicher Zuneigung und hasserfüllter Abneigung eines Patienten gegenüber seiner sozialen Umwelt. Dies führt nicht selten zu Übergriffen und Kriminalität. Erstinhaftierte männliche Straftäter weisen zu 35 % die Diagnose Borderline-Störung auf; beim weiblichen Geschlecht sind es bis zu 20 %.

Der Therapeut führt mit dem Patienten Achtsamkeitsübungen über die Sinne durch, z. B. auditiv über Meditation oder olfaktorisch über Aromatherapie, damit der Patient lernt, Aufmerksamkeit für den eigenen Körper und für den Augenblick zu gewinnen.

- **Notfallstrategien zur Spannungsreduzierung**

Strategien zur Spannungsreduzierung erinnern an die Selbstverpflichtung und sind hilfreich, um das Risiko von selbstverletzenden Verhaltensweisen zu minimieren. Das Führen eines Tagebuchs mit einer emotionalen Spannungskurve gibt Aufschluss darüber, in welchen Situationen selbstverletzendes Verhalten verübt wird. In nicht akuten Situationen lässt sich dann besser gemeinsam der Frage nachgehen, wie das Verhalten zu verstehen ist. Daraufhin werden mit dem Therapeuten individuelle Alternativen erarbeitet.

Unerträgliche Spannungszustände können mit anderen ablenkenden Tätigkeiten durchbrochen werden, z. B.:

- an einem sehr scharfen Geruch riechen,
- in eine scharfe Peperoni, Ingwer oder Rettich beißen,
- Online-Spiele/Puzzle,
- spazieren gehen,

- Freunde/Freundinnen (soziales Netzwerk) anrufen, die zuhören und einen auffangen,
- Rituale durchführen, welche die Spannungen gut wieder abbauen,
- Kontaktadresse einer professionellen Einrichtung, wo eine Bezugsperson sicher anzutreffen ist, die ablenkt oder an gesundheitsfördernden Verhaltensweisen erinnert,
- medikamentöse Bedarfsmedizin mit Psychopharmaka bei starken Emotionen, z. B. bei Angst Gabe eines Anxiolytikums.

16.6 Weitere Persönlichkeitsstörungen

Darüber hinaus gibt es die **hypochondrische Persönlichkeitsstörung**. Hierbei klagt der Patient ständig über somatische Beschwerden, ohne dass ein ernsthafter Befund vorliegt. Der Betroffene beschäftigt sich mit ausführlichen medizinischen Texten, sucht förmlich nach Zeichen einer körperlichen Erkrankung und findet kaum Zeit für andere Interessen.

Bei der **abhängigen Persönlichkeitsstörung** zeigt der Betroffene wenig Eigeninitiative und ist kaum in der Lage, eigene Bedürfnisse und Wünsche auszudrücken. Weitere Kennzeichen sind wenig Selbstbewusstsein, Überängstlichkeit, Unselbstständigkeit und die Angst, von Angehörigen oder Bezugspersonen verlassen zu werden. Er hat Angst vor Kritik und vermeidet die Übernahme von Verantwortung. Falls etwas misslingt, neigt der Betroffene dazu, die Verantwortung anderen Personen zuzuschieben (❏ Tab. 16.2).

❏ **Tab. 16.2**   Unterscheidung Persönlichkeitsveränderungen und -störungen

Kriterien	Persönlichkeitsveränderungen	Persönlichkeitsstörungen
Definition	Störung in Bezug auf Verhaltensänderung und Zukunftsperspektiven	Ausprägung eines Persönlichkeitsstils mit unflexiblen, starren und unzweckmäßigen Persönlichkeitszügen
Beginn	im Verlaufe des Lebens	Kindheit und Jugend, Manifestation im Erwachsenenalter
Auslöser	Folgen von Alkohol- oder Drogenabusus, Kopfverletzungen (SHT), chronischen Erkrankungen (z. B. Krebs, Multiple Sklerose), chronischer Schmerz	Erziehungsstile: negative Elternvorbilder mit Gewalt-, Missbrauchserfahrungen, genetische Disposition, psychiatrische Erkrankungen
Merkmale	Gedächtnisschwäche, Sprachstörung, Bewegungsunfähigkeit, depressiv, abhängig, klangsam, introvertriert, isoliert	antisozial, aggressiv, narzisstisch, paranoid, ambivalent, gleichgültig, kühl, zwanghaft, streitsüchtig
Einschränkungen	subjektiver Leidensdruck auf privater, beruflicher und sozialer Ebene	führt zu Konflikten auf privater, beruflicher und sozialer Ebene

16.7 Der Fall „Susanne"

Susanne, 21 Jahre, hat in der Kindheit Missachtung und Vernachlässigung vonseiten der Mutter erfahren. Als sie geboren wurde, litt ihre Mutter an Panikattacken; nur schwer konnte sie dem Kind Zuwendung und Geborgenheit geben. Der Vater war sehr streng und forderte von Susanne stets Leistung. Als Susanne in die Pubertät kam, war Sexualität im Elternhaus ein Tabuthema. Wenn sich die Jugendliche zu Partys mit ihren Freundinnen schminkte und hübsch anzog, kommentierte dies der Vater als aufreizend. Der Vater warf Hausschuhe nach ihr und gab ihr Fußtritte, wenn sie nicht gehorchte und sich anpasste. Wenn Susanne auf einem Familienfest laut lachte, herrschte die Mutter sie an, sie solle sich nicht so ausfallend benehmen. Ein paar Jungen hat Susanne im Internet kennengelernt. Aber wenn ein Mailkontakt ernst wurde, zog sie sich wieder zurück. Sie konnte keine Gefühle empfinden. Einmal kam es zu einem Treffen. Es folgte ein schneller sexueller Kontakt. So sehr sich Susanne nach Nähe sehnte, so sehr fürchtete sie diese auch. Andererseits ist Sexualität ein großes Tabuthema für sie.

Susanne ist zum dritten Mal auf der Station der Kinder- und Jugendpsychiatrie. Sie war schon bei vielen Therapeuten. Einen Freund hatte sie noch nie. Mit 15 Jahren hat sie angefangen, mit Fäusten und Kopf gegen Wände und Fensterscheiben zu schlagen und sich mit Rasierklingen die Unterarme und Oberschenkel aufzuschneiden. Sie hockt während der Körpertherapie in der Ecke des Therapieraums. Auf dem Boden vor ihr stehen zwei Teddys einander zugewandt; diese hat sie so vor sich hin positioniert. Vom Therapeuten hat sie die Aufgabe bekommen, ihr wichtigstes Problem darzustellen und sich dazu zu äußern. Susanne sagt: „Meine Lebensthemen sind Partnerschaft und Nähe. Ich möchte so gerne eine eigene Familie haben. Ich verletze mich in Situationen, in denen ich mit dem psychischen Druck nicht mehr klarkomme, wenn ich mich nicht mehr spüre, kein Zeit- und Raumgefühl mehr habe, oder um vorhandene seelische Schmerzen zu überdecken. Wenn das Blut läuft, ist es für mich ein eindeutiger Beweis, dass ich noch lebe und nicht nur meine äußere Hülle, die funktioniert, mit der jeder machen kann, was er möchte."

Der Therapeut exploriert im weiteren Verlauf des Gesprächs, dass die beiden Teddybären symbolisch für Mutter und Kind stehen. Susanne sagt zum Therapeuten: „Keine Schwäche zu zeigen hat es mir ermöglicht, die Situation in meiner Familie durchzustehen. Ich bin groß geworden mit einem Schwarz-weiß-Blick auf die Welt. Eigentlich hab' ich ja gar nichts!"

? **Handlungsaufgaben**
1. Susanne als Borderline-Patientin ist Opfer ihrer Kindheit und Jugend. Begründen Sie die Problematik einer Therapie.
2. Erläutern Sie, warum die Borderline-Störung als eine Krankheit der Beziehungen bezeichnet wird.
3. Analysieren Sie, zu welchen Lebensthemen Susanne z. B. in einer Verhaltenstherapie ergänzend lernen müsste, damit sie mehr Zufriedenheit spürt und besser mit ihrer sozialen Umwelt zurechtkommt.

✓ **Erwartungshorizont**
Antwort zu Frage 1: 60–90 % der Borderline-Patienten sind tatsächlich Opfer ihrer Kindheit und Jugend. 80 % von ihnen haben traumatische Erfahrungen

gemacht: Missbrauch, Aggressionen, Misshandlung (Bohus 2005). Schlimmere Spuren als körperliche Übergriffe hinterlassen emotionale Vernachlässigung und Missachtung. Wenn in der Familie aggressive Übergriffe vorgefallen sind, können diese mehr oder weniger psychotherapeutisch aufgearbeitet werden. Weil Susanne aber existenziell etwas gefehlt hat, ist das deutlich schwieriger zu therapieren. Bis Susanne ihre Probleme nicht nur sieht, sondern auch bewältigen kann, braucht sie viel Zeit. Im ambulanten Setting ist eine intensive beziehungsorientierte Psychotherapie meist nicht zu leisten.

Antwort zu Frage 2: Die Borderline-Störung ist eine Krankheit der Beziehungen. Sie wird ausgelöst durch verletzende, lieblose oder nicht vorhandene Beziehungen. Sie zeigt sich bei den Betroffenen darin, dass sie instabile, komplizierte oder verhinderte Beziehungen eingehen. In der Therapie werden ungünstige Beziehungserfahrungen aufgedeckt. Von diesen Erfahrungen können die Patienten nicht befreit werden, es wird aber versucht, die negativen Erfahrungen durch gute Beziehungen aufzuwerten.

Antwort zu Frage 3: In der Therapie ist es für Susanne wichtig zu lernen, dass die Themen Partnerschaft, Sexualität und Familie mit guten Gefühlen besetzt sind. Als Reaktion auf die beklemmenden Umstände ihrer Kindheit wurde Susanne zu einer Überlebenskünstlerin. Sie ist Meisterin der Anpassung geworden, sie hat gelernt, sich unsichtbar zu machen, ihre Gefühle nicht wahrzunehmen. Bei ihr ist diese „Stillhaltetechnik" so sehr ausgeprägt, dass sie heute ihre Probleme selbst nicht mehr erkennt. Das Verhalten von Susanne mag als gleichgültig erscheinen, aber in ihrem Kopf herrscht Aufruhr. In ihr herrschen gleichzeitig große Leere und enorme Anspannung. Die Autoaggression wirkt als Ventil, durch das der innere Druck entweichen kann – aber nur vorübergehend, schnell kann sich der Druck immer wieder aufbauen. Eine kognitive Verhaltenstherapie kann Hilfe bieten.

Interaktionen mit Kindern und Jugendlichen, die aufgrund ihrer Persönlichkeitsstruktur mit aggressiven Verhaltensweisen reagieren, stellen für Begleiter, Erzieher bzw. Pädagogen im beruflichen Alltag eine Herausforderung oder gar ein angstauslösendes Szenarium dar. Doch Ärger und Wut sind menschliche Gefühlsreaktionen wie Liebe, Freude oder Trauer. Diese Gefühle werden infolge situativer Ereignisse oder durch gedankliche Erinnerungen an Ereignisse ausgelöst. Im Umgang mit herausragenden Persönlichkeiten kommt es häufig zu missverständlichen Interaktionen, die Ärger auslösen können. Deeskalation derartiger Situationen kann durch gezielte Selbstreflexion, professionelles Handeln und empathische verbale Gesprächsführung erreicht werden.

Für Therapeuten und Pädagogen sind im Umgang mit einem persönlichkeitsgestörten Kind oder Jugendlichen v. a. Respekt und Authentizität entscheidend.

Ein junger Mensch mit einer gestörten Beziehung zu sich selbst oder anderen sollte akzeptiert werden als der Mensch, der er ist. Dafür ist es unabdingbar, dem Betroffenen auf Augenhöhe zu begegnen und ihm wirklich zuzuhören. Ein Verhalten sollte nicht immer gleich als „Trotzphase" oder „Fremdeln" abgestempelt, sondern mit aufrichtigem Interesse hinterfragt werden. Den Auslöser eines Problems gilt es zu ergründen und diesem bewusst zu begegnen. Mit derselben Aufmerksamkeit sind aber auch alle positiven Neigungen und Talente zu erkennen und zu fördern. Die Betroffenen sollten jedoch auch lernen, Grenzen zu akzeptieren.

Eltern, Therapeuten und Pädagogen sind Vorbilder für junge Menschen in dem, wie sie sich selber zeigen und mit dem, was sie tun. Dazu gehört vor allem, den Betroffenen wertschätzend zu begegnen und ihnen gegenüber die eigenen Gefühle zuzulassen. Wenn Ärger oder Freude verspürt wird, so sollten diese Emotionen gezeigt werden. Wichtig ist, den Betroffenen möglichst schnell professionelle Hilfe zukommen zu lassen.

Treffen Begleiter, Erzieher bzw. Pädagogen auf einen Jugendlichen, der sich gerade selbst verletzt, so sollten sie dieses Verhalten sofort beenden. Die Verletzung ist in ruhiger Atmosphäre zu versorgen. Der Betroffene ist nach seinen Emotionen zu fragen. Falls der Jugendliche noch nicht psychotherapeutisch begleitet wird und die Eltern kein Wissen über das pathologische Verhalten haben, so ist eine Kontaktadresse des schulpsychologischen Dienstes hilfreich.

Literatur

Bohus L (2005) Therapie der Borderline-Persönlichkeitsstörung. In: Voderholzer U, Hohagen F (Hrsg) Therapie psychischer Erkrankungen. Urban & Fischer, München

Bronisch T (2000) Persönlichkeitsstörungen. In: Möller HJ, Laux G, Kapfhammer HP (Hrsg) Psychiatrie und Psychotherapie. Springer, Berlin

Feuerstein G, Schramme T (2015) Normative Fragen im Umgang mit psychischer Abweichung. Campus, Frankfurt/Main

Fiedler P (2007) Persönlichkeitsstörungen. Beltz Verlag, Weinheim

Höwler E (2011) Biografie und Demenz. Grundlagen und Konsequenzen im Umgang mit herausforderndem Verhalten. Kohlhammer, Stuttgart

Jeung-Maarse H, Herpertz, SC (2020) Neues zur Diagnostik und Therapie von Persönlichkeitsstörungen-Änderungen in ICD-11. In: Der Nervenarzt 91, S. 863–871, Springer Verlag Berlin, Heidelberg

McCrae RR, Costa PT, Ostendorf A et al (2000) Nature over nurture: temperament, personality, and life span development. J Pers Soc Psychol 78:173–186

Resch F, Parzer P, Brunner R (2008) Entwicklungspathologie der Persönlichkeitsstörungen. Z Psychiatr Psychol Psychother 56:275–284

Abhängigkeitserkrankungen

Inhaltsverzeichnis

17.1 Begriffsdifferenzierungen – 223

17.2 Epidemiologie – 224

17.3 Diagnostik – 224

17.4 Ursachen einer Abhängigkeitsentwicklung – 225

17.5 Therapieansätze – 227

17.6 Alkoholabhängigkeit – 228
17.6.1 Epidemiologie – 228
17.6.2 Komorbidität – 229
17.6.3 Gefährdungsgrenzen – 230
17.6.4 Ursachen – 230
17.6.5 Symptome – 231
17.6.6 Alkoholwirkungen – 231
17.6.7 Alkohol in der Schwangerschaft – 233
17.6.8 Folgen unbehandelter Alkoholabhängigkeit – 233
17.6.9 Koabhängigkeit – 233
17.6.10 Therapeutische Interventionen – 234
17.6.11 Der Fall „Johannes" – 235

17.7 Substanzgebrauchsstörung – 238
17.7.1 Klassifikation – 238
17.7.2 Therapeutische Interventionen – 239
17.7.3 Der Fall „Franz" – 239

17.8 Medienabhängigkeit – 241
17.8.1 Epidemiologie – 241
17.8.2 Definition – 242
17.8.3 Diagnostik – 243

© Springer-Verlag GmbH Deutschland, ein Teil von Springer Nature 2020
E. Höwler, *Kinder- und Jugendpsychiatrie für Gesundheitsberufe, Erzieher und Pädagogen*,
https://doi.org/10.1007/978-3-662-62058-8_17

17.8.4   Symptome und Warnzeichen – 244

17.8.5   Gefahr im Internet: Cyber-Grooming – 244

17.8.6   Der Fall „Timo" – 245

17.8.7   Therapieangebote – 247

Literatur – 248

Pathologisch abhängig zu sein bedeutet, dass ein junger Mensch bereits seelisch und körperlich nicht mehr ohne stoffgebundene oder stoffungebundene Substanzen unbeschwert leben kann. Bei Kindern können seit einigen Jahren eine zunehmende Medienabhängigkeit, bei Jugendlichen und größeren Schulkindern Abhängigkeiten von Alkohol oder synthetischen Drogen verzeichnet werden. Eine körperliche Abhängigkeit äußert sich durch physische Entzugssymptome. Diese sind vegetative Reaktionen mit Zittern, Unruhe, Schweißausbrüchen etc. Die seelische Abhängigkeit fällt durch das zwingende Verlagen nach weiterem und immer stärkerem Konsum der jeweiligen Substanz auf. Im fortgeschrittenen Stadium der Abhängigkeit erleiden die Betroffenen in Schule und Beruf einen Leistungsabfall, ihre sozialen Kontakte und Interessen werden vernachlässigt, ihr körperlicher und psychischer Gesundheitszustand verschlechtern sich rapide. Für einen Heilungserfolg bedeutsam ist, dass Abhängigkeitserkrankungen im Kindes- und Jugendalter von Eltern und beruflich-pädagogischen Erziehungspersonen erkannt werden. Junge Abhängigkeitserkrankte sollten ernst genommen werden und frühzeitig eine professionelle Therapie erhalten, damit nicht andere psychische und physische Folgestörungen sich im weiteren Entwicklungsverlauf herausbilden.

17.1 Begriffsdifferenzierungen

■ **Der Begriff „Sucht"**

Der Begriff Sucht, engl. „addiction" oder franz. „toxicomanie", bedeutet im übertragenen Sinne Versklavung. Die Amerikaner sprechen auch von einem Kidnappen des Gehirns. Der deutsche Begriff „Sucht" leitet sich von „siech" ab. Er beschreibt ein entscheidendes Merkmal von Abhängigkeit und Sucht: den erheblichen Krankheitswert mit zum Teil gravierenden psychischen und somatischen Komorbiditäten und einer massiv reduzierten Lebenserwartung (Mann et al. 2013).

Es heißt im DSM-5 nicht mehr „substanzbezogene Störung", sondern „addiction and related disorders" = Substanzgebrauchsstörung („substance use disorders"). Damit wird anstelle des Begriffs der Abhängigkeitserkrankungen der Suchtbegriff betont („abuse" = Missbrauch, „addiction" = Süchtigkeit/Abhängigkeit).

Traditionell lässt sich das stigmatisierte Konstrukt „Sucht" mit der vermeintlichen „Willensschwäche" der abhängig Kranken in Verbindung bringen. Auch das Wort „Impulsivität", das ebenfalls mit den Kranken in Verbindung gebracht wird, spiegelt eine stigmatisierende Haltung gegenüber den Betroffenen wider, denn der Begriff behauptet schließlich, dass die abhängig Kranken ihre Impulse nicht steuern können und auf kurzfristige Belohnung statt auf langfristige Ziele ausgerichtet sind.

■ **Sucht als Erkrankung**

Die ICD-11 der WHO und das DSM-5 der American Psychiatric Association kennen eine Reihe von Substanzen bzw. Gruppen mit einem Abhängigkeitspotenzial, wie z. B. Alkohol, Opioide, Cannabinoide, Sedativa, Kokain, Halluzinogene, Tabak (Nikotin), flüchtige Lösungsmittel und Polysubstanzkonsum. Nach Studienlage gibt es Hinweise auf akute Veränderungen der Kognition; diese Veränderungen können beim regelmäßigen Konsum im Kindes- und Jugendalter zu einer späteren Intelligenzverminderung führen. In Schule und Berufsausbildung leiden die Betroffenen häufig unter einem amotivationalen Syndrom.

Sucht ist demnach eine primäre, chronische und neurobiologische Erkrankung, deren Entwicklung und Manifestationen durch biologische, psychologische und soziale Umweltfaktoren beeinflusst werden. Ein Suchtverhalten zeichnet sich durch Verhaltensweisen aus, die eine beeinträchtigte Kontrolle über z. B. Arzneimittelkonsum, Alkohol, Medien etc., ein sich steigerndes Verlangen und zwanghaften oder andauernden Konsum trotz Schaden beinhalten können.

Es werden zwei Formen bei der Sucht differenziert:

1. Stoffungebundene Sucht: Tätigkeitssucht, Verhaltenssucht
   - Spielsucht (Glücksspiel)
   - Arbeitssucht („Workaholic")
   - Sportsucht
   - Mediensucht: Internet, Handy, Computerspiel, Fernsehabhängigkeit
   - Kaufsucht
   - Sexsucht
2. Stoffgebundene Sucht: Abhängigkeit von Substanzen
   - Alkoholabhängigkeit
   - Nikotinabhängigkeit
   - Medikamentenabhängigkeit: Beruhigungsmittel, Abführmittel, Schlafmittel
   - Opiatabhängigkeit: Heroin, Morphin, LSD, Kokain

Eine Sonderstellung nehmen Essstörungen ein, z. B. Anorexia nervosa, Bulimie, Binge-Eating-Störung.

17.2 Epidemiologie

Abhängigkeit ist kein Randproblem, es betrifft unsere gesamte deutsche Gesellschaft. Ca. 13,6 Millionen Personen rauchen, ca. 18,8 Millionen gelten als alkoholabhängig, 1,3–2,3 Millionen sind medikamentenabhängig, ca. 50.000 bis 170.000 sind opiatabhängig.

Insbesondere der Anteil an cannabisbezogenen Störungen ist in Deutschland deutlich gestiegen. Insbesondere der Anteil an cannabisbezogenen Störungen ist in Deutschland deutlich gestiegen. Cirka 1-2% der 12 bis 17-Jährigen konsumieren regelmäßig Cannabis (Orth 2016). In der Regel werden die Betroffenen ambulant behandelt. Eine stationäre Behandlung in der Kinder- und Jugendpsychiatrie findet meistens erst dann statt, wenn der Heranwachsende ein schweres Entzugssyndrom, psychische und somatische Folgestörungen und eine hohe Rückfallgefährdung aufweist.

- **Hohes Risiko bei psychosozialen Belastungen**

Das gleichzeitige Vorliegen mehrerer psychosozialer Belastungen in der Kindheit und Jugend erhöht das Risiko, an einer Substanzmittelabhängigkeit zu erkranken (DGKJP 2019).

Beim Nikotinabusus steigt das Risiko auf das 2,2-Fache, beim Gebrauch illegaler Drogen auf das 4,7-Fache, beim übermäßigen Alkoholkonsum auf das 7,4-Fache, beim intravenösen Gebrauch illegaler Drogen beträgt es das 10,3-Fache.

17.3 Diagnostik

Nach ICD-11 müssen drei der folgenden Kriterien während des letzten Jahres gemeinsam erfüllt gewesen sein:

1. Starkes, oft unüberwindbares Verlangen, die Substanz einzunehmen, es bestehen Zwang und Drang, Verlangen nach der Substanz.
2. Schwierigkeiten, die Einnahme zu kontrollieren (was den Beginn, die Beendigung und die Menge des Konsums betrifft), es kommt zum Kontrollverlust.
3. Körperliche Entzugssymptome.
4. Die Betroffenen benötigen immer größere Mengen, damit die gewünschte Wirkung eintritt (Toleranz und Dosissteigerung).
5. Fortschreitende Vernachlässigung anderer Verpflichtungen, Aktivitäten, Vergnügen oder Interessen. Das Verlangen nach der Droge wird zum Lebensmittelpunkt (Einengung auf den Substanzkonsum).
6. Fortdauernder Gebrauch der Substanz(en) wider besseres Wissen und trotz eintretender schädlicher Folgen.

Körperliche Abhängigkeit

Zustand der Anpassung, der sich durch eine substanzklassenspezifische Entzugserscheinung manifestiert. Diese kann durch plötzlichen Wegfall, rapide Dosisreduktion, sinkenden Blutspiegel des Wirkstoffs oder Verarbeitung eines Antagonisten ausgelöst werden.

(Pharmakologische) Toleranz

Zustand der Anpassung, die durch die Abschwächung einer oder mehrerer erwünschter Wirkungen eines Arzneimittels, einer Droge bzw. Substanz bemerkbar wird. Ursachen sind die Substanz- bzw. Medikamentenexposition selbst und die Veränderungen, die das Medikament im Körper des Betroffenen auslöst. Die Anpassung der Dosis ist hier als Maßnahme der Wahl angezeigt.

Zentrale Merkmale einer Sucht
- Unfreiheit des Willens
- Kontrollverlust
- Unwiderstehliches Verlangen nach der Ausübung eines bestimmten Verhaltens
- Psychische Abhängigkeit
- Chronischer Verlauf
- Entzugssymptome

17.4 Ursachen einer Abhängigkeitsentwicklung

Die Ursachen der Abhängigkeit im Kindes- und Jugendalter sind heute weitgehend erforscht. Vielfältige biologische Faktoren wie genetische Vulnerabilität, sozioökonomische Faktoren wie belastende Kindheitserfahrungen, sexueller Missbrauch, elterliche Gewalt, Suchterkrankung der Eltern, ein Elternteil im Strafvollzug, Armut, Aufwachsen in außerfamiliärer Unterbringung oder körperliche und/oder emotionale Vernachlässigung können Einfluss auf die Abhängigkeitsentwicklung nehmen. Das gleichzeitige Vorliegen mehrerer dieser Belastungen erhöht das Risiko, eine Abhängigkeit zu entwickeln.

Beginnt diese Entwicklung bereits in der Pubertät, so kommt es aufgrund der Unreife des zentralen Nervensystems zu einer erhöhten Ansprechbarkeit des Suchtgedächtnisses.

■ Biologische Faktoren

Neurobiologische Vorgänge erklären die Gefahr der Abhängigkeit besonders bei Jugendlichen, deren Gehirn noch nicht voll ausgereift ist. Suchtstoffe aller Art verhalten sich ähnlich wie Trojaner. Sie hacken sich ins jugendliche Gehirn und in neuronale Verbindungen ein, die eigentlich für Lernen, d. h. für ein gut funktionierendes Gedächtnis, und für die Wahrnehmung vorgesehen sind.

Neuronale Netzwerke sind evolutionär im Menschen veranlagt und schütten bestimmte Hormone wie z. B. Endorphine und Nervenbotenstoffe wie z. B. Dopamin oder Glutamat ins Blut aus, um die Aufmerksamkeit auf Nahrung oder auf Sexualität zu lenken. Die Ausschüttung der Botenstoffe hat eine anregende Wirkung und sichert das menschliche Überleben. Künstlich zugeführte Rauschmittel wie Alkohol oder Kokain nutzen diese Verbindungen, um die Aufmerksamkeit umzulenken und auf die Aufnahme von weiteren Drogen zu fokussieren. Die künstlichen Rauschmittel sind viel stärker und wirken zuverlässiger als die evolutionär veranlagten. Bei Alkohol und Nikotin wird 100-fach mehr, bei Kokain 400-fach und bei Amphetaminen sogar 1000-fach mehr Dopamin ausgeschüttet. Auf diese Weise bildet sich ein Rauschgedächtnis. Von jetzt an gilt: Je häufiger der Konsum, desto stärker entwickelt sich das Suchtgedächtnis.

Nach kurzer Zeit genügt bereits ein kleiner Bissen Schokolade, ein Zug an einer

Zigarette oder ein Schluck Bier, der Anblick von pornografischen Zeitschriften oder eines Spielautomaten, und das Verlangen nach dem nächsten Exzess wird übermächtig. Dies hat wiederum körperliche Auswirkungen auf Magen, Herz und Muskeln. Gleichzeitig ist diese Umwandlung im Gehirn fast unwiderruflich.

Der Schlüssel zur Entwicklung einer Suchterkrankung liegt im Belohnungszentrum, dem Nucleus accumbens. Das Zentrum bewertet Emotionen wie Freude, Frustrationen oder Empfindungen bei der Anwendung bzw. Einnahme von Genussstoffen. Der präfrontale Kortex, der erst bis zum 25. Lebensjahr vollständig ausreift, kontrolliert und steuert die Empfindungen des Konsumenten. Im Tiermodell konnte die neurobiologische Forschung die Theorie des „point of no return" bestätigen (Wolffgramm und Heyne 1995).

Auslöser für die Abhängigkeitsentwicklung bei jungen Menschen sind meist heftige Emotionen, die bei Ablehnung durch einen geliebten Partner, beim ersten Verliebtsein oder bei Misserfolgserlebnissen entstehen: Frustration, Trauer, Wut, Aggressionen etc. Diese negativen Emotionen versucht der Jugendliche mit der Zufuhr von Genussstoffen zu kompensieren. Da mit zunehmender Zeit das emotionale Bedürfnis eines Betroffenen durch den Suchtstoff nicht mehr ausreichend befriedigt wird, kommt es in der Folge zu einem gesteigerten Wiederholungsbedürfnis. Der zunehmende Kontrollverlust korreliert mit den molekularen Veränderungen im präfrontalen Kortex und verursacht die Aufrechterhaltung der Sucht mit dauerhaften synaptischen Veränderungen (Spanagel und Kiefer 2013). Das bedeutet: Die Veränderung im Gehirn ist stabil und bildet sich auch nach jahrelanger Abstinenz nur sehr langsam wieder zurück.

Wird während einer Magnetresonanztomografie (MRT, Kernspin) alkoholabhängigen Jugendlichen auf Fotos Alkohol gezeigt, so reagieren ihre Belohnungszentren viel aktiver als bei Nichtabhängigen. Im Zentrum wird der Nervenbotenstoff Dopamin ausgeschüttet und wirkt wie ein scheinbarer Wohlfühltransmitter. Dies steigert die nichtgebundene und/oder stoffgebundene Suchterkrankung und wirkt v. a. auf motivationale Systeme ein. Die neuroadaptiven Veränderungen und die Entzugssymptomatik verlaufen meist milder.

Beim pathologischen Glücksspiel, besonders an Automaten, spielen offenbar die Frequenz und die Taktung der Belohnung eine entscheidende Rolle für die Frage, wie hoch das Suchtpotenzial des Glücksspielautomaten ist.

Es gibt kein spezielles Suchtgen, aber Forscher vermuten ein Gen, welches das Belohnungssystem beeinflussen kann. Es gibt bisher keinen evidenzbasierten Beleg, dass sich beim Menschen mit z. B. einem Alkoholabhängigkeitssyndrom eine „Normalisierung" des Trinkverhaltens im Sinne des „naiven" Trinkens wieder einstellt.

■ Psychologische Faktoren

Wenn in der Familie ein Mitglied ein abhängiges Verhalten aufweist, so ist davon auszugehen, dass es eine Wechselbeziehung zwischen dem Zustandekommen und der Aufrechterhaltung der Abhängigkeit innerhalb der Familie gibt.

Die Entwicklung einer Abhängigkeit ist als Versuch zu verstehen, scheinbar unlösbare familiäre Konflikte zu lösen, um nichterfüllte Bedürfnisse zu befriedigen. Für Kinder eines abhängigen Elternteils ergeben sich prägende Entwicklungserfahrungen in der Beziehung zu beiden Elternteilen, die sich insbesondere im Bindungs- und Sicherheitsbedürfnis widerspiegeln und sich in weiteren Beziehungen zum eigenen Partner fortsetzen können. Abhängiges Verhalten von Eltern ist für Kinder aufgrund der unterschiedlichen Stimmungslage und der davon abhängigen Reaktionen des anderen (koabhängigen) Elternteils nicht zu berechnen.

Außerhalb der Familie erleben die Kinder Einschränkungen ihrer Entwicklungsmöglichkeiten, da die Familie als ein System die Außengrenzen deutlicher aufbaut und aus Scham weniger soziale Kontakte zu anderen Personen zulässt. Es liegt ein hohes Risiko vor, dass die Abhängigkeitsentwicklung in die nächste Generation übertragen wird. Als Resilienzfaktor gilt das Wissen über abhängige Prozesse und Dynamiken im Sinne von Verständnis für unberechtigte Schuldgefühle und unangepasste Verantwortungsübernahme. Dieses Wissen sollte grundlegend in allen Bildungsplänen der Regelschulen verankert sein.

■ **Soziale Faktoren**

Die bestimmenden Faktoren ergeben sich zumeist aus dem erlernten Verhalten von abhängigkeitsgefährdeten Kindern und Jugendlichen in Peergroups. Viele Situationen im Schul- oder Arbeitsalltag sind nur mit Anstrengungen und unter großem Druck zu bewältigen. Kinder und Jugendliche spüren schnell, dass durch die Wirkung eines Suchtstoffs schlagartig Entlastung erfahren werden kann.

Besonders Schulkinder können sich ihre Überforderung durch familiäre Konflikte oder Schulstress nicht eingestehen und suchen Halt und Entlastung in Alkohol, Tabletten oder anderen Substanzen, die mit Gleichaltrigen eingenommen werden. Belastende Ereignisse führen dann zu einem schleichenden Anstieg von Suchtmitteln, die den Wunsch nach Betäubung aufkommen lassen.

Bei der Verteilung der Substanzen sind gesellschaftliche Vorstellungen von der Rolle der Geschlechter zu berücksichtigen. Mädchen tendieren eher zu Schuldgefühlen und Selbstzweifeln, Jungen halten nicht selten an einem Selbstbild fest, das von Kontrolle und Stärke geprägt ist. Der Griff zur Beruhigungstablette oder zum Bier, besonders an den Wochenenden auf Partys, verspricht in belastenden Situationen Erleichterung.

Wenn ein junger Mensch bereits mit 12 Jahren z. B. Alkohol konsumiert und sich damit seine schulischen und beruflichen Chancen zerstört, kann die so entstandene soziale Notlage dazu führen, dass sich der Fokus der Lebensplanung mit zunehmender Verarmung mehr und mehr auf die Gegenwart richtet und keine Ressourcen (materiell wie psychisch) vorhanden sind, um längerfristige Planungen zu betreiben. Dementsprechend korreliert das Konstrukt „Impulsivität" auch viel stärker mit der sozialen Schicht (nimmt mit Verarmung zu) als z. B. mit Biomarkern im Bereich des serotonergen Systems.

Aus diesem Grund wird der latent stigmatisierende Begriff der „addiction" = Abhängigkeit durch den Begriff der Abhängigkeitserkrankung ersetzt, bei der die körperliche Gewöhnung an die Droge (Toleranzentwicklung) und die Entzugssymptomatik, die beim plötzlichen Fortfall der Drogenwirkung entstehen, im Mittelpunkt des Suchtbegriffs stehen.

17.5 Therapieansätze

In der Regel suchen betroffene Eltern von abhängigkeitsgefährdeten oder bereits erkrankten Jugendlichen niedrigschwellige Beratungs- und Behandlungsangebote auf. Die erste Anlaufstelle wird oftmals über Vertrauenslehrer bzw. Klassenlehrer der Regelschulen zu einem Sozialpädagogischen Dienst der Schülerhilfe vermittelt. Andere Eltern wenden sich an Hausärzte oder Kinderärzte.

Zu Beginn der Therapie sind die Jugendlichen häufig fremdmotiviert, d. h., sie geben dem Druck der Eltern oder Lehrer nach, zeigen aber kein Problembewusstsein bzw. keine Änderungsbereitschaft. Jede vorschnelle Initiative aller beteiligten Therapeuten ruft beim Kranken rasch einen Widerstand hervor. Die Änderungsbereitschaft muss daher sensibel in der initialen Kontaktphase wie z. B. nach dem transtheoretischen Modell nach Proschka und DiClemente (1986) analysiert und schrittweise bei der Therapie aufgegriffen werden.

■ **Substanzkonsum als Coping-Strategie: Anforderungen an die Therapie**

Das Konsumverhalten bekommt in der aktuellen (aversiven) Lebenslage einen Sinn. Der Konsum ist derzeitig die beste verfügbare Coping-Strategie, um die Lebenssituation aushalten zu können.

Der Zielkonflikt besteht darin, dass dysfunktionale, gesundheitsschädigende Verhaltensmuster vom Betroffenen aufgegeben und neue Verhaltensweisen zum Coping erst wieder erlernt werden müssen.

> Zwischen der Akzeptanz schädigender Verhaltensmuster und dem Drängen auf neue Veränderungen sollten Therapeuten unbedingt Balance einhalten.

Die Zukunftsperspektiven der Kranken sind zu Beginn der Therapie oftmals verschüttet, diese müssen erst zutage geholt und dann schrittweise weiterentwickelt werden. Dazu ist eine stabile, empathische Lehrer-Schüler-Beziehung bzw. Therapeut-Patient-Beziehung erforderlich. Auf dieser Basis kann mit einem Betroffenen und seiner Familie oder der Jugendhilfeeinrichtung eine ambulante oder stationäre Entwöhnungsbehandlung vorbereitet werden.

17.6 Alkoholabhängigkeit

Alkohol ist eine in der deutschen Gesellschaft tolerierte freiverkäufliche Volksdroge; dies begründet sich aus kulturell-sozialen Faktoren. Der kulturelle Faktor ergibt sich aus der abendländischen Geschichte: Wein wird beim Abendmahl zum Blut Jesu. Der soziale Faktor ergibt sich daraus, dass die Person, die mit der Gemeinschaft zusammen ein Glas trinkt, auch dazugehört. Bei Jugendlichen hat das Trinken von Alkohol identitätsstiftenden Charakter und wird mit dem Erwachsenenwerden verbunden.

Eine intakte Familie ist beim Entzug ein stabilisierender und motivierender Faktor.

Eine Alkoholabhängigkeit in der Familie wird aus Scham und Unsicherheit lange verschwiegen. Ein Indikator für die Abhängigkeitsentwicklung ist das gewohnheitsmäßige Ritual, das tägliche Glas Wein oder Bier am Abend oder bei Feiern.

17.6.1 Epidemiologie

Die höchste Prävalenzrate an Alkoholismus weisen osteuropäische Länder auf. In den westlichen Industrieländern liegt die Rate für alkoholbezogene Störungen zwischen 7–10 %. In Europa werden jährlich 137.000 Todesfälle mit Alkoholismus in Verbindung gebracht. 39.000 Erkrankte sterben aufgrund einer Leberzirrhose, 13.000 erkranken an psychiatrischen oder neurologischen Erkrankungen. Jedes Jahr werden 18.000 Suizide und 26.000 Krebserkrankungen aufgrund von Alkoholkonsum verzeichnet (Soyka 2013).

Im Durchschnitt trinkt jeder Deutsche jedes Jahr 12,1 Liter Alkohol. 2,5 Millionen Menschen sind alkoholgefährdet, 1,5 Millionen sind bereits abhängig. Täglich sterben rund 200 Personen an den Folgen übermäßigen Konsums; dies sind mehr Menschen, als im Straßenverkehr sterben.

8 Millionen leiden unter Alkoholabhängigkeit ihrer Familienangehörigen, wie z. B. Kinder und Ehepartner. Es gibt nur 100 Hilfsangebote für Kinder von Eltern, die trinken (z. B. Katholischer Sozialer Dienst). Jedes dritte Kind von alkoholabhängigen Eltern wird im Laufe des Lebens selbst abhängig. Das Problem wird somit an die nächste Generation weitergegeben.

■ **Zahlen zur Alkoholabhängigkeit in Kindheit und Jugend**

Nach dem Drogenbericht des Bundesgesundheitsministeriums von 2017 leben in Deutschland ca. 2,65 Millionen Kinder und Jugendliche mit alkoholkranken Eltern in einem Haushalt. Noch einmal 40.000 bis 60.000 Kinder haben Eltern, die von illegalen Suchtmitteln abhängig sind. Fast jedes sechste Kind kommt aus einer abhängigkeitskranken

Familie. Kinder betroffener Eltern (Children of Addicts = COAs) sind die größte bekannte Abhängigkeits-Risikogruppe.

Kinder und Jugendliche gelten demnach als bedeutsame Zielgruppe der Alkoholprävention. Ihre Einstellung zum Alkohol sowie ihre Trinkmotivation und Konsummuster setzen sich oftmals bis in das Erwachsenenalter fort. Regelmäßiger Alkoholkonsum erhöht das Risiko, im späteren Leben von Alkohol abhängig zu werden.

Nach der KiGGS-Studie ist der Anteil der 11- bis 17-Jährigen, die Alkohol getrunken haben, seit den Jahren 2003–2006 bis zum Zeitraum 2009–2012 von 62,8 % auf 54,4 % gesunken. Auch das „Vollrauschtrinken" hat sich reduziert. Im Jahr 2007 waren es noch 20 % der 12- bis 17-jährigen Mädchen und 30 % der Jungen. Bei Befragungen gaben diese Jugendlichen an, innerhalb eines Monats mindestens einmal fünf oder mehr alkoholische Getränke zu sich genommen zu haben. Im Jahr 2014 waren dies nur noch 10,5 % bei Mädchen und 18,7 % bei Jungen. Eine Entwarnung gibt es derzeit aber nicht, denn die Fallzahlen sind immer noch doppelt so hoch wie in den 2000er-Jahren.

Unter den 12- bis 17-Jährigen trinken bereits 14 %. Im Jahr 2012 wurden 25.000 Kinder mit einer Alkoholvergiftung ins Krankenhaus eingeliefert (sog. „Vollrauschtrinken").

Seit 2000 hat sich die Zahl der Jugendlichen bis 20 Jahre, die mit einer Alkoholvergiftung im Krankenhaus behandelt werden mussten, von 9500 auf über 23.000 mehr als verdoppelt. Diejenigen Jugendlichen, die trinken, trinken immer extremer. Und der Einstieg in den Alkoholkonsum findet immer früher statt. Nach Aussagen von Suchtexperten hat die Hälfte aller 12-Jährigen heute bereits erste Erfahrungen mit Alkohol gemacht (Thomasius 2012).

Was in Jugendkreisen als „Komasaufen" oder „Kampftrinken" bezeichnet wird, führt immer häufiger zu lebensbedrohlichen Alkoholvergiftungen. Eltern und Heimerzieher sind alarmiert. Sie sind die ersten, die mit dem Problem konfrontiert werden, wenn Kinder auf Partys, bei Sportveranstaltungen oder auch im Familienkreis mit Alkohol in Berührung kommen. Eltern stellen sich die Frage: Bewegt sich der Alkoholkonsum des Jugendlichen noch im Rahmen des „Normalen" oder ist er schon als gefährlich einzustufen?

> Für alle Erziehungspersonen gilt: Anzeichen erkennen, handeln, aber nicht überreagieren.

Der Psychiater unterscheidet zwischen folgenden Kategorien:

- Alkoholabhängigkeit = körperliche und psychische Abhängigkeitsreaktionen,
- verzichtsbedürftige Alkoholproblematik = Substanzmissbrauch,
- Alkoholgefährdung = unterhalb der Ausprägung von Abhängigkeit und Missbrauch.

17.6.2 Komorbidität

Bei vielen Alkoholerkrankten besteht eine Interdependenz zwischen Sucht und Depressionen. Das Vorliegen einer depressiven Störung erhöht das Risiko einer Alkoholabhängigkeit um das mindestens 2- bis 3-Fache. Umgekehrt leiden bis zu 75 % der Alkoholerkrankten unter depressiven Symptomen. Die Betroffenen weisen auch Angststörungen auf und sehen im „Freund Alkohol" einen Ausweg, da dieser stimmungsaufhellend und angstlösend wirkt. Ein unheilvoller Teufelskreis setzt sich in Gang. Schlafstörungen, erhöhte Schreckhaftigkeit und Konzentrationsstörungen gehen ebenfalls mit Alkoholabhängigkeit einher.

Weitere Erkrankungen, die aus langjährigen Konsum resultieren, sind Diabetes mellitus, Leberzirrhose, Fettleber, Krebserkrankungen, Schädigungen der Nervenbahnen und demenzielle Störungen (Korsakow-Demenz).

17.6.3 Gefährdungsgrenzen

■ **Kontrollierter Umgang mit Alkohol**

Frauen sollten nicht mehr als 20 g Alkohol pro Tag, Männer nicht mehr als 30 g täglich konsumieren und höchstens 40 g bei besonderen Anlässen, um keine gesundheitlichen Beeinträchtigungen davonzutragen.

■ **Grenzwerte von Alkohol**

Übermäßiger Alkoholkonsum ist ein Prädiktor für Krankheiten und steht auf Platz drei der Risikofaktoren, unmittelbar nach Nikotinkonsum.

Der regelmäßige Konsum von mehr als 60 g reinem Alkohol pro Tag führt bei Männern zu einem hohen Gesundheitsrisiko; bei Frauen sind dies 40 g pro Tag. 40 g reiner Alkohol entspricht z. B. zwei 0,2-l-Gläsern Wein.

Ein weiterer Grenzwert für übermäßigen Konsum ist der Verzehr von mindestens fünf alkoholischen Trinkeinheiten pro Tag an mindestens drei Tagen in der Woche. Eine Trinkeinheit wird definiert als die Menge eines alkoholischen Getränks, die in einem für dieses Getränk üblichen Glas angeboten wird.

Gefährdungsgrenzen für Alkoholgebrauch

ca. 0,5 l Bier

0,2 l für Wein

2 cl für Spirituosen

Umrechnung einer Trinkeinheit in Gramm reinen Alkohol

0,5 l Bier = 18–22 g

0,2 l Wein = 12–24 g

2 cl Spirituosen = 13,1 g

Alkoholmissbrauch

Wer innerhalb eines Jahres durch wiederholten Alkoholkonsum seine Alltagspflichten nicht nachkommen kann, gilt als Missbrauchsnutzer.

■ **Hohes Sterblichkeitsrisiko**

Ein Jugendlicher, der jeden Tag 100 g reinen Alkohol wie z. B. fünf Gläser Bier trinkt, hat infolge von alkoholassoziierten Folgeerkrankungen ein Sterblichkeitsrisiko von ca. 18 %. Wenn er seinen Konsum auf 40 g Alkohol pro Tag reduziert, sinkt das Risiko auf 2 %. Durch den expansiven Konsum werden Organe geschädigt: Gehirn, Leber, Pankreas, Speiseröhre. Alkohol löst Krebserkrankungen aus, besonders am Darm und an der weiblichen Brustdrüse.

Alkoholisierte Jugendliche haben keine ausreichenden Schutzreflexe mehr. Daher nässen oder koten sie ein und sind stark unfallgefährdet. Ein Reflex, um die toxische Menge des getrunkenen Alkohols wieder loszuwerden, ist das Erbrechen.

Der „Kater" ist ein Alarmsignal, eine Vergiftungserscheinung des Körpers. Im Blut reichern sich Stoffwechselendprodukte an, zu erkennen an Flush-Symptomen wie einem geröteten Gesicht. Der Körper wird stark entwässert, dies verursacht Kopfschmerzen.

■ **Adaptation an Alkohol**

Durch die tägliche Aufnahme von z. B. 4,5 Liter Bier werden ca. 0,4 Promille erreicht. Nach einer Zeit der Habituation erfolgt eine Adaptation auf 8,5 Liter Bier, um die gleiche Promillezahl zu erreichen.

17.6.4 Ursachen

Falls die Mutter trinkt, besteht die Gefahr, dass das Kind auch trinken wird; es besteht ein 6-fach höheres Risiko. Trinken beide Eltern regelmäßig Alkohol, so ist die Gefahr sehr groß, dass das Kind abhängig wird. Männliche Jugendliche haben ein größeres Risiko, von Alkohol abhängig zu werden.

Hat der Jugendliche ein unvollständig ausgebildetes aktives Leberenzym, so kann er Alkohol schlechter vertragen, d. h. verstoffwechseln. Sind Schäden an der Leber genetisch bedingt und konsumiert der Betroffene 1 Liter Wein täglich über 15 Jahre, so kann sich eine Leberzirrhose entwickeln.

Wird der Jugendliche durch seine soziale Umwelt beeinflusst, indem er z. B. Gewalterfahrung in der Familie erlebt oder wenn seine Kollegen und Freunde trinken, so wird er schneller abhängig.

Die Gefahr der Abhängigkeit bleibt immer ein individuelles Risiko.

17.6.5 Symptome

Die Diagnose sichert Symptome, die auf drei Ebenen vorkommen:
1. psychische und physiologische Veränderungen, die den Organismus direkt betreffen,
2. uneinsichtiges Krankheitserleben des Betroffenen,
3. Beeinträchtigung der sozialen Teilhabe.

17.6.6 Alkoholwirkungen

■ **Neurophysiologische Wirkungen**

Nach dem Konsum von Alkohol gelangt dieser innerhalb von 10 Minuten in das Gehirn. Dort werden Neurotransmitterstoffe ausgeschüttet: Dopamin und Serotonin. Beide Nervenbotenstoffe sind dafür bekannt, dass Drogen mit Abhängigkeitspotenzial nicht nur Dopamin freisetzen, was natürliche Verstärker wie Nahrungsaufnahme oder Sexualität auch tun, sondern dass sie dies darüber hinaus immer wieder tun. Bei den natürlichen Verstärkern ist dies anders: Wiederholter Konsum eines schmackhaften Essens oder wiederholtes Aufsuchen interessanter sozialer Konstellationen führt meist zu einer Habituation der Dopaminausschüttung, die dem Verlust des Neuigkeitswerts der Situation oder der Nahrung entspricht. Die Wirkung der Drogen dagegen ist unphysiologisch stark, da sie pharmakologisch direkt an den Dopaminrezeptoren ansetzen, z. B. setzt Amphetamin 10-mal mehr Dopamin frei, als dies bei normaler Nahrungsaufnahme der Fall ist.

■ **Toleranzentwicklung**

Es kommt zu zentralnervösen Gegenregulationsvorgängen, die den suchtauslösenden Prozessen entgegengesetzt sind: Es werden striatale Dopamin-D2-Rezeptoren herabreguliert, wenn wiederholter Drogenkonsum zu einer starken Dopaminfreisetzung führt. Es sind diese gegenregulatorischen Vorgänge, die der Toleranzentwicklung unterliegen. Damit wird eine Homöostase erreicht, die aber auf die mehr oder weniger ständige Zufuhr der Suchtsubstanz angewiesen ist.

Sinkt der Blutalkoholspiegel unter einer bestimmten Promille Grenze ab, verspürt der Betroffene einen starken quälenden Suchtdruck sog. „Craving". Das starke Verlangen nach Alkoholkonsum muss der Betroffene sofort befriedigen. „Craving" kann auf der Skala von 1-10 objektiv mittels visueller Analogskala, wie z.B. der Mannheimer Craving-Scale mit 16 Items (MaCS) oder mit der Penn Alcohol Craving Scale (PACS) gemessen werden.

■ **Entzugssymptomatik**

Bei sehr schwer Abhängigen führt allein die Unterbrechung der Alkoholeinnahme über Nacht dazu, dass morgens Entzugssymptomatik auftritt. Dies ist ein Zeichen für eine schwerwiegende längerfristige Veränderung zentralnervöser Vorgänge im Sinne einer Herunterregulierung inhibitorischer Systeme wie der Gamma-Aminobuttersäure-(GABAergen) Neurotransmission mit angstlösender Wirkung. Ein plötzlicher Fortfall der inhibitorischen Drogenwirkung führt dann zum verstärkten Entzug, der sich in Krampfanfällen oder vegetativen Entzugserscheinungen äußern kann.

Als Symptome sind zu beobachten:
- Bewusstseinsstörungen,
- Desorientiertheit,
- Störungen von sensomotorischen Funktionsfähigkeiten, die die Person direkt gefährden, z. B. im Straßenverkehr.

Die weiteren Verhaltensweisen sind übersteigertes Verlangen nach Alkohol, dies beeinträchtigt die Person in ihrer Lebensführung, z. B. der Betroffene vergisst die Nahrungsaufnahme, vernachlässigt Aufgaben für Schule oder Beruf, gerät in finanzielle Schwierigkeiten.

Diese Symptome sind ein Indikator für das Vorliegen einer Erkrankung.

■ **Alkoholhalluzinose**

Leitsymptome dieser akut einsetzenden psychotischen Störung sind ausgeprägte akustische, seltener optische Halluzinationen und Angst, die innerhalb von 48 Stunden nach Absetzen oder Reduzieren des Alkoholkonsums wieder aufhören. Akustische Halluzinationen äußern sich in Stimmenhören im Raum, die in der dritten Person den Betroffenen anreden. Die Stimmen weisen einen beleidigenden oder bedrohlichen Inhalt auf, z. B. Beschimpfungen als Trinker oder Tötungsankündigungen. Aufgrund der daraufhin einsetzenden Angst sind suizidale oder fremdaggressive Handlungen nicht selten. Paranoide Gedanken können auftreten in Form von Beziehungs- oder Verfolgungsideen, auch Eifersuchtswahn kommt vor.

Die Alkoholhalluzinose ist von einer drogeninduzierten Psychose z. B. durch Kokain, Amphetamine, Cannabis, Lysergsäurediethylamid (LSD) abzugrenzen.

■ **Delirium tremens (Alkoholdelir)**

Bei dieser akuten Störung liegen Bewusstseins- und Orientierungsstörungen vor. Nach Abklingen der Störung hat der Betroffene eine Amnesie für das im Delir Erlebte, während der Betroffene mit Alkoholhalluzinose sich an die Ereignisse erinnern kann.

■ **Physiologische Wirkung**

Der Trinker wird fröhlicher, hat eine bessere Stimmung. Er wird aber beim weiteren Trinken auch müder und hilfloser. Durch den Rausch gehen Neuronen zugrunde. Alkohol ist ein Zellgift. In der Leber wird beim Abbau Essigsäure gebildet, welche den Fettaufbau in der Leber fördert. Die Folge sind Fettleber und Leberzirrhose.

Beim plötzlichen Absetzen von Alkohol nach längerem Trinken kommt es zu einem zentralnervösen Ungleichgewicht mit einer erhöhten Erregbarkeit des Gehirns, was im Delir endet und akut lebensbedrohlich werden kann.

Gesundheitsschäden bei Alkoholabhängigkeit auf biopsychosozialer Ebene
Körperlich
- Fettleber (Folgen: Leberzirrhose, Leberkoma)
- Bauchspeicheldrüsenentzündung (Pankreatitis, Folge: Diabetes mellitus)
- Speiseröhren- und/oder Kehlkopfkrebs
- Erweiterte Venen im unteren Abschnitt der Speiseröhre (Ösophagusfundusvarizen) mit dem Risiko der akuten gastrointestinalen Blutung und der Bildung von Aszites (Bauchwassersucht)
- Polyneuropathie (fehlende Wahrnehmung oder Gefühlsstörungen in den Nerven wie Kribbeln, Ameisenlaufen, Brennen)
- Delir als Entzugssyndrom mit der Folge von Krampfanfällen

Psychisch
- Nachlassen der Motivation
- Delir mit Halluzinationen
- Depressionen
- Suizidgefahr
- Später Korsakow-Syndrom (Hirnatrophie, Demenzform)

Psychosozial (Folgeprobleme)
- Schulischer und beruflicher Abstieg (Leistungsabfall)
- Sozialer Abstieg (Gefahr von Wohnungslosigkeit)
- Verwahrlosungstendenzen (körperliche Hygiene)

- Rückzug von sozialen Kontakten (Bruch mit der Familie, mit Freunden)

17.6.7 Alkohol in der Schwangerschaft

Eine Alkoholabhängigkeit begleitet junge Mädchen (Frühgebärende) und Frauen oft schon vor und während der Schwangerschaft. Diese Form der Abhängigkeit kann andauernde körperliche und psychische Schäden beim Kind verursachen, ein sog. fetales Alkoholsyndrom (FAS), auch Alkoholembryopathie genannt. Plazentagängige Substanzen wie Alkohol, aber auch Drogen, Benzodiazepine und Nikotin gelangen über das mütterliche Blut in den Embryo bzw. Fötus, sodass das ungeborene Kind die Suchtstoffe ebenso wie die Mutter aufnimmt. Die Häufigkeit der Störung liegt bei 1:500 Geburten. Prädisponierend für die aus dem fetalen Alkoholsyndrom (FAS) des Kindes resultierende geistige Entwicklungsretardierung ist, wenn die werdende Mutter jeden Tag 30–80 g Alkohol trinkt (Landgraf et al. 2013). Die betroffenen Mädchen nehmen ihre Schwangerschaft aufgrund ihrer Abhängigkeit häufig nicht wahr. Nach der Geburt führen Anforderungen wie z. B. bei der Versorgung des Kindes, unruhige Nächte, Schlafdefizit und Unsicherheiten beim Umgang mit dem Säugling dazu, dass die jungen Mütter Alkohol und Drogen als „Scheinmedikamente" einsetzen. Die Mütter sind dann nicht mehr in der Lage, ihre Kinder zuverlässig zu versorgen.

Die Kinder reagieren mit neonatalen Entzugserscheinungen, mit Regulationsstörungen, die den psychischen Stress der Mütter erhöhen und zu Vernachlässigungen der kindlichen Versorgung führen können.

❯ Eine professionelle Unterstützung alkoholabhängiger Mütter ist dringend erforderlich, zumal die neugeborenen Kinder aufgrund des irreparablen Alkoholsyndroms eine intensive Frühförderung benötigen.

17.6.8 Folgen unbehandelter Alkoholabhängigkeit

Ohne Behandlung ist die durchschnittliche Lebenserwartung des Erkrankten um ca. 12 Jahre vermindert. Häufige Todesursachen sind Suizide, Unfälle im Straßenverkehr, Herz- und Krebserkrankungen. Problematisch ist, dass in vielen Fällen die Abhängigkeit erst relativ spät erkannt wird. Je kürzer das Bestehen der Abhängigkeit, desto besser ist die Prognose. Daher sind Alkoholprävention und Früherkennung im Jugendalter eine wichtige Aufgabe für Eltern, Erzieher und Pädagogen.

17.6.9 Koabhängigkeit

Unter Koabhängigkeit, auch Komplizenverhalten, wird ein unbewusstes, krankheitsunterstützendes Verhalten verstanden.

Besonders Eltern, z. B. Mütter, übernehmen häufig die Rolle des Koabhängigen. Sie helfen peinliche Situationen und Schwächen zu überspielen, indem z. B. die Mutter versucht, das volltrunkene Kind möglichst geräuschlos an den Nachbarn vorbei in die Wohnung zu befördern, oder es in der Schule oder am Ausbildungsplatz entschuldigt. Koabhängige versuchen häufig, die Kranken zu kontrollieren, indem sie Alkoholika verstecken oder die Medikamente in den Abfall werfen. Dies ist eine Art des „Mitspielens", indem der Koabhängige die Verantwortung für den Abhängigen übernimmt. Diese Kontrolle führt niemals zu einer Abstinenz.

Der Koabhängige braucht die Krankheit des Jugendlichen zur eigenen Stabilisierung, genauso wie der Abhängige den Alkohol braucht. Bei zeitweiliger Abstinenz kann der Koabhängige an die Stelle der Abhängigkeitssubstanz treten. In diesen Phasen befriedigt der „Ko" alle Bedürfnisse des Kranken umfassend und ist immer für ihn da. Der „Ko" wird zur Droge und der Abhängige bleibt abhängig durch den „Stoff" der allzu großen Überfürsorge. Oft bricht der Koabhängige zeitlich gesehen vor dem Kranken zusammen und kann diese Unterstützung nicht mehr gewähren, denn er wird regelrecht als „Mitspieler" ausgesaugt. Es dauert nicht lange, dann kommt es bei dem Kranken zu einer erneuten Krise und Rückfälligkeit.

Zum Koabhängigen wird man immer dann, wenn man sich eine Rolle nach den Wünschen des Abhängigkeitskranken zuschieben lässt.

■ **Therapeuten und Koabhängigkeit**

Auch Therapeuten können sich an einer Abhängigkeitsentwicklung beteiligen. Sie haben die Wahl, die Erkrankung und ihre Symptome bewusst oder unbewusst zu übersehen. In ihrer Berufsrolle sind sie sogar verpflichtet, dem Kranken z. B. nach Erbrechen durch übermäßigem Alkoholgenuss oder bei Stürzen unter Alkohol oder Medikamenteneinnahme zu helfen. Durch den Versuch der Kontrolle des Alkoholkonsums während einer stationären Behandlung werden sie zu Mitverantwortlichen, zu „Mitspielern", indem sie die Einnahme von freiverkäuflichen Medikamenten mehr oder weniger „großzügig" befürworten. Koabhängigkeitsverhalten führt dazu, dass sich der Kranke in der Gemeinschaft wohlbehütet fühlt und deshalb keinen Grund hat, seine Erkrankung aktiv anzugehen.

■ **Wie man Koabhängigkeit vermeidet**

Es gilt, die eigene Wahrnehmung für alle Versuche des Abhängigkeitsverhaltens zu schärfen und alle Abhängigkeiten zu vermeiden. Das kann gelingen, wenn Eltern und Therapeuten klare Grenzen setzen. Sie müssen bestimmte klar strukturierte Angebote machen. Eine begleitende Hilfeleistung darf nicht als Belohnung für „gutes" Verhal-

ten gewährt oder zur „Strafe" entzogen werden. Dem Kranken hilft eine förderliche Haltung, mit der bestimmte Versorgungsleistungen, wie z. B. pünktlich an den Therapiesitzungen teilzunehmen, eingefordert werden.

Auf ein striktes Alkoholverbot wird während der Therapiesitzungen oder während des stationären Aufenthalts in der Klinik geachtet und sofort beim Regelverstoß sanktioniert. Wichtig ist, dass nicht nur dem Abhängigkeitskranken, sondern dem gesamten Team alle Hilfsangebote und Grenzen klar und verbindlich vorgegeben sind. Entsteht beim Therapeuten der Eindruck, dass er ausgenutzt wird, in eine dienende Funktion gerät oder von den Wünschen des Kranken überfordert wird, ist dies ein Anlass zu einer Überprüfung der therapeutischen Beziehung, z. B. durch Supervision. Möglicherweise haben sich im Laufe der Zeit zwischenmenschliche Abhängigkeitsverhältnisse entwickelt. Wünschenswert wäre eine Haltung innerhalb klarer Grenzen, die geprägt ist von professioneller Distanz und Nähe zum Abhängigkeitskranken.

17.6.10 Therapeutische Interventionen

Während in Europa nur 18 % der Patienten mit Schizophrenie und 45 % der Patienten mit Depressionen keine spezifische Behandlung bekommen, werden 92 % der Patienten mit Alkoholabhängigkeit nicht spezifisch behandelt.

Ist das Aufhören mit dem Trinken eine Frage des Willens?

Alkoholismus ist eine Erkrankung, keine Frage des Willens. Sie bedarf einer medizinischen Behandlung. Ein Entzug z. B. in der Betty-Ford-Klinik wird mit einem 12-Stufen-Programm durchgeführt. Kontrolliertes Trinken (ein wichtiger Lehrsatz) gilt als Ermutigungsprogramm zum reduzierten Trinken.

Die Therapie der Alkoholsucht gründet auf drei Säulen:

1. Somatische Therapie: stationäre intensivmedizinische Entgiftung über zwei Wochen
   - Engmaschiges Monitoring mit Kreislaufüberwachung: Blutdruck, Puls, Blutzucker, Elektrokardiogramm (EKG), Elektroenzephalografie (EEG)
   - Gabe eines Antikonvulsivums, um Krampfanfälle zu vermeiden
2. Psychologische Begleitung: stationäre Rehabilitation in psychosomatischer Suchtklinik (Kostenträger: Rentenversicherungsträger, Krankenkasse), Dauer bis zu 6 Monate
   - Einübung eines strukturierten Tagesablaufs durch Ergotherapie mit Kreativangeboten
   - Gleichzeitig Teilnahme an einer Gesprächspsychotherapie in Einzel- und/oder Gruppensitzungen
   - Aversionstherapie: aversive Reize werden zur Abschwächung oder Ausmerzung unerwünschten Verhaltens anwendet. Ein ursprünglich positiv erlebter Reiz durch Koppelung mit einem aversiven Reiz, z. B. mit Übelkeit erregendem Alkohol, wird als aversive Konditionierung negativ besetzt. Unerwünschte attraktive Reize können auch (als „symbolische" aversive Konditionierung) mit unlustvollen Vorstellungen gekoppelt werden.
3. Soziotherapie als ambulante Langzeitnachsorge
   - Besuch einer Selbsthilfegruppe für anonyme Alkoholiker und deren Angehörige
   - Informationsangebote in Beratungsstellen: Anträge für soziale Hilfen, z. B berufliche Wiedereingliederung über die Arbeitsagentur, Beantragung von Wohngeld, Wohnen in betreuter Wohngruppe für Jugendliche, Praktika in Werkhöfen etc.

■ **Kann Alkoholabhängigkeit mit Medikamenten therapiert werden?**

Neuere Studien deuten darauf hin, dass die Erkrankung mit dem Medikament Baclofen therapiert werden kann. Das Medikament ist in Frankreich seit Juni 2013 begrenzt für zwei Jahre zugelassen. Mittlerweile rezeptieren ca. 6000 französische Ärzte das Medikament.

Das Mittel wird seit 1975 als Muskelrelaxans bei Muskelkrämpfen und Spastiken eingesetzt. Der französische Kardiologe Oliver Ameisen (verstorben am 18. Juli 2013) hatte an sich selbst erfolgreich den Wirkstoff Baclofen getestet, um sein Trinkverhalten in den Griff zu bekommen. Er zeigte mit dem Selbstversuch, dass unter der Medikamenteneinnahme das Verlangen nach Alkohol nachlässt.

17.6.11 Der Fall „Johannes"

Mit 11 Jahren hat Johannes angefangen zu trinken. Seinen Vater hat er des Öfteren betrunken erlebt. Den ersten Rausch hatte er mit 12 Jahren. Seit dem 16. Lebensjahr trinkt er jeden Tag Alkohol. Seit dem 19. Lebensjahr leidet er unter Kontrollverlust und kann nicht mehr aufhören. Heute, mit 21 Jahren, hat er keine sozialen Kontakte mehr. Der Tischlermeister des Ausbildungsbetriebes steht kurz davor, seinen Lehrvertrag zu kündigen, weil er oft zu spät kommt, unentschuldigt fehlt und oberflächlich gefertigte Arbeiten abliefert. Es gibt Tage, da liegt Johannes nur im Bett und schläft. Bereits 20 Minuten nach dem Aufwachen muss Johannes das erste Glas Alkohol zu sich nehmen, weil der Körper ansonsten unter starkem Zittern leidet. Er beginnt morgens und hört am Abend auf, Alkohol zu trinken; er trinkt ca. 4 Liter Wein und 6–7 Flaschen Bier am Tag.

In der Suchtberatungsstelle sagt Johannes zum Berater: „Alkohol macht meinen Alltag zur Hölle. Helft mir, meinen Konsum zu kontrollieren, damit ich wieder normal sein kann!"

▪▪ Handlungsaufgaben

1. Analysieren Sie Ursachen, die hinter dem abhängigen Verhalten des Jugendlichen vermutet werden könnten.
2. Benennen Sie Therapieangebote, um den Jugendlichen abstinent machen zu können.
3. Diskutieren Sie in der Arbeitsgruppe Pro- und Contra-Argumente, ob ein potenzielles Suchtmedikament (z. B. Baclofen) gegen die Alkoholabhängigkeit eingesetzt werden sollte.

Erwartungshorizont

✅ Antwort zu Frage 1

Zunächst muss festgehalten werden, dass Alkoholismus nicht erblich bedingt ist. Es ist aber bekannt, dass Kinder von alkoholkranken Eltern ein höheres Risiko mitbringen, später auch an Alkoholabhängigkeit zu erkranken.

Neurowissenschaftlich gehört Johannes zu den Personen, die sehr stark auf Reize reagieren, die das Belohnungszentrum (entdeckt in den 1950er-Jahren) aktivieren. Es liegt eine Fehlsteuerung im Gehirn vor, Neurotransmitterstoffe werden verstärkt ausgeschüttet, die das Suchtverhalten steuern.

Bereits beim Anblick von einem Glas Wein wird Dopamin ausschüttet, welches für Wohlbefinden und Entspannung sorgt. Es entsteht mit der Zeit ein Suchtgedächtnis, und hier beginnt die psychische Abhängigkeit. Das Verlangen nach der Substanz wird immer größer, dies wird „Craving" genannt. Der „Suchtdruck" kann anhand einer Skala von 1–10 objektiv eingeschätzt werden. Um das Suchtgedächtnis zu löschen, braucht es Zeit. Dies kann unter einer Therapie ein Jahr und länger dauern.

✅ Antwort zu Frage 2
Alkohol als Ersatz für unbewältigbare Emotionen

Eine erfolgreiche Therapie zur Alkoholabstinenz muss psychosoziale Faktoren einbeziehen. Denn es gibt kaum einen Betroffenen, welcher nur eine Abhängigkeitserkrankung aufweist. Die meisten Substanzen, welche abhängig machen, sind ins Spiel gekommen, weil die Betroffenen mit Emotionen nicht gut umgehen können, sei es aufgrund einer psychischen Störung wie z. B. Depression, Burn-out, Persönlichkeitsstörung oder einer akut belastenden Situationen, mit der man keinen guten Umgang hatte. Dann wird Alkohol konsumiert, um die entstanden aversiven Emotionen nicht mehr spüren zu müssen.

Die Suchtentwöhnung in einer Akutklinik mit anschließendem Aufenthalt in einer psychosomatischen Rehabilitationsklinik steht an erster Stelle. Der Jugendliche muss lernen, mithilfe von ergotherapeutischen Angeboten seinen Tag wieder zu strukturieren. Er benötigt Beratung über eine berufliche Rehabilitation, um seine Lehre als Tischler wieder aufnehmen und abschließen zu können. In der Psychotherapie sind Strategien zum Umgang mit Disstress zu erarbeiten, um nicht wieder rückfällig zu werden. Biografische Faktoren aus der Kindheit, aus dem emotionalen sozialen familiären Umfeld, sollten aufgearbeitet werden. Soziale Kontakte zu Gleichaltrigen und zu Mitbetroffenen kann der Jugendliche finden, indem er wöchentlich eine Selbsthilfegruppe besucht, die möglichst wohnortnah aufzufinden ist.

✅ Antwort zu Frage 3
Pro-Argumente

- Baclofen beeinflusst eine durch Alkohol oder alkoholassoziierte Reize bedingte Freisetzung des Neurotransmitters Dopamin im sog. Belohnungssystem des Gehirns.
- Unter der Wirkstoffeinnahme kann eine Verhaltensänderung eintreten: Wohlbefinden und Entspannung blei-

ben aus, Gleichgültigkeit gegenüber Alkohol stellt sich ein. Der Jugendliche bekommt innerhalb kürzester Zeit die Chance, seine Tischlerlehre erfolgreich fortzusetzen. Einem Trinker ist es angenehm, wenn andere auch trinken, somit könnte der Jugendliche unter Medikamenteneinnahme kontrolliert weiter trinken, bis zur Erreichung des Ziels, abstinent zu sein.

Contra-Argumente

Das medikamentöse Konzept ist langfristig gesehen nicht mit psychosozialen Angeboten verknüpft. Der Körper des Jugendlichen ist bereits vorgeschädigt, weil er im frühen Jugendalter angefangen hat zu trinken. Unter dem Medikament trinkt er zwar kontrolliert weiter, doch der Prozess der organischen Zelldegeneration wird sich schleichend fortsetzen, sodass u. a. die geschädigte Leber sich nicht regenerieren kann. Nachteilig stellt sich ein ungünstiger psychologischer Effekt ein: Der Jugendliche gleitet in die Medikamentenabhängigkeit (im vorliegenden Fall von Baclofen) hinein. Das Medikament birgt, je nach Dosierung, Nebenwirkungen: Sedierung, Benommenheit, Impotenz, Inkontinenz. Es kann geschlussfolgert werden, dass mit geeigneten Konzepten absolute Abstinenz angestrebt werden sollte. Die Medizin beginnt dort, wo sie machtlos ist – und erst dann beginnt sie zu heilen.

■ **Hohe Rückfallquote**

Ohne einen Entzug schaffen es gerade einmal 25 % der Abhängigen, abstinent zu leben. Erst wer ein Jahr ohne Alkohol auskommt, hat Chancen, die Erkrankung zu überwinden.

In der Zeit des Entzugs sollte auf Alkohol z. B. in Lebensmitteln komplett verzichtet werden. Vorsicht ist auch geboten bei Putzmitteln und Kosmetika, welche nach Alkohol riechen.

Streit und ein falsches Wort eines Freundes, einer Freundin, der Eltern oder des Arbeitgebers können einen erneuten Absturz verursachen.

Die Betroffenen benötigen eine Zeit der Abstinenz, in der sie sich stabil genug fühlen, der Gefahr, welche vom Alkohol ausgehen kann, zu widerstehen. Dabei helfen Selbsthilfegruppen oder auch ein unterstützendes soziales Umfeld wie z. B. Familienangehörige.

> **Worauf Therapeuten und Pädagogen achten sollten**

Damit heranwachsende Menschen gegenüber Abhängigkeiten egal welcher Art eine kritische Haltung und Selbstreflexion lernen und einnehmen können, sollte die Abhängigkeitsthematik als Präventionsthema in Kitas, Regel- und Berufsfachschulen angeboten werden. Aktuelle Themen, altersgerecht aufbereitet, sind dazu in Bildungslehrpläne zu verankern und von Experten und idealerweise von ehemaligen Betroffenen anschaulich, auch auf Elternsprechtagen, zu unterrichten. Damit eine adäquate nachhaltige Umsetzung gelingt, sind Leiter von Bildungseinrichtungen, Lehrer, Erzieher und Therapeuten angehalten, ihrer Fürsorgeverpflichtung, welche sie gegenüber in Entwicklung stehenden heranwachsenden Menschen haben, nachzukommen.

Von Abhängigkeit betroffene Kinder und Jugendliche erfahren aufgrund von Scham und Stigmatisierung nur wenig Hilfe in unserer Gesellschaft (Kindergarten, Schule, Berufsausbildung). Die 2004 in Berlin gegründete Interessenvertretung NACOA e.V. als offizielle Partnerorganisation der US-amerikanischen National Association for Children of Alcoholics berät Kinder und Jugendliche aus Abhängigkeitsfamilien im niedrigschwelligen Bereich. Der

Beratungskontakt ist auch online möglich. Pädagogen und Fachkräfte aus dem Gesundheitsbereich, die Beratungsbedarf für die professionelle Unterstützung von COAs haben, erhalten vom Beratungsteam kompetente fachliche Beratung per E-Mail oder Telefon. NACOA vertritt den Standpunkt, dass keines der verletzlichen Kinder und Jugendliche in Isolation und ohne Unterstützung aufwachsen sollte.

Angehörige und Begleiter können für Stabilität sorgen, indem sie dem Alltag eines alkoholabhängigen Jugendlichen Struktur geben. Fatal wäre es jedoch, eigene Interessen und Bedürfnisse aus den Augen zu verlieren oder gar in eine Koabhängigkeit zu verfallen. Als unterstützend haben sich Selbsthilfegruppen für Angehörige erwiesen, wo in einem geschützten Rahmen Begegnung mit Gleichbetroffenen möglich ist. Die Phase des Suchtentzugs sowie das Leben nach der Entwöhnung lassen sich mit emotionaler Unterstützung dieser Gruppe leichter bewältigen.

17.7 Substanzgebrauchsstörung

Etwa zwei Millionen Menschen sind von Substanzen wie z. B. Medikamenten abhängig, vorwiegend von Benzodiazepinen. Drogenabhängigkeit und damit verbundene Drogentote sind seit den 1980er-Jahren zurückgegangen. Eine größere Gefahr geht heute von über das Internet zu bestellenden legalen Rauschstoffen, den sog. „Legal Highs", aus. Die Rauschmittel oder Stimulanzien, die geraucht oder eingenommen werden, enthalten neu entwickelte halluzinogen wirksame Stoffe, die noch nicht im Betäubungsmittelgesetz aufgelistet sind. Aus diesem Grund gelangen sie legal in den Handel. Diese psychoaktiv wirksamen Substanzen werden z. B. als Räuchermischungen (bestehen hauptsächlich aus synthetischen Cannabinoiden), Lufterfrischer, Badesalzdrogen (enthalten amphetaminähnliche Stoffe), Kräuterteemischungen oder als Herbal Ecstasy (enthält z. T. Holzrosensamen) angeboten und sind über Internetshops kostengünstig zu bestellen. Die Substanzen wirken 100-fach stärker als natürliches Marihuana. Die Drogen werden auf den Verpackungen als solche nicht ausgewiesen. Schlafstörungen, Panikattacken, gesteigerte Aggressivität, Angst- und akute Verwirrtheitszustände sowie ein hohes Abhängigkeitspotenzial sind negative Folgen.

17.7.1 Klassifikation

Bei der Abhängigkeit von Stoffen wird medizinisch unterschieden zwischen
- Drogenabhängigkeit,
- fortgeschrittener Drogenabhängigkeit (Substanzmissbrauch),
- Drogengefährdung (regelmäßiger Cannabiskonsum und/oder gelegentlicher Konsum anderer Drogen, z. B. „Legal Highs") und
- gelegentlichem Cannabiskonsum.

Medikamente wie z. B. Adumbran (Tranquilizer aus der Gruppe der Benzodiazepine) können einem Jugendlichen z. B. vor Prüfungssituationen vom Hausarzt zur Beruhigung verschrieben werden. Die Medikamente entwickeln beim Betroffenen innerhalb von vier Wochen ein hohes Abhängigkeitspotenzial. Darüber hinaus verstärken sie die Symptome, unter denen der Jugendliche ohnehin leidet: Prüfungsangst, innere Unruhe, Schlafstörungen, Antriebslosigkeit. Der Prüfling zeigt unter der Medikamenteneinnahme zwar keine Angst mehr, bekommt aber beim Lösen der Aufgaben starke Gedächtnisprobleme und reagiert zudem verlangsamt.

Ein verantwortungsvoller Arzt und Apotheker weist kritisch auf die Nebenwirkungen von Beruhigungsmedikamenten hin.

17.7.2 Therapeutische Interventionen

Jugendliche und ihre Familien erhalten Hilfen bei Beratungsstellen der Kinder- und Jugendhilfe der Jugendämter, Familienberatungsstellen oder bei der Drogenhilfe der Gesundheitsämter.

Eine Möglichkeit zum Medikamentenentzug ist das KISS-Programm (KISS = Kompetenz im selbstbestimmten Substanzkonsum). Ein Betroffener listet in einem Tagebuch seinen Drogenkonsum täglich auf. Dadurch soll er lernen, seinen Suchtstoffen zu widerstehen. Anstelle zu Drogen zu greifen, soll er ein gesundheitsbewusstes Verhalten zeigen. Er soll lernen, sich selbst zu kontrollieren. Wissenschaftlich ist diese Methode jedoch umstritten.

17.7.3 Der Fall „Franz"

Auf der Akutstation der Kinder- und Jugendpsychiatrie wird der 19-jährige Franz zur elektiven stationären Entzugssyndrombehandlung aufgenommen. Er kommt in Begleitung seiner Eltern und der Freundin, die durch seinen in den letzten Monaten hilflosen Zustand u. a. akuter Verwirrtheit mit Stürzen in der elterlichen Wohnung überfordert wirken.

Der leicht benommen wirkende, etwas dysarthrische und ataktische Patient ist spürbar fremdmotiviert für den Benzodiazepinentzug.

Franz sagt zu Ihnen, verlangsamt im Denken und im leisen Tonfall: „Im letzten Jahr habe ich meine gesamte Kraft nur dafür aufgebracht, mir die Tabletten Lorazepam bei verschiedenen Ärzten zu besorgen [exzessives Ärzte-Hopping]. Auch habe ich meine Freundin, deren Vater Apotheker ist, dazu bewegt, mir größere Mengen ohne Rezept auszuhändigen. Meine Lehre als Heizungsbauer und Installateur kann ich im Moment nicht weitermachen, die habe ich geschmissen. Jetzt bin ich seit Wochen krankgeschrieben. Ich bin nicht mehr in der Lage, komplexe Tätigkeiten zu planen und zu erledigen. Ich bin sehr unkonzentriert, vergesslich, alles ist mir egal und ich habe zu nichts mehr richtig Lust. Nachts kann ich nicht mehr schlafen. So kann es mit mir nicht weitergehen."

■■ **Handlungsaufgaben**

1. Zählen Sie die Entzugsbeschwerden auf biologischer sowie psychischer Ebene auf, unter denen Franz vermutlich in den kommenden Tagen während der Entgiftung leiden wird.

2. Erläutern Sie psychosoziale Unterstützungsangebote in Einzel-, Gruppen- sowie Familientherapie, die nach den ersten Tagen des akuten Entzugs bei Franz greifen müssten, damit er wieder psychische Stabilität erreicht.

Erwartungshorizont

✓ **Antwort zu Frage 1**
Beschwerden auf biologischer Ebene: vermehrtes Schwitzen, Ruhetremor, Gleichgewichtsstörungen, Hypertonie, Tachykardie, starke Übelkeit mit Erbrechen, Schlafstörungen

Beschwerden auf psychischer Ebene: massive Unruhe, Stimmungsschwankungen, Angstattacken

✓ **Antwort zu Aufgabe 2**
Einzeltherapie

Ergotherapeutische Maßnahmen zur Tagesstrukturierung sind bedeutsam, z. B. Aufstellen von Tagesaktivitäten wie Tisch- und Telefondienst, Umsetzung von Wunschaktivitäten wie ein Besuch von Musik- oder Filmveranstaltungen außerhalb der Klinik. Konzentrationstrainings helfen, dass die mentale Leistungsfähigkeit wieder verbessert wird.

Des Weiteren braucht Franz einen Psychologen, der in Einzelgesprächen mit ihm evaluiert, warum es zu der extremen Abhängigkeit kommen konnte (Überforderung durch Eltern, Lehrer, andere Ereignisse etc.). Die Erwartungsangst, dass es nicht ohne Medikamente geht, muss reduziert werden und die Aufmerksamkeit muss auf andere Dinge im Alltag gelenkt werden. Eine Entkatastrophisierung der Gedanken steht des Weiteren im Mittelpunkt.

Gruppentherapie

Nach einigen Tagen der akuten Entgiftung sind sportliche Aktivitäten mit einem Physiotherapeuten wie z. B. Schwimmen, Powerworking, Ballspiele in der Gruppe mit Gleichaltrigen sinnvoll, damit Franz motiviert wird und seinen Entzug durchhält. Erforderlich wäre die Teilnahme an Gruppengesprächen mit Gleichaltrigen, die an Substanzgebrauchsstörungen leiden. Die Vermittlung zu einer Selbsthilfegruppe für Betroffene am Heimatort trägt dazu bei, dass auch im häuslichen Umfeld die Entwöhnung anhält.

Familientherapie

Eine in der Klinik beginnende Familientherapie, u. a. mit der Freundin, läuft parallel, damit familiendynamische Ursachen zur Abhängigkeitsentwicklung aufgedeckt werden können. Eine Beratung vom Arbeitsamt zur Wiederaufnahme der abgebrochenen Lehre und die Teilnahme an einer beruflichen Rehabilitationsmaßnahme unterstützen Franz in seiner Berufsfindung.

Ein weiteres Beispiel für eine Substanzgebrauchsstörung ist der Fall der 15-jährigen Sarah:

Sarah, 15 Jahre alt, verlor mit 11 Jahren ihre Mutter durch Suizid. Der Vater ließ sie daraufhin mit den zwei Geschwistern allein. Sarah lebte drei Jahre bei Pflegeeltern. Seit einem Jahr ist sie obdachlos. Von der Straße wurde sie von einem Streetworker in die Kinder- und Jugendpsychiatrie eingewiesen. Durch das suizidale Ereignis der Mutter ist die Jugendliche schwer traumatisiert. Damit Sarah die psychischen Belastungen aushält, konsumiert sie Cannabis. ◀

■ Cannabis als Fluch oder Segen?

Um zu ergründen, warum die Erforschung von Cannabis viele Ungereimtheiten verursacht, lohnt sich ein Fokus auf die Pharmakologie. Cannabis ist ein Oberbegriff, hinter dem sich ca. 60 Cannabinoide verstecken. Deren Wirkungen sind z. T. noch nicht erforscht. Die Wirkstoffe Tetrahydrocannabinol (THC) und Cannabidiol (CBD) können synthetisiert werden und sind in experimentellen Tier- und Humanstudien untersucht (Schnell 2014).

THC verursacht den Rauschzustand beim Patienten und verursacht akute kognitive Defizite. Der Wirkstoff CBD wirkt dagegen als Antagonist, er wirkt psychotrop, d. h., er hat eine antipsychotische, anxiolytische und antidepressive Eigenschaft.

Kritisch ist anzumerken, dass bezüglich der Erforschung von Cannabis die Gabe von nichtexperimentell applizierten Cannabinoiden nicht kontrollierbar dosierbar ist. Angehende Versuche, über den Schwarzmarktpreis die Qualität des konsumierten Cannabis, v. a. den THC-Gehalt, zu rekonstruieren, erlauben nur eine grobe Orientierung. Meist wird von Jugendlichen Cannabis mit relativ hohem CBD-Gehalt konsumiert, welches die Abhängigkeitskomponente ausmacht. In einer aktuellen Studie aus England konnte ein 3-fach erhöhtes Risiko für eine Psychose bei den Konsumenten von hochpotentem Cannabis festgestellt werden. Wird die Substanz täglich konsumiert, erhöht sich das Risiko auf das 5-Fache.

17.8 **Medienabhängigkeit**

Immer online sein: surfen, chatten, spielen – ohne Internet geht heute gar nichts mehr. Digitale Medien und das Internet entwickeln sich sehr schnell und sind ein fester Bestandteil des privaten, schulischen und beruflichen Alltags geworden. Gefahren können insbesondere für Kinder und Jugendliche davon ausgehen, wenn die Nutzung von Medien unkontrolliert und nicht altersgerecht erfolgt. Daher brauchen Heranwachsende eine pädagogische Heranführung, damit sie adäquat mit Medien umgehen lernen. Ein pathologisches Nutzungsmuster sollte frühzeitig erkannt werden, um eine Störung optimal therapieren zu können. Andernfalls können Entwicklungsverzögerungen, Schul- bzw. Ausbildungsversagen und weitere dramatische Konsequenzen für persönliche Lebensbereiche, z. B. der Abbruch privater Beziehungen, drohen.

Warum ist der Schüler so oft krank? Ist er in den letzten Monaten nicht immer aufbrausender geworden und hat einen sehr müden Eindruck hinterlassen? Und tritt sein Leistungsabfall in letzter Zeit nicht immer deutlicher zutage? Ergibt sich ein solches Bild, machen sich Eltern bzw. Lehrer Sorgen: Was tun? Ein solches verändertes Verhalten kann alle möglichen Ursachen haben, z. B. eine nicht weiter ernstzunehmende Befindlichkeitsstörung, Überforderung in der Schule oder am Ausbildungsplatz. Es kann aber auch eine ernstzunehmende Medienabhängigkeit zugrunde liegen.

Wie sollen sich Mitarbeiter aus therapeutischen Berufen dann verhalten? Welches sind geeignete Handlungsmöglichkeiten?

Alle Personen, die heute am gesellschaftlichen Leben aktiv teilnehmen, kommen ohne digitale Medien wie Laptop, Internet, Smartphone, Tablet etc. nicht mehr aus. Neben der Alkoholpädagogik braucht es daher heute eine Medienpädagogik. Medienkompetenz erwerben Kinder recht früh im Elternhaus und in der Grundschule. Diese Form der Kompetenz zu erwerben ist eine Frage der Bildung. Wie lernen aber Kinder, Medien bewusst einzusetzen?

In der untersten Bildungsschicht gibt es in den Kinderzimmern mehr Spielkonsolen, es wird geballert und gezockt. Eltern aus den obersten Bildungsschichten setzen den Computer bei ihren Kindern bewusst ein. Die PISA-Studie liefert dazu eindeutige Beweise: Die Schulnoten der 15-Jährigen, die einen Computer haben, sind schlechter als bei den 15-Jährigen, die Bücher lesen und keinen Computer haben.

Mädchen sind von sozialen Netzwerken abhängig, Jungen mehr von Computerspielen. Mädchen wollen Bestätigung, Lob und ihr Selbstwertgefühl durch Internetfreunde erhalten. Jungen lieben mehr den Wettkampf und wollen über Gewinne Bestätigung erzielen.

Eltern müssen für Alternativen sorgen und ein Wertesystem für ihre Kinder aufbauen.

17.8.1 **Epidemiologie**

Auf der Grundlage neu entstandener Lebenswelten beinhalten Medien für Kinder und Jugendliche Risiken für die Entstehung einer Abhängigkeit. 1 % der Bevölkerung leidet an Internetsucht, bei den 14- bis 16-Jährigen sind es bereits 4 %.

Die Prävalenz der Medienabhängigkeit liegt in Deutschland bei ca. 3–5 %. Bei der Mehrzahl der Betroffenen gehen die Störungen mit komorbiden internalisierenden Störungsbildern einher. Aus entwicklungspsychologischer Sicht gab es in den vergangenen 70 Jahren keinen im Ausmaß vergleichbaren Determinanten auf die Kindheit und Adoleszenz.

Die Computerspielsucht wurde 2013 als Forschungsdiagnose in das DSM-5 und im Juni 2018 als klinische Diagnose in die Online-Version der ICD-11 unter Impulskontrollstörung aufgenommen.

17.8.2 Definition

Unter dem Begriff „medienbezogene Störungen" werden sowohl eine problematische Nutzung des Internets als auch ein problematischer Gebrauch von Computerspielen und sozialen Netzwerken (Messenger, Blogs) zusammengefasst.

Formen exzessiver Internetnutzung sind:
- Internetpornografie,
- Onlinebeziehungen,
- Glücksspiel,
- Auktions- und Shopping-Seiten,
- Surfen oder Absuchen von Datenbanken,
- Online-Spiele.

■ Online – Spielstörung (Impulskontrollstörung)

Wenn Gamen zur virtuellen Ersatzhandlung wird.

Die betroffenen Jugendlichen spielen bis zu 19 Stunden täglich am Computer und vernachlässigen alle ihre notwendigen Lebensaktivitäten, u. a. welche Schule und Berufsausbildung mit sich bringen. Sie können sozial und körperlich verwahrlosen: bewegen sich kaum, essen am Computer, können schnell an Körpergewicht zunehmen, vernachlässigen ihre Körperpflege und Kleidung.

In der Therapie berichten die Betroffenen, dass sie während ihrer extremen Abhängigkeit nur „existiert" haben, mehr nicht. Sie leben im Sog des Computerspiels.

Jeder 3. bis 4. Jugendliche z. B. in der Schweiz sitzt heute mehr als eine Stunde vor dem PC und spielt Computerspiele.

Die Betroffenen spielen weil sie dafür entsprechend belohnt werden.

In der realen Welt können sie bei ihren Mitmenschen keine Gefühle deuten bzw. wahrnehmen. Was als Ausnahme beginnt, wird zur alltäglichen Norm. Der Abhängige wird dabei langsam selber zur Spielfigur Sprechen Eltern und Lehrer das Problem an, so wird es beschönigt, d. h. der Betroffene will, wie andere Abhängigkeitserkrankte auch, sein Spielproblem nicht wahrhaben, er zeigt keine Krankheitseinsicht. Es dauert nicht lange, dann wird die eigene Familie zum „Gegner". Wegen ihres exzessiven Spielens werden die Betroffenen oftmals aus ihren Familien verstoßen. Dann hilft Gamen einem Betroffenen um mit dem familiären Konflikt zurecht zu kommen. Gamesabhängige sind weniger sozial auffällig, sie isolieren sich, mauern sich vor ihrem Computer regelrecht ein. Das Spektrum ihres sozialen Austausches wird mehr und mehr eingeschränkt: allmählich verlieren sie ihre Tagesstruktur, schämen sich außer Haus zu gehen.

Je früher junge Menschen mit Computerspielen beginnen, desto eher können sie den Zugang zu ihren eigenen Gefühlen verlieren.

Dann bleibt ihre emotionale und soziale Kompetenzentwicklung rudimentär und besonders in schwierigen Situationen flüchtet sich der Jugendliche ins Computerspiel; Spielen sorgt dann für Ablenkung und Verdrängung. Online zu sein, schützt davor Emotionen zu spüren.

■ Therapie

Werden während der Therapie einem Betroffenen auferlegt, den Computer bzw. die Camesgeräte einen Monat abzugeben, kann es aufgrund des Suchtdruckes (craving) schnell zur Suchtverlagerung kommen: der Jugendliche fängt an zu Rauchen oder zu viel zu Essen.

In der Therapie wird die Selbstwahrnehmung bzw. das Körperempfinden trainiert. Die Betroffenen sollen in der Psychotherapie lernen ihre Emotionen auszusprechen, sie müssen neu spüren, dass sie auch Fehler machen und sie deswegen als Person trotzallem wertgeschätzt werden.

Sie lernen sich interaktiv abzugrenzen, d. h. nicht nur auszusprechen, was von ihnen erwartet wird, sondern, dass sie ihren eigenen Willen kundtun.

Wird ein Kind mit 10 Jahren gamesabhängig und kommt als junger Erwachsener mit 24 Jahren erst in die stationäre Psychiatrie zur Entwöhnungsbehandlung, dann kann es eine Weile dauern, bis der Betroffene einen normalen Tagesablauf einhalten kann.

Wenn man am Tiefpunkt ist, braucht es doppelt so lange, wieder gesund zu werden.

17.8.3 Diagnostik

Zunächst erfolgt eine Exploration des Jugendlichen und seiner Bezugspersonen zur Erhebung der Anamnese. Dazu werden erfragt: Beschäftigung mit Medien im Tagesverlauf mit Nutzungsart, -zeiten, Funktionalität, Rahmenbedingungen und Begleitsymptomatiken.

Ergänzend zur anamnestischen abhängigkeitsspezifischen Symptomenerfassung bietet sich der Einsatz von Assessments zur Diagnostik an.

Ein geeignetes Assessment ist die Klinische Checkliste zu Internetbezogenen Störungen (AICA-C) (Müller und Wölfling 2017), ein halbstandardisiertes strukturiertes klinisches Interview für (junge) Erwachsene. Das Instrument ermöglicht ein individuelles, angepasstes exploratives Vorgehen mit Fragen und Beurteilungsregeln nicht nur zur Diagnostik, sondern auch zur Verlaufsbeurteilung.

Insgesamt werden neun Kriterien zur Beschreibung der Computerspielabhängigkeit definiert. Diese sind aus den Kriterien zur Diagnostik von pathologischem Glücksspiel abgeleitet. Zur Diagnosestellung müssen mindestens fünf dieser neun Kriterien in den letzten drei Monaten erfüllt worden

sein. Die einheitliche klinische Diagnose stellt die Grundlage für geeignete Therapiekonzepte dar. ◘ Tab. 17.1 zeigt die neuen diagnostischen Kriterien der Internetsucht nach DSM-5.

◘ **Tab. 17.1** Diagnostische Kriterien der Internetsucht nach DSM-5

Kriterium	Merkmale
1	Übermäßige Beschäftigung mit dem Computer: gedankliche Vereinnahmung durch ein Computerspiel
2	Entzugssymptomatik: Gereiztheit, Unruhe, Ängstlichkeit oder Traurigkeit, wenn das Computerspiel entfällt
3	Toleranzentwicklung: Bedürfnis nach längeren Spielzeiten nimmt zu
4	Kontrollverlust: Kontrolle über das Computerspiel geht verloren
5	Interessenverlust: an früheren Hobbys, Freizeitaktivitäten
6	Fortführung eines exzessiven Computerspielens trotz der Einsicht in die psychosozialen Folgen
7	Täuschung: von Familienangehörigen, Lehrern, Therapeuten in Bezug auf tägliche Nutzung des Computerspielens
8	Nutzung des Computerspiels, um einer negativen Stimmungslage/ Situation zu entfliehen oder sie abzuschwächen: Gefühle der Hilflosigkeit, Schuld, Ängstlichkeit
9	Gefährdung oder Verlust: einer wichtigen Beziehung, der Arbeits- oder Ausbildungs-/ Karrieremöglichkeit aufgrund des Computerspielens

17.8.4 Symptome und Warnzeichen

Symptome für eine Medienabhängigkeit sind:

- Leistungsabfall in der Schule und in Berufsausbildung/Studium: Vernachlässigung von Pflichten, mit überdurchschnittlich hohen Fehlzeiten,
- Schlafstörungen: verschobener Schlaf-Wach-Rhythmus,
- soziale Isolation: Rückzug von Freizeitaktivitäten und sozialen Beziehungen,
- erhöhte Ängstlichkeit,
- niedergedrückte Stimmungslage.

Medienabhängigkeit macht sich dadurch bemerkbar, dass der innere Druck steigt, Medien (z. B. Videospiele am TV) bedienen zu müssen. Entzugssymptome treten auf: innere Unruhe, Konzentrationsprobleme, Gereiztheit etc. Das Gehirn eines Menschen im Alter von 12–14 Jahren ist noch nicht voll entwickelt. Sind Kinder an den Wochenenden 7–12 Stunden im Netz unterwegs, so ist es nicht verwunderlich, dass sie keine sozialen Kontakte mehr aufweisen. Im Netz wöchentlich 30 Stunden unterwegs zu sein gilt als grenzwertig, und es besteht die Gefahr, medienabhängig zu werden.

> ▶ **Beispiel**
>
> Peter, ein 23-jähriger Student, berichtet: „Ich habe vier Jahre lang täglich 20 Stunden am Tag Computer gespielt. Nach einer Therapie spiele ich heute nur noch täglich ca. eine Stunde. Im Computer habe ich eine Technik installiert, die nach einer Stunde das intensive Spiel beendet. Die im Computer eingebaute Sperre beendet abrupt das Spiel. Trotz Suchttherapie liegt bei mir eine hohe Rückfallgefährdung vor." ◀

Bezüglich des Suchtbegriffs ist es sinnvoll, Leitsymptome wie das Verlangen nach einer Substanz oder ein bestimmtes Verhaltensmuster oder die verminderte Kontrolle über dieses Verhalten nur dann als objektivierbare Symptome einer Erkrankung zu verstehen, wenn sie wesentliche Funktionen des betroffenen Organs, in diesem Fall des Gehirns, einschränken.

Da menschliches Leben und Verhalten so vielfältig ist und sich in den unterschiedlichen kulturellen und sozialen Mustern zeigt, muss jede Definition wesentlicher zentralnervöser Funktionen soweit wie möglich kulturell übergreifend formuliert werden.

Kennzeichen einer Abhängigkeitserkrankung sollten objektivierbare Funktionsstörungen aufweisen. Sie bekommen einen Krankheitswert, wenn sie entweder subjektiv mit einem ausgeprägten Leidenszustand auf Seiten des Betroffenen verbunden sind oder ganz basale Tätigkeiten beeinträchtigen, die für das alltägliche Leben notwendig sind, wie z. B. Körperpflege, Nahrungsaufnahme, Aufgabenerledigungen für Schule und Ausbildung.

Wer das Internet so exzessiv nutzt, dass er oder sie sich durch mangelnde Nahrungsaufnahme und Körperhygiene schadet, kann Anspruch darauf erheben, als „krank" wahrgenommen zu werden und therapeutische Leistungen einfordern, die vom Krankenversicherungssystem erstattet werden können.

17.8.5 Gefahr im Internet: Cyber-Grooming

Erwachsene insbesondere mit pädophiler Präferenz geben sich im Internet in Chats oder in sozialen Netzwerken häufig als Jugendliche aus.

Durch Komplimente erschleichen sie sich das Vertrauen von Minderjährigen. Mädchen oder Jungen der Altersgruppe von 11–15 Jahren bemerken zunächst nicht, dass die Betroffenen die Chatpartner auch im wahren Leben treffen möchten, um sie sexuell zu missbrauchen.

Nach zunächst belanglosen Kontakten mit Austausch von Interessen und Hobbys wollen die Erwachsenen mit den Minderjährigen weiter Kontakt aufrecht halten. Recht schnell kommt es zu sexuellen Belästigungen der Kinder. Erwachsene Männer lassen sich z. B. Nacktfotos der kontaktierten Kinder schicken, belästigen sie verbal oder fordern sie dazu auf, sexuelle Handlungen an sich selbst vorzunehmen und diese zu filmen. Es kann vorkommen, dass die Männer vor den Augen der Kinder am Bildschirm masturbieren. Dies stellt ein Schockerlebnis für die ahnungslosen Kinder dar und kann dazu führen, dass sie eine falsche Vorstellung für Sexualität entwickeln. Wichtig ist, dass der Chatkontakt sofort unterbrochen wird und sich die Kinder vertrauensvoll an ihre Eltern wenden. Diese sollten ihre Kinder über das Phänomen Cyber-Grooming aufklären und den Chatkontakt bei der Polizei zur Strafanzeige bringen. Der Hinweis, welche Fotos der Kinder auf gar keinen Fall ins Internet gestellt werden sollten, gehört ebenfalls zur Aufklärung.

Cyber-Grooming ist strafbar. Menschen, die sich im Internet eine Scheinidentität aufbauen mit dem Ziel, Kinder sexuell zu belästigen und zu missbrauchen, können seit dem Anfang 2012 zu einer Freiheitsstrafe von bis zu zwei Jahren verurteilt werden.

17.8.6 Der Fall „Timo"

Das Erste, was der 7-jährige Timo am Morgen macht, bevor er aufsteht: Er greift nach seinem Smartphone. Das Display zeigt 7:05 Uhr und zwei neue Nachrichten von seinen Schulfreunden.

Timos Finger rutschen über den Touchscreen, er berührt das Briefumschlagssymbol und tippt: „Ok, 7:45 an der Ecke. Pünktlich!" Dann fügt er einen Emoticon ein. Schließlich checkt Timo noch schnell das Wetter. Die App zeigt Sonne, 25 °C. Mit einem Satz ist Timo aus dem Bett und lässt das Rollo hochflitschen. Er zieht sich an und

geht in die Küche zum Frühstücken. Während des Essens schaut er immer wieder in sein Smartphone: Er chattet, postet und daddelt unentwegt und sucht nach den neuesten Spielen – am liebsten alles gleichzeitig.

? Handlungsaufgaben

1. Wie lange darf ein Grundschulkind am Computer spielen? Wie viel Fernsehen darf ein Kind täglich schauen?

2. Beurteilen Sie die Aussage eines Elternteils: „Vor dem Fernseher oder Computer kann mein Kind ganz lange ruhig, aufmerksam und konzentriert sitzen!"

3. Medien (Computer, Smartphone) sind in Grundschulen recht gebräuchlich: Stellen Sie Chancen und Risiken in Bezug auf Mediennutzung auf. Müssen 7- bis 8-Jährige während des Unterrichts in der Grundschule schon ins Netz gehen? Werden sie dadurch nicht schon „angefixt"? (Begriff aus der Drogenszene).

4. Hashtag, Mobbing und Häme im Internet: Sind wir dem Internet machtlos ausgeliefert? Diskutieren Sie Ihre persönliche Meinung.

Erwartungshorizont

✓ Antwort zu Frage 1

Timo ist eines von ca. 6 Millionen Kindern im Alter von 6–13 Jahren, die so oder ähnlich in den Schulalltag starten – mit Medien. Mittlerweile verfügt jeder dritte 8- bis 9-Jährige über ein Handy, besitzen neun von zehn Familien einen Computer mit Internetzugang und jeder vierte 6- bis 7-Jährige geht online.

Durchschnittlich verbringen Kinder täglich 98 Minuten vor dem Fernseher, 44 Minuten am Computer, 24 Minuten im Internet und 36 Minuten an der Spielkonsole. Bei den Konsolenspielen ist der höchste Anstieg zu verzeichnen. Im Jahre 2008 spielten 6- bis 13-Jährige noch ca. 29 Minuten lang, im Jahre 2010 dagegen laut

KIM-Studie (Kinder+Internet+Medien, Medienpädagogischer Forschungsverbund Südwest) schon 36 Minuten.

> Nicht allein die Spieldauer entscheidet, ob das Verhalten des Kindes bedenklich ist, sondern vielmehr, welche Art von Spielen gespielt werden und wie das Kind die Spiele nutzt, in welchen Situationen das Kind zum Spiel greift und welche Bedürfnisse es damit befriedigt.

Antwort zu Frage 2

Keineswegs sollten die neuen Medien verteufelt werden, es ist aber bedeutsam, dass mit den Medien das richtige Maß eingehalten wird. Kinder im Grundschulalter können dies noch nicht selbstständig steuern. Die für die Bewegung, Wahrnehmung und Erfahrung wichtige Zeit geht durch die Beschäftigung am Fernseher oder Computer verloren.

Die extrem schnellen Abfolgen der Fernseh- und Videobilder sind für die visuelle Wahrnehmung problematisch und können Konzentrationsstörungen bei Kindern hervorrufen.

Die Inhalte von TV-Sendungen werden, je nach Altersstufe des Kindes, unterschiedlich kognitiv verarbeitet. Nach der Bundeszentrale für Gesundheitliche Aufklärung ist für Kinder von 0 bis zum 3. Lebensjahr gar kein Fernsehen oder Computer, von 4.–6. Lebensjahr täglich eine halbe Stunde und für Grundschulkinder bis zu einer Stunde pro Tag zu vertreten.

Wenn ein Jugendlicher über Jahre seine Zeit am Computer bzw. Smartphone verbringt, gehen soziale Kontakte verloren, darüber hinaus wird das Bindungsverhalten zu Gleichaltrigen beeinträchtigt.

Fernsehen, Computer und Smartphone sollten am Morgen vor dem Besuch des Kindergartens oder vor dem Schulbeginn und während der Mahlzeiten ausgeschaltet bleiben. Auch Eltern sind gefordert, ihren Medienkonsum zu überdenken. Sie benötigen, am besten mit ihren Kindern zusammen, auch Bewegungszeit.

Medienabhängigen Jugendlichen hilft eine psychotherapeutische Behandlung. In der Therapie wird angesprochen, was stört und aus welchen Gründen vor dem Computer Probleme „weggeballert" worden sind. Betroffene Jugendliche müssen lernen, bei Problemen nicht einsam zu „ballern", sondern gemeinsam in einer Gruppe miteinander zu „kickern".

Antwort zu Frage 3
Chancen

Die Welt der Kinder ist in den letzten Jahren durch die neuen Medienangebote bunter und vielfältiger geworden. Der Computer hat den Charakter eines Unterhaltungsmediums. Im Laufe der Lese- und Schreibentwicklung werden Computer und Internet mehr und mehr auch zum Arbeitsmedium. Multimediale Angebote besitzen nachweislich einen Lerneffekt, so können am Computer auf unterhaltsame Weise Rechenkompetenz erworben oder Englischvokabeln gelernt werden. Es sind Trainingsprogramme auf dem Markt, die tiefergehendes geschichtliches oder ökonomisches Wissen vermitteln.

Risiken

Mit Freunden sich zu treffen und draußen mit ihnen zu spielen sollte immer an erster Stelle stehen. Kinder müssen schon recht früh einen kontrollierten Umgang mit den verschiedenen Medien lernen. Es ist bedenklich, bereits jüngeren Kindern ein Smartphone in die Hand zu drücken. Eltern sollten sich Gedanken darüber machen, ob ihr Kind das Internet ständig verfügbar haben muss und ob es damit verantwortungsvoll umgehen kann. Auch ist kritisch zu überdenken, ob Kinder ab 10 Jahre bereits in sozialen Netzwerken angemeldet sein müssen. Dieses Angebot richtet sich an Erwachsene; für Kinder gibt es spezielle Kinderchats. Diese Kommunikationsform sollte von den Eltern positiv begleitet werden.

Medienerziehung beginnt bereits mit der Anschaffung der Geräte sowie der Auswahl der Angebote, die im Internet genutzt werden können. Beim Kauf von Spielen ist auf die Altersangaben zu achten und entsprechende Orientierungshilfen für die Spiele sollten unbedingt eingehalten werden. Eltern und Pädagogen als Vorbilder stellen klare Regeln zu Spielinhalten und Spielzeiten auf. Getroffene Absprachen müssen kontrolliert und eingehalten werden. Auch Eltern, Pädagogen und Therapeuten mit geringer Spielaffinität sollten sich dafür interessieren, aus welchen Gründen das Kind das Spiel faszinierend findet, und mit ihm im Gespräch bleiben. Leben hat immer Vorrang vor dem Spiel; Kinder und Jugendliche sollten nicht wegen eines Spiels Verabredungen mit Freunden absagen.

17.8.7 Therapieangebote

Trotz der zunehmenden Forschungsaktivitäten bestehen bei dieser Abhängigkeitsform noch zahlreiche Wissensdefizite. Welches Maß der Smartphonebenutzung noch als normales Verhalten in einer modernen Gesellschaft zählt und ab wann die Nutzung als bedenklich eingestuft wird, darüber liegen zurzeit keine klaren Kriterien vor.

Bis zum derzeitigen Zeitpunkt gibt es noch keine kontrollierten Evaluationsstudien zur Wirksamkeit von Präventions- und Interventionsmaßnahmen medienbezogener Störungen im Kindes- und Jugendalter.

Die Initiative „SCHAU HIN! Was Dein Kind mit Medien macht" ist ein Ratgeber zur Mediennutzung, der Erziehende dabei unterstützt, ihre Kinder im Umgang mit Medien zu stärken.

- Internetadresse: ▶ www.schau-hin.info.de
- Hotline: 030/526852-132
- E-Mail: service@schau-hin.info

Abhängigkeitserkrankten zu helfen kann erst gelingen, wenn sie selbst bereit sind, Hilfen anzunehmen. Dies tun sie in der Regel erst dann, wenn sie einen gewissen Tiefpunkt erreicht haben. Bei dem einen Jugendlichen kann dies ein Gespräch mit dem Lehrer, Schulleiter oder Ausbildungsleiter sein, bei einem anderen Jugendlichen können es die Trennung von der Familie, ein Schulverweis, finanzielle Probleme oder eine Androhung von Abmahnungen oder Kündigung sein. Leider gibt es auch Jugendliche, die von ihrer Sucht bis zuletzt nicht loskommen.

Jugendliche im Umgang mit ihrer Abhängigkeit zu unterstützen erfordert nicht nur ein hohes Maß an Motivation, sondern auch fundierte Kenntnisse und gefestigte Persönlichkeitsanteile beim Helfenden. Dabei sind folgende Vorgehensweisen zu vermeiden:

- **Tabuisierung:** Abhängigkeitsprobleme sind keine Schande. Sie sind wie andere Erkrankungen durch innere und äußere Determinanten mitbedingt.
- **Bestrafung:** Abhängigkeit ist eine Krankheit, deshalb werden nicht (Mit)-Schuldige gesucht, sondern Problemlösungen.
- **Dramatisierung:** Wer abhängig ist, ist nicht in einer ausweglosen Lage. Es gibt verschiedene Wege aus der Abhängigkeit bis hin zu einer abhängigkeitsfreien und erfüllenden Lebensweise.

– **Mitleid:** Eine Übernahme von Verantwortung mit entsprechendem Handeln wird gefördert. Befangenheit, Angst und Unwissenheit der Eltern sollten abgebaut und Koabhängigkeit muss offen angesprochen werden.

Literatur

Bleckmann P (2014) Medienmündig: Wie unsere Kinder selbstbestimmt mit dem Bildschirm umgehen lernen. Klett-Cotta, Stuttgart

Deutsche Gesellschaft für Kinder- und Jugendpsychiatrie (DGKJP Hrsg.) (2019) S-3 Leiltlinie Psychosoziale Therapien bei schweren psychischen Erkrannkungen. S3- Praxisleitlinien in Psychiatrie und Psychotherapien, Springer, Berlin

Landgraf MN, Nothacker M, Kopp IB, Heinen F (2013) The diagnosis of fetal alcohol syndrome. Dtsch Ärztebl 110:703–710

Mann K, Bladström A, Torup L, Gual A, van den Brink (2013) Extending the treatment options in alcohol dependence: a randomized controlled study of as-needed nalmefene. Biol Psychiatry 73:706–713

Müller KW, Wölfling W (2017) AICA-SKI: IBS Strukturiertes klinisches Interview zu Internetbezogenen Störungen. Handbuch. Ambulanz für Spielsucht an der Klinik und Poliklinik für Psychosomatische Medizin und Psychotherapie, Universitätsmedizin Mainz

Proschka J, DiClemente CC (1986) Towards a comprehensive model of chance. In: Miller W, Heather N (Hrsg) Treating addictive behaviors – processes of change. Springer US, New York

Schnell T (2014) Klinische Prognose schizophrener Patienten mit Cannabisabhängigkeit. Zwischen Nihilismus und Hoffnung. Nervenarzt 9:1084–1092

Soyka M (2013) Update Alkoholabhängigkeit – Diagnostik und Therapie. Unimed, Bremen

Spanagel R, Kiefer F (2013) Neurobiologie der Alkoholabhängigkeit. Psychopharmakotherapie 20:199–208

Thomasius R (2012) Jahrbuch Sucht. Alkoholprävention. Gefördert durch das Bundesministerium für Gesundheit. Deutsche Hauptstelle für Suchtfragen e. V. Hamm

Wolffgramm J, Heyne A (1995) From controlled drug intake to loss of control. The irreversible development of drug addiction in the rat. Behav Brain Res 70:77–94

Weiterführende Literatur

Ameisen O (2005) Complete and prolonged suppression of symptoms and consequences of alcohol-dependence using high-dose baclofen: a self-case report of a physician. Alcohol Alcohol 40:147–150

Ameisen O (2009) Das Ende meiner Sucht. Antje Kunstmann, München

Böhnke B (2014) Kinder aus alkoholbelasteten Familien und deren Entwicklungsmöglichkeiten bis zum Erwachsenenalter: Vergleich bestehender Studien. Diplomica, Hamburg

Bostelmann A, Fink M (2014) Digital Genial: Erste Schritte mit Neuen Medien im Kindergarten. Bananenblau, Berlin

Di Forti M et al (2015) Proportion of patients in south London with first-episode psychosis attributable to use of high potency cannabis. A case-control study. Lancet Psychiatry 2:233–238

Feibel T (2009) Kindheit 2.0: So können Eltern Medienkompetenz vermitteln. Stiftung Warentest, Berlin

Grant I, Gonzales R, Caraey CL, Natarajan L, Wolfson T (2003) Non-acute (residual) neurocognitive effects of cannabis use: a metaanalytic study. J Int Neuropsychol Soc 9:679–689

Hartford Foundation Center of Geriatric Nursing Excellence (2006) Acute pain management in older adults, Evidence-based Practice guideline. http://www.nursing.uiowa.edu/sites/default/files/documents/hartford/EBP %20Guideline %20Catalog.pdf. Zugriff 25.09.2020

Hoch E, Bonnet U, Havemann-Reinecke U, Ganzer F, Thomasius R, Preuss U (2015) Risks of nonmedical cannabis use. Dtsch Ärztebl 16:271–278

Hüther G (2008) Wo die Sucht beginnt, endet der freie Wille. Neurobiologische Aspekte, Suchtentstehung und Suchttherapie. In: Hilarion G, Petzold J, Sieper J (Hrsg) Der Wille, die Neurobiologie und die Psychotherapie. Edition Sirius, Bielefeld/Locarno, S 463–473

Hüther G (2012) Der Einfluss der Medien und Computernutzung auf die Entwicklung des kindlichen und jugendlichen Gehirns. In: Möller C (Hrsg) Internet- und Computersucht. Kollhammer, Stuttgart, S 31–41

Knauf H (2010) Bildungsbereich Medien. Frühe Bildung und Erziehung. Vandenhoeck & Ruprecht, München

Koch-Institut R (2014) Die Gesundheit von Kindern und Jugendlichen in Deutschland – 2013. Studie von Kindern und Jugendlichen in Deutschland (KiGGS), Berlin

Müller CA et al (2010) Übersichtsarbeit. Baclofen zur Behandlung von Alkoholabhängigkeit. Aktueller Stand. Sucht 56:167–174

Orth B (2016) Die Drogenaffinität Jugendlicher in der Bundesrepublik Deutschland 2015. Rauchen, Alkoholkonsum und Konsum illegaler Drogen: aktuelle Verbreitung und Trends. BZgA-Forschungsbericht. Bundeszentrale für gesundheitliche Aufklärung, Köln

Paschke K, Holtmann M, Melchers P, Klein M, Schimansky G, Kroemer T, Reis O, Wartberg L, Thomasius R (2019) Evidenzpapier der Gemeinsamen Suchtkommission der kinder- und jugendpsychiatrischen Fachgesellschaft und Verbände zu medienbezogenen Störungen im Kindes- und Jugendalter. Forum für Kinder und Jugendpsychiatrie und Psychotherapie (4):21–41

Patzlaff P (2013) Der gefrorene Blick: Die physiologische Wirkung des Fernsehens auf Kinder. Freies Geistesleben, Stuttgart

Röches S (2009) Wenn Eltern trinken. Alkoholabhängigkeit in der Familie und ihre Auswirkungen auf die Kinder. Grin GmbH, München

Schorb B, Theunert H (2010) Mediengebrauch von Kindern im Alter von 0 bis 6 Jahren. merzWissenschaft, Institut für Medienpädagogik in Forschung und Praxis. kopaed, München

Schuhler P, Sobottka B, Vogelgesang M (2013) Pathologischer PC-/Internet-Gebrauch bei Patient/Innen der stationären psychosomatischen und Suchtrehabilitation. Pabst Science, Lengerich

Spitzer M (2006) Vorsicht Bildschirm!: Elektronische Medien, Gehirnentwicklung, Gesundheit und Gesellschaft. dtv, München

Spitzer M (2014) Digitale Demenz: Wie wir uns und unsere Kinder um den Verstand bringen. Droemer, München

Spitzer M (2016) Gehirnentwicklung: Digitalisierung: Risiken und Nebenwirkungen. Psyche im Fokus. Magazin der DGPPN, Ausgabe 3, S 12–15

Te Wildt B (2015) Digital Junkies: Internetabhängigkeit und ihre Folgen für uns und unsere Kinder. Droemer, München

Zobel M (2008) Wenn Eltern zu viel trinken: Hilfen für Kinder und Jugendliche aus Suchtfamilien. BALANCE Buch + Medien, Bonn

Störungen im Sozialverhalten

Inhaltsverzeichnis

18.1   Soziale Normen und soziales Verhalten – 252

18.2   Begriffsdifferenzierungen – 252

18.3   Definition – 253

18.4   Epidemiologie – 256

18.5   Komorbidität – 256

18.6   Ursachen – 256

18.7   Leitsymptome – 257

18.8   Diagnostik – 257

18.9   Folgen und Konsequenzen – 258

18.10   Therapeutische Interventionen – 259

18.11   Kurze Fallbeispiele – 259

18.12   Der Fall „Thomas" – 260

18.13   Der Fall „Erik" – 261

18.14   Der Fall „Josefine" – 263

Literatur – 266

© Springer-Verlag GmbH Deutschland, ein Teil von Springer Nature 2020
E. Höwler, *Kinder- und Jugendpsychiatrie für Gesundheitsberufe, Erzieher und Pädagogen*,
https://doi.org/10.1007/978-3-662-62058-8_18

18.1 Soziale Normen und soziales Verhalten

> **Soziale Normen**
>
> Soziale Normen sind mehr oder weniger verbindliche Verhaltensvorschriften und Werte in einer Gesellschaft oder Gruppe, die das Individuum zu erfüllen und zu befolgen hat; somit wird das Tun und Lassen der Mitglieder dieser Gesellschaft reguliert (Hobmair 2011).

Menschliches Zusammenleben wird durch Gesetze u. a. geregelt. Innerhalb dieser Gesetze kann der Mensch tun, was er will. Für ein Handeln ist ein geistig gesundes Individuum voll verantwortlich, weil es vorausschauend denken kann. Ein Verstoß gegen soziale Normen ist in diversen Gesetzestexten geregelt z. B. im Strafgesetzbuch (StGB), im Bürgerlichen Gesetzbuch (BGB), im Arbeitsgesetzbuch (ArbG), im Sozialgesetzbuch (SGB) oder im Betäubungsmittelgesetz (BTMG).

> **Soziales Verhalten**
>
> Unter sozialem Verhalten wird die Gesamtheit aller von außen beobachtbaren Äußerungen des Menschen verstanden. Beobachtbare Äußerungsformen können z. B. Denkabläufe, Gefühle wie Freude, Trauer, Wut, Träume, Bewegungen und Aktivitäten sein (Hobmair 2011).

Erworbenes soziales Verhalten wird im Verlaufe der Individualentwicklung erlernt und ermöglicht eine Anpassung an spezielle Umweltbedingungen. Das Verhalten ist flexibel und kann wieder vergessen werden. Aufgrund von Erfahrungen bilden sich Verhaltensänderungen heraus, die im Gedächtnis gespeichert werden und bei Bedarf abrufbar sind. Normangepasstes Verhalten bedeutet, dass der Mensch Normen und Werte der Gesellschaft einhält, sich ihnen anpasst.

? Handlungsaufgabe

Ihre Meinung ist gefragt: Wie viele Regeln und Freiheiten brauchen Kinder und Jugendliche, damit sie zufrieden und glücklich ihren Weg ins Leben gehen?

✓ Antwort

Heute findet Erziehung bereits ab dem Säuglingsalter in öffentlichen pädagogischen Einrichtungen statt. Dort lernen Kinder in den ersten Lebensjahren wichtige moralische Grundsätze kennen, die prägend für ihr Verhalten und Handeln sind. Leider kommt es häufig vor, dass aufgrund fehlender erzieherischer Maßnahmen vonseiten der Eltern bereits Kleinstkinder sozial abweichendes Verhalten entwickeln.

Erziehungspersonen sollten Kinder und Jugendliche auf der Grundlage von demokratischen Grundsätzen erziehen, d. h.

- mit Gelassenheit auf pubertierende Verhaltensweisen reagieren,
- Vorbild sein, anstatt ihnen Verbote und Zwänge vorzubeten,
- vertrauen, dass sie ihre Aufgaben gut in Kindergarten, Schule und Ausbildung erfüllen,
- Freiheiten zugestehen, damit sie ausprobieren können,
- Hilfe und Halt geben, wenn sie einmal straucheln,
- zeigen wie kostbar sie sind und
- sie loslassen können, wenn sie ihren Weg hinaus ins Leben gehen.

18.2 Begriffsdifferenzierungen

Die Begrifflichkeit bei sozial abweichendem Verhalten wird in ◼ Tab. 18.1 dargestellt.

□ Tab. 18.1   Unterschiedliche Begriffe von sozial abweichendem Verhalten

Begriff	Erklärung	Beispiele
Verhaltensauffälligkeit	Verhaltensweisen, die im sozialen Umfeld als unangepasst wahrgenommen werden und Verhaltenserwartungen entgegenstehen, ohne dass wirkliche Normverstöße auf den ersten Blick erkennbar sind	Störungen des Spiels, der Kommunikation, Rücksichtslosigkeit
Abweichung	Abkehr von sozialen Verhaltenserwartungen und ein aus der Norm laufendes abweichendes Verhalten mit der Tendenz zu überdauernder, fortgesetzter Missachtung sozialer Regeln und Umgangsformen	Einengung auf eigene Bedürfnisse, sozialer Rückzug, depressives Verhalten, Zwänge, Angst, Mutismus, Persönlichkeitsstörung (Borderline), Aggressionsbereitschaft, „Vollrauschsaufen", Sadomasochismus, Tierquälerei
Dissozialität	Abweichendes Verhalten, das als den Interessen der Gesellschaft entgegengesetzt angesehen und sanktioniert wird	Promiskuitives Verhalten, Pädophilie, wechselnde Sexualpartner, Polygamie
Delinquenz (lat. sich vergehen, ablassen)	Alle sozialen und rechtlichen Normverstöße, denen auch eine Intention (Absicht) des Handelns unterstellt werden kann und die von offiziellen Kontrollinstanzen (Sozialarbeiter, Polizei, Jugendrichter) sanktioniert werden; jugendtypische Delikte, die als Rechtsverstöße geahndet werden	Aufenthalt in Spielhallen, Drogenkonsum und Alkoholkonsum unter 18 Jahren, Schul-/Arbeitsverweigerung, Nötigung und Erpressung auf dem Schulhof, Mobbing (Internet)
Jugendkriminalität	Fortgesetzte Rechtsverstöße gegen die öffentliche Ordnung und Sicherheit mit dem Ziel des Ausagierens oder der Vorteilserlangung, wobei eine Verhaltenskorrektur mit erzieherischen Mitteln häufig als nicht mehr ausreichend angesehen wird; kriminelle Delikte	Eigentumsdelikte, Vandalismus, Körperverletzung, Gewalt, Drogenhandel, Diebstahl, Sachbeschädigung, Vergewaltigung

18.3 Definition

Sozial abweichend ist das Verhalten eines Kindes bzw. Jugendlichen, welches gegen soziale Normen, Werte und Rollenerwartungen verstößt. Es wird den Anforderungen des geregelten Zusammenlebens in einer Gruppe nicht (mehr) gerecht, was immer wieder zu erheblichen Problemen für den Betroffenen sowie für seine soziale Umwelt führt.

Internalisierende Verhaltensprobleme

Darunter werden Störungsbilder verstanden, welche vom inneren, emotionalen Zustand und der Einstellung eines Patienten geprägt und nicht auf den ersten Blick erkennbar sind. Dazu zählen insbesondere Angststörungen. Besonders unter der Emotion Angst können die Betroffenen auch sozial abweichende Reaktionen zeigen: Unter einem hohen Adrenalinausstoß wird das Alarmsystem in der Amygdala aktiviert, der Betroffene gerät in Kampfbereitschaft und verteidigt seine körperliche Integrität mit Gewaltmaßnahmen.

Externalisierende Verhaltensprobleme

Diese Störungen sind leichter erkennbar, da Probleme meist während der Interaktion mit Mitmenschen auftreten. Dazu zählen Störungen des sozialen Verhaltens und oppositionelles Trotzverhalten beim Kleinkind.

■ Wenn aus Kindern und Jugendlichen Straftäter werden

Wenn Kinder und Jugendliche ihre Gefühle nicht steuern können, kann das schlimme Folgen für die soziale Umwelt haben. Insbesondere unter Drogen- oder Alkoholeinfluss kommt es zur Enthemmung mit der Reaktion von aggressiven Impulsdurchbrüchen. Dann werden schnell Grenzen überschritten und junge Menschen können zu gefährlichen Tätern werden.

Im Jahr 2018 wurden in Deutschland 29.000 Jugendliche wegen Straftaten verurteilt. In 21.535 Fällen verhängten die Jugendrichter Zuchtmittel, diese beginnen mit Verwarnungen und gehen bis zu 4 Wochen Jugendarrest. Danach folgten in 41.880 Fällen Erziehungsmaßnahmen. Die Täter müssen eine Ausbildung beginnen oder Sozial-

stunden ableisten. In 1252 Fällen wurden Jugendstrafen ohne Bewährung mit Inhaftierung angesetzt, mit Bewährung in 2030 Fällen (Statistik Bundeskriminalamt).

■ Gewalttaten

Bundesweit wurden im Jahr 2019 von der Altersgruppe der 14 bis 19-jährigen 18.434 Gewalttaten verübt. Davon am meisten gefährliche und schwere Körperverletzung, in 860 Fällen kam es zu einer Vergewaltigung oder sexuellen Nötigung. 156 der Jugendlichen wurden verdächtigt einen Menschen getötet zu haben.

Angriffe gegen Schwächere wie z. B. Obdachlosen nehmen zu. Im Jahr 2019 wurden bundesweit insgesamt 143.140 Fälle von der Polizei registriert. Davon entfallen:

68 % auf 21-jährige und älter
13 % auf 18–20-jährige
14 % auf 14–17-jährige
5 % auf 13-jährige und jüngere Kinder
(Statistik Bundeskriminalamt)

■ Handlungsaufgabe

1. Welche Ursachen werden hinter Straftaten vermutet? Ist Erziehung und Persönlichkeit dasselbe? Stellen Sie den Unterschied zwischen beiden Begriffen heraus. Welche Bedeutung haben die beiden Konstrukte im therapeutischen Alltag?
2. Nach schweren Straftaten wird öffentlich immer wieder die Debatte geführt ob man das Jugendstrafrecht herabsetzen oder erweitern sollte. Wie ist Ihre Meinung? Diskutieren Sie Pro- und Kontra Argumente in Ihrer Arbeitsgruppe.

■ Erwartungshorizont

Antwort zu Frage 1
Ursachen von Straftaten
Ein Großteil der jugendlichen Täter hat keinen Schulabschluss.

Aussage eines Leiters vom Jugendschutz:

» „Kinder und Jugendliche aus intakten Familien sind mit Sport oder Musik beschäftigt, die Eltern unterhalten sich mit ihnen über ihre Probleme. Wenn das alles gar nicht mehr stattfindet, weil die Eltern den jungen Menschen ein Handy in die Hand drücken und sagen „werde damit glücklich!" , dann harkt es schon mit der Erziehung."

■ **Definition Erziehung**

Erziehung ist ein Prozess, der bis zum 18. Lebensjahr planmäßig verläuft, er wird durch interaktives Handeln von Eltern, Lehrer, (Peer-)Gruppen und Institutionen (Sozialisationsinstanzen) gesteuert.

■ **Definition Persönlichkeit**

Persönliche Charaktereigenschaften entwickeln sich lebenslang. Bereits im jungen Alter kann sich die Persönlichkeit infolge Lernen (Ausbildung, Studium) oder Auseinandersetzung mit chronischen Krankheiten (z. B. Krebs, Multiple Sklerose, Depressionen, Abhängigkeitserkrankungen) oder kritischen Lebensereignissen (Traumata) verändern.

Unterschied: Erziehung erfolgt beabsichtigt und unbeabsichtig durch die Sozialisationsinstanzen, mit planvollen und absichtsvollen Maßnahmen.

■ **Bedeutung beider Konstrukte für die therapeutische Arbeit**

Kinder und Jugendliche in der Entwicklungsphase (Trotzalter, Pubertät, Adoleszenz) sollten nach kulturellen Normen und Werten erzogen werden. Hier sollte ein Therapeut eine pädagogische Haltung, stellvertretend für Erziehungsberechtigte, zu seinem persönlichen Wohl einnehmen. Der Therapeut kann einen heranwachsenen Patienten in der Regel nicht mehr erziehen, wenn seine Persönlichkeitentwicklung bereits abgeschlossen ist. Er sollte den jungen Menschen bestenfalls beraten, anleiten oder ihm Empfehlungen zu einer verbesserten oder erleichternden Lebensführung geben.

■ **Antwort zu Frage 2**

Mit 8–13 Jahren gelten Kinder als nicht schuldfähig. Nach dem § 19 des Strafgesetzbuches (StGB) ist man solange nicht schuldfähig, bis man das 14. Lebensjahr vollendet hat. Ab dem 14. Lebensjahr sind Kinder strafmündig und unterliegen dem Jugendstrafrecht. Ab dem 18. bis zur Vollendung des 20. Lebensjahr sind sie Heranwachsende. Hier muss im Einzelfall entschieden werden, ob noch das Jugendstrafrecht angewendet wird oder schon das Erwachsenenstrafrecht.

Ab dem 21. Lebensjahr gilt im jedem Fall das Erwachsenenstrafrecht. Im Zweifel können Jugendrichter ein psychiatrisches Gutachten erstellen lassen.

Dies ist der Fall, wenn der Jugendliche eine Entwicklungsverzögerung aufweist, bei den Eltern wohnt und noch keine Zukunftsplanung hat.

Pro: Strafe allein verhilft nicht zu einer befriedigenden Resozialisierung.

Ein innovatives Modell zur Resozialisierung bietet Seehaus e. V. Leipzig.

Der gemeinnützige Verein ist im Bereich der Jugendhilfe, Kriminalprävention und Opferhilfe tätig. Als Alternative zum geschlossenen und offenen Strafvollzug betreibt er einen Strafvollzug in freier Form.

Es wohnen jeweils 5–7 strafgefange junge Männer in zwei Wohngemeinschaften mit Hauseltern und deren Kindern zusammen. Weitere Mitarbeiter und ihre Angehörigen wohnen im Rahmen der Lebens- und Dienstgemeinschaft auf dem Gelände. Durch das gemeinsame Leben, Arbeiten und soziales Training werden die Heranwachsenden zu Verantwortungsübernahme und konstruktiver Teilnahme an der Gesellschaft ermutigt, damit die Gesellschaft sicherer wird und die jungen Menschen Entfaltungsmöglichkeiten und Lebenswege ohne weiteren Straftaten finden.

Auszug aus der Vereinssatzung:

» „Zweck des Vereins ist die Hilfe für Straffällige, ehemalige Strafgefangene, Opfer von Kriminalität, jeweils deren Familien und alle, die mit Kriminalität konfrontiert sind, präventive Arbeit mit Kindern, sowie die Jugendhilfe, schwerpunktmäßig für straffällige und gefährdete Jugendliche und junge Erwachsene."

Vom Herabsetzen des Jugendstrafrecht auf unter 14 Jahren halten viele Experten nicht viel. Dass es bei Heranwachsenden zwischen dem 18. und 21. Lebensjahr fast immer angewendet wird, sehen viele Gutachter kritisch.

Dass 24-jährige noch als Jugendliche gelten und nach Jugendstrafrecht verurteilt werden sollen, kommt bei den Jugendrichtern nicht gut an. Jugendliche wollen mit Beginn ihrer Volljährigkeit von allen Gesetzen partizipieren, ihre Rechte wahrnehmen aber ihre Pflichten nutzen.

■ **Kontra**

Psychiater gehen dagegen davon aus, dass bei Jugendlichen die Hirnentwicklung unterschiedlich verlaufen kann. Von der Hirnforschung ist bekannt, dass bestimmte Hirnareale erst mit der späten Adoleszenz, im 25. Lebensjahr, miteinander neuronal so gut vernetzt sind, dass erst ab diesem Zeitpunkt ein Mensch volle Verantwortung für sein Tun übernehmen kann, bzw. die Persönlichkeitsbildung abgeschlossen ist.

Merke deutlicher herausstellen Wenn Kinder auffällig werden müssen die Alarmglocken schrillen. Je früher ihnen geholfen wird, desto besser ist es, darin sind sich alle Experten einig. Und darum müssen Eltern, Erzieher, Pädagogen, Sozialarbeiter, Polizisten, Juristen interdisziplinär zusammenarbeiten. Nur so kann es gelingen, dass Kinder und Heranwachsende auf einen erfolgreichen Lebensweg bleiben.

Quelle: ▶ www.Polizeiliche Kriminalstatistik Berlin – Berlin.de 2018, Zugegriffen am 25.09.2020

▶ www.Polizeiliche Kriminalstatistik Berlin – Berlin.de 2019 Zugegriffen am 25.09.2020

▶ https://seehaus-ev.de/konzept/verein, Zugegriffen am 26.09.2020

18.4 Epidemiologie

Störungen des Sozialverhaltens sind die häufigsten Diagnosen in der Kinder- und Jugendpsychiatrie. Untersuchungen haben gezeigt, dass 8 % der Jungen und 3 % der Mädchen im Alter zwischen 4 und 16 Jahren an einer Störung des Sozialverhaltens leiden. In der Adoleszenz steigt dieser Anteil bei Jungen sogar auf bis zu 16 %. Der Höhepunkt des Auftretens liegt bei etwa 17 Jahren, geht später aber stark zurück. Gewalt- und Eigentumsdelikte gehen meistens auf männliche Jugendliche zurück (Bundesministerium für Familie, Senioren, Frauen und Jugend 2013).

18.5 Komorbidität

Eine sehr häufige Komorbidität findet sich in der Aufmerksamkeitsdefizit- und Hyperaktivitätsstörung. Eine weitere häufige komorbide Störung ist die Substanzmittelgebrauchsstörung (Alkohol, Drogen Medikamente). Weitere komorbide Störungen sind depressive Störungen, phobische oder Angststörungen, Suizidalität sowie paranoide Zuschreibungen.

18.6 Ursachen

■ **Psychosoziale Einflussfaktoren**

Insgesamt scheinen bei der Entstehung von Störungen des Sozialverhaltens ungünstige psychosoziale Einflussfaktoren, insbesondere aus dem familiären Umfeld, von entscheidender Bedeutung zu sein. Es ist belegt, dass Familien, die ihren Kindern Zuneigung entgegenbringen, die ihre moralische Grundsätze klar zum Ausdruck bringen und von den Kindern verlangen, sich daran zu halten, die Bestrafung gerecht und konsistent einsetzen und ihr Verhalten erklären und begründen, meist keine verhaltensgestörten Kinder aufziehen.

■ **Ungünstige Entwicklungsbedingungen**

Es spielen sowohl ungünstige Temperamentsfaktoren beim Kind eine Rolle wie motorische Unruhe, Impulsivität und Aufmerksamkeitsstörungen sowie die Neigung des Kindes zu sozialen Regelübertretungen zum Erreichen eigener Ziele oder um den Selbstwert zu steigern. Im familiären Umfeld sind besonders emotionale Vernachlässigung, das Miterleben elterlicher Streitigkeiten, ein gewaltandrohender und gewaltanwendender Erziehungsstil ungünstig.

■ **Verhaltensstörungen der Eltern**

Regelübertretungen und dissoziale Verhaltensweisen der Eltern können sich auf die Entwicklung der Kinder ungünstig auswirken. Auch konnte bei Störungen des Sozialverhaltens nachgewiesen werden, dass insbesondere Jugendliche, die ein gewalttätiges Verhalten zeigen, häufig als Kinder von ihren Eltern oder anderen Bezugspersonen körperlich und/oder sexuell misshandelt wurden. Zusätzlich werden Partnerprobleme sowie dominantes Verhalten einer Bezugsperson als bedeutsamer Risikofaktor genannt. Ebenso bedeutsam scheinen ein ablehnendes oder inkonsistentes Beziehungsmuster, das Fehlen von Wärme, Akzeptanz und emotionaler Unterstützung zu sein. Psychiatrisch auffällige Familienmitglieder stellen einen weiteren Risikofaktor dar. Hier sind insbesondere Delinquenz, Alkoholabhängigkeit, affektive Störungen, Schizophrenie und einfache Aktivitäts- und Aufmerksamkeitsstörungen von Bedeutung, die häufig in den Familien von betroffenen Jugendlichen und Kindern vorgefunden werden (Bundesministerium für Familie, Senioren, Frauen und Jugend 2013).

■ **Was fällt in Familien mit herausfordernden Kindern auf?**

Die Familien Betroffener sind häufig durch wenig gemeinsame Aktionen gekennzeichnet. Die Vermittlung von adäquatem Umgang mit Alltagsbelastungen fehlt, ebenso herrscht oft Unkenntnis der Eltern über den Aufenthaltsort oder die Kontakte ihrer Kinder. Die unzureichende Kommunikation weckt bei den Kindern keine Erwartung, dass die Eltern überhaupt von ihrem Fehlverhalten erfahren. Eine gute Vorbildfunktion der Eltern bzw. Erzieher fehlt.

18.7 Leitsymptome

Leitsymptome von sozial abweichendem Verhalten sind ein deutliches Maß an Ungehorsam, Streit oder Tyrannisieren, ungewöhnlich häufige oder schwere Wutausbrüche, Grausamkeit gegenüber anderen Menschen oder Tieren, erhebliche Destruktivität, Zündeln, Stehlen, häufiges Lügen und von zu Hause weglaufen.

18.8 Diagnostik

Damit sozial abweichendes Verhalten nach ICD-11 diagnostiziert werden kann, müssen verschiedene Voraussetzungen erfüllt sein. Das Kind muss über einen Zeitraum von sechs Monaten aufsässiges oder aggressives Verhalten zeigen. Bei der Verhaltensbeobachtung sollten Aussagen darüber gemacht werden, ob sich ein Kind wegen mangelnder Einsicht bzw. wegen Intelligenz- oder Persönlichkeitsmängeln nicht regelkonform verhalten kann.

Eine Diagnose kann vorwiegend durch Schulpsychologen bzw. Kinder- und Jugendpsychiater oder -psychotherapeuten getroffen werden. Insgesamt ist zur Abklärung die klinisch-psychologische Diagnostik bedeutsam. Zudem sollten alle relevanten Entwicklungsbereiche und Wahrnehmungs(verarbeitungs)funktionen in umfassender Weise mit einbezogen werden. Manchmal muss auch ein Neurologe zu Rate gezogen werden.

■ **Diagnosebeispiele**
— F91.0: Auf den familiären Rahmen beschränkte Störung des Sozialverhaltens
— F91.1: Störung des Sozialverhaltens bei fehlenden sozialen Bindungen
— F91.2: Störung des Sozialverhaltens bei vorhandenen sozialen Bindungen
— F91.3: Störung des Sozialverhaltens mit oppositionellem, aufsässigem Verhalten

---
Devianz

Unter dem Begriff Devianz wird eine Abweichung von der Norm als Verhalten, das gegen das Strafgesetz einer Gesellschaft verstößt, verstanden.

Bei entsprechender Schwere der Symptome wie z. B. bei wiederholtem mutwilligem Zerstören von Eigentum anderer kann auch ein einziges der genannten Leitsymptome für die Diagnose ausreichen.

Einzelne dissoziale oder kriminelle Handlungen dagegen wie das einmalige Stehlen von Kaugummi oder eine kleinere Prügelei auf dem Schulhof rechtfertigen noch keine Diagnose. Wichtig ist, dass die Häufigkeit und Ernsthaftigkeit über normale Dummheiten oder Streiche von Kindern und Jugendlichen hinausgehen. In vielen Fällen ist das Verhalten von Gefühllosigkeit und Boshaftigkeit sowie von einem Mangel an Reue gekennzeichnet.

Ist das Kind oder der Jugendliche Mitglied einer Bande und zeigt der Betroffene keine psychiatrischen Auffälligkeiten, kann die Diagnose ebenfalls nicht gestellt werden.

18.9 Folgen und Konsequenzen

Durch ungünstige Einflüsse kommt es beim Kind zu Störungen in der Entwicklung des Selbstwerts, zu Leistungsmisserfolgen in der Schule, auch in Zusammenhang mit Teilleistungsschwächen wie Sprachentwicklungsstörungen, z. B. Stottern, Poltern, Mutismus.

Das negative Selbstbild des Kindes sowie negative Zukunftserwartungen und multiple Abwehrmechanismen verzerren die soziale Wahrnehmung. Adoleszentes Risikoverhalten kann auftreten und sich stabilisieren, sodass Entwicklungsaufgaben nicht mehr bewältigt werden können. Schließlich kann sich der Jugendliche nur noch devianten Gruppen anschließen, die sich bewusst nicht normkonform benehmen. Es kommt je nach Alter des jungen Menschen zu verstärkten kriminellen Handlungen.

Das Verhalten überträgt sich von einer Minderheit in der Schulklasse schließlich auf den gesamten Klassenverband. Sozial abweichendes Verhalten kann unberücksichtigt in eine tiefer greifende psychische Störung entgleiten, z. B. in eine manische Depression.

Weitere Konsequenzen, die sich durch sozial abweichendes Verhalten ergeben können, sind z. B.:
— Inobhutnahme der Kinder bzw. Jugendlichen durch das Jugendamt (wegen Kindswohlgefährdung) mit Heimerziehung bzw. Erziehung in Pflegefamilien,
— Abbruch der Schule, folglich kein Schulabschluss,
— Jugendliche sind ohne Berufsausbildung,
— Frühschwangerschaft,
— Obdachlosigkeit,
— Straffälligkeit,
— Prostitution,
— Suchtproblematik (Beschaffungskriminalität).

18.10 **Therapeutische Interventionen**

Ein normabweichendes Verhalten ist nicht per se therapiebedürftig. Therapeuten einschließlich Psychiatern sollten sich nicht in die Rolle drängen lassen, ein Verhalten nach der Sozialverträglichkeit zu bewerten. Es muss differenziert werden zwischen der akuten Abwehr einer lebensgefährdenden Aktion gegenüber Mitmenschen und der Begründung einer medizinischen Behandlung. Mag die akute Abwehr der Gefahr für Dritte in eng beschriebenen Grenzen statthaft sein, so gilt dies nicht für die Therapie. Eine Psychotherapie kann nie durchgeführt und damit gerechtfertigt werden, dass damit Dritte geschützt werden. Denn dann wäre der Patient nur Mittel zum Zweck und würde instrumentalisiert. Ein Jugendlicher muss eine intrinsische Motivation zur Therapie mitbringen, um einen dauerhaften Erfolg verzeichnen zu können.

Der Krankheitsbegriff in der forensischen Psychiatrie bewegt sich im Spannungsfeld zwischen Medizin und Justiz. Dazu bildet das Gesetz zur Therapie und Unterbringung psychisch gestörter jugendlicher Gewalttäter (ThUG) eine wesentliche Grundlage. Nach eingehender juristischer Prüfung des Jugendlichen in Bezug auf seine Straf- und Schuldfähigkeit, Behandlungs-, Sozial- und Legalprognose greifen Antiaggressionstrainings, Ableistungen von Sozialstunden oder Jugendarrest.

18.11 **Kurze Fallbeispiele**

▪ 1. Fall

Paul (13 Jahre) hat keine Lust mehr auf Schule und geht nur noch gelegentlich hin. Wenn er doch mal erscheint, kommt er verspätet und hat auch keine Schulsachen dabei. Versuche seitens der Lehrer, ihn zur Ver-

nunft zu bringen und an seine Zukunft zu appellieren, schmettert er ab. Seiner Meinung nach kann man doch mit Hartz IV ein gutes Leben führen und bekommt alles bezahlt.

▪ 2. Fall

Doreen (4 Jahre) zieht sich beim Spielen zurück und ist anderen Kindern in der Kita gegenüber sehr abweisend. Wenn sie spricht, dann meistens nur sehr leise und auch nur mit wenigen vertrauten Personen.

▪ 3. Fall

Nach dem Schulabbruch vor fünf Jahren hat Lukas (21 Jahre) schnell gelernt, sich auf der Straße „über Wasser" zu halten. Eine Ausbildung hat er ohne Schulabschluss nicht bekommen. Dafür hat sein Kumpel ihm einen Job besorgt, bei dem er „gutes Geld" verdient. Lukas dealt mit Drogen und verkauft sie in Schulen. Durch sein unscheinbares Aussehen fällt er unter den Schülern nicht auf und hat schon einen stattlichen Kundenkreis aufgebaut. Jetzt hat er sogar größere Aufträge angenommen und beliefert auch besser gestellte Kunden. Dabei ist es ihm schon gelungen, auch die ein oder andere Villa auszuspionieren und seinem Kumpel hilfreiche Tipps zu geben, wie er am besten bei den reichen Kunden einsteigen kann, wenn diese mal verreist sind. Dafür erhält Lukas natürlich auch eine kleine Provision.

▪ 4. Fall

Andy (7 Jahre) wird im Schulhort beim Spielen mit anderen Kindern schnell wütend und setzt sich bei Meinungsverschiedenheiten oftmals mit Gewalt durch. Beim Mittagessen stört er die anderen und findet es lustig, sie mit kleinen Essensstückchen zu bewerfen. Auch in der Schule fällt er im Unterricht auf, da er sehr oft laut wird und unaufgefordert in die Klasse spricht.

▪ 5. Fall

Janine (17 Jahre) hat viele Verehrer. Sie hatte noch nie ein Problem mit ihrem ungezwungenen Lebenswandel und genießt es, stets eingeladen und bewundert zu werden. Vor zwei Wochen hat sie nach einen One-Night-Stand in einer Clubtoilette sogar 200 Euro bekommen. Jetzt überlegt sie, ob eine professionelle Laufbahn vielleicht eine gute Idee wäre, um an schnelles Geld zu kommen. Schließlich macht es ihr ja Spaß und ist abwechslungsreich.

❓ Handlungsaufgaben

Nennen Sie zu den Fallbeispielen das treffende Verhalten. Bewerten Sie das Verhalten. Welche therapeutischen Interventionen sollten Ihrer Meinung nach angewendet werden?

✅ Erwartungshorizont zu den Fallbeispielen

Begriffe von sozial abweichendem Verhalten:

- 1. Fall: Delinquenz
- 2. Fall: Abweichung
- 3. Fall: Jugendliche Kriminalität
- 4. Fall: Verhaltensauffälligkeit
- 5. Fall: Dissozialität

18.12 Der Fall „Thomas"

Der 17 Jahre alte Thomas war mit einer Schere auf seine Freundin losgegangen, hatte sie verletzt und gebrüllt, er bringe sie um. Die Freundin, von ihm im neunten Monat schwanger, hatte Crack in seinen Sachen gefunden und es weggeworfen. 2500 Euro dahin, da ist er ausgerastet, wie immer.

Es hatte gut begonnen vor sieben Jahren. Er hatte den Übergang ins Gymnasium geschafft, dann hatte er keine Lust mehr auf Schule, er traf sich lieber mit Freunden, sie gingen zu McDonalds frühstücken und rauchten danach ein paar Joints. Aus dem Gymnasium wurde die Realschule, daraus die Gesamtschule, schließlich die Hauptschule. Er schaffte den Abschluss gerade so mit der Note 4,5. Mit der Lehre zum Elektrotechniker ging es auch nicht gut. Er kam meist zu spät, oft gar nicht, und selten konnte er sich auf die Arbeit konzentrieren. Er brach die Lehre ab. Thomas verprügelt viele und würgt sie, weil sie ihm Geld schulden, weil sie seine Familie beleidigen oder weil sie einfach nur am falschen Platz stehen. (Quelle modifiziert: ▶ http://www.stern.de/panorama/2-jugendkriminalitaet-steckbriefe-alltaeglicher-gewalt-607883.html,20.01.2008/15.01.2012)

❓ Handlungsaufgaben

1. Weisen Sie nach, dass Thomas' Verhalten sozial abweichend ist.
2. Leiten Sie anhand des sozial abweichenden Verhaltens von Thomas drei langfristige positive Konsequenzen für seine weitere Zukunft ab.
3. Analysieren Sie, welche Ursachen hinter dem sozial abweichenden Verhalten von Thomas liegen könnten.
4. Welche psychologisch ausgerichteten therapeutischen Interventionen tragen dazu bei, dass Thomas sozial angepasstes Verhalten erlernt?

✅ Erwartungshorizont

Antwort zu Frage 1: Gegen folgende Normen verstößt Thomas:

- Drogenmissbrauch, z. B. Verstoß gegen das Betäubungsmittelgesetz (BTMG),
- mehrfache Körperverletzung (Würgen, Schlagen, Bedrohen) mit Verstoß gegen das Strafgesetzbuch (StGB),
- Verletzung der Schulpflicht, Verstoß gegen das Grundgesetz (GG Art. 7), Bürgerliches Gesetzbuch (BGB),

- Abbruch der Lehre, dadurch hat er kein Berufsabschluss.

Antwort zu Frage 2

- Eltern haben nach §§ 1626 und 1631 Abs. 1 BGB (Bürgerliches Gesetzbuch) das Recht und die Verpflichtung, ihre Kinder zu pflegen und zu betreuen. Gleichzeitig ist die Kompetenz von Eltern, für die psychische und physische Gesundheit und die Entwicklung ihrer Kinder zu sorgen, keine angeborene Fähigkeit. Menschen besitzen zwar eine intuitive elterliche Kompetenz, diese kann aber im Verlauf ihrer adoleszenten Entwicklung störanfällig werden. Durch die Kinder- und Jugendhilfe des Jugendamtes wird wegen Missachtung der elterlichen Sorge zum Kindeswohl veranlasst. Somit wird aufgrund des problematischen Elternhauses von Thomas eine Unterbringung in Heimerziehung oder Erziehung in einer Pflegefamilie akut.
- Bei schlechtem Schulabschluss: Ein Schulwechsel kann hilfreich dafür sein, einen höherwertigen Schulabschluss nachzuholen.
- Bei fehlender Berufsausbildung: Trainingsmaßnahmen in Werkhöfen, berufliche Vorbereitungsmaßnahmen durch die Arbeitsagentur.
- Bei Frühschwangerschaft der Freundin: Versorgung in Wohngruppen für junge Mütter.
- Bei Obdachlosigkeit: Hilfen zur Wohnraumbeschaffung durch soziale Beratungsstellen.
- Bei Straffälligkeit: Hilfen zur Resozialisierung, Deeskalationstrainings bei Aggressionspotenzialen.
- Bei Suchtproblematik: Teilnahme an Suchtentwöhnungsprogrammen.

Antwort zu Frage 3: Ursachen für das sozial abweichende Verhalten von Thomas können sein:

- psychosoziale Einflussfaktoren aus dem familiären Umfeld oder Freundeskreis: Verhaltensstörungen der Eltern wie z. B. Alkoholismus und Depressionen wirken sich negativ auf Thomas aus;
- ungünstige Entwicklungsbedingungen: Im familiären Umfeld sind besonders emotionale Vernachlässigung, das Miterleben elterlicher Streitigkeiten, ein gewaltandrohender und gewaltanwendender Erziehungsstil ungünstig. Dies verursacht bei Thomas eine schwache Selbststeuerung.

Antwort zu Frage 4: Eine psychotherapeutische Behandlung beim Kinder- und Jugendpsychologen könnte erfolgen in Form von

- Familientherapie mit Elternberatung,
- Aufarbeitung des aggressiven Potenzials in Einzel- und Gruppentherapie,
- Teilnahme an Teamsportarten wie z. B. Karate, Judo, Jiu-Jitsu, Fußball, Handball, Antiaggressions- bzw. Deeskalationstraining und
- stationärer Suchtentwöhnung in einer psychosomatischen Klinik.

18.13 **Der Fall „Erik"**

Erik, 3 Jahre alt, besucht eine Kindertagesstätte. Er ist ein aufgeweckter und vorlauter Junge. Erik hat einen älteren Bruder. Dieser besucht die zweite Klasse und ist in derselben Einrichtung im Schulhort untergebracht. Beim Dreijährigen kann sozial abweichendes Verhalten beobachtet werden:

Beim morgendlichen Frühstück lenkt Erik die anderen Kinder vom Essen ab. Er spricht das Tischgebet nicht mit, sondern redet laut dazwischen. Auch nach mehrmaliger Ermahnung der Erzieherin reagiert er nicht. Er wird mit dem Rücken zur Gruppe an einen anderen Tisch gesetzt. Dort versucht er weiterhin, die Aufmerksamkeit anderer Kinder auf sich zu lenken. Er dreht sich immer wieder um, lacht und wirft sein mitgebrachtes Frühstücksbrot vom Teller auf den Fußboden. Die anderen Kinder finden das lustig und lachen darüber; dies motiviert Erik, mit dem Werfen des Brotes fortzufahren. Die Erzieherin ermahnt ihn erneut. Nur kurzzeitig unterbricht er sein Verhalten. Nachdem er sein Brot vom Fußboden aufgehoben hat, wirft er es erneut vom Teller. Weil Erik das morgendliche Frühstück stört, muss er das Zimmer verlassen und in einem anderen Raum allein frühstücken. Erik stört mit seinem Verhalten jede Frühstückssituation.

Erik stört die anderen Kinder beim Mittagsschlaf, indem er durch den Ruheraum rennt und laut schreit. Er ignoriert die Anweisung der Erzieherin. Auf mehrmalige Ermahnung hin zeigt er keine verständnisvolle Reaktion. Damit er die anderen Kinder nicht bei ihrer Mittagsruhe stören kann, wird Erik in einen anderen Raum gebracht.

Wenn Kinder mit seinem Spielzeug spielen wollen und es ihm wegnehmen, fängt er an zu schreien oder wird handgreiflich und schlägt zu.

Bei einem Beratungsgespräch mit der Mutter bringt die Bezugserzieherin in Erfahrung, dass Erik und sein älterer Bruder sich zu Hause auch sozial unangepasst verhalten. Von den Eltern bekommen die Kinder keine festen Regeln und auf ihr sozial abweichendes Verhalten folgen keine Konsequenzen. Die Eltern haben das Verhalten von Erik bisher toleriert.

❓ Handlungsaufgaben

1. Formulieren Sie realistische Verhaltensziele, die Sie im pädagogischen Umgang mit dem Dreijährigen erreichen könnten.
2. Beschreiben Sie Interventionen z. B. auf Grundlage eines lerntheoretischen Konzepts zum pädagogischen Umgang mit Erik.

✅ Erwartungshorizont

Antwort zu Frage 1: Zum Umgang mit Erik sind Verhaltensziele zu formulieren, die realistisch zu erreichen sind. Erreicht werden sollte eine Verhaltensumformung oder eine Verhaltensminimierung, bestenfalls ist das Verhalten zur Löschung zu bringen.

Antwort zu Frage 2: Pädagogische Interventionen auf Grundlage z. B. des operanten Konditionierens sind angezeigt.

Gegenstand pädagogischer Veränderungsversuche ist das Symptom des sozial abweichenden Verhaltens selbst. Wird durch sozial abweichendes Verhalten Negatives, z. B. eine unangenehme Situation, beendet, so steigt die Wahrscheinlichkeit, dass das Verhalten erneut demonstriert wird. Erik zeigt Verhaltensweisen, mit denen er angenehme Konsequenzen herbeiführen bzw. aufrecht erhalten oder unangenehme Konsequenzen beseitigen, verringern oder vermeiden möchte.

Das aufmerksamkeitssuchende Verhalten erzeugt bei ihm einen angenehmen Zustand, aufgestaute Energie (Wut) kann sich entladen, verschafft ihm Entspannung und aus diesem Grund wiederholt er es. Die Erzieherinnen sollten darauf nicht mit Sanktionen reagieren, weil das Verhalten des Kindes dadurch ungewollt verstärkt wird.

Eine Verhaltensänderung kann bei Erik erreicht werden, wenn die Erzieherinnen die Umwelt an die Bedürfnisse des Kindes adaptieren. Für die Bezugserzieherin ergibt sich die Aufgabe, aus der Lebenswelt des Kindes resultierende Bedürfnisse zu erkunden und Anreize aus der Umwelt zu schaffen, die seine Bedürfnisse befriedigen.

Das Prinzip der positiven Verstärkung geht davon aus, dass erwünschtes Verhalten erneut gezeigt wird, wenn dieses Lob erfährt. Deswegen sollte jedes Verhalten von Erik, das auch nur annähernd in die gewünschte Richtung geht, mit Lob verstärkt und durch Wiederholungsangebote aufgebaut und gefestigt werden. Dies kann gelingen, denn ein Dreijähriger hat ein hohes Bedürfnis nach personenzentrierter Wertschätzung und Sicherheit und verarbeitet Informationen aus der sozialen Umwelt mehr emotional und weniger kognitiv. Um das Verhalten im Zeitverlauf beurteilen zu können, wird das erwünschte Verhaltensziel mit dem tatsächlich vorgefundenem Verhalten verglichen. Zu evaluieren ist das festgelegte Verhaltensziel, um es stufenweise und dauerhaft stabilisieren zu können. Ist das erwünschte Verhaltensziel erreicht worden, werden die geplanten pädagogischen Interventionen weiterhin konsequent durchgeführt. Ist es nicht erreicht worden, erfolgt eine Revision bzw. Neuformulierung aller pädagogischen Interventionen.

Zeitgleich ist eine pädagogische Beratung der Eltern erforderlich, damit die Verhaltensdefizite auch im häuslichen Bereich schnell behoben werden können (Höwler 2015).

18.14 Der Fall „Josefine"

Die Auszubildende Josefine, 19 Jahre, ist im zweiten Lehrjahr als Einzelhandelskauffrau und wohnt bei ihren Eltern. Sie weist eine selbstunsichere passive Persönlichkeitsstruktur auf. Trotz Einnahme von Kontrazeptiva wird sie von ihrem Freund schwanger. Auftretende Gedanken an die Schwangerschaft verdrängt sie. Josefine geht in den kommenden Schwangerschaftsmonaten zur Berufsschule und absolviert weiter ihre Lehre. Als ihr Bauchumfang zunimmt, erklärt sie auf Nachfrage der Eltern und des Freundes, dass sie viel mehr esse, was ihr geglaubt wird. Auftretende Schmierblutungen hält sie für die Menstruation. Früh am Morgen setzen die Wehen ein. Sie setzt sich auf die Toilette und bringt einen gesunden Jungen zur Welt. Den Neugeborenen legt sie in eine kleine Plastikschüssel, deckt ein Handtuch darüber und stülpt eine Plastiktüte darüber. Sie stellt die Schüssel einige Häuser von ihrem Elternhaus entfernt auf ein ab-

gelegenes Grundstück hinter einem Stromverteilerkasten ab. Anschließend säubert sie die Toilette, stellt sich unter die Dusche und geht wieder schlafen.

Wenige Tage später finden Anwohner den toten Jungen. Durch einen DNA-Test einer Speichelprobe junger Frauen aus dem angrenzenden Wohngebiet wird Josefine als Mutter und als Täterin identifiziert. Gemäß § 21 StGB sowie §§ 212, 213 StGB (minderschwerer Fall des Totschlags) wird sie zu einer Jugendstrafe von zwei Jahren und sechs Monaten verurteilt. Die verminderte Schuldfähigkeit begründet sich aus einem forensisch-psychiatrischen Gutachten, welches Josefine schwere andere seelische Abartigkeit und eine akute Belastungsreaktion bescheinigt.

■ **Täterinnentypologie**
Nach Schöne et al (2015) beschreibt der Begriff „Neonatizid" die Tötung eines Kindes meist durch die Mutter innerhalb von 24 Stunden nach der Geburt. Nach Rohde (2008) ist die Tat das Ergebnis einer individuellen Konfliktlösung der betroffenen Frauen. Herausragendes Merkmal ist dabei die Schwangerschaftsverarbeitung (◧ Abb. 18.1).

Nach einer Untersuchung von Schöne et al (2015b) mit einer Fallzahl von 63 Täterinnen aus 14 deutschen Bundesländern, die mindestens einen Neonatizid innerhalb des Zeitraums von 1986–2008 begangen haben, können zwei Täterinnenprofile analysiert werden:

Erster Typus Erstgebärende dieses Typus sind in der Regel im Altersdurchschnitt 21 Jahre alt, leben noch bei ihren Eltern, werden als unreife, introvertierte, zurückhaltende, gehemmte und verschlossene Frauen beschrieben und weisen eher passive Persönlichkeitszüge auf. Die Mütter stammen aus der sozialen Mittelschicht, sind durchschnittlich intelligent, zu 50 % nicht psychisch krank. 34,4 % der Betroffenen leiden an akuten Be-

◘ **Abb. 18.1** Verarbeitung der Gravidität. (Mod. nach Rohde 2008)

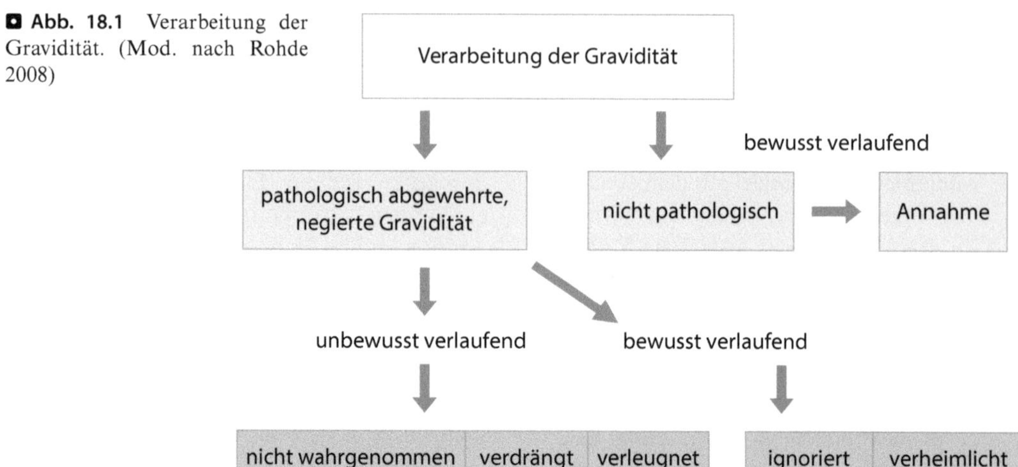

lastungsreaktionen. 37,5 % der Täterinnen verheimlichen ihre Schwangerschaft, 25 % ignorieren sie und 21,9 % nehmen ihre Schwangerschaft nicht wahr.

Zweiter Typus Diese Täterinnen haben bereits mindestens ein Kind geboren, sind im Durchschnitt 25 Jahre alt und leben mit ihrem Partner (Kindsvater) zusammen. Ein potenzieller Risikofaktor in dieser Gruppe ist möglicherweise eine als unglücklich empfundene Partnerschaft. Diese Gruppe zeigt zu 74,2 % die Tendenz, ihre Schwangerschaft zu verheimlichen. Die psychische Diagnose zeigt folgendes Bild: 32,3 % der Täterinnen waren bisher nicht psychisch krank, 29 % weisen Persönlichkeitsstörungen auf.

Bei allen untersuchten Täterinnen fehlt die Diagnose einer schweren psychischen Störung. Die Typologie der Täterinnen ist sehr inhomogen, die Charakteristika überlappen sich nur geringgradig.

? Handlungsaufgaben
1. Ordnen Sie Josefine einem der beiden Täterinnentypen zu.
2. Finden Sie Argumente, aus welchem Grund Josefine ihr Neugeborenes getötet hat, und beschreiben Sie Problemlösungsstrategien.
3. Welche präventiven Maßnahmen müssten ihrer Meinung nach greifen, um Tötungen von Neugeborenen grundsätzlich zu vermeiden?

✓ Erwartungshorizont
Antwort zu Frage 1: Josefine ist dem ersten Täterinnentypus zuzuordnen.

Antwort zu Frage 2: Ob Josefine ihr Baby in eine Babyklappe abgelegt hätte, bleibt fraglich aufgrund ihrer pathologisch abgewehrten/negierten Schwangerschaftsverarbeitung. Dies ist ein zentrales Merkmal junger Frauen und Mädchen, die ihre Neugeborenen töten (Schöne et al 2015a). Da das Mädchen unreife und passive Persönlichkeitszüge aufweist und nicht aktiv nach einer Problemlösung der ungewollten Schwangerschaft sucht, erscheint es unwahrscheinlich, dass Josefine sich differenziert mit der Nutzung einer Babyklappe auseinandersetzen konnte.

Die Studie von Schöne et al (2015a) belegt, dass bei den Täterinnen bewusste und unbewusste Prozesse beim Umgang mit der Schwangerschaftsverarbeitung ablaufen: 37,5 % verheimlichen ihre Gravidität, 25 % ignorieren sie und 21,9 % nehmen sie bis zur Geburt nicht wahr.

Das Behandlungsprogramm in der forensischen Psychiatrie während Josefines Strafdauer folgt den Bearbeitungsschritten Deliktrekonstruktion, Bearbeitung deliktfördernder Kriterien, Verbesserung der Selbstkontrolle sowie Erarbeitung zukünftiger Handlungsalternativen, damit sich positive Veränderungen im extramuralen Bereich bewähren. Ein multiprofessionelles Team aus Psychiatern, Psychologen und Sozialpädagogen betreut die entlassene Josefine in forensisch-therapeutischen Nachsorgemaßnahmen, damit pathologisch auffälliges Verhalten rechtzeitig erkannt und normangepasstes Verhalten im Hinblick auf Wohnen und Abschluss der Berufsausbildung stabilisiert werden kann.

Antwort zu Frage 3: Die vorausgehende Schwangerschaft ist der bedeutsame Ansatz für präventive Maßnahmen, um Tötungen von Neugeborenen zu vermeiden. Empfehlenswert sind wohnortnahe niedrigschwellige gemeindeintegrierte Beratungsangebote für Mädchen und Jungen. Pädagogen in Regelschulen sollten mit älteren Schüler/-innen offen über das Thema im Unterricht sprechen: Es geht um Wissensvermittlung über Schwangerschaftsverhutung und Umgang mit ungewollter Schwangerschaft sowie um das seltene Phänomen der verheimlichten Schwangerschaft.

Das Konzept der anonymen Geburt in einem Krankenhaus mit Freigabe des Babys zur Adoption wäre eine weitere Alternative für Josefine gewesen.

Worauf Therapeuten und Pädagogen achten sollten

Jedes Kind und jeder Jugendliche mit sozial abweichendem Verhalten reagiert situativ anders. Ein Patentrezept für einen spannungsfreien Umgang gibt es nicht. Einige Grundsätze für den Umgang mit besonders aggressiv reagierenden Kindern und Jugendlichen helfen Therapeuten und Pädagogen, Konflikte zu vermeiden. Es empfiehlt sich ein einfühlsames, aber entschlossenes Vorgehen:

Es sollte nur dann ein helfendes Gespräch oder ein Streitgespräch geführt werden, wenn Therapeuten/Pädagogen sich dazu psychisch und physisch in der Lage fühlen. Es ist genügend Zeit einzuplanen und ein natürliches Verhalten wichtig. Gemeinsam ist nach Lösungen zu suchen.

Das Kind/der Jugendliche sollte nicht wütend oder mit Verachtung angestarrt werden. Ein starrer Blickkontakt wird schnell als Bedrohung interpretiert und kann eine Gegenreaktion auslösen. Besser ist es, den Blick zu senken und an der Nasenwurzel des Gegenübers zu justieren. Dadurch wird Dominanz reduziert.

Bei emotionaler Betroffenheit wird im Konfliktfall die Stimme zu schnell, zu hoch und zu laut. Sprechtempo, -rhythmus und -lautstärke sind anzupassen. Eine tiefe, leise und feste Stimme trägt neben einer neutralen und entspannten Körperhaltung zur Deeskalation bei. Die Hände werden seitlich an den Körper gehalten, sie sind nicht zu Fäusten geballt.

Falls eine körperliche Attacke gefährlich werden sollte: Ein sicherer Stand gibt Halt, dem Angreifer sollte auf Augenhöhe von vorne begegnet werden, nie einem Angreifer den Rücken zudrehen. Eine Armlänge Abstand zur unmittelbaren Schlagdistanz hilft, zum Angreifer persönliche Distanz herzustellen. Falls ein Konflikt zu eskalieren droht, sollten sich Therapeuten und Pädagogen einen Fluchtweg freihalten; es gilt, die eigene Sicherheit zu bewahren. Besonnenheit, Kontrolle und Beherrschung sind wichtig. Unmittelbar nach einer Eskalation sind dem Angreifer klare Grenzen aufzuzeigen; er hat kein Recht, zu kränken und zu beleidigen. Schamverletzendes Benehmen und unreflektiertes Duzen sollten nicht zugelassen werden. Verbale und physische Übergriffe sind als nicht akzeptabel deutlich zum Ausdruck zu bringen.

Ein Fallgespräch gemeinsam mit Kollegen bzw. mit dem Team kann im Nachhinein entlastend sein. Wichtig ist dabei die Selbstinstruktion mit Abklärung folgender Fragen:

- Wie geht das Kind bzw. der Jugendliche mit mir um?
- Welche Emotionen und Reaktionen löst die Person in mir aus?
- Was läuft falsch in unserer Kommunikation bzw. Interaktion?

Die Kollegen bzw. das Team können in der anschließenden Diskussion mit ihren Einschätzungen, Interpretationen und Assoziationen weiterhelfen. Dadurch werden erlernte Verhaltensmuster durchbrochen und die Beziehung zum Kind, Jugendlichen, Patienten oder Schüler kann optimiert werden.

Literatur

Bundesministerium für Familie, Senioren, Frauen und Jugend (2013) 14. Kinder- und Jugendbericht. Bericht über die Lebenssituation junger Menschen und die Leistungen der Kinder- und Jugendhilfe in Deutschland. http://www.bmfsfj.de/RedaktionBMFSFJ/Broschuerenstelle/Pdf-Anlagen/14-Kinder-und-Jugendbericht,property=pdf,bereich=bmfsfj,sprache=de,rwb=true.pdf. Zugegriffen am 01.09.2015
Hobmair H (2011) Pädagogik/Psychologie, Bd 2. Bildungsverlag EINS, Köln
Höwler E (2015) Erik stört dauernd. Fachzeitschrift Kindergarten Unterstufe 3:37–37
Rohde A (2008) Neugeborentötungen durch die Mutter – wirken Babyklappen und anonyme Geburt präventiv? Präsentation. http://www.ethikrat.org/dateien/pdf/Praesentation_Rohde_Neugeborenentoetung_durch_die_Mutter_2008-10-23.pdf. Zugegriffen am 01.09.2015
Schöne M, Peter E, Bogers B (2015a) Neonatizid. Eine Analyse der psychischen, sozialen und biografischen Charakteristika der Täterinnen. Kriminalistik 10:635–640
Schöne M, Peter E, Dobrowolny H, Bogers B (2015b) Neonatizid. Täterinnentypologie und Ost-West-Vergleich. Nervenarzt 86:595–602

Weiterführende Literatur

Bleher W (2012) Kinder und Jugendliche, die uns herausfordern. Überlegungen zu den Ursachen, zur Intervention und Prävention bei externalisierendem Verhalten. In: Färber HP et al (Hrsg) Herausforderndes Verhalten in Pädagogik, Therapie und Pflege. KBF-Stiftung, Mössingen
Elbing U (2014) Nichts passiert aus heiterem Himmel… es sei denn, man kennt das Wetter nicht – Transaktionsanalyse und herausforderndes Verhalten. Modernes Leben, Dortmund
Hergenhan A (2010) Aggressive Kinder? Systemisch heilpädagogische Lösungen. Modernes Lernen, Dortmund
Höwler E (2012a) Mit herausforderndem Verhalten umgehen können. In: Färber HP et al (Hrsg) Herausforderndes Verhalten in Pädagogik, Therapie und Pflege. KBF-Stiftung, Mössingen
Höwler E (2012b) Aggressives Verhalten bei Menschen mit geistiger Behinderung. Praktische Hilfestellungen für den stationären Pflege- und Betreuungsalltag. In: Färber HP et al (Hrsg) Herausforderndes Verhalten in Pädagogik, Therapie und Pflege. KBF-Stiftung, Mössingen
https://seehaus-ev.de/konzept/verein
https://www.bka.de/DE/AktuelleInformationen/StatistikenLagebilder/PolizeilicheKriminalstatistik/pks_node.html, 2018, 2019 Zugriff am 25.09.2020
Hüther G (2008) Destruktives Verhalten als gebahnte Bewältigungsstrategie zur Überwindung emotionaler Verunsicherung – ein entwicklungsneurobiologisches Modell. In: Stämmler F, Merten R (Hrsg) Therapie der Aggression. Perspektiven für Individuum und Gesellschaft. EHP Andreas Kohlhage, Bergisch Gladbach, S 13–28
Schomaker H, Schultheiß J, Petermann U, Petermann F (2015) Mangelnde soziale Kompetenz im Jugendalter. Wirksamkeit des JobFit-Trainings. Kindheit Entwickl 24(2):123–130
Soyka M (2005) Wenn Frauen töten. Psychiatrische Annäherung an das Phänomen weiblicher Gewalt. Schattauer, Stuttgart
Wille R, Beier KM (1994) Verdrängte Schwangerschaft und Kindstötung. Theorie-Forensik-Klinik. Sexuologie 2:75–100

18

Aufmerksamkeits- und Hyperaktivitätsstörungen

Inhaltsverzeichnis

19.1 Definition – 268

19.2 Epidemiologie – 268

19.3 Komorbidität – 268

19.4 Ursachen – 268

19.5 Diagnostik – 269

19.6 Symptome – 269
19.6.1 Kernsymptome – 269
19.6.2 Begleitsymptome – 270
19.6.3 Differenzialdiagnose: Hochbegabung – 271

19.7 Therapeutische Interventionen – 272
19.7.1 Medikamentöse Behandlung – 272
19.7.2 Psychosoziale Interventionen – 273
19.7.3 Hinweise für Eltern und Pädagogen – 274
19.7.4 Elternberatung in Kindergarten und Schule – 274

19.8 Der Fall „Julius" – 275

Literatur – 276

© Springer-Verlag GmbH Deutschland, ein Teil von Springer Nature 2020
E. Höwler, *Kinder- und Jugendpsychiatrie für Gesundheitsberufe, Erzieher und Pädagogen*,
https://doi.org/10.1007/978-3-662-62058-8_19

Erzieher in Kindertageseinrichtungen und Lehrpersonal an Schulen werden immer öfter mit hyperaktiven Kindern und Jugendlichen konfrontiert und dazu herausgefordert, angemessen zu interagieren, weil die Betroffenen neben belastenden Verhaltensmustern durch schlechte Schulnoten und mangelnde Bereitschaft zur Mitarbeit auffallen (Reichertz 2013).

Kinder und Jugendliche mit solchen Störungen können sich schlecht konzentrieren, werden leicht abgelenkt und stehen ständig „unter Strom". Sie wirken hektisch, unorganisiert und reagieren schnell gereizt. Sehr häufig kommen Schlafstörungen hinzu. Wird die Störung nicht erkannt und behandelt, gelingt es den betroffenen Kindern und Jugendlichen nur schwer, ihren schulischen, beruflichen oder privaten Alltag erfolgreich zu bewältigen.

Betroffene Kinder und Jugendliche, Eltern, Erzieher und Lehrer müssen lernen, in ihrem Alltag mit dem Störungsbild adäquat umzugehen.

19.1 Definition

Das psychiatrische Syndrom ist dadurch gekennzeichnet, dass Probleme mit der Aufmerksamkeit, Impulsivität und Hyperaktivität bestehen.

Im Jahr 1980 wurde erstmalig die Aufmerksamkeitsdefizit-Hyperaktivitätsstörung als diagnostische Kategorie im DSM-III aufgenommen.

Gegenwärtig werden drei verschiedene ADHS-Subtypen unterschieden:
- ADHS steht für Aufmerksamkeitsdefizit-Hyperaktivitätsstörung,
- ADS steht für die Aufmerksamkeitsdefizitstörung und
- HKS steht für hyperkinetische Störung.

Die meisten Kinder und Jugendlichen gehören dem Mischtypus, einer Kombination aus unaufmerksamem und hyperaktiv-impulsivem Verhalten, an.

19.2 Epidemiologie

ADHS, auch bekannt als „Zappelphilipp-Syndrom", gilt heute als die häufigste Ursache von psychischen Verhaltensstörungen und schulischen Leistungsproblemen von Kindern und Jugendlichen. In der Regel tritt die Störung vor dem 12. Lebensjahr auf; Jungen sind ca. zwei- bis dreimal häufiger betroffen als Mädchen. Rund 3–10 % aller Grundschulkinder zeigen Symptome im Sinne einer ADHS.

Verlaufsstudien haben gezeigt, dass bei 40–80 % der diagnostizierten Kinder, auch nach der Pubertät in der Adoleszenz, die Störung fortbesteht und mindestens in einem Drittel der Fälle im Erwachsenenalter ADHS-Symptome bestehen. Dies kann zu relevanten Funktionseinschränkungen in nahezu allen Lebensbereichen führen.

19.3 Komorbidität

Gehäuft treten weitere Erkrankungen im Zusammenhang mit ADHS (assoziierte Störungen) auf wie z. B. Lese-Rechtschreib-Schwäche, Rechenschwäche und Ticstörungen.

19.4 Ursachen

Nach heutigem wissenschaftlichem Erkenntnisstand handelt es sich bei den Störungen wahrscheinlich um eine neurochemische Regulationsstörung im Frontalhirn auf genetischer Grundlage. Die Reizweiterleitung wird durch sog. Neurotransmitter bewirkt (u. a. Dopamin und Noradrenalin), die der Körper selbst produziert. Die Ausschüttung und Aufnahme dieser Botenstoffe befinden sich nicht im Gleichgewicht.

Diskutiert werden auch ungünstige Erziehungsstile (unbeabsichtigte Verstärkung), exzessive Anforderungen in Freizeit und Schule sowie Nahrungsmittelallergien.

19.5 Diagnostik

Im Rahmen einer ausführlichen Anamnese, u. a. durch ein klinisches Interview mit den Eltern, wird der körperliche und intellektuelle Entwicklungsverlauf des Kindes erfasst. Hinweise auf das Vorliegen einer ADHS können Geburtskomplikationen wie z. B. Sauerstoffmangel oder Entwicklungsretardierung wie z. B. feinmotorische Schwierigkeiten oder verzögerter Erwerb grundlegender Fertigkeiten wie Laufen oder Sprechen sein. Mögliche Anzeichen sind auch Probleme in Kindergarten und Schule, z. B. sich wiederholende Konflikte mit Erziehern und Lehrern.

Zur Diagnostik stehen evaluierte Fragebögen zur Verfügung, z. B. die WURS-k (Wender Utah-Raiting-Skala) als ein Selbstbeurteilungsinstrument. Der Elternfragebogen nach Wender ermöglicht eine strukturierte Fremdanamnese der Symptome. Mögliche Differenzialdiagnosen und Komorbiditäten sind auszuschließen.

Symptome der ADHS und der emotional instabilen Persönlichkeitsstörung wie z. B. der Borderline-Störung können sich ähneln. Ein wichtiges Symptom, das bei beiden Störungen vorkommen kann, sind Störungen der Affektkontrolle. Eine differenzierte Abwägung ist daher erforderlich (◘ Tab. 19.1).

Bei der Diagnoseabgrenzung sollten ein Medikamenteneinfluss sowie ein stoffgebundener Substanzmittelmissbrauch oder eine Substanzmittelabhängigkeit ausgeschlossen werden.

Eine ADHS-Diagnostik nach ICD-11 setzt voraus, dass alle Kernsymptome ausgeprägt sein müssen, das Syndrom bereits vor dem 7. Lebensjahr über einen Zeitraum von mehr als sechs Monaten in mindestens zwei Lebensbereichen wie in Familie oder Schule aufgetreten ist und dass die Störung die generelle Funktionsfähigkeit in Schule und Ausbildung einschränkt.

Um andere Erkrankungen auszuschließen, gehören zur Basisdiagnostik eine körperlich-neurologische Untersuchung (ggf. Laboranalysen, EEG) sowie eine umfassende Familienanamnese und die standardisierte Diagnose-Checkliste für ADHS (ADHS-DCL), ein Fremdbeurteilungsverfahren für Eltern und Lehrer.

Psychologische Testverfahren und Intelligenz- und Aufmerksamkeitstests sollten die Diagnostik ergänzen, um Fehldiagnosen und somit eine unangemessene Behandlung zu verhindern.

19.6 Symptome

19.6.1 Kernsymptome

Die Kernsymptome werden in ◘ Tab. 19.2 aufgeführt.

Die Diagnose ADHS kann gesichert werden, wenn die obligaten Kriterien und zwei fakultative Kriterien erfüllt sind:

◘ **Tab. 19.1** Differenzierte Abwägung der Symptome: ADHS und Borderline-Persönlichkeitsstörung

Störung	Symptome	Reaktion auf:
ADHS	Anspannung, dysfunktionale Emotionsregulation, Impulsivität Typische Symptome wie unter Borderline fehlen	Langeweile, Situationen mit Unterstimulation
Borderline-Störung	Anspannung, dysfunktionale Emotionsregulation, Impulsivität Typische Symptome: selbstverletzendes Verhalten, chronische Suizidalität	Zwischenmenschliche Konflikte mit Idealisierung und Entwertung

◨ Tab. 19.2 Wender-Utah-Kriterien (nach Wender 1995)

Kriterium	Symptome
Aufmerksamkeitsstörung	Unvermögen, Gesprächen zu folgen: Ablenkbarkeit; Schwierigkeiten, sich auf Schriftliches zu konzentrieren; häufiges Verlieren von Gegenständen
Motorische Hyperaktivität	Gefühl innerer Unruhe; Unfähigkeit, sich zu entspannen oder sitzende Tätigkeiten durchzuhalten; dysphorische Stimmungslage bei Inaktivität
Affektlabilität	Häufige und schnelle Stimmungswechsel innerhalb von Stunden und Tagen
Desorganisiertes Verhalten	Unzureichende Planung und Organisation von Aktivitäten im Bereich Schule, Berufsausbildung oder Haushalt; planloses Wechseln von einer Aufgabe zur nächsten, ohne dass eine Aufgabe tatsächlich abgeschlossen wurde; Probleme beim Zeitmanagement
Affektkontrolle	Permanente Reizbarkeit; geringe Frustrationstoleranz; Wutausbrüche
Impulsivität	Dazwischenreden; Ungeduld, kaum überdachte Handlungen
Emotionale Überreagibilität	Kein adäquater Umgang mit alltäglichen Stressoren, überschießende oder ängstliche Reaktion

— Obligat:
- Aufmerksamkeitsdefizit: hohe Ablenkbarkeit, Vergesslichkeit, Schwierigkeiten, schriftliche Aufgaben zu Ende zu führen, fehlende Aufmerksamkeit für Details, Flüchtigkeitsfehler
- Motorische Hyperaktivität: Schwierigkeiten, still zu sitzen (Zappeln und/oder Herumrutschen), wo dies erwartet wird, übermäßig viel reden

— Fakultativ:
- Affektlabilität: häufiger Wechsel zwischen normaler und niedergeschlagener Stimmung
- Desorganisiertes Verhalten: Probleme bei Planung und Organisation von Aktivitäten, beim Einhalten von Zeitplänen
- Gestörte Affektkontrolle: ständige Reizbarkeit, geringe Frustrationstoleranz, Wutausbrüche
- Impulsivität: Herausplatzen mit Antworten, Schwierigkeiten, abzuwarten bis er/sie an der Reihe ist, unterbricht andere und stört andere

- Emotionale Übererregbarkeit: überschießende Reaktionen auf alltägliche Stressoren

Die Symptome haben zur Folge, dass sie den Lernprozess nicht nur des betroffenen Kindes bzw. Jugendlichen, sondern auch den der Mitmenschen in der Klassen- oder Gruppengemeinschaft beeinträchtigen. Darüber hinaus empfinden Erzieher und Lehrer das impulsive, unkontrollierte Verhalten als unhöflich und aufdringlich. Der Betroffene wird zum „Außenseiter" oder zum „Störenfried" der Gruppe. Er hat es schwer, Freundschaften und soziale Kontakte zu knüpfen, da er mit seinem Verhalten häufig auf Ablehnung stößt.

19.6.2 Begleitsymptome

Begleitende Symptome sind:
— eine seelische Entwicklungsverzögerung,
— ein schnelles psychisches und physisches Ermüden,

- ein extrem ausgeprägter Gerechtigkeitssinn anderen gegenüber und
- eine erhebliche Beeinflussbarkeit durch andere.

Das Vorliegen einer ADHS ist bei jungen Patienten mit erhöhten Verkehrsunfällen assoziiert (Cox et al. 2012).

19.6.3 Differenzialdiagnose: Hochbegabung

Hochbegabte Kinder sind diagnostisch von Kindern mit Aufmerksamkeitsdefiziten abzugrenzen. Hochbegabte Kinder zeichnen sich durch sehr früh entwickelte, weit überdurchschnittliche Fähigkeiten und Interessen aus, durch die sie Gleichaltrigen in Teilgebieten oft beträchtlich voraus sind. Dies kann den logisch-mathematischen, den sprachlichen, den musikalischen, den bildnerisch-künstlerischen, den sportlichen oder den sozialen Bereich, aber auch mehrere dieser Bereiche gleichzeitig betreffen. In Deutschland sind ca. 300.000 Kinder weit überdurchschnittlich intellektuell befähigt, sie weisen einen IQ von über 135 auf und gelten somit als hochbegabt. Eine epigenetische Veranlagung der sehr hohen Intelligenz ist bei den Kindern vorhanden. Auch Kinder von bildungsfernen Eltern können Hochbegabung aufweisen.

Weil die Begabung der Kinder oftmals unerkannt bleibt, gehen diese in ihren Familien, im Kindergarten und in der Schule einen Leidensweg. Häufig sind es erst Auffälligkeiten in Familie, Kindergarten oder Schule, die Anlass für Eltern, Erzieher und Lehrer geben, sich mit dem Thema „Hochbegabung" auseinanderzusetzen.

- **Wie erkennen Eltern und Pädagogen hochbegabte Kinder?**
- Ein Kind mit drei Jahren interessiert sich für Zahlen und Buchstaben.

- Das Kind bringt sich selbst sehr früh Lesen und Schreiben bei.
- Es ist ernsthaft und vertiefend in der Alltagswelt unterwegs.
- Es weist eine schnelle Auffassungsgabe bei neuen Aufgabenstellungen auf.
- Das Kind zeigt großes Wissen in einem Teilgebiet wie z. B. Mathematik, Musik oder Sport.

Mädchen werden nicht so oft als hochbegabt erkannt, weil sie aufgrund des gelenkten Rollenverhaltens ein sozial gewünschtes Verhalten zeigen, um von der Umwelt nicht als bedrängend oder überfordernd wahrgenommen zu werden.

- **Fluch und Segen von hochbegabten Kindern**

Hochbegabung kann zu Konkurrenzdenken zwischen den Geschwistern und somit zu familiären Konflikten führen.

Im Kindergarten und Schulunterricht langweilen sich die Kinder, weil alles zu langsam vorangeht, sie zeigen demonstrativ Desinteresse an Gruppenangeboten und vermittelten Lerninhalten. Es kommt zum oppositionellen Verhalten, welches Erzieher und Lehrer überfordert.

Das Kind zeigt Leistungsverweigerung, hat schlechte Noten und wird zurückgestuft. Das aufsässige Verhalten der Kinder wird von Pädagogen oder Erziehern pathologisiert und als behandlungsbedürftiges ADHS abgetan.

Das ältere Kind erkennt, bewusst oder unbewusst, die Hochbegabung als Ursache für die vermeintlichen Schulprobleme und fängt an, sich zu verleugnen, indem es Leistungen mit Absicht zurückfährt. Jungen spielen dann den Klassenclown oder werden aggressiv. Mädchen isolieren sich, entwickeln psychosomatische Beschwerden oder werden depressiv (Deutsche Gesellschaft für das hochbegabte Kind e.V., DGhK).

■ **Auswirkungen auf die Psyche eines hochbegabten Kindes bei zu früher Förderung**

Ein Leitsatz heißt zwar „Bildung und Lernmotivation sollten möglichst durch Frühförderung einsetzen, umso bessere Schüler sind das Resultat"; doch muss beachtet werden, dass das Stresssystem eines Kleinkindes bis zum Ende des dritten Lebensjahres aus gehirnpsychologischen Gründen noch nicht überfordert werden darf.

Eine chronische Unterforderung hat denselben Effekt wie eine chronische Überforderung: Die neuronale Vernetzung wird gehemmt. Das Kind benötigt Anregung und Kreativität von den Eltern. Diese müssen dem Kind Zeit lassen, mit den Angeboten etwas zu gestalten, ihm innere Ruhe lassen, es nicht zu sehr „drillen", sondern auch Dinge zu tun, die Kinder gerne tun: spielen, sich zurückziehen, selber Entscheidungen treffen, damit eine stabile Persönlichkeitsentwicklung gewährleistet wird.

■ **Umgang mit hochbegabten Kindern**

Hochbegabte Kinder bekommen besondere Aufgaben zugeteilt, die ihren Fähigkeiten entsprechen. Dabei ist die emotionale Einbindung in eine Spiel- oder Lerngruppe wichtig. Eltern werden dahingehend von Erziehern und Lehrern frühzeitig beraten, das Kind auf seine Hochbegabung testen zu lassen. Eltern, Erzieher und Lehrer müssen verstehen, was für ein Kind sie vor sich haben.

19.7 Therapeutische Interventionen

Da Kinder und Jugendliche häufig nicht nur durch die Kernsymptome beeinträchtigt sind, sondern v. a. in ihren schulischen Fähigkeiten und unter einem erschwerten Schulalltag leiden, ist das Wissen über wirksame therapeutische Strategien für Eltern, Therapeuten und Pädagogen bedeutsam.

Da ADHS nicht heilbar ist, müssen die Betroffenen unter besseren Bedingungen leben, lernen und arbeiten. Diese Chance sollte so früh wie möglich ergriffen werden, sodass die positiven Seiten und Begabungen, die in jedem Kind stecken, gezielt gefördert werden können.

Zur Behandlung des Syndroms kommen nach der S3-Leitlinie „Störung des Sozialverhaltens" multimodale Therapieansätze zum Einsatz:

— Außerschulische Verhaltenstherapien: psychosoziale/psychotherapeutische Interventionen in ambulanter Praxis.
— Bei schwerwiegender Aggressivität mit Wutausbrüchen ab dem fünften Lebensjahr Gabe von Stimulanzien, z. B. Risperidal oder Strattera® in geringer Dosierung; deren Wirkung sollte im Verlauf überprüft und die Behandlung mit einer spezifischen Substanz umgestellt oder abgebrochen werden, wenn nach sechs Wochen keine klinisch relevante Verbesserung der Symptomatik eingetreten ist.
— Direkte Interaktionen der Erzieher und Lehrkräfte durch Fort- und Weiterbildungen.
— Elternberatungen.

19.7.1 Medikamentöse Behandlung

Falls psychosoziale Interventionen, die zunächst an erster Stelle stehen sollten, nicht ausreichend greifen, reduzieren Medikamente die belastenden Symptome. Hyperaktive Kinder ab dem fünften Lebensjahr erhalten das atypische Neuroleptikum Ritalin (z. B. Risperidal) mit dem Wirkstoff Methylphenidathydrochlorid am Morgen nach dem Frühstück.

■ **Wirkungsweise**

Das Medikament (Vermarktung seit 1954) und die Droge Kokain sind ähnlich in ihrer Wirkung, sie wirken als zentralnervös wirkende Stimulanzien. Beide Substanzen hemmen in Hirnregionen den Rücktransport der an den Rezeptor angelagerten Neurotransmitter Dopamin und Noradrenalin. Ritalin verursacht nach oraler Einnahme innerhalb von 15–20 Minuten ein Gefühl der Freude und fördert die Konzentration, was den Kindern einen besseren Start in den Schulalltag ermöglicht.

■ Wirkdauer und Dosierung

Die Wirkung hält bei Kurzzeitpräparaten 3–5 Stunden an. Danach muss das Medikament erneut eingenommen werden. Langzeitstimulanzien mindern die hyperaktiven Symptome bis zu 12 Stunden, jedoch muss der Facharzt die optimale Dosis nach Körpergewicht und Alter des Kindes bestimmen. Das Medikament liegt je nach Schwere der Störung in den Stärken z. B. 10 mg, 20 mg, 30 mg oder 40 mg vor.

Das Medikament verursacht bei längerfristiger Einnahme diverse Nebenwirkungen wie z. B. extrapyramidalmotorische Störungen, leichte Gewichtszunahme, Schwindel, Kopfschmerzen, Verstopfung, Müdigkeit, Schlafstörungen u. a.

19.7.2 Psychosoziale Interventionen

■ Psychoedukation

Eine professionelle Schulung durch Ärzte oder Psychologen dient zur Konzeption einer fundierten Arbeitsgrundlage für das weitere Vorgehen im therapeutischen Prozess und sollte Basis für eine familien-, kindergarten- und schulübergreifende gute Zusammenarbeit schaffen. Patienten, Eltern, Erzieher und Pädagogen erhalten Aufklärung über das Störungsbild. Es wird informiert über die allgemeine Symptomatik und die wichtigsten Ursachen. Die gemeinsam erarbeiteten Maßnahmen können in der Verhaltenstherapie vertieft und im häuslichen oder schulischen Bereich weiterentwickelt werden.

■ Kognitive Verhaltenstherapie

Interventionen werden in einer psychologischen Praxis durch einen Psychotherapeuten über einen längeren Zeitraum hinweg praktiziert. Die Therapieform eignet sich besonders für ältere Schüler und Eltern, die eine Medikation strikt ablehnen. Patienten lernen bei der Selbstinstruktion problemlösende Strategien kennen, die es ihnen ermöglichen sollen, belastende Situationen adäquat zu meistern und weniger durch hyperaktives Verhalten aufzufallen. Während der therapeutischen Sitzungen werden die Patienten mit exemplarischen Problemaufgaben konfrontiert, was der Inkorporation des Lösungsvorganges dienen soll, damit Patienten zukünftig selbstständig in ähnlichen Situationen reagieren können. Die Förderung anhaltender Aufmerksamkeit und Konzentration steuert einen positiven Beitrag zur Therapie bei. Das Selbstmanagementkonzept basiert auf dem Prinzip der Selbstbeobachtung und soll hyperaktiven Patienten helfen, störendes Verhalten zu registrieren und abzustellen.

Verhaltenstherapie sollte zur verbesserten Effektivität auch im natürlichen Umfeld des Patienten stattfinden. Da sich Kinder tagsüber in Kindertagesstätten oder in Schulen aufhalten, erscheint es sinnvoll, dass direkt im erzieherischen Alltag oder im Schulunterricht Verhaltenstherapie stattfindet. Durch implizierte Anweisungen der Erzieher und Lehrkräfte bezogen auf die Arbeitsaufträge und Lehrinhalte können die Kinder versuchen, die in der Therapie gelernten Techniken direkt vor Ort anzuwenden und auszuprobieren. Erfolg spornt an, motiviert und steigert das Selbstwertgefühl. Intensive Betreuung durch einen Erzieher oder einer Lehrperson führt dazu, dass betroffene Kinder eine weitere wichtige Bezugsperson erfahren, die Halt und Sicherheit auch in schwierigen Alltagssituationen gibt.

■ Familientherapie

Trainingseinheiten für den häuslichen Bereich werden von Familientherapeuten mit den Eltern gemeinsam aufgestellt. Den Eltern wird bewusst gemacht, dass das Kind nicht mit der Diagnose alleingelassen werden darf. Familienmitglieder helfen mit, dass das Kind mit belastenden Alltagssituationen besser konstruktiv umgehen lernt. In den Diskussionsrunden werden Brennpunkte des Aufstehens am Morgen, Pünktlichkeit in Kindergarten oder Schule, Zeiten des Schlafengehens, gemeinsame Mahlzeiten, Erledigen der Hausaufgaben, Zimmeraufräumen etc. erörtert. Bei Einhalten von Regeln und Absprachen wird auf positive Verstärkungen und Belohnungssysteme z. B. in Form von Smileys oder Sammelbildern zurückgegriffen.

- **Ergotherapie**

Mit den Eltern wird ein strukturierter Tagesablauf mit wenig Reizen erarbeitet: festgelegte Zeiten zum Aufstehen, Mahlzeiten, Hausaufgaben, Freizeitaktivitäten.

Der Therapieraum ist möglichst mit wenigen Bildern und Möbeln eingerichtet. Die Therapiegruppen sind klein gewählt. Während der Maßnahmen unterbleiben Ablenkungen. Alle Aufforderungen und Absprachen sind für das Kind verständlich.

- **Physiotherapie**

Bewährt haben sich Bewegungsspiele und Sportarten nach Interesse des Kindes, in denen die Konzentration gefördert wird. Entspannungsübungen wie z. B. Qigong eignen sich, damit das Kind zur Ruhe kommt.

19.7.3 Hinweise für Eltern und Pädagogen

Das Kind muss trotz der Aufmerksamkeitsstörung lernen, Verantwortung für sein Handeln zu übernehmen. Dazu benötigt es jedoch mehr Hilfestellungen als andere Kinder. Die Verantwortungsübernahme kann durch Spielregeln verdeutlicht werden.

Auf Grundlage der Lerntheorien ist es vorteilhaft, mit Verstärkern zu arbeiten, die für ein erwünschtes Verhalten durch Lob und Belohnungen erfolgen. Sofern der Patient abschweift, ist eine starke Strukturierung von außen sinnvoll und wird von den Kindern erfahrungsgemäß nicht als kränkend erlebt. Entwicklungsgeschichten sollten allen Erziehungspersonen gut bekannt sein und im Hinblick auf die Ressourcenorientierung auch ausreichend gewürdigt werden.

Mit dem Sammeln von traurigen Smileys kann z. B. nicht erwünschtes Verhalten missbilligt werden. Die Kinder zeigen Probleme, die in der Klinik eingeübten Regeln im häuslichen Bereich weiter einzuhalten, wenn Eltern diese Regeln nicht mit strikter Konsequenz weiter einfordern. Verständnis und Hilfe finden betroffene Eltern in Selbsthilfegruppen für ADS/ADHS.

19.7.4 Elternberatung in Kindergarten und Schule

- Das Elterngespräch sollte ergebnisorientiert sein und das Ziel verfolgen, ein Bündnis zwischen Therapeuten bzw. Erziehern und Eltern zu schließen, um dem Kind gemeinsam helfen zu können.
- Je früher ein Beratungsgespräch mit den Eltern stattfindet, desto früher kann dem Kind geholfen werden, und die Situation in der Gruppe, im Klassenverband kann sich entspannen.
- Therapeuten sollten im Vorfeld des Gesprächs abklären, ob die Eltern evtl. unterschiedliche Sichtweisen über das Störungsbild ADHS haben.
- Therapeuten und Erzieher sollten sachlich bleiben, denn aufgestaute Gefühle sind keine gute Voraussetzung für ein erfolgreiches Beratungsgespräch.
- Das Elterngespräch sollte gut vorbereitet werden, hilfreich ist ein Gesprächsleitfaden.

19.8 Der Fall „Julius"

Julius ist 9 Jahre alt und fällt durch seine starke Ablenkbarkeit und sehr geringe Ausdauer in der Schule und zu Hause auf. Er beginnt sehr hektisch viele Aktivitäten, um sie dann nicht zu Ende zu bringen, und wendet sich stattdessen schnell neuen Dingen zu, denen er auch rasch wieder überdrüssig wird. Meist zappelte er beim Mittagessen unruhig auf seinem Stuhl hin und her und wirft oft aus Versehen gefüllte Trinkgläser um.

In der Schule zeigt er eine große Sitzunruhe und Ablenkbarkeit, zunehmend auch aggressives Verhalten; er benutzt Schimpfwörter und ärgert schwächere Mitschüler.

Zu Hause fühlen sich die Eltern durch die Lebhaftigkeit von Julius sehr gestört. Die Familie leidet unter der angespannten Situation. Dies führt zu vielen Auseinandersetzungen wegen alltäglicher Kleinigkeiten. Verbale Aufforderungen erreichen Julius nicht und das führt zu immer mehr Stress in der Familie. Julius hat starke Stimmungsschwankungen und nur noch wenige Freunde. Er wirkt unglücklich und unzufrieden. Untersuchungen in der Kinderklinik bestätigen die Diagnose ADHS. Julius zeigt bei durchschnittlicher Intelligenz eine Rechtschreibschwäche und eine leichte Dyskoordination.

❓ Handlungsaufgaben

1. Welche anderen Störungsbilder sollten bei Julius ausgeschlossen werden?
2. Welche Hilfen kann Julius in der Schulklasse und zu Hause erwarten?
3. Brauchen die Eltern ein Etikett für das Umfeld, wenn ihr Kind eine individuelle Eigenart wie z. B. ADHS-Symptome aufweist? Diskutieren Sie dies in Ihrer Arbeitsgruppe.

✅ Erwartungshorizont

Antwort zu Frage 1: Ausgeschlossen werden sollten: Teilleistungsstörungen, z. B. Lese-Rechtschreib-Störung, Rechenstörung, depressive Störung, motorische Koordinationsstörungen, sozial abweichendes Verhalten.

Antwort zu Frage 2: Ein Beratungsgespräch, initiiert von den Lehrern/-innen, zeigt Julius' Eltern auf, dass er professionelle Hilfe braucht. Der Kinderarzt überweist den Schüler zu einem Facharzt für Kinder- und Jugendpsychiatrie, der sich Zeit für Gespräche und für eine sorgfältige Diagnostik nimmt.

Der Arzt klärt die Eltern über mögliche Therapien auf, z. B. Ergotherapie, Physiotherapie, Verhaltenstherapie, evtl. verschreibt er ein aufmerksamkeitsförderndes Medikament.

Dank verständnisvoller Lehrer, die Julius Strukturierungshilfen im Unterricht geben, kann seine Konzentration verbessert werden und Erfolgserlebnisse verbuchen. Mitschüler zeigen Solidarität bei Gruppenarbeiten, indem sie Julius bei seinen Aufgaben unterstützen.

Antwort zu Frage 3: Billigen Erzieher und Eltern ihrem Kind einen eigenen Entwicklungsspielraum zu oder sind die Erziehenden überlastet, weil sie selbst unter Leistungsdruck stehen?

Heute sind Kinder auch in ihrer Freizeit Leistungsdruck ausgesetzt. Der Freizeitwochenplan sieht so aus wie in der Schule. Die Eltern haben große Erwartungen an ihre Kinder und investieren viel und bereits sehr früh in die Bildung ihrer Sprösslinge, damit das Kind im späteren Leben Karriere machen kann: Musikschule, Ballettstunde, Trainingsstunde im Handballverein, Sprachkurs bzw. Sprachreisen. Das alles nimmt viel Zeit in Anspruch. Wo bleibt die Zeit für die kindliche Unbeschwertheit, wie z. B. Treffen mit Freunden, toben, einfach nur spielen, Kind oder Jugendlicher sein zu dürfen? Kinder werden heute wie kleine Erwachsene behandelt und können, je nach ihrer Vulnerabilität, an diesen Anforderungen zerbrechen.

Die Individualität des Kindes kann sich in ADHS-Symptomen zeigen. Das Kind möchte aus dem Kreislauf des ständigen Leistungsdrucks ausbrechen, sich nicht mehr anpassen, es braucht Bewegung und Eigenzeit – so legitimiert eine medizinische Diagnose die Eigenheit bzw. Individualität eines Kindes.

> **Worauf Therapeuten und Pädagogen achten sollten**
>
> Wegen ihrer akademischen Performanz sollten Erzieher, Therapeuten und Pädagogen Wissen über den interaktiven Umgang mit dem Störungsbild bereits im Studium bzw. in der Ausbildung erwerben.
>
> Eine gute Zusammenarbeit mit Eltern und den betroffenen Kindern und Jugendlichen ist hilfreich, da Lernen und Konzentration nicht nur im Umfeld von Kindergarten und Schule, sondern auch u. a. bei Hausaufgaben am Nachmittag zu Hause eine große Rolle spielen. Eindeutige Regeln und Absprachen sollten in beiden Bereichen gelten und fest eingehalten werden.
>
> Während der Bearbeitung von Aufgaben sind störende Ablenkungen von außen zu vermeiden. Hilfreich sind das Lernen an Einzeltischen sowie eine Therapie in Kleingruppen bzw. in Einzeltherapie. Ein hyperaktives Kind erhält in wiederholten Pausen die Möglichkeit, sich aktiv im Raum zu bewegen. Einer Stigmatisierung wird mit den Regeln des Normalisierungsprinzips entgegengewirkt. Eine erfolgreiche Aufgabenbewältigung wird z. B. in einem Wochenplan über lachende Smileys oder Sonnen sichtbar gemacht, weniger gute Ereignisse über eine Regenwolke oder traurige Smileys.
>
> Eine unbehandelte ADHS kann im Erwachsenenalter alle Lebensbereiche negativ beeinflussen, z. B. Bildung, Berufsleben, Familie, bis hin zu einer erhöhten Unfallgefahr und evtl. vermehrter Delinquenz.

Literatur

Cox DJ, Davis M, Mikami AY (2012) Long-acting methylphenidate reduces collision rates of young adult drivers with attention-deficit/hyperactivity disorders. J Clin Psychopharmacol 32:225–230

Reichertz JM (2013) Ein systematischer Review alter und neuer Interventionen bei Schülern mit ADHS. Unveröffentlichte Bachelorarbeit an der Johannes Gutenberg Universität Mainz, Abteilung Psychologie in den Bildungswissenschaften

Wender PH (1995) Attention-deficit hyperactivity disorder in adults. Oxford University Press, New York/Oxford

Weiterführende Literatur

Deutsche Gesellschaft für Kinder- und Jugendpsychiatrie, Psychosomatik und Psychotherapie e. V. (DGKJP) (2016) Störungen des Sozialverhaltens: Empfehlungen zur Versorgung und Behandlung

Deutsche Gesellschaft für Sozialpädiatrie und Jugendmedizin (2015) Leitlinien. http://www.dgspj.de/service/archiv/

Döpfner M, Schürmann S, Frölich J (2007) Therapieprogramm für Kinder mit hyperkinetischem und oppositionellem Problemverhalten THOP. Belz, Weinheim

Groß S, Figge C, Matthies S, Philipsen A (2015) ADHS im Erwachsenenalter. Diagnostik und Therapie. Nervenarzt 86:1171–1180

Hüther G (2006) Die nutzungsabhängige Herausbildung hirnorganischer Veränderungen bei Hyperaktivität und Aufmerksamkeitsstörungen. In: Leuzinger-Bohleber M, Brandl Y (Hrsg) ADHS – Frühprävention statt Medikalisierung, Theorie, Forschung, Kontroversen. Vandenhoeck & Ruprecht, Göttingen, S 222–235

Hüther G (2008a) Dopaminerges System exekutiver Frontalhirnfunktionen und die Wirkung von Psychostimulanzien bei Kindern und Jugendlichen mit ADHS-Symptomatik. In: Bonney H (Hrsg) ADHS – Kritische Wissenschaft und therapeutische Kunst. Carl-Auer, Heidelberg, S 79–95

Hüther G (2008b) ADHS und Ritalin. In: Weber I (Hrsg) Hyperaktivität, Wahrnehmungs- und Lernstörungen. Ein multifaktorielles Phänomen? Internationale Kinesiologie. Akademie, Frankfurt, S 129–131

Hüther G (2009) Kurzfristige Wirkungen und langfristige Folgen der Einnahme von Psychostimulanzien und Entaktogenen auf das sich entwickelnde Gehirn von Kindern und Jugendlichen. In: Möller C (Hrsg) Drogenmissbrauch im Jugendalter. Ursachen und Auswirkungen. Vandenhoeck & Ruprecht, Göttingen

Hüther G (2013) Neurobiologie – das schwache Geschlecht und sein Gehirn. In: Stier B, Winter R (Hrsg) Jungen und Gesundheit. Kohlhammer, Stuttgart, S 50–56

Kultusministerkonferenz (2000) Empfehlungen zum Förderschwerpunkt emotionale und soziale Entwicklung der Ständigen Konferenz der Kultusminister der Länder in der Bundesrepublik Deutschland. http://www.kmk.org/fileadmin/veroeffentlichungen_beschluesse/2000/2000_03_10-FS-Emotionale-soziale-Entw.pdf. Zugegriffen am 02.09.2015

von Salisch M, Hänel M, Denham SA (2015) Emotionswissen, exekutive Funktionen und Veränderungen bei Aufmerksamkeitsproblemen von Vorschulkindern. Kindheit Entwickl 24:78–85

Schlarb AA, Sommer F, Hautzinger M, Grünwald J (2015) Aufmerksamkeitstherapie bei Grundschülern: Effekte des neuropsychologischen Gruppentrainings Mini-Attentioner. Kindheit Entwickl 24:95–104

Thümmler R (2012) Wer arbeitet mit Kindern und Jugendlichen mit ADHS? Erste Ergebnisse aus einem Forschungsprojekt zu Kooperationsnetzwerken von Fachleuten. In: Färber HP et al (Hrsg) Herausforderndes Verhalten in Pädagogik, Therapie und Pflege. KBF-Stiftung, Mössingen

Ausgewählte psychosomatische Störungen

Inhaltsverzeichnis

20.1 Begriff „Psychosomatik" – 281

20.2 Psychophysiologische Zusammenhänge – 282

20.3 Ursachen – 282

20.4 Diagnostik – 283

20.5 Frühkindliche Regulationsstörung – 284
20.5.1 Epidemiologie – 284
20.5.2 Symptome – 284
20.5.3 Entstehung von Dysregulation – 284
20.5.4 Beispiel Trennungssituationen – 286
20.5.5 Beispiel Schreibabys – 287
20.5.6 Therapeutische Interventionen – 289
20.5.7 Der Fall „Jakob" – 290

20.6 Bettnässen (Enuresis) und Einkoten (Enkopresis) – 292
20.6.1 Definition – 292
20.6.2 Ursachen – 292
20.6.3 Leitsymptome – 292
20.6.4 Therapeutische Interventionen – 292

20.7 Herzerkrankungen – 293
20.7.1 Krankheitserleben – 293
20.7.2 Therapeutische Interventionen – 293

© Springer-Verlag GmbH Deutschland, ein Teil von Springer Nature 2020
E. Höwler, *Kinder- und Jugendpsychiatrie für Gesundheitsberufe, Erzieher und Pädagogen*,
https://doi.org/10.1007/978-3-662-62058-8_20

20.8   Schlafstörungen – 294

20.8.1   Gesunder Schlaf – 294

20.8.2   Definition – 296

20.8.3   Epidemiologie – 296

20.8.4   Komorbidität – 296

20.8.5   Einteilung der Schlafstörungen – 296

20.8.6   Ursachen – 297

20.8.7   Determinanten – 297

20.8.8   Diagnostik – 298

20.8.9   Symptome – 298

20.8.10   Therapeutische Interventionen – 299

20.8.11   Der Fall „Melanie" – 300

20.9   Adoleszenzkrise – 301

20.9.1   Gesunde adoleszente Entwicklung – 302

20.9.2   Definition – 303

20.9.3   Epidemiologie – 303

20.9.4   Krisen und psychische Störungen – 303

20.9.5   Der Fall „Karina" – 305

Literatur – 307

20.1 Begriff „Psychosomatik"

Der Begriff „Psychosomatik" wurde von Johann Christian August Heinroth (1773–1843) im Jahr 1818 geprägt.

Das Wort „psycho"(gr.) steht für Atem, Hauch, Seele und das Wort „soma" bedeutet Körper, Leib und Leben. Somit beschäftigt sich die Psychosomatik mit der Wechselwirkung bzw. Interaktion von Körper und Seele.

Im klinischen Sprachgebrauch handelt es sich um eine Bezeichnung für eine Krankheitslehre, die psychische Einflüsse auf somatische Vorgänge, z. B. die Entstehung von gastrointestinalen Beschwerden, die z. T. durch psychische Faktoren ausgelöst werden, und auf andere Erkrankungen berücksichtigt. Mit dem Bereich der psychosomatischen Medizin als Fachdisziplin wird die Betrachtungsweise und Lehre bezeichnet, in der die geistig-seelischen Fähigkeiten und Reaktionsweisen von Menschen in Gesundheit und Krankheit in ihrer Eigenart und Verflechtung mit körperlichen Vorgängen und sozialen Lebensbedingungen berücksichtigt werden.

■ **Psychosomatische Medizin**
Die psychosomatische Medizin umfasst
- eine Grundeinstellung, die bei Diagnostik und Therapie von körperlichen und seelischen Krankheiten berücksichtigt wird,
- eine Forschungsrichtung, die mit Methoden der Biologie, Psychologie, Medizin und Psychoanalyse die Bedeutung von seelischen Vorgängen für die Entstehung und Fortdauer von psychosomatischen Krankheiten untersucht,
- ein Teilgebiet der Medizin, das sich mit der Erkennung und Behandlung von psychosomatischen Erkrankungen befasst.

Heute wird der Begriff der psychosomatischen Erkrankungen abgelöst durch **somatoforme Störungen**, engl. „medically unexplai-

ned symptoms", also medizinisch nicht (nicht hinreichend) erklärte körperliche Beschwerden.

Es finden sich körperliche Beschwerden, für die auch nach systematischer Abklärung keine somatische Krankheitsursache gefunden wird. Es liegen Umwandlungen seelischer Konflikte und Belastungen in Organerkrankungen vor; diese äußern sich in funktionellen Beschwerden. Der Begriff „funktionell" deutet an, dass überwiegend die Funktion und nicht die Struktur der betroffenen Organe oder Organsysteme, z. B. des Herzens bei Herzbeschwerden, des Darms bei Verdauungsstörungen oder der zentralnervösen Verarbeitung von Beschwerdewahrnehmungen, gestört scheint.

Somatoforme Störungen werden in drei große Gruppen eingeteilt:
- Schmerzen verschiedener Lokalisation,
- Störungen der Organfunktion,
- Müdigkeit/Erschöpfung.

Ungeachtet ihrer Ätiologie haben funktionelle Beschwerden möglicherweise eine bestimmte Funktion für den Organismus bzw. die Person, z. B. als Signal für Rückzug.

Bekannte Bespiele sind:
- Chronisches Müdigkeitssyndrom (Chronic Fatigue Syndrom, CFS),
- Reizdarmsyndrom,
- chronische Bauchschmerzen,
- chronischer Spannungskopfschmerz.

Praktisch an jedem Organ können Beschwerden auftreten. Es werden Krankheiten mit Organveränderungen sowie funktionelle Syndrome unterschieden, bei denen nach jahrelangen Beschwerden keine krankhaften Organveränderungen feststellbar sind.

Im weiteren Sinne können alle psychogenen Erkrankungen, die wie z. B. ein psychovegetatives Syndrom oder ein allgemeines Anpassungssyndrom zu somatischen Symptomen und pathologisch-anatomischen Veränderungen führen, als psychosomatische Krankheiten verstanden werden.

20.2 Psychophysiologische Zusammenhänge

Angst führt dazu, dass im Körper Adrenalin ausgestoßen wird, was u. a. die Magen-Darm-Peristaltik hemmt und bei längerem Bestehen zu Verdauungsstörungen führen kann (◘ Tab. 20.1). In vielen Redewendungen des Alltags ist dieser Zusammenhang impliziert: Etwas liegt einem „schwer im Magen", eine Sache geht einem „an die Nieren", der Schreck „fährt einem in die Glieder", jemandem ist eine „Laus über die Leber gelaufen".

20.3 Ursachen

Ein Anstieg psychosomatogener Störungen erfolgt vorwiegend durch exogene akute und chronische psychosoziale Stressoren, die auf das Kind oder den Jugendlichen einwirken können.

Für die Auslösung oder auch Chronifizierung psychosomatischer Störungen werden demnach multifaktorielle Ursachen verantwortlich gemacht.

▪ Umweltbedingungen

Belastungen ergeben sich aus der schnelllebigen Zeit, die viele neue Technologien hervorbringt.

Allergische Reaktionen nehmen durch Schadstoffe in der Natur und in Lebensmitteln zu.

Naturkatastrophen wie Hochwasser und Klimawandel sind nicht nur eine Gefahr für den Organismus, sondern wirken sich auch auf den sozial-ökonomischen Status der Familien aus. 52 % aller Eltern wünschen sich für ihre Kinder, dass sie das Abitur machen und studieren. Doch eine umfassende Bildung kostet Geld, was nicht jeder Familie, besonders Einelternfamilien, zur Verfügung steht.

▪ Soziale Bedingungen

Belastungen für ein Kind, einen Jugendlichen können z. B. Trennung und Scheidung der Eltern sein, das Leben in Patchworkfamilien, berufstätige Eltern, die Kinderbetreuung und Haushaltsführung organisieren müssen, das Karrierebewusstsein von sog. „Helikopter-Eltern", die ihre Kinder zu Hochbegabten erziehen wollen. Dieser Druck überträgt sich auf die Betroffenen, die einem enormen Leistungsdruck nicht standhalten können und wollen.

Ebenso wirkt sich Leistungsdruck in der Schule, besonders ab dem 5. Schuljahr, bei sensiblen Kindern negativ auf die Psyche aus. Bereits am Morgen reagieren die Kinder mit unklaren Bauch- und Kopfschmerzen, Übelkeit, Müdigkeit, aber auch mit Schlafstörungen und Unmotiviertheit in Be-

◘ Tab. 20.1 Leib-Seele-Dualismus: Beispiele von Störungsbildern mit Wechselwirkung zwischen Körperbeschwerden und psychosozialen Faktoren

Störungsbild	Psychosoziale Komponenten mit psychotherapeutischer Behandlung	Funktionelle Komponente mit medizinischer Behandlung
Abdominelle Beschwerden	Herzklopfen, Schwindelgefühle, Sprechprobleme, Beklemmungsgefühle, Brustschmerzen, Gefühl, keine Kontrolle über den eigenen Körper zu haben	Schmerzen im Abdomen, Übelkeit, Appetitlosigkeit, Erbrechen, Durchfall
Adoleszenzkrise	Angst, Überforderung, Unruhe, Einsamkeit, Beklemmungen, Motivationslosigkeit, Lähmungsgefühle, Isolation	Schlaflosigkeit, Magenschmerzen, Kopfschmerzen, allgemeine Körperschwäche

zug auf schulische Aufgaben. In unserer Gesellschaft hat Leistung einen hohen Stellenwert. Es fällt daher dem ehrgeizigen Kind oder Jugendlichen schwer, mit weniger guten Noten zufrieden zu sein.

Es geht nicht darum, die Kindheit zu verspielen, sondern Eltern sollten erkennen und dem Kind vorleben, dass der Wert einer Gesellschaft bzw. einer Person sich auch in anderen Dingen ausdrückt: in der Bildung einer stabilen selbstsicheren Persönlichkeit, darin, Grenzen in eigenen Fähigkeiten anzunehmen, mal „Nein sagen" zu können, wenn es zu viel wird, Mitmenschen zu unterstützen, wenn sie Hilfe brauchen, das Leben zu genießen, zu tanzen, Freunde zu treffen etc.

Kinder von Eltern mit Migrationshintergrund weisen durch langwierige Asylverfahren, Vertreibungssituationen, Wohnen in sozialen Brennpunkten, Diskriminierungserfahrungen, Bildungsferne, mangelnde soziale Einbindung und Aktivität (Isolation) sowie Armut besonders akute Belastungsstörungen auf. Bei Subgruppen, z. B. bei jugendlichen Migranten mit alkoholabhängigen Eltern aus der ehemaligen UdSSR, besteht darüber hinaus ein höheres Risiko für Abhängigkeitserkrankungen.

■ **Arbeitsweltliche Bedingungen der Eltern**
Belastungen ergeben sich aus der Globalisierung durch räumliche und zeitliche Flexibilisierung der Arbeit. Das Zeitfenster im Alltag ist sehr eng, weil Kinder innerhalb einer bestimmten Zeit aus Kita oder Schule abgeholt werden müssen. Unsichere Arbeitsverhältnisse ergeben sich durch befristete Verträge. Durch den sozioökonomischen Druck kommt es zu Zukunftsängsten. Arbeitstätigkeit hat meist eine sinnstiftende und psychisch stabilisierende Wirkung, sie kann jedoch auch krankheitsauslösende Risiken beinhalten. Arbeitsbezogener Disstress der Eltern überträgt sich je nach Vulnerabilität auf die Kinder. Die heutige Arbeitsverdichtung ergibt sich aus Multitasking, Termin- und Leistungsdruck, auch an den Wochenenden. Mechanisierte Arbeit durch Roboter führt zur Demotivation. Es herrscht ein verstärkter Konkurrenzkampf in Schule, Beruf und Freizeit (Mobbing).

■ **Prädispositionsfaktoren**
Frühere Lernerfahrungen werden gemacht mit eigener Krankheit, z. B. bei Langzeitüberlebenden kindlicher Leukämie, chronischen Erkrankungen (z. B. Asthma, juveniler Diabetes mellitus), früh erlebtem Umgang mit Gesundheitsstörungen in der Familie bzw. Bezugspersonen, im Sinne von Lernen am Modell.

Traumatisierende Kindheitserfahrungen hinterlassen Spuren im Gehirn als psychosoziale Schmerzen. Diese Schmerzart weist zentralnervöse Überlappungen mit physischem Schmerz auf und hat negative Auswirkungen auf das Schmerzgedächtnis.

20.4 Diagnostik

Oft dauert es lange, bis psychosomatische Störungen als solche bei Kindern und Jugendlichen erkannt werden. Studien zeigten, dass manche Kinder mit ihren Eltern über hundert ärztliche Kontakte hinter sich hatten, ehe sie erstmals an einen Psychotherapeuten überwiesen wurden. Dies liegt u. a. daran, dass die Eltern bzw. Patienten selbst die psychische Komponente ihrer Beschwerden nicht akzeptieren wollen und können, auch weil die Art und Weise ihrer Beschwerden mitunter allein auf körperliche „Fehlfunktionen" hinzuweisen scheint. Vielen Ärzten fehlt allerdings auch die entsprechende Ausbildung oder Erfahrung, richtungsweisende Signale des Kindes richtig einzuordnen. Ein dritter Grund ist, dass im Zweifelsfall immer eine körperliche Abklärung der Beschwerden zu erfolgen hat.

20.5 Frühkindliche Regulationsstörung

Regulationsstörungen des Kindes wie z. B. Verweigerung der Nahrung, Trotzreaktionen, Ein- und Durchschlafstörungen oder aggressive Verhaltensweisen wie z. B. Schlagen der Eltern oder Geschwister können aus psychogenen innerpsychischen Konflikten resultieren, welche Bezugspersonen als unbewusste Signale aussenden.

> **Regulationsstörung**
>
> Unter einer Regulationsstörung wird eine vorübergehende oder dauerhafte Fehlanpassung der zentralen Lebenssteuerung „Affekt" und „Arousal" verstanden. Diese zeigt sich sowohl in Form einer zu starken Aktivierung als auch in einer zu starken Hemmung.

Es besteht eine Symptomtrias:
1. gestörte Regulation des kindlichen Verhaltens,
2. assoziierte elterliche physische und psychische Belastung,
3. belastete oder gestörte Interaktionen zwischen dem Säugling und seinen primären Bezugspersonen.

20.5.1 Epidemiologie

Die Häufigkeiten bei Regulationsstörungen liegen nach Papoušek et al. (2004) bei:
- Schlafstörungen bei ca. 60 %,
- Fütterstörungen bei 40 %,
- exzessivem Schreien bei 30 %.

Nur ein Viertel dieser Kinder und ihre Eltern erhalten professionelle Hilfen (Egger und Angold 2006).

Befunde zeigen, dass diese Kinder ein deutliches Risiko für spätere psychiatrische Störungen im Kindes- und Jugendalter tragen. Besonders das ADHS-Syndrom ist nach frühkindlichen Regulationsstörungen deutlich gehäuft. Die Inzidenz beträgt bis zu 30 % (Papoušek et al. 2004).

20.5.2 Symptome

Das Kind reagiert bei der Dysregulation mit Schreien, Fütter- und/oder Schlafstörungen.

Nach dem ersten Lebensjahr zeigen sich Symptome wie z. B. starkes Anklammern an die Bezugsperson (meist die Mutter), Ängstlichkeit, Rückzug, extremer Trotz und Aggressivität. Diese Symptome können eine kinderpsychiatrische Störung andeuten.

20.5.3 Entstehung von Dysregulation

Die Fehlanpassung im Säuglingsalter ist meist mit einer primären oder sekundären Störung der familiären Kommunikation verbunden. Die Belastungen der Eltern fließen in die Störung mit ein (◘ Abb. 20.1). Die genetische Disposition (z. B. für eine autistische Störung) stellt eine besondere Empfindlichkeit dar und erhöht das Risiko der Fehlentwicklung in der ersten Lebenszeit.

Bei chronischem Stress wenden Mütter vermehrt Bemühungen an, um das Kind zufriedenzustellen, dadurch kommt es zu gegenseitigem Kontrollverhalten (Interdependenz). So wie sich die Bezugsperson (Mutter)

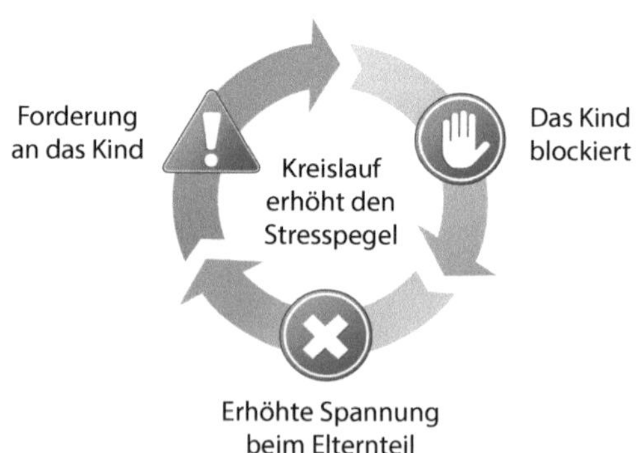

◘ **Abb. 20.1** Entstehung von Regulationsstörungen

gegenüber dem Kind verhält, so verhält sich das Kind gegenüber seiner Bezugsperson.

Spannung plus Forderung verhalten sich wie eine mathematische Formel.

Der Säugling ist noch weitgehend ungeprägt (bis auf Erfahrungen während der Schwangerschaft) und hat nur geringe protektive Filtermechanismen. Das Gehirn befindet sich im ersten Lebensjahr in einem rasanten Wachstums- und Entwicklungsprozess. Die epigenetische Steuerung durch exogene Umweltfaktoren hat einen großen Einfluss auf die neuronale synaptische Vernetzung. Über die Sinne nimmt das Kind Umweltbedingungen auf und erlebt diese als beruhigend oder beängstigend, anregend oder ohne Stimulation. Trotz fehlender eigener verbaler Äußerung des Kindes sollte die verbale Kommunikation ausgehend von den Eltern mit dem Kind aktiv sofort nach der Geburt einbezogen werden. Dabei geht es nicht um die Qualität der Stimme, sondern, besonders im 2. Lebensjahr, um den semantischen Inhalt des Gesagten. Dieser fördert die Mentalisierungsprozesse, die dem Kind durch die Übersetzung der Mutter oder des Vaters helfen, eine stabile Ich-Identität zu entwickeln. Das Kind entwickelt dabei seine Affektsteuerung und einen Reichtum an Emotionsqualitäten. Damit kann es im weiteren Leben soziale Anforderungen bewältigen.

■ **Herstellung einer bedürfnisgerechten Regulation**

Der Weg hin zur Herstellung einer bedürfnisgerechten Regulation auf Seiten einer Bezugsperson und dem Kind ist eine wechselseitige Kooperation mit der Umsetzung von Mitmachen und Sorge:

1. Wichtig ist, auf Seiten der Bezugsperson Spannung aus der Interaktion herauszunehmen wie z. B. die Aufforderung gegenüber dem Kind, dass es essen soll: „Mach mal, tu doch! Möchtest du Möhren oder Blumenkohl?" Dadurch wird das Kind permanent in die Spannung gebracht. Das Kind geht in die Verweigerungshaltung.

2. Der Rahmen, in dem die psychogenen Verhaltensweisen gezeigt werden, sollte geändert werden. Bilder, welche die Bezugsperson verinnerlicht hat, bilden aber nicht die aktuelle Situation ab. Die Einstellung, *„es klappt sowieso nicht",* tritt dann in Form der selbsterfüllenden Prophezeiung ein. Das Kind geht erst recht in Konfrontation.

3. Bezugspersonen sollten dem Kind auf kommunikativem Weg Grenzen aufzeigen, es muss lernen, diese zu akzeptieren, damit es sich sozial anpassen kann. Darüber hinaus muss es auch lernen, dass es Autoritäten gibt, denn diese schützen das Kind vor gesellschaftlichen negativen Einflüssen. Eine dabei empathisch geführte Interaktion muss das Kind physisch und psychisch spüren.

Negativ einwirkende familiäre Kontrollvariablen können später nur schwer wieder korrigiert werden. Zu Verdeutlichung ein Fallbeispiel:

> ▶ **Beispiel**
>
> Kati, 15 Jahre, lebt seit drei Wochen auf der Kinderstation der Psychiatrie. Sie leidet an einer schweren Depression mit dreimaligen Suizidversuchen. In der frühen Kindheit erfuhr sie abweisendes Verhalten vonseiten der Mutter. Da sie keine Geborgenheit erfahren hat, zeigt sie massive Bindungsstörungen. Der Vater ist unbekannt. Kati nennt ihn ihren „Erzeuger". Die Erzieher befürworten eine Heimunterbringung, weil starkes selbstverletzendes Verhalten immer wiederkehrend zu beobachten war. Die Mutter ist überfordert mit der Situation ihrer Tochter. Sie bekommt vorübergehend Kontaktsperre zum Kind. ◀

■ **Der Teufelskreis der Dysregulation**

Der Kreislauf der Dysregulation kann von weiteren Faktoren beeinflusst und aufrechterhalten werden:

− Durch die Biografie der Eltern oder durch die soziale Unterstützung durch die

Großeltern in den ersten Wochen nach der Geburt des Kindes. Wie Eltern auf ihr Kind reagieren, hängt auch davon ab, wie sie selbst als Kind behandelt worden sind, vorwiegend davon, wie ihre eigenen Eltern ihnen Emotionen entgegengebracht und ihr Verhalten gesteuert haben.

- Ebenso kann eine Insensibilität infolge depressiver Störung der Mutter langfristige Auswirkungen auf das Kind haben. Es besteht ein Zusammenhang zwischen emotionaler und verbaler Reaktion der Mutter und der Aktivität ihres Kindes. Dabei erfordert die gesunde psychische Entwicklung des Kindes eine ausgewogene Balance zwischen körperlicher Nähe und Getrenntsein. Die frühe Kommunikation mit dem Kind, z. B. Blickkontakt mit Lächeln, zärtlich gesprochene Worte, liebevolles Anfassen, sensible Geräusche und Gerüche, dienen dazu, Verbundenheit, Vertrautheit und Sicherheit zum Kind herzustellen. Im weiteren Verlauf der Entwicklung hat die richtige Dosierung von Getrenntsein einen entscheidenden Einfluss.
- Ungetrenntheit oder auch zu lange Trennungen zwischen Mutter und Kind können eine dauerhafte Erregung infolge einer zu starken Ausschüttung von Stresshormonen in Kerngebieten des limbischen Systems auslösen. Diese Erregung kann durch das Hören der mütterlichen Stimme im späteren Verlauf wieder gedämpft werden (Quelle ändern BZgA 2011). Internetadresse: ▶ https://www.kindergesundheit-info.de

Anhand des Themas „Trennungssituationen" wird der Prozess der Dysregulation im Folgenden nochmals veranschaulicht.

20.5.4   Beispiel Trennungssituationen

Damit das Kind mit Trennungssituationen adäquat umgehen lernt, muss es erst Trennungsfähigkeit über Nähe-Distanz-Regulation erwerben.

- Merkmale traumatischer Trennungssituationen: plötzlich, unvorbereitet, lange anhaltend, unbegleitet, keine Vorhersage, bedrohlich, kann Trauma auslösen, das Kind verfügt über keine Handlungsmöglichkeiten, Entwicklungsschritte werden verzögert.
- Merkmale normaler Trennungssituationen: erwartet, vorbereitet, kurz anhaltend, begleitet, Vorhersage, das Kind verfügt über Handlungsmöglichkeiten, unterstützen Entwicklungsschritte.

Die Bewertung des Säuglings in Bezug auf Trennungssituationen erfolgt durch eine Bezugsperson (z. B. die Mutter). Die normale Entwicklung im ersten Lebensjahr beinhaltet etliche Trennungssituationen, eine beginnt bereits mit der Geburt. Das Kind wird nach der Stillphase abgestillt, es lernt krabbeln und laufen. Mit dem Laufenlernen entfernt es sich räumlich von seiner Bezugsperson und kann eine Trennung aktiv selbst herstellen.

Ein angeborener Anpassungsmechanismus nach dem Schlüssel-Schloss-Prinzip hilft dem Kind, mit notwendigen Trennungen im weiteren Leben zurechtzukommen.

■ **Beispiele zum Lernen von Trennungsfähigkeit**

Schlafen des Kleinkindes im eigenen Bett ist eine Form der Trennung von seiner Bezugsperson. Dieser Trennungsschritt muss vom Kind vor allem physisch, von der Bezugsperson auch mental vollzogen werden.

95 % der Kommunikation wird einem Interaktionspartner über nichtsprachliche Signale mitgeteilt. Der Säugling lernt früh, diese Signale, ihre Bedeutungsstärke und ihren Nutzen in kritischen Situationen zu verstehen.

Eine aktive positive Sprache, direkte Botschaften, sprechende Bilder, verbunden mit wiederkehrenden Ritualen (Spieluhr, Abendlied singen, wiegende Berührung, Kurzgeschichte vorlesen) können für das

Kind beruhigende Signale sein und die Trennungssituation anbahnen.

Kinder haben Bedürfnisse, diese sind aber nicht immer die Bedürfnisse von Bezugsperson. Wenn diese Bedürfnisse ständig durch die des Kindes behindert werden, können Bezugspersonen schnell Verzweiflung, Ohnmacht, Hilflosigkeit bis hin zu aggressiven Emotionen fühlen. Ab diesem Punkt ist es wichtig, sich erforderliche Distanzen und Erlaubnisse zu schaffen. Dem Kind sollten eindeutige verbale und nonverbale Signale gesetzt werden. Verbal könnte die Situation mit den Worten erklärt werden: „Ich bin zwar hier, aber du schläfst in deinem Bett, denn ich brauche jetzt Zeit für mich!" Nach dem Einschlafritual wird das Kind in sein Bett gelegt und die Kinderzimmertür geschlossen. Kinder brauchen Grenzen und können mit Grenzen sehr gut leben.

Zur Vorbereitung auf die Schlafenszeit benötigen Kinder einen regulierten Tagesablauf. Die Zeit, um sich am Abend auf das Schlafengehen vorzubereiten, kann ca. eine halbe Stunde betragen, dann erst kann das Kind von der Anspannung (vor dem Schlafengehen) in die Entspannung (Zeit des Einschlafens mit dem Angebot eines Rituals) gelangen.

> **Worauf Therapeuten und Pädagogen (und Eltern) achten sollten**
>
> Nähe aufzubauen ist wichtig für die Bindungsqualität zwischen Kind und Bezugsperson, Distanz auch. Ansonsten besteht die Gefahr einer gegenseitigen oder auch einseitigen Abhängigkeit. Eltern sind oft nicht geschult im Erlernen einer adäquaten Nähe-Distanz-Regulation und benötigen unter Umständen von Therapeuten und Pädagogen Unterstützung.
>
> Wenn ein Kind ein problematisches Verhalten ändern soll, wird dazu auch eine veränderte Denkweise von der Bezugsperson gefordert. Das bedeutet, dass eine Bezugsperson aus dem Problemdenken her-

auskommen sollte. Dazu müssen geeignete Rahmenbedingungen hergestellt werden. Bleibt die Bezugsperson in der Kontrollhaltung, so bleibt das Kind es auch. Die Fähigkeit des Kindes, z. B. allein in seinem Bett ein- oder durchzuschlafen, erfordert nicht nur vom Kind, sondern auch von der Bezugsperson die Fähigkeit, physisch und psychisch „loszulassen".

Kinder testen Regeln, Strategien, Führungen und Sicherheiten aus. Sie benötigen von Bindungspersonen zum Lernen von Trennungsfähigkeit eindeutige entsprechende verbale und nonverbale Signale.

■　**Trotzphasen**

Sie treten als strategisches Muster bei der normalen Entwicklung eines Kindes auf, wie z. B. bei Zeitdruck oder bei unterschiedlichen Personen und/oder Situationen. Um in die Welt selbstbestimmt hineingehen zu können, braucht es Werkzeuge aus dem Reflexrepertoire wie z. B. angeborene Verhaltensmuster der Not, z. B. weinen oder schreien als Schutz, u. a., um sich darin zurechtzufinden. Das trotzige Kind sperrt sich Anforderungen und es sagt selbstbestimmt „Nein".

20.5.5　Beispiel Schreibabys

In den ersten Lebensmonaten ist das Kind vorwiegend damit beschäftigt, existenzielle Grundbedürfnisse in den Bereichen Schlafen, Wachen, Hunger, Sättigung und Wärmeregulierung zu befriedigen. Der menschliche Säugling ist ein Mängelwesen und zur Befriedigung seiner Grundbedürfnisse auf Unterstützung von primären Bezugspersonen, meist ist dies die stillende Mutter, angewiesen. Aufgabe von primären Bezugspersonen ist es, Signale des Säuglings, z. B. Hunger oder Müdigkeit, richtig zu interpretieren und feinfühlig darauf zu reagieren.

Selbstregulation ist ein Teil der primären biologischen Ausstattung des Säuglings. Der Organismus muss sich nach der Geburt an wechselnde Umweltanforderungen zur Aufrechterhaltung der psychischen und physiologischen Homöostase adaptieren. Diese Adaptation kann an verschiedenen Verhaltensmerkmalen beobachtet werden. Säuglinge und Kleinkinder zeigen, welche existenziellen Bedürfnisse sie haben, ob sie sich auf die Umweltanforderungen einlassen können, ob diese sie anstrengen oder gar überfordern.

Es werden vier Systemebenen unterschieden, die hierarchisch organisiert sind:
1. Autonom-physiologische Funktionen: Atmung, Temperaturregulation, Symptome des vegetativen Nervensystems
2. Motorik: Muskeltonus, Bewegungsqualität
3. Vigilanz und Erregungsniveau: Schlaf-Wach-Rhythmus und dessen Qualität
4. Interaktion: Blickkontakt, Mimik, Gestik, Vokalisation

Positive deutliche Verhaltensmerkmale der Befindlichkeit können freudiges Lachen, Strampeln oder Hinkrabbeln sein. Schreien, Weinen, Veränderungen der Atmung, Fingerspreizen, Grimassieren oder andere undeutliche Verhaltenszeichen können auf Abwendung bzw. negatives Wohlbefinden hindeuten. Das Kind kann bei Unwohlsein Selbstregulation herbeiführen, indem es an der Hand saugt, einen Gegenstand in den Mund nimmt oder seinen Kopf an eine Person anlehnt. Adaptationsschwierigkeiten können sich aus der Unreife der Basissysteme auf physiologischer oder motorischer Ebene ergeben, besonders bei zu früh geborenen Kindern.

Sich entwickelnde Kompetenzen, die für die spätere Selbstregulation des Kindes bedeutsam sind, können auf beiden Seiten auf psychischer Ebene sehr störanfällig sein. So reagiert der Säugling z. B. sehr unruhig und kann nicht in den Schlaf finden. Eine Mutter mit einer schweren Wochenbettdepression ist nur eingeschränkt in der Lage, ausgesendete Signale ihres Kindes empathisch zu deuten.

Exzessives Schreien kann somit im Kontext von Regulationsfähigkeit und elterlicher Interaktion gesehen werden. Ein dysregulierter Säugling erwacht, signalisiert Unruhe und fängt an zu schreien. Er kann sich nicht selbst wieder beruhigen und ist hellwach. Der Augenblick des sorglosen Weiterschlafens ist verpasst. Es folgt eine längere Wachphase, bis er erneut sehr müde wird. Ist der Säugling daran gewöhnt, nur mit Intervention eines Elternteils einzuschlafen, wird er dies auch in der Nacht einfordern. Ein exzessiv schreiender Säugling animiert seine soziale Umwelt in höchster Weise dazu, aktiv zu werden. Eltern können wenige Minuten Babyschreien kaum ertragen und empfinden dies als eine nicht enden wollende Zeitspanne. Greifen Beruhigungsstrategien nicht, führt dies zu einer anwachsenden elterlichen Disstressbelastung, welche sich wiederum wie ein Teufelskreis negativ auf das schreiende Kind auswirken kann. Das Ausmaß der Belastung ist immer von der Belastungsfähigkeit der Eltern abhängig. Für ein therapeutisches Vorgehen sind kindliche und elterliche Faktoren zu berücksichtigen.

Kriterien für unstillbares Schreien eines ansonsten gesunden Säuglings
- Mehr als drei Stunden pro Tag
- Mehr als drei Tage pro Woche
- Länger als drei Wochen andauernd

Wenn ein Säugling schreit, führt dies dazu, dass das soziale Umfeld innerhalb kürzester Zeit unruhig wird und alle Strategien umsetzen möchte, damit das Baby zur Ruhe kommt. Eltern deuten das Schreien ihres Kindes häufig als körperliche Schmerzen. Als Ursache für das Schreien stehen an oberster Stelle sog. Dreimonatskoliken.

Eltern sollten daran denken, dass infolge der symbiotischen Beziehung zwischen ihnen und ihrem Kind das Baby seine eigenen Emotionen und die seiner primären Bezugspersonen „verdaut" – und dies besonders schlecht, wenn Probleme innerhalb familiärer Interaktionen vorliegen. Ein aufgeblähtes Abdomen kann dann mehrere Ursachen haben und nicht selten ist das Schreien eine somatische Folge. Ein schreiender Säugling schluckt vermehrt Luft, was kurze Zeit später zu Blähungen führt. Zur Abhilfe haben sich Naturheilmittel als positiv erwiesen.

Eltern in Schreibaby-Sprechstunden berichten sehr häufig davon, dass ein bestimmtes Verhalten, sog. Temperamentstypen, bereits im Säuglingsalter zu beobachten ist:

- Bei einem „easy baby" sind die kindlichen Bedürfnisse leicht zu deuten.
- Ein „difficult baby" reagiert sehr reizbar und emotional. Diese Säuglinge befinden sich in einem dysregulativen Zustand und senden oftmals unklare Signale für Müdigkeit und Hunger aus; sie verunsichern die elterliche Intuition.
- Ein „slow-to-warm-up baby" verhält sich eher skeptisch, vorsichtig und zurückhaltend (Papoušek et al. 2004).

20.5.6 Therapeutische Interventionen

Schlafen, Füttern und Emotionalität sind bereits Bereiche, in denen sich Störungen beim jungen Säugling äußern können. Sie gehören zu den häufigsten Gründen, warum Eltern Kinder dieser Altersgruppe dem Kinderarzt vorstellen.

> Im ersten Lebensjahr werden durch sichere Bindungserfahrungen die Weichen für eine stabile Persönlichkeitsentwicklung gestellt sowie positive Coping-Strategien für spätere Lebenskrisen entwickelt (Fraiberg 2011).

Die Ursachen für die Entstehung von psychosomatischen Störungen geben einen wertvollen Hinweis darauf, dass geeignete therapeutische Interventionen wie Elternberatung, -edukation und Anleitung zur Korrektur der Kommunikation durch Videoanalyse zum Umgang mit dem Kind aussichtsreich sind. Ziel sollte sein, frühzeitig den Teufelskreis der Dysregulation in eine Koregulation zu führen, damit die Prognose für eine gesunde psychische Entwicklung des Kindes verbessert wird.

In Elternberatungen, z. B. zum Tag-Nacht-Rhythmus des Kindes, ist es wichtig, am Einzelfall zu entscheiden, was richtig ist oder korrigiert werden sollte. Dies kann in der einen Familie z. B. eine Beratung über förderliche Faktoren zum Einschlafen sein, in der anderen Familie ist es die Empfehlung, das Kind in seinem eigenen Bettchen schlafen zu lassen oder aber, wie im Fall von Kati, die Inobhutnahme des Kindes durch das Jugendamt mit Heimerziehung oder Erziehung durch eine Pflegefamilie.

In jungen Familien ist der intuitive Umgang mit dem Kind blockiert, durch den hohen Druck alles richtig zu machen und dies den Großeltern oder Freunden beweisen zu wollen. Das Aufdecken dieser Faktoren kann die elterliche Belastung reduzieren, sodass sich der Teufelskreis nicht mehr selbst aufrechterhält. Der gute Wille und Ressourcen der Eltern können zu einer erfolgreichen Koregulation führen.

Massive Defizite in der Familienkonstellation können durch die Therapie meist nicht behoben werden. Weitere Interventionen zum Einschlafen Checking-Methode (▶ Kap. 4).

- **Die Aufgabe für begleitende professionelle Berufsgruppen**

Von Erziehern in Kitas wahrgenommene Irritationen zwischen der Interaktion von Mutter (Vater) und Kind sollten verbalisiert und ernst genommen werden. Innerhalb der Beratungsgespräche können Empfehlungen an die Eltern gegeben werden für Möglichkeiten weiterer Interventionen, z. B. mit der Familie gemeinsam zu kochen oder zu backen, Entspannungsübungen durchzuführen, gemeinsam zu musizieren oder Musik zu hören.

20.5.7 Der Fall „Jakob"

Jakob ist ein 12-jähriger Junge. Er befindet sich wegen eines Aufmerksamkeitsdefizit-Hyperaktivitätssyndroms (ADHS) in stationärer jugendpsychiatrischer Behandlung. Der Junge nimmt u. a. an ergotherapeutischen und physiotherapeutischen Anwendungen teil. Während einer Ergotherapiesitzung werden in der Gruppe Baumbilder in Pastellfarben hergestellt. Jakob drückt sein inneres Chaos darin aus, dass im spontanen Bild nur wahllos gekritzelte Striche entstehen. Seinen Namen schreibt er am Rande des Blattes in unsicherer Handschrift auf. In jeder Therapiestunde schreit er die Therapeutin wütend über 20–30 Minuten mit den Worten: „Guck nicht so blöd!" an. Es kommt vor, dass er danach aufsteht und aus dem Raum geht. Regelmäßig nach der Stunde kommt er zurück in den Therapieraum und entschuldigt sich für sein Fehlverhalten.

Sie als Therapeut bringen in Erfahrung, dass Jakobs Mutter in frühester Kindheit den Säugling körperlich und seelisch mangelversorgt hat. Seine Mutter hat ihn wegen knapper materieller Ressourcen im ersten halben Jahr fast verhungern lassen. Nach der materiellen Sicherung durch das Arbeitsamt hatte sie sich nur auf die Beobachtung des Säuglings beschränkt und sich mit diesem nicht beschäftigt.

❓ Handlungsaufgaben

1. Erläutern Sie die Ursachen des inneren „Chaos" von Jakob.
2. Ergründen Sie, was Jakob mit seiner Reinszenierung erreichen möchte und welche Gefahr ihm droht, wenn er seine psychischen Defizite nicht aufarbeitet.

3. Stellen Sie im Rollenspiel eine Gesprächssequenz zur wertschätzenden Kommunikation mit Jakob vor.
4. Erteilen Sie sich im Klassenverband im Anschluss an das Rollenspiel ein Feedback.

Erwartungshorizont

✅ Antwort zu Frage 1
Ursachen des inneren Chaos

Jakob hat frühkindlich keine ausreichenden Bindungserfahrungen zu seiner primären Bezugsperson (Mutter) machen können. Es fehlen ihm Bindung, Geborgenheit, Zuwendung und Vertrautheit, weil es der Mutter nicht möglich war, aus eigener Beunruhigung heraus beruhigend mit ihm umzugehen. Somit konnte die Koregulation mit dem Kind nicht gelingen.

Die frühkindlichen Erlebnisse sind in den synaptischen Vernetzungen des Gehirns als konkrete Erinnerungen und als diffuse Erwartungen an die Umwelt im Langzeitgedächtnis als Spuren abgespeichert. Dies prägt das Verhalten von Jakob in der Gegenwart. Im Hier und Jetzt reagiert er mit aggressiven Verhaltensstörungen mit Situationen des Zusammenbruchs.

In den Therapiestunden erlebt er nach der Eingewöhnungsphase zunächst einen Vertrauensaufbau zur Therapeutin. Schon bald drängen sich Wiedererinnerungen an die frühen Kindheitserlebnisse in sein Gedächtnis. Diese Erinnerungen schreit er in den Sitzungen heraus.

Jakob leidet unter einer affektiven Erregung und wird wahrscheinlich eine erhöhte Stressreaktion bei Anforderungen bzw. unter Leistungsdruck aufweisen.

✅ Antwort zu Frage 2
Durch die Reinszenierung gelingt es Jakob, die während der Therapiestunden hochkommenden Affekte offenzulegen und einer Beruhigung von außen und der

wachsenden Selbstregulation zugänglich zu machen. Die Bewältigung der nicht erfüllten frühkindlichen Bedürfnisse durch die Mutter ist ein jahrelanger oft schmerzhafter Prozess.

Die Gefahr: Gelingt diese Bewältigung nicht, liegt eine schnelle Beruhigung durch Ersatzhandlungen oder Substanzen nahe. Es können sich bei Jakob sozial abweichende Verhaltensweisen wie Brutalität und Vandalismus einstellen.

✅ Anmerkungen zu Frage 3
Verhaltensregeln für psychisch kranke Kinder und Jugendliche in therapeutischen Sitzungen/Anwendungen

Regeln geben Struktur und Sicherheit. Der Therapeut legt für die Sitzungen Spielregeln fest, damit jeder Patient weiß, was von ihm erwartet wird und was im Falle von Regelverletzungen auf ihn zukommt. Diese sollten Therapeuten immer wieder einfordern:

- Strategien der **Rückmeldung** sind nach jeder Sitzung/Anwendung hilfreich. Der Patient benötigt eine Rückmeldung über sein Verhalten und seine Fortschritte. Ein Feedback gibt eine Bestätigung oder führt zu Verbesserungsvorschlägen. Dies gilt auch für junge Patienten. Der Therapeut sollte sein Feedback ehrlich und authentisch aussprechen.
- Strategien der **Direktheit** und der **Klarheit**: Kritik (positive Aspekte stehen an erster Stelle, negative Kritik folgt darauf) beinhaltet in der Regel bei Lernenden immer zwei Seiten, damit Lernprozesse initiiert werden können. Negative Kritik ist höflich, klar und beweisbar vorzubringen. Besonders junge Patienten mit sozial abweichendem Verhalten, die nie Regeln gelernt haben, brauchen für jeden nur kleinen Fortschritt Lob, da-

mit sie wieder ihre Selbstachtung zurückgewinnen können. In ihrem bisherigen Leben mussten sie ohnehin mehr negative Erfahrung machen.

- Strategien der **Vereinbarung**: Therapeuten sichern gemeinsame Entscheidungen ab. Ein „Ja" des Patienten bindet ihn an seine Aussage und, je nach Alter des Kindes, in die Verantwortung für den Therapieerfolg mit ein. Ein Rückzieher oder die Aussage „Ich habe dazu keine Lust!" gilt dann nicht mehr.
- Strategien der **Konsequenz**: Therapeuten, die das auch tun, was sie sagen, erhalten die notwendige Akzeptanz und den Respekt. Konsequentes Handeln ist eine Voraussetzung dafür. So sollte man sich vorher gut überlegen, was man sagt. Therapeuten sollen gegenüber sich selbst ehrlich bleiben.

✅ Anmerkungen zu Frage 4
Ablauf des Feedbacks
1. Selbstfeedback der Akteure,
2. Feedback der Schauspieler,
3. Feedback aus der Lerngruppe,
4. Feedback des Lehrers oder Therapeuten.

Das strukturierte Feedback besteht aus einem ausführlichen Debriefing (Nachbesprechung):
- Wie ist es den Akteuren ergangen?
- Was haben diese gut gemacht, was sollte beibehalten werden?
- Was kann verbessert werden?
- Was hätten sich Akteure, Beobachter oder Schauspieler anders gestaltet gewünscht?
- Wurde das Ziel des Gesprächs erreicht?
- Eine Abschlussfrage zum Rollenspiel könnte sein: Was nehmen Sie aus der Übung für Ihre Berufspraxis mit?

20.6 Bettnässen (Enuresis) und Einkoten (Enkopresis)

20.6.1 Definition

Unter Bettnässen (Enuresis) bzw. Einkoten (Enkopresis) versteht man unwillkürlich auftretende Urin- bzw. Stuhlausscheidungen ohne erkennbare organische Ursachen, beim Bettnässen ab dem fünften Lebensjahr, beim Einkoten ab einem Alter von vier Jahren.

■ **Differenzierungen**
— Primäres Bettnässen/Einkoten: Das Kind war über das 4./5. Lebensjahr hinaus noch nie trocken bzw. sauber.
— Sekundäres Bettnässen/Einkoten: Das Kind beherrschte bereits die Ausscheidungskontrolle, beginnt aber wieder einzukoten bzw. einzunässen.

20.6.2 Ursachen

Einnässen und Einkoten können bei manchen Kindern familiäre Konflikte andeuten und in einer Art Teufelskreis die Konfliktsituationen weiter verstärken. Insbesondere beim Einkoten wird das Kind oft in eine „Sündenbockrolle" gedrängt.

Es ist davon auszugehen, dass kein Kind absichtlich einnässt oder einkotet. Drohungen und Strafen durch Erziehungspersonen können daher das Erleben der Ereignisse für das Kind noch verschlimmern. Eltern fühlen sich häufig schuldig oder als Versager. Bevor die Eltern professionelle Hilfe beanspruchen, warten sie sehr lange, und die gesamte Familie befindet sich bereits in einer Krise.

20.6.3 Leitsymptome

Das Auftreten von Enkopresis (Einkoten) wird meist tagsüber beobachtet, selten nachts. Leitsymptom ist das unwillkürliche oder willkürliche Einkoten ab dem vierten Lebensjahr.

Die Leitlinie der Deutschen Gesellschaft für Kinder- und Jugendpsychiatrie und -psychotherapie unterscheidet folgende Störungsbilder bei der Enkopresis:
— Enkopresis mit Obstipation,
— Enkopresis ohne Obstipation,
— Toilettenverweigerung,
— Toilettenphobie.

Beim Einkoten mit oder ohne Obstipation liegt in 40–50 % der Fälle eine psychische Komorbidität vor. Hierunter fallen 5–20 % der Fälle, bei denen psychische Probleme als Ursache zu verzeichnen sind; diese sind immer stationär abzuklären. Die psychische Begleitstörung ist die funktionelle Stuhlinkontinenz. Die Kinder wirken traurig und ängstlich, zeigen aber auch aggressives Verhalten und verweigern manchmal die Nahrung.

Einnässen wird tagsüber sowie nachts beobachtet.

20.6.4 Therapeutische Interventionen

In der Klinik wird ein konsequentes und einfühlsames verhaltensorientiertes Toilettentraining durchgeführt. Dazu werden die Kinder aufgefordert, sich dreimal täglich jeweils nach den Mahlzeiten auf die Toilette zu setzen. Dabei wird die Atmosphäre entspannt gehalten, was bedeutet, dass die Kinder während dieser 10- bis 15-minütigen Dauer lesen, spielen, singen etc. und ansonsten alles, was ihnen Freude bereitet, tun dürfen.

Nicht die Sauberkeitserziehung wird positiv durch Lob verstärkt, sondern das Einhalten des Trainings. Zusätzliche gemeinsame Angebote werden eingesetzt, wenn das Kind Stuhl in die Toilette abgesetzt hat.

Ziel des Trainings ist es, dass das Kind die Selbstbestimmung über seine Ausscheidung (wieder)gewinnt.

20.7 Herzerkrankungen

Das Herz ist ein sehr sensibles Organ. Bei Kindern sind Herzoperationen aufgrund angeborener Herzmissbildungen häufig viel komplizierter als bei Erwachsenen, z. B. weil eine künstliche Herzklappe nicht mitwächst. Ein angeborener fehlgebildeter Aortenbogen, der die Luftröhre einschnürt, kann immer wieder zu Lungenentzündungen führen. Durch Sauerstoffmangel kommt es dann im Laufe der Zeit zu Entwicklungsverzögerungen. Wenn die Seele leidet, wird auch das Herz krank. Das kann bei Erwachsenen bis zum Infarkt führen. Bereits in den 1960er-Jahren entdeckten Mediziner, dass ein bestimmtes Verhaltensmuster das Risiko für Herzleiden um bis zu 20 % erhöht. Charakteristisch dafür sind übersteigerter Ehrgeiz, das Gefühl, unter chronischer Zeitnot zu stehen, unterdrückter Ärger und Feindseligkeit.

Die Verbindung zwischen Gehirn und Herz ist keine Einbahnstraße; beide Organe stehen in Wechselbeziehung zueinander.

Psychokardiologen sind Spezialisten, die sich mit der Psychosomatik des Herzens beschäftigen. Die Experten erleben immer wieder, dass Patienten ihre Herzerkrankungen eigentlich überstanden haben. Ihre Vitalwerte sind in Ordnung, die Wunde am Herzen ist verheilt. Und trotz allem geht es ihnen offensichtlich nicht gut. Etwa 30 % aller Herzpatienten entwickeln eine Depression oder eine andere seelische Störung. In solchen Fällen sollten Kardiologen mit einem Psychologen bzw. Psychotherapeuten zusammenarbeiten.

20.7.1 Krankheitserleben

Das Herz hat eine ganz besondere Bedeutung. Funktioniert es nicht mehr einwandfrei, wird vielen Eltern zum ersten Mal die Verwundbarkeit und Endlichkeit ihrer herzkranken Kinder bewusst. Sie fühlen sich machtlos, den Fähigkeiten von Ärzten und Medikamenten ausgeliefert und trauen sich und ihrem Kind immer weniger zu. Das nagt dann am Selbstwertgefühl der kranken Kinder und kann eine Depression verursachen oder zu starken Ängsten führen.

Wenn Kinder von angeborenen Herzerkrankungen betroffen sind, ist das Risiko für eine psychische Störung besonders hoch. Ihre Entwicklung zur Selbstständigkeit ist gestört und die Beziehung zu den Eltern ist von erhöhter Abhängigkeit geprägt.

20.7.2 Therapeutische Interventionen

Die kleinen Patienten weisen oft medizinisch unerklärbare Symptome von psychopathologischer Vielschichtigkeit auf und erfordern daher ein multimodales Behandlungskonzept, an dem Kardiologen, Kinderpsychiater sowie Psychotherapeuten beteiligt sind. Somit verflechten sich körpermedizinische und psychotherapeutische Ansätze. Manche Bezugspersonen von psychosomatisch erkrankten Kindern verstehen nicht, warum sie sich selbst und/oder ihre Kinder wegen körperlicher Symptome einer Familienpsychotherapie bzw. Verhaltenstherapie unterziehen sollen: „Mein Kind hat die Beschwerden doch am Herz und nicht im Kopf!" Die Behandlung umfasst eine ganzheitliche Grundeinstellung, die auch stets bei körperlichen Erkrankungen zu berücksichtigen ist.

Der Therapeut bzw. der behandelnde Arzt muss je nach Alter des Kindes symptomenorientiert und körperbezogen mit einem jungen Patienten arbeiten. Die aktuellen Ressourcen des Patienten werden mit einbezogen, ebenso seine Umgebungsfaktoren und seine familiäre Situation. Die Förderung von Selbstwirksamkeitsstrategien (d. h. auf etwas aktiv einwirken können) mit Teilhabe z. B. am Kindergarten-, Schul- bzw. beruflichen Alltag sowie eines verantwortungsvollen Umgangs mit körperlichen und psychischen Belastungsgrenzen in kognitiver

Verhaltenstherapie in Gruppen- oder Einzelsitzungen sowie das Erlernen von Entspannungsverfahren stehen im Mittelpunkt.

Abschätzige Aussagen wie „Das ist eh nur psychisch" sollten unterbleiben und sind kontraproduktiv im Umgang mit psychosomatisch erkrankten Kindern und Jugendlichen. Ein junger Mensch mit einer seelisch bedingten körperlichen Erkrankung ist kein „eingebildeter Kranker". Er leidet an manifesten, oft körperlich schmerzhaften Symptomen. Dementsprechend sollten seine Störungen von Freunden und Familienmitgliedern sowie Begleitern ernst genommen werden. Tritt eine Verschlimmerung der Krankheit immer wieder unter Disstress auf, wird eine Linderung der Störung unter Medikamentengabe nur kurzfristig Linderung verschaffen. Der bessere Ansatz ist der, den die Erkrankung verursachenden Stressfaktor auszuschalten bzw. weitgehend zu minimieren.

20.8 Schlafstörungen

Einen erholsamen Nachtschlaf wünscht sich jeder. Für viele Menschen ist genau dieser Wunsch oft nur ein Traum. In Deutschland leiden mehr als 20 Millionen Menschen langfristig unter Einschlaf- und Durchschlafproblemen. Kurzfristige Störungen können während besonderen Belastungen, z. B. in Prüfungssituationen, auftreten. Bei der Hälfte der Betroffenen sind langfristige Störungen behandlungsbedürftig. Das weibliche Geschlecht trifft es doppelt so häufig wie das männliche. Erwachsene leiden häufiger an Schlafstörungen als Kinder und Jugendliche. Dies liegt auch daran, dass der älter werdende Mensch oftmals eine chronische Krankheit hat, die wiederum den Schlaf beeinträchtigt. Schlecht zu schlafen erhöht die Unfallgefahr.

Im Schlaf werden chemische Botenstoffe freigesetzt, das Zellwachstum wird angeregt, die Immunabwehr und das Gedächtnis arbeiten auf Hochtouren. Nebenbei werden große Mengen an Zucker und Sauerstoff verbraucht. Im Schlaf wird das Gedächtnis aktiv, insbesondere in den REM-Schlafphasen (Rapid Eye Movement) verfestigen sich Erinnerungen im Langzeitgedächtnis, was das prozedurale Lernen fördert. Die Unterdrückung dieser Schlafphase durch Medikamente beeinträchtigt jedoch gleichzeitig das Lernen und kann Gedächtnisstörungen hervorrufen.

20.8.1 Gesunder Schlaf

Das Schlafmuster muss sich beim Menschen erst entwickeln. In der pränatalen Phase ähnelt es einem Dämmerzustand, der auch bei zu früh geborenen Kindern beobachtet werden kann. Ein Wechsel zwischen Schlaf- und Wachphasen bildet sich ab der 36. Schwangerschaftswoche heraus. Während der ersten Lebenswochen gelingt die Anpassung an einen zirkadianen Tag-Nacht-Rhythmus, der sich aufgrund bedeutsamer Rhythmen des Tages wie z. B. Sonnenlicht, Temperaturwechsel, Alltagsgeräusche entwickelt. Erst ab dem dritten Lebensmonat verlängern sich die Wachphasen gegenüber den Schlafphasen und ein individueller Schlafrhythmus stellt sich ein. Ein Kind kann durchaus bereits 6–8 Stunden durchschlafen. Dies ist aber nicht die Regel. Die Gesamtschlafdauer kann sehr variieren. Statistisch gesehen liegt sie beim Neugeborenen zwischen 14–20 Stunden pro Tag. Somit kommt eine Wachphase von ca. 4–10 Stunden zusammen, was sich auf den Betreuungsbedarf des Säuglings und auf die elterliche Belastung auswirkt, dies besonders bei einem sog. Schreibaby.

Ein gesunder Schlaf gliedert sich in die Tiefschlafphasen, auch Non-REM-Phasen genannt, und Traumphasen, auch REM-Phasen. Die Tiefschlafphase ist gekennzeichnet durch eine ruhige und regelmäßige Atmung, das Gesicht strahlt Entspannung aus. Die Non-REM-Phasen führen zur tiefen Entspannung und lassen kaum Körperbewegungen zu. Sie sind bedeutsam für die psychische Regeneration und das körperliche Wachstum. Die REM-Phasen hingegen sind oberflächlich und zeichnen sich durch Grimassieren oder durch „Engelslächeln" aus. Mit zunehmendem Alter werden die Tiefschlafzeiten kürzer.

Schlafzyklen setzen sich aus oberflächlichen und tiefen Schlafphasen und dem Wachzustand zusammen. Ein Zyklus wird eingeleitet durch Müdigkeitszeichen wie z. B. Gähnen oder Augenreiben. Der Mensch sinkt allmählich vom oberflächlichen in den Tiefschlaf, der nur kurze Zeit anhält. Daran schließt sich die Traumphase an. Am Ende eines Zyklus kommt es zum kurzen Erwachen, an das sich der Mensch am Morgen selten erinnert. Liegen keine Schlafstörungen vor, ist ein Weiterschlafen sogleich möglich. Ein Kind mit eigenen Einschlafstrategien findet meist selbst in den Schlaf, sodass die Eltern nicht merken, dass ihr Kind wach geworden ist.

Jeder Mensch träumt in der Nacht. An die meisten Träume sind keine Erinnerungen am Morgen mehr vorhanden. Wir erinnern uns an die Träume aus den REM-Phasen. Im REM-Stadium bewegen sich die Augen sehr schnell, die Muskeln sind völlig entspannt, Herzschlag und Atmung steigen an, das Gehirn ist sehr aktiv. Kleinere Kinder und traumatisierte Menschen können unter sehr schweren belastenden Träumen leiden, sog. Albträumen. Dieser mit Angst besetzte Traum kann mit schreckhaftem Aufwachen enden und mit vegetativen Reaktionen (starkes Schwitzen, Atemnot, Herzklopfen), Schlafwandeln oder auch Bettnässen.

Eine Traumdauer umfasst eine REM-Dauer. 80 % der Träume erfolgen im REM-Stadium. Diese Träume sind sehr lebhaft und gefühlsbetont. 20 % der Träume erfolgen in der Non-REM-Phase, die Trauminhalte sind mehr rational-realistisch. Träume mit negativem Inhalt bestehen zu 40 % aus Unglücksfällen, zu 17 % aus Misserfolg, 14 % aus Angst und zu 10 % aus Wut. Das weibliche Geschlecht träumt mehr von zwischenmenschlichen Themen, zu emotionalen Kontakten und familiären Inhalten, das männliche träumt vorwiegend von Aggressionen, Unglück und beruflichem Ehrgeiz.

Träume sind sinnvolle Regulationsmechanismen zur Gesunderhaltung der Psyche. Sie dienen zur Verarbeitung verdrängter Konflikte. Im zentralen Nervensystem angesammelte schädliche Stoffwechselendprodukte werden abgebaut. Wenn Träume durch Alkohol oder Schlafmedikamente unterdrückt werden, wird der Mensch auf lange Sicht krank. Die Folgen sind organische Leiden, Isolation, Depression, Appetitlosigkeit und der Betroffene ist weniger leistungsfähig in Schule, Beruf und Freizeit.

Die Schlafqualität und -dauer ist ohne Messgerät schwer feststellbar. Die Abklärung einer Ursache für die Schlafstörung sollte durch eine ärztliche Untersuchung im Schlaflabor erfolgen. Dort können Schlafqualität, d. h. Schlaftiefe, Schlafdauer und Schlafphasen, im Somnogramm anhand einer über die Nacht laufenden Schlafkurve gemessen und beurteilt werden.

Die Schlaferholung ist eine subjektive Empfindung, sie ist nicht an die Schlafdauer gebunden, sondern an die Anzahl und die Reihenfolge der Phasen und den Wechsel zwischen Tief- und Leichtschlafphasen. Die Schlafdauer richtet sich nach den individuellen Bedürfnissen des Kindes oder des Jugendlichen.

Wenn Kinder und Jugendliche zu wenig Schlaf erhalten, haben sie Probleme beim Lernen. In der Nacht werden das Langzeitgedächtnis und die Lernfähigkeit gestärkt. Insbesondere in der Tiefschlafphase verarbeitet der Hippocampus Tagesereignisse. In der Nacht entscheidet das Gehirn darüber, was langfristig erinnert und welche Inhalte vergessen werden sollen. Bei zu wenig Schlaf arbeitet die Speicherauswertung unzureichend. Lernt ein Schüler tagsüber für eine Klassenarbeit sechs Stunden und schläft in der Nacht nur ca. vier Stunden, kann der gelernte Stoff am kommenden Schultag nur schwer abgerufen werden.

20.8.2 Definition

Unter Schlafstörungen (Insomnien) wird nach WHO eine Vielzahl von unterschiedlichsten Abweichungen des Schlafes von der Norm verstanden. Dies betrifft seine Quantität, Qualität und zeitliche Einbettung in den 24-Stunden-Schlaf-Wach-Rhythmus.

Kinder, die einen stabilen Schlaf-Wach-Rhythmus aufweisen, zeigen gegenüber denen mit unregelmäßigen Aufsteh- und Zubettgehzeiten signifikant seltener Einschlafprobleme und Tagesmüdigkeit. Schlafstörungen treten im Einschulungsalter bei Mädchen und Jungen etwa mit gleicher Häufigkeit auf.

20.8.3 Epidemiologie

Im Rahmen der Kölner Kinderschlafstudie von Haffner et al aus dem Jahr 2002, die an Vorschulkinder und Schulkindern durchgeführt worden ist, ergab die Auswertung von Elternfragebögen mittels Child Behavior Checklist bei Erstklässlern hohe Prävalenzen für Ein- und/oder Durchschlafstörungen (15 %) sowie wiederkehrende Albträume (14 %). Die Auftretenshäufigkeiten von Somnambulismus (Schlafwandeln), Pavor nocturnus (nächtlicher Aufschrei) und Tagesmüdigkeit liegen deutlich darunter.

20.8.4 Komorbidität

Eine Schlafstörung tritt meist nicht isoliert auf, sondern geht zumeist mit anderen Erkrankungen einher. Somit besteht Bedarf an einer Kooperation mit anderen medizinischen Fachgebieten: HNO, Psychiatrie und Neurologie. Störungen, die im Zusammenhang mit einer anderen psychischen oder körperlichen Erkrankung stehen, müssen gegenüber primären Schlafstörungen abgegrenzt werden. Ein gestörtes Schlafverhalten im Kindesalter kann sich auch auf der Basis einer bestehenden Angststörung oder posttraumatischen Belastungsstörung sowie infolge somatischer Krankheitsfaktoren, z. B. beim Auftreten nächtlicher epileptischer oder asthmatischer Anfälle, entwickeln. Kinder mit Insomnie- bzw. Parasomniebeschwerden weisen ein zwei- bis dreifach erhöhtes Risiko für Hyperaktivität oder emotionale Probleme auf.

20.8.5 Einteilung der Schlafstörungen

■ **Hyposomnie**

Einschlafstörung, der Wachzustand ist länger als 30 Minuten bis zum Einschlafen. Die Störung führt zu einer Verkürzung der Gesamtschlafzeit, es kommt zu langem Wachliegen, quälenden Gedanken, morgens fühlen sich diese Menschen schlapp und müde. Die Hyposomnie kommt bei Erkrankungen des Schlafzentrums oder beim „Restless Leg Syndrom" (RLS) vor. Bei Kindern, bei denen der Verdacht RLS geäußert wird, sollte vor einer medikamentösen Dauertherapie die Diagnose in einem Schlaflabor abgesichert werden.

■ **Durchschlafstörungen**

Betroffene können zwar einschlafen, wachen aber öfters in der Nacht auf und liegen dann wach, was zum Schlafdefizit führt.

■ **Frühes Erwachen**

Dies kommt besonders bei depressiven Störungen oder Alkoholabhängigkeit vor, weil hier der Schlaf durch die psychische Krankheit sehr störanfällig ist.

■ **Hypersomnie (z. B. Narkolepsie)**
Tagsüber bestcht eine exzessive Schlafneigung, die permanent oder periodisch auftreten kann. Aufgrund der resultierenden Unfallneigung wurde die Narkolepsie in die aktuellen Leitlinien zur Begutachtung der Kraftfahreignung aufgenommen. Die Störung kann mithilfe der Epworth-Sleepiness-Skala (ESS) quantifiziert werden.

■ **Chronobiologische Störungen**
Störungen des Schlaf-Wach-Rhythmus. Diese liegen vor, wenn der Biorhythmus der Betroffenen nicht mehr von natürlichen Zeitgebern wie dem Wechsel von Hell und Dunkel oder dem Schlafverhalten der Umwelt bestimmt wird (z. B. Schichtarbeit, Interkontinentalflüge).

■ **Parasomnie**
Bei dieser Form von Schlafstörungen handelt es sich um Funktionsstörungen (Non-REM-Parasomnien) oder um abnorme Episoden von minutenlanger Dauer, die während des Tiefschlafes im ersten Nachtdrittel auftreten. Dazu zählen:
- Schlafwandeln: komplexe Bewegungsmuster mit Umhergehen, Öffnen von Fenstern und Türen,
- Pavor nocturnus: nächtliches Hochschrecken aus dem Schlaf mit ausgeprägten motorischen und vokalen Äußerungen, u. a. mit Aufschrei,
- Albträume,
- Zähneknirschen (Bruxismus) und
- Bettnässen.

Die Symptome der Parasomnien liegen in der frühen Kindheit. Kleinkinder sollen dann rechtzeitig vor nächtlichen Unfällen geschützt werden.

Die unterschiedlichen Schlafstörungen können mit einer Schlafableitung, der Polysomnografie, eindeutig nachgewiesen werden. Für eine erfolgversprechende Therapie ist immer eine eingehende psychopathologische und klinische Diagnostik von großer Bedeutung, da zunächst eine Therapie der Grundursache eingeleitet werden sollte.

20.8.6 Ursachen

Die Ursachen der meisten Schlafstörungen im Kindes- und Jugendalter sind auf endogener und exogener Ebene anzutreffen. Häufige Auslöser sind persönliche, berufliche und familiäre Konflikte sowie zwischenmenschliche Probleme und Belastungen in Schule und Ausbildung. Depressionen können mit Antidepressiva behandelt werden, die in der Regel den REM-Schlaf unterdrücken.

Ein erhöhter Bewegungsdrang durch Missempfindungen in den Beinen, die hauptsächlich in Ruhe und am Abend auftreten, kommt beim Restless Leg Syndrom vor und kann die Nachtruhe erheblich beeinträchtigen.

20.8.7 Determinanten

Auf den gesunden Schlaf können exogene und endogene Einflussfaktoren störend einwirken.

20.8.7.1 Exogene Determinanten
- Licht: z. B. Straßenlaterne vor dem Schlafzimmerfenster, Helligkeit am frühen Morgen durch nicht ausreichende Abdunkelung des Schlafzimmers,
- Lärm: z. B. Schnarchen der Geschwister, des Partners,
- Temperatur: z. B. zu warme bzw. zu kalte Schlafzimmertemperatur,
- Drogen: z. B. erleichtert Alkohol zwar das Einschlafen, kann aber zu Durchschlafstörungen führen; bestimmte Medikamente, z. B. Theophyllin (bei Asthma), Betablocker (bei Herzerkrankungen).

20.8.7.2 **Endogene Determinanten**

■ **Psychisch bedingt**

Psychoreaktive Schlafstörungen bei Kindern und Jugendlichen entstehen häufig als Antwort auf das Erleben körperlicher und seelischer Veränderungen. Die Konflikte und Ängste können um Themen kreisen wie erlebte oder befürchtete Verluste (Scheidung oder Trennung der Eltern), drohende Abhängigkeit, Krankheit und veränderte Körperfunktionen (z. B. in der Pubertät) oder den Tod von nahen Bezugspersonen.

Seit langem bestehende neurotische Störungen können durch eine belastende Situation des Alltags erneut reaktiviert werden.

Schlafstörungen sind zudem Leitsymptome bei affektiven Psychosen: Ein Betroffener leidet unter Einschlafstörungen, zerhacktem Schlaf und frühem Erwachen. Paranoide Psychosen gehen meist auch mit Schlafstörungen einher.

■ **Biologisch bedingt**

Organische Ursachen können z. B. neurologische Erkrankungen (Restless Leg Syndrom), Herz-Kreislauf-Erkrankungen, Krebserkrankungen sein. Darüber hinaus gibt es eine genetisch bedingte Anfälligkeit für Schlafstörungen.

■ **Gewohnheitsbedingt**

Unregelmäßige Schlafzeiten z. B. durch Jetlag, Schichtarbeit, langes Ausschlafen am Wochenende, Mittagsschlaf, zu lange Schlafzeiten können ebenfalls Schlafstörungen verursachen. Nicht selten resultiert chronischer Schlafmangel aus der Problematik einer unzureichenden Schlafhygiene, v. a. bei Jugendlichen ein zu spätes Zubettgehen. Ungünstig ist es, im Bett fernzusehen oder am Computer zu arbeiten. Auch das Einschlafen vor dem Fernseher auf dem Sofa sollte vermieden werden, es erschwert das spätere Einschlafen im Bett unnötig.

Das Verzehren schwerer Mahlzeiten am Abend sowie das Trinken koffeinhaltiger Getränke (Kaffee, schwarzer Tee, Cola) könnten ebenfalls Ursachen für Schlafstörungen sein.

20.8.8 **Diagnostik**

Für die Diagnose einer Insomnie werden nach ICD-11 folgende Kriterien gefordert:

- Ein- oder Durchschlafprobleme mindestens für 4 Wochen 3-mal oder häufiger pro Woche.
- An mehreren Tagen in der Woche benötigt der Betroffene länger als 30 Minuten zum Einschlafen bzw. nach nächtlichem Erwachen zum Wiedereinschlafen.
- Klage über nichterholsamen Schlaf, schlechte Schlafqualität.
- Die Tagesbefindlichkeit ist stark beeinträchtigt: Müdigkeit, Konzentrationsstörungen und Abgeschlagenheit. Die Angst davor, nicht einschlafen zu können, steigert sich zu einer regelrechten Bett- und Nachtangst.
- Beeinträchtigungen der sozialen Funktionsfähigkeit (Schule, Berufsausbildung).

Zur Diagnostik eignen sich neben der körperlichen, psychischen und schlafmedizinischen Anamnese sog. Schlaftagebücher. Hierzu notieren ältere Kinder selbst Variablen wie z. B. den Zeitpunkt des Zubettgehens, die geschätzte Einschlafdauer, Schlafunterbrechungen, Zeit des Aufstehens oder Tagesschlafepisoden über einen bestimmten Zeitraum. Schlaftagebücher können über die Homepage der Deutschen Gesellschaft für Schlafmedizin und Schlafforschung heruntergeladen werden.

20.8.9 **Symptome**

Es zeigen sich psychische Veränderungen im Verhalten wie z. B. eine erhöhte Reizbarkeit, Unruhe, Desorientierung, Lethargie, Gleichgültigkeit und Leistungsverminderung in Schule und Ausbildung.

Körperliche Anzeichen sind morgendliche Kopfschmerzen, Abgeschlagenheit, Nystagmus (Augenzittern), leichtes Zittern der Hände, dunkle Augenringe, ausdrucksloses Gesicht, mühevolles langsames Sprechen mit schlechter Artikulation und falscher Wortwahl, Tagesschläfrigkeit mit häufigem Gähnen und Veränderungen der Körperhaltung. Des Weiteren nimmt die Fahrtauglichkeit ab.

Wird das Schlafpensum über einen längeren Zeitraum auf ein Minimum reduziert, stellen sich Depressionen oder Halluzinationen ein.

20.8.10 Therapeutische Interventionen

Die durch hartnäckige Schlafstörungen erschöpften und verzweifelten Patienten sehnen sich nach einer Zeit der Ruhe und Entspannung. Eine Intervention zur Förderung des gesunden Schlafes bei Kindern und Jugendlichen sollte immer in der Beseitigung der (psychischen) Ursachen liegen und nicht in der Beseitigung des Symptoms „Schlafstörung" durch Schlafmittel. Sedativa (schlaffördernde Medikamente) können schnell zur psychischen und körperlichen Abhängigkeit führen und belasten zudem durch Nebenwirkungen den Leber- und Nierenstoffwechsel.

Hilfreich sind schlaffördernde biologische Mittel und ökologische Strategien, die nicht negativ auf den sich in der Entwicklung befindenden Organismus einwirken.

■ **Schlaffördernde Tees und Lebensmittel**

— Pflanzliche Kräuter: Johanniskraut, Hopfen, Melisse, Passionsblume, Orangenblüten, Lavendel, Baldrianwurzel, Heublumen, Kamille.
— Lebensmittel: L-Tryptophan-orientierte Kost (Aminosäure, Vorstufe von Serotonin) leitet die Erregung der Nervenzellen weiter, wird in Kombination von Fett resorbiert. Die Substanz ist enthalten in Hüttenkäse, warmer Milch mit Honig, Brot mit Käse, Joghurt mit Marmelade, Müsli mit Milch, Erdnüssen. Als beruhigende Kohlenhydrate gelten Brot, Kartoffeln, Nudeln, Reis, Zartbitterschokolade.

■ **Weitere Interventionen auf biologischer und umgebungsbedingter Ebene**

— Schlafhilfen auf biologischer Ebene: warmes Bad (37–38° C) mit Zusätzen wie z. B. Lavendel, Melisse, Lindenblüten, entspannende Musik oder Tätigkeit, basal stimulierende Einreibungen,
— Verzicht auf Alkohol, Kaffee oder Nikotin, nicht zu spätes Abendessen
— Vermeidung von kalten Füßen
— Bei Schmerzen gute Schmerztherapie
— Schlafhilfen auf umgebungsbedingter Ebene: optimale Umgebungs- und Ausgangssituation schaffen
— Gute Beschaffenheit von Bett, warme Zudecke
— Gelüftetes Schlafzimmer, keine starken Gerüche durch Blumen etc.

■ **Psychotherapeutische Maßnahmen**

— Entspannungsübungen: autogenes Training, Yoga, progressive Muskelrelaxation
— Verhaltenstherapie: keine aktiven Tätigkeiten im Bett, z. B. lesen, TV, Computerspiele, essen, rauchen
— Schlafraum mit Ruhe und Entspannung verknüpfen, andere Gewohnheiten einüben
— Schlafbegrenzungstherapie (Anlegen eines Schlaftagebuchs): Kernschlafzeit wird erfasst und die Zubettgehzeit schrittweise um 15 Minuten nach hinten verschoben. Das dabei entstehende Schlafdefizit erhöht den physiologischen Einschlafdruck. Die Behandlung wird in diesen 15-Minuten-Schritten weitergeführt, bis der Betroffene ca. 7 Stunden schläft.

- Gedankenstopptraining: Konzentration auf beruhigende Gedanken, Bilder, Schlafrituale, erleichtern das Einschlafen
- Wachtherapie: angewandt bei Depressionen im Zusammenhang mit antidepressiven Mitteln, um den Wirkungseintritt zu überbrücken. Patienten werden morgens früh geweckt (ca. um 3 Uhr) und dann unter sinnvollen Beschäftigungsangeboten wachgehalten. Die Therapie bewirkt eine Verbesserung des Antriebs und der Stimmung am nächsten Tag.

■ **Schlafmittel (Sedativa)**

Schlafmittel sind zentral wirksame Pharmaka, meistens handelt es sich um Benzodiazepinderivate. Die Mittel verändern die Dauer der einzelnen Schlafphasen, lassen die Schlaftiefe abnehmen und verkürzen die REM-Phase. Maximal sollte ein Medikament 8–14 Tage nur bei quälenden Schlafstörungen verordnet werden. Leider werden Sedativa über viele Jahre verordnet und eingenommen, z. B. Rohypnol, Radedorm, Flunitrazepam, Dalmadorm, Staurodorm-Neu. Die Mittel führen bei längerer Anwendung zur körperlichen und psychischen Abhängigkeit.

Nach dem abrupten Absetzen kommt es zu größeren Schlafproblemen als vor Beginn der Einnahme, zum sog. Rebound-Effekt. Sedativa verfügen in der Regel über lange Wirkzeiten, d. h., wenn hohe Dosen verabreicht werden oder das Präparat zu spät am Abend eingenommen wird, verzögert sich die Wirkung (Hangover-Effekt). Es kommt zur Schläfrigkeit am nächsten Morgen.

Folgende Nebenwirkungen können auftreten:
- Herabsetzung des Reaktionsvermögens,
- Konzentrationsmangel,
- Beeinträchtigung der Lernfähigkeit,

- paradoxe Reaktionen, besonders bei älteren Menschen (Erregungszustände).

20.8.11 Der Fall „Melanie"

Melanie ist 18 Jahre alt und besucht das städtische Gymnasium. Sie steht kurz vor der Abiturprüfung. Sie leidet seit mehreren Wochen unter Schlaflosigkeit. Wenn sie um 23 Uhr zu Bett geht, liegt sie ein bis zwei Stunden wach.

Tagesereignisse und Probleme gehen ihr durch den Kopf: Reibereien mit den Schulfreundinnen, eine hohe Handyrechnung, die bald vom monatlichen Taschengeld fällig ist, die chronische Krankheit und Pflegebedürftigkeit ihrer Mutter. Sie kann sich nicht entspannen, muss unablässig an diesen Dingen „herumstudieren", und der Schlaf will und will nicht kommen. Jedes Mal, wenn Melanie zu Bett geht, hat sie Angst, wieder nicht schlafen zu können. Morgens um 6.30 Uhr läutet der Wecker. Sie muss aufstehen und sich für die Schule zurechtmachen, obwohl sie sich noch müde und zerschlagen fühlt. Tagsüber kann sie sich schlecht auf die Schule konzentrieren, sie ist mürrisch, reizbar und nervös. Oft denkt sie: „Wenn ich nur einige Nächte gut schlafen könnte, wäre ich ein neuer Mensch." Sie hat schon vieles versucht, um ihren Schlaf zu verbessern. Eine Zeitlang nahm sie Schafmittel, die der Arzt ihr verschrieben hatte. Sie schlief mit diesen Medikamenten zwar rascher ein, fühlte sich aber anderntags müde und in einem unangenehmen gedämpften Zustand. Einmal kam es sogar vor, dass sie im Bus auf dem Weg zur Schule einnickte. Nach einiger Zeit ließ die Wirkung des Schlafmittels nach. Sie versuchte dann, ohne Medikamente auszukommen. Doch nach dem Absetzen des Mittels wurden die Nächte noch schlimmer als je zuvor. Bis 3 Uhr morgens lag sie wach, und wenn sie endlich eingeschlafen war, wachte sie nach kurzer Zeit wieder auf.

? Handlungsaufgaben
1. Benennen Sie die Ursachen, die für die Schlafstörungen von Melanie verantwortlich sein könnten.
2. Finden Sie für Melanie Interventionen für einen gesunden Schlaf auf der biopsychosozialen Ebene.

✓ Erwartungshorizont

Antwort zu Aufgabe 1: Ursachen für Melanies Schlafstörungen könnten sein: emotionale Anspannung durch die Krankheit der Mutter, der finanzielle Engpass wegen der Handyrechnung, Ärger mit den Schulfreundinnen, Leistungsdruck in der Schule (Abiturprüfung).

Antwort zu Aufgabe 2: Interventionen auf der biopsychosozialen Ebene könnten sein:

- **Biologische Interventionen:** z. B. schlaffördernde Kräuterteezubereitungen aus der Apotheke, ein warmes Entspannungsbad am Abend mit entsprechendem Zusatz, ein leichtes Abendessen z. B. mit Hüttenkäse, warme Milch mit Honig, ein Abendspaziergang
- **Psychologische Interventionen:** z. B. Yogaübungen am Abend, im Bett nicht lesen, fernsehen oder für die Schule lernen (lesen), Gedankenstopp, Schlaftagebuch anlegen
- **Soziale Interventionen:** z. B. Einforderung von ambulanter Hilfe zur Versorgung und Pflege der kranken Mutter oder Entlastung durch Familienangehörige, Aussöhnung mit den zerstrittenen Freundinnen (evtl. Mediator der Schule hinzuziehen)

> **Worauf Therapeuten und Pädagogen achten sollten**
>
> Der Einsatz von Sedativa sollte möglichst bei Kindern und Jugendlichen vermieden werden. Die Mittel verschlechtern die kognitive Leistungsfähigkeit und erhöhen das Risiko von Unfällen im Alltag. Darüber hinaus sind paradoxe Reaktionen möglich, wie z. B. Verwirrtheitszustände und Schlafstörungen. Natürliche Schlafhilfen sind ungefährlicher.

20.9 Adoleszenzkrise

Krisen sind außergewöhnliche Situationen, welche ungeplant und plötzlich in unser Leben treten, sie verlaufen dynamisch und können einen offenen Ausgang nehmen. Sie bedrohen unsere Integrität und Schutzgüter.

Personen, welche in Krisen stecken, stehen unter enormen Druck. Dieser kann Einfluss auf Denken und Handeln haben. Wenn der Betroffene das Gefühl hat, einer Krise nicht gewachsen zu sein, reagiert er sofort mit psychosomatogenen Reaktionen. Das Herz schlägt schneller, der Blutdruck ist erhöht, Angst macht sich breit; Stresshormone nehmen Einfluss auf den gesamten Körper.

Studien untersuchen den Einfluss von Disstress auf die kognitive Leistungsfähigkeit, die Lernfähigkeit sowie auf das Treffen von Entscheidungen (Schwabe und Wolf 2009). Es wird angenommen, dass negative Stressfaktoren den Gedächtnisabruf verschlechtern und die Verarbeitung abstrakter Informationen erschweren.

■ Pubertät

Die Entwicklungsphase kennzeichnet die biologischen Prozesse während der Übergangsphase zwischen Kindheit und Erwachsenenalter. Die körperlichen Veränderungen der Pubertät sind u. a. durch einen Wachstumsschub, die Reifung der primären und sekundären Geschlechtsmerkmale sowie die geschlechtsabhängige Umverteilung von Muskel- und Fettgewebe gekennzeichnet. Parallel zur körperlichen Reifung steigen die Anforderungen von Eltern, Schule und Gesellschaft an den Jugendlichen. Das Erleben von Sexualität in ihrer physiologischen, kulturellen und persönlichen Dimension ist eine weitere wesentliche Erfahrung dieses Lebensabschnitts.

Die eigenen sexuellen Gefühle wahrzunehmen stellt eine wichtige Entwicklungsaufgabe in dieser Phase dar. Viele Jugendliche haben gleichgeschlechtliche sexuelle Gefühle, auf die manche mit Verwirrung hinsichtlich ihrer sexuellen Orientierung reagieren. Diese Beunruhigung lässt in der Regel nach, wenn die Jugendlichen ihre sexuelle Orientierung durch erste sexuelle Kontakte weiterentwickeln.

■ **Adoleszenz oder psychosoziale Pubertät**
Adoleszenz ist die sog. „psychosoziale Pubertät", in der wesentliche mentale und soziale Entwicklungsschritte erfolgen. Der Übergang vom Jugend- in das Erwachsenenalter ist für Menschen aus allen Kulturen eine große Herausforderung. Nicht nur die biologische Reifung des Körpers, sondern auch psychosoziale Veränderungen müssen verarbeitet werden.

Bei der Bewältigung dieser Entwicklungsphase kann es zu Krisen und psychischen Erkrankungen kommen, welche beim Ausbleiben frühzeitiger geeigneter Therapien die Betroffenen ihr ganzes Leben begleiten können.

Ein Aspekt, der junge Menschen in der Zeit des Übergangs von der Kindheit zum Erwachsenwerden belastet, ist nicht nur die Wahrnehmung des eigenen Körpers, sondern die Wahrnehmung der Wirkung auf die Mitmenschen. In den Vordergrund tritt eine narzisstische Orientierung. Jugendliche unserer europäischen Gesellschaft sind in der Vorstellung erzogen, dass das Ich ganz wesentlich ist: Beliebtheit, sozialer Erfolg und auch gutes Aussehen. Es herrscht ein regelrechter Kult um das Image, um das eigene Selbstbild.

Dies führt dazu, dass unmenschliche Ideale verinnerlicht werden, welche nur unschwer zu erreichen sind. Dann müssen Maßnahmen ergriffen werden, um das zu erreichen, was erwartet wird: mit der Peergroup zu feiern und zu trinken, um dazuzugehören, Drogen zu konsumieren, um immer gut drauf zu sein, extrem zu hungern, um das Traumgewicht der Models zu erreichen. Schließlich ist der Körper der Hauptverantwortliche für ein Versagen, denn in diesem Zeitabschnitt sind die Emotionen, was das Anderssein oder die Unfähigkeit betrifft, zwangsläufig dem Körper angelastet.

Die Konfrontation mit einer pathologischen narzisstischen Gesellschaft, mit dem narzisstischen Leiden, ist an die Stelle von ethischen Idealen getreten und drückt sich in der Ästhetik aus, welche in Form gesellschaftlicher Trends über die Medien verbreitet wird.

20.9.1 Gesunde adoleszente Entwicklung

Die Adoleszenz wird in drei Abschnitte gegliedert:
- frühe Adoleszenz: 11–14 Jahre,
- mittlere Adoleszenz: 15–17 Jahre,
- späte Adoleszenz: 18–25 Jahre.

Im adoleszenten Entwicklungsabschnitt kommt es zu grundlegenden neuroanatomischen Veränderungen, verbunden mit einer Abnahme der grauen Gehirnsubstanz, die durch synaptische Pruning-Prozesse bedingt ist, und zu einer Zunahme der weißen Gehirnsubstanz. Das Ende der Adoleszenz kann neurobiologisch mit dem Abschluss der Hirnentwicklung begründet werden.

Der junge Mensch übernimmt infolge psychosozialer Entwicklung Verantwortung in Beruf, Partner- und Elternschaft.

Biologisch gesehen umfasst die Adoleszenz die Gesamtheit der somatischen und psychischen Veränderungen, die sich am augenfälligsten in der körperlichen Entwicklung und der sexuellen Reifung zeigen. Nahezu alle Organe und körperlichen Funktionen unterliegen im Verlauf der Adoleszenz erheblichen Wandlungen. Dies bezieht sich auf Körpergröße, Gewicht, Wachstumsgeschwindigkeit, die Veränderungen der körperlichen Proportionen, funktionelle und morphologische Veränderungen der Organsysteme, die vermehrte Ausschüttung nahezu aller Hormone und als Folge dieser Prozesse auf die äußeren Merkmale der sexuellen Reifung.

Psychologisch betrachtet schließt sie die Gesamtheit der individuellen Vorgänge ein, die mit dem Erleben, der Auseinandersetzung und der Bewältigung der somatischen Veränderungen sowie den sozialen Reaktionen auf diese verbunden sind. Die psychologischen Veränderungen erstrecken sich insbesondere auf die Entstehung neuer kognitiver Strukturen und damit auf die Fähigkeit zum abstrakten Denken, die Entwicklung der Introspektionsfähigkeit, die Entstehung moralischer Werthaltungen und Normen sowie die Bewältigung alterstypischer Entwicklungsaufgaben.

Aus soziologischer Sicht lässt sich Adoleszenz als Zwischenstadium definieren, in dem die Jugendlichen mit der Pubertät die biologische Geschlechtsreife erreicht haben, ohne jedoch in den Besitz der allgemeinen Rechte und Pflichten gekommen zu sein, die eine verantwortliche Teilnahme an wesentlichen Grundprozessen der Gesellschaft ermöglichen und erzwingen.

20.9.2 Definition

Als Adoleszenzkrise bezeichnet man eine Störung in der psychosozialen Anpassungsfähigkeit, in der Stressoren das psychische Coping des jungen Erwachsenen in hohem Maße übersteigen. Eine adäquate Bewältigung der Situation kann auch kurzfristig nicht möglich werden.

20.9.3 Epidemiologie

Entwicklungsphasen wie Pubertät und Adoleszenz sind durch viele biologische, psychische und soziale Veränderungen charakterisiert. In diesen Lebensphasen beträgt die Prävalenz gravierender psychischer Störungen etwa 10 %. In der Isle-of-Wight-Studie (1976) berichteten ca. 40 % der 14- bis 15-Jährigen über niedergedrückte Stimmung, 20 % gaben Selbstwertkrisen an und 7 % in dieser Altersgruppe hatten Suizidideen. 2,9 % der Adoleszenten zwischen 11 und 17 Jahren wiesen selbstverletzendes Verhalten oder Suizidversuche sowie 3,8 % Suizidideen auf.

20.9.4 Krisen und psychische Störungen

In ◘ Tab. 20.2 sind Kennzeichen einer normalen und krisenhaften Adoleszenz aufgeführt.

Es ist naheliegend, dass junge Menschen, die sich in einer Entwicklungsphase befinden, in der pro Zeiteinheit so umfangreiche Veränderungen stattfinden, auch anfällig für psychische Störungen sind.

Dies gilt aber allenfalls für 15–20 % der Adoleszenten, während die übrigen, wenn auch nicht ohne gewisse Beeinträchtigungen, ihren Weg in das Erwachsenenalter konsequent fortsetzen. Im Hinblick auf die Manifestation psychischer Störungen ist die Hirnentwicklung von zentraler Bedeutung. Die wichtigste Erkenntnis ist die, dass sich die verschiedenen Strukturen des Gehirns gestuft und in unterschiedlichen Reifungsgeschwindigkeiten entwickeln. Dadurch entsteht eine verhaltensrelevante Diskrepanz:

⬛ Tab. 20.2   Merkmale bei normaler und krisenhafter Adoleszenz

Merkmale normaler Adoleszenz	Merkmale krisenhafte Adoleszenz
Gelegentliche Mutproben mit emotionaler Betroffenheit	Wiederholtes dissoziales Verhalten ohne emotionale Beteiligung
Gelegentliche Stimmungsschwankungen mit Euphorie, Niedergedrücktheit, Unzufriedenheit, launische Reaktionen	Emotionale Labilität: starker Wechsel zwischen Euphorie, Niedergedrücktheit, Impulsivität, Reizbarkeit, Angst, suizidale Gedanken
Isolation, Langeweile, Sehnsucht nach Kontakten, Erlebnisdrang	Wechsel zwischen sozialem Rückzug und sozialer Enthemmung
Gelegentliches nächtliches „Durchfeiern"	Verlust des Schlaf-Wach-Rhythmus
Schulunlust, gelegentliches Schwänzen	Verlust von Tagesstruktur, Lernverweigerung in Bezug auf Schulabschluss oder Berufsausbildung
Sexuelles Ausprobieren mit Gleichaltrigen, Unsicherheit, Schüchternheit	Wahllose sexuelle Beziehungen, mangelnde Beziehungen zu Gleichaltrigen
Ausprobieren von Suchtmitteln gemeinsam mit Peergroups	Abhängigkeitsverhalten (Essen, Medien, Drogen, Alkohol) als primärer Ersatz für emotionales Wohlbefinden
Grübeln, Nachdenklichkeit, provokantes Verhalten	Zerfahrenes Denken, extreme Irritierbarkeit

Die früher reifenden und stärker ausgeprägten subkortikalen Strukturen, insbesondere das limbische System und das Belohnungssystem, steuern emotionale Reaktionen, die infolge der Reifungsdissoziation in der Adoleszenz noch einer unzureichenden Kontrolle durch den später reifenden präfrontalen Kortex unterliegen.

Verschiedene adoleszenztypische Reaktions- und Verhaltensweisen sind zu beobachten, wie etwa

- ein ausgeprägtes Risikoverhalten in Bezug auf Alkohol- und Drogenkonsum, im Straßenverkehr sowie bei Sexualkontakten,
- die Zunahme emotionaler Störungen und affektiver Erkrankungen,
- das leichte Hineingeraten in tätliche Auseinandersetzungen.

Zur Umstrukturierung des Gehirns leisten auch die in ihrer Konzentration ansteigenden gonadalen Steroidhormone einen wesentlichen Beitrag.

All diese Veränderungen, die stets auch in Wechselwirkung mit Umweltfaktoren betrachtet werden müssen, tragen dazu bei, dass sich in der Adoleszenz vermehrt bestimmte Störungsmuster etablieren:

- bei Mädchen eher introversive Störungen und Essstörungen,
- bei Jungen eher extroversive Störungen wie Störungen des Sozialverhaltens, zuweilen auch Kriminalität.

Eine Krise kann aus einem Umbruch im Leben entstehen. Diese Umbrüche können für einen jungen Menschen mit Anpassungsschwierigkeiten einhergehen. Der Betroffene, der seine innere Kontinuität möglichst erhalten möchte, muss sich auf völlig neue Situationen einstellen.

Ein Übergang in eine psychische Störung ist möglich.

20

■ **Vorkommen von Krisen**

Nach dem Auszug aus dem Elternhaus, der Trennung von Bezugspersonen, Wohnort- oder Schulwechsel, Berufseintritt, Studienbeginn und -abschluss, bei bevorstehender Familiengründung.

■ **Kennzeichen von Krisen**

Unruhe, Angst, Verzweiflung, Minderwertigkeitsgefühle, Ambivalenz gegenüber Entscheidungen, ggf. Selbst- oder Fremdgefährdung.

20.9.5　Der Fall „Karina"

Karina, 21 Jahre alt, spricht bei einem Therapeuten vor, da sie in letzter Zeit immer unter massiven Erschöpfungszuständen leidet. Diese schränken sie in der Arbeit und im privaten Leben erheblich ein.

Sie steht morgens mit schlechtem Befinden auf und in der Arbeit geht ihr so gut wie nichts von der Hand, da sie keine Motivation mitbringt. Zu ihren Freundinnen hat sie aus Lustlosigkeit kaum mehr Kontakt. Am Abend sitzt sie zu Hause bei ihren Eltern vor dem Fernseher.

Im Laufe des Gesprächs sagt sie dem Therapeuten, dass sie früher schon mehrmals von zu Hause ausziehen wollte, um ein eigenständiges Leben führen zu können. Sie habe sich eine kleine Zwei-Zimmer-Wohnung vorgestellt in der etwa 35 km entfernten Kleinstadt, in der sie arbeite. Sie erzählt:

„Meine Versuche, mich selbständig zu machen, sind aber immer fehlgeschlagen: Meine Eltern waren, wenn es mal wieder so weit war, fürchterlich traurig und Mutter weinte sehr häufig. Anfangs war ich dann immer wütend wegen der Reaktion meiner Eltern und schimpfte, aber bald gab ich dann mein Vorhaben immer wieder auf und blieb in der kleinen Einliegerwohnung des elterlichen Hauses, wo ich heute noch lebe. Ich wollte und will einfach meine Eltern nicht enttäuschen. Nun ja, heute möchte ich gar nicht mehr weg von meinen Eltern. Ich bin mir ja gar nicht sicher, ob mir mein Leben in dieser Kleinstadt überhaupt gefallen würde, dort ist ja auch gar nichts los."

Dem Therapeuten erzählt sie im Laufe des Gesprächs auch, dass sie am liebsten Schauspielerin werden würde, da sie große darstellerische Fähigkeiten habe. Sie würde erst zum Theater und dann zum Fernsehen gehen, um irgendwann einmal berühmt zu werden. Doch für eine solche Schule habe sie und ihre Eltern kein Geld. „Nun ja", meint sie, „andererseits bin ich auch wie meine Eltern der Meinung, dass die Schauspielerei kein ‚guter Broterwerb' ist."

■■ **Handlungsaufgaben**

1. Erklären Sie anhand des Fallbeispiels, welche Entwicklungsaufgaben Karina auf biopsychosozialer Ebene in der Jugend zu bewältigen hat. Welches Entwicklungsziel steht im Mittelpunkt?
2. Analysieren Sie die Faktoren, die hinter den Erschöpfungszuständen von Karina liegen. Welche Folgen könnten Karina im Laufe der Zeit drohen?
3. Beschreiben und begründen Sie die Haltungseigenschaften, die der Therapeut zeigen sollte, um Karina adäquat helfen zu können.

✅ **Erwartungshorizont**

Antwort zur Aufgabe 1: In der Beziehung zwischen den Eltern (insbesondere der Mutter) und Karina sind Rollenambiguität und Rollenkonflikte problematische Folgen unterschiedlicher Vorstellungen von Nähe und Distanz. Rollenambiguität meint Unklarheiten in der Ausführung der Lebensaufgaben. Rollenkonflikte sind Konfrontationen mit unterschiedlichen Erwartungen. Beide spiegeln sich in unklar definierten Rollen, Aufgaben und Zielen wider.

Entwicklungsaufgaben auf biopsychosozialer Ebene in der Jugend sind z. B.:

— biologisch: Akzeptieren der „neuen" körperlichen Gestalt,

- psychologisch: Ausgestaltung der Geschlechterrolle, emotionale Ablösung vom Elternhaus,
- sozial: Aufbau neuer Beziehungen zum anderen Geschlecht; verantwortungsvolle Beziehungen zu Gleichaltrigen (Peergroups), Vorbereitung des beruflichen Werdegangs, Erwerb eines sozial verantwortlichen Handelns, Vorbereitung auf die Gründung von Ehe und Familie,
- soziokulturell: Schaffung eines eigenen Normen- und Wertesystems.

Ziel: In der Jugendphase steht die Suche nach der eigenen Identität im Mittelpunkt. Alle Rollenerwartungen und Rollenzuweisungen der sozialen Umwelt gilt es zu überprüfen und ggf. zu erfüllen. Es ist die Zeit des Ausprobierens unterschiedlicher Identitäten.

Antwort zur Aufgabe 2: Die Aktualisierungstendenz mit eigenen Entwicklungsmöglichkeiten wird bei Karina durch die Eltern gehemmt. Das Realbild der Tochter wird von den Eltern nicht unterstützt. Vielmehr orientiert sich Karina an den Erwartungen der Eltern und eifert einem elterlichen Idealbild nach. Karina hat Angst vor Veränderungen, sie möchte die Sicherheit und die Geborgenheit in der Familie nicht vermissen und die Verlassensängste, insbesondere die der Mutter, nicht forcieren. Karina hat ein Bedürfnis nach positiver Beachtung vonseiten der Eltern und möchte diese nicht enttäuschen. Die Folge ist die Herausbildung eines starren Selbstkonzeptes.

Zwischen dem organismischen Erleben und dem Selbstkonzept besteht eine Inkongruenz. Ein innerer Widerspruch liegt bei Karina vor und begünstigt eine psychische Fehlanpassung. Sie erlebt einen inneren Konflikt und innere Verwirrung, dabei schwinden ihre Selbstachtung und ihr Selbstwertgefühl. Dies ist der Nährboden für die Entstehung einer psychischen Störung: Depressionen mit Symptomen von Angst, Selbstzweifeln und eine geringere Ausdauer für private und berufliche Anforderungen.

Antwort zur Aufgabe 3: Der Therapeut weist eine bedingungslose positive Beachtung auf, die gekennzeichnet ist von Achtung, Wertschätzung, Anerkennung und Wärme. Der Therapeut sollte keine Bedingungen an Karina stellen, sondern sich am Verhalten der Klientin orientieren und ihre Fähigkeiten und Möglichkeiten ermutigen.

Folgende therapeutische Grundhaltungen sind die Basis jeder Intervention (nach Rogers 2012):

- Wertschätzung gegenüber dem Klienten: Anerkennung geben, warme Zuneigung, Anteilnahme, Sorge, Geduld, Empathie, Ermutigung, Achtung vor den Fähigkeiten und Möglichkeiten.
- Verstehen: Einfühlen in die innere Welt des Klienten, verstehen seiner Weltsicht, ohne diese bewerten zu wollen.
- Echtheit: Das Verhalten des Therapeuten muss mit Einstellungen und Haltungen des Klienten übereinstimmen.
- Trennung von Person und Sache: Lob, Belohnung und Strafe sollten nicht auf die Person, sondern auf ihr Verhalten gerichtet sein.
- Fördernde, nicht dirigierende Einzeltätigkeit: dem Klienten Anregungen geben, ihm Alternativen aufzeigen, Hinweise geben, Verbesserungsvorschläge und Entscheidungshilfen unterbreiten und damit experimentieren lassen.

Therapeutische Berufsgruppen müssen in der Lage sein, gegenüber Patienten, Klienten und Eltern sowie innerhalb des interdisziplinären Teams fachliche Informationen über besorgniserregende Verhaltensbeobachtungen zu geben. Darüber hinaus ist eine Beratung und Anleitung junger Menschen, die sich in einer momentanen Krise befinden, nach Alters- bzw. Entwicklungsstufen angepasst fachgerecht durchzuführen.

> **Worauf Therapeuten und Pädagogen achten sollten**
>
> Der sich in einer Krise befindende junge Mensch sollte nicht mit seinen Defiziten oder Unzulänglichkeiten konfrontiert werden, sondern das zugrunde liegende Problem ist wegen allzu großer Scham und Unsicherheit sensibel anzusprechen. Hilfreich ist ein Gesprächseinstieg mit Ich-Aussagen, wie z. B., „Ich nehme bei dir wahr, dass du mit deiner Lebenssituation nicht zufrieden bist. Es ist bestimmt nicht einfach für dich …", „Wie kann ich dir helfen?", „Was wünscht du dir, damit es besser wird?"
>
> Die ärztliche Versorgung ist auf den individuellen Entwicklungsstand und die Bedürfnisse adoleszenter Patienten derzeitig noch nicht hinreichend ausgerichtet.

Literatur

Bundeszentrale für gesundheitliche Aufklärung (BZgA) (Hrsg.) (2011) Expertise Gesundheitsfördernde Elternkompetenzen für das frühe Kindesalter. Expertisen zu wissenschaftlichen Grundlagen und evaluierten Programmen für die Förderung elterlicher Kompetenzen bei Kindern im Alter von 0-6 Jahren. Im Auftrag des Bundesministeriums für Gesundheit, Köln

Egger HL, Angold A (2006) Common emotional and behavioral disorders in preschool children: presentation, nosology and epidemiology. J Child Psychol Psychiatry 47:313–337

Fraiberg S (2011) Seelische Gesundheit in den ersten Lebensjahren. Psychosozial, Gießen

Haffner J, Esther C, Münch H et al (2002) Verhaltensauffälligkeiten im Einschulungsalter aus elterlicher Perspektive – Ergebnisse zu Prävalenz und Risikofaktoren in einer epidemiologischen Studie. Prax Kinderpsychol Kinderpsychiatr 51:675–679

Papoušek M, Schieche M, Wurmser H (2004) Regulationsstörungen der frühen Kindheit. Frühe Risiken und Hilfen im Entwicklungskontext der Eltern-Kind-Beziehungen. Hans Huber, Bern

Rogers C (2012) Die klientenzentrierte Gesprächspsychotherapie. Client-Centered Therapy. Fischer Taschenbuch, Frankfurt am Main

Rutter M, Tizard J, Yule W, Graham P, Whitmore K (1976) Isle of Wight Studies, 1964–1974. Psychol Med 6:313–332. Cambridge University

Schwabe L, Wolf OT (2009) Learning under stress impairs memory formation. Neurobiol Learn Mem 93:183–188

www.charite.de/dgsm

Weiterführende Literatur

Archbold KH, Pituch KJ, Panahi P, Chervin RD (2002) Symptoms of sleep disturbances among children at two general pediatric clinics. J Pediatr 40:97–102

Bienstein C, Fröhlich A (2012) Basale Stimulation in der Pflege. Grundlagen. Hans Huber, Bern

Bundesanstalt für Straßenwesen (2014) Begutachtungsleitlinien zur Kraftfahrneigung. BAST-Bericht M115. Bergisch Gladbach

Diekelmann S, Born J (2010) The memory function of sleep. Nat Rev Neurosci 11:114–126

Ermann M (2004) Psychosomatische Medizin und Psychotherapie. Ein Lehrbuch auf psychoanalytischer Grundlage. Kohlhammer, Stuttgart, S 335–337

Herpertz-Dahlmann B, Bühren K, Remschmidt H (2013) Growing up is hard – mental disorders in adolescence. Dtsch Ärztebl 110:432 440

Hüther G (2011) Was für Krisen braucht und wie viel Krise verträgt der Mensch? Neurobiologie der Krisenentstehung und Krisenbewältigung. In: Schmidt G, Dollinger A, Müller-Kalthoff B (Hrsg) Gut beraten in der Krise, Praxishandbuch Beratung. Manager-Seminare-Verlags GmbH, Bonn

Kraenz S, Fricke L, Wiater A et al (2004) Häufigkeit und Belastungsfaktoren bei Schlafstörungen im Einschulalter. Prax Kinderpsychol Kinderpsychiatr 53:3–18

Lehmkuhl G, Wiater A (2011) Handbuch Kinderschlaf. Grundlagen, Diagnostik und Therapie organischer und nichtorganischer Schlafstörungen. Schattauer, Stuttgart

Spezifische Lernstörungen

Inhaltsverzeichnis

21.1 Autismus-Spektrum-Störung – 311
21.1.1 Begriff „Autismus" – 311
21.1.2 Definition – 312
21.1.3 Autismusformen – 312
21.1.4 Epidemiologie – 312
21.1.5 Komorbidität – 312
21.1.6 Ursachen – 313
21.1.7 Diagnostik – 313
21.1.8 Symptome – 313
21.1.9 Autismusformen – 314
21.1.10 Therapeutische Interventionen – 315
21.1.11 Der Fall „Jerome" – 316
21.1.12 Beispiel zum frühkindlichen Autismus (Kanner-Syndrom) – 318

21.2 Legasthenie – 319
21.2.1 Begriff „Legasthenie" – 319
21.2.2 Definition – 319
21.2.3 Epidemiologie – 319
21.2.4 Komorbidität – 319
21.2.5 Ursachen – 319
21.2.6 Diagnostik – 320
21.2.7 Therapeutische Interventionen – 320
21.2.8 Der Fall „Konstantin" – 320

21.3 Dyskalkulie – 321
21.3.1 Definition – 321
21.3.2 Epidemiologie – 321
21.3.3 Ursachen – 321
21.3.4 Therapeutische Interventionen – 322

Literatur – 322

© Springer-Verlag GmbH Deutschland, ein Teil von Springer Nature 2020
E. Höwler, *Kinder- und Jugendpsychiatrie für Gesundheitsberufe, Erzieher und Pädagogen*,
https://doi.org/10.1007/978-3-662-62058-8_21

21

■ Was können und sollen Schule und Universität heute leisten?

Kinder sind heute großen Wissensanteilen ausgesetzt; dieses Wissen nimmt durch Forschung und deren Erkenntnisse zum technologischen Fortschritt unseres Zeitalters rasant zu.

Eltern wünschen sich erfolgreiche Lernleistungen ihrer Kinder, damit sie später einen besseren Zugang zum Arbeitsmarkt haben. Lernen im Schul- oder Studienalltag kann für Kinder und Jugendliche zu Disstress werden, sodass daraus ernsthafte psychische und psychosomatische Erkrankungen resultieren können (▶ Kap. 20).

Besonders Schüler, die in zwölf Jahren ihr Abitur, oder Studenten, die in drei Jahren ihren Bachelorabschluss absolvieren müssen, sind hohem Disstress ausgesetzt. Schulen und Universitäten gelten als Lernorte, wo Kinder und Jugendliche auf das Leben und auf den Beruf vorbereitet werden. Lehrer vermitteln langlebiges Wissen, d. h. Grundwissen über

- Sprache,
- Naturwissenschaften und
- Kultur.

Der Druck, permanente Klausuren schreiben zu müssen, lässt wenig Raum, eigene Gedanken zu entwickeln oder gar interessante z. B. politische Diskussionen in der Klasse bzw. Studiengruppe zu führen. Wer durchkommen will, muss täglich funktionieren wie ein Uhrwerk. Daten der Hirnforschung belegen, dass ein Mensch zwischen den Lernphasen immer wieder Erholungspausen benötigt, damit er das Lernpensum in das Langzeitgedächtnis speichern und auch langfristig abrufen kann. Schüler und Studenten bezeichnen Lernen heute als „Bulimie-Lernen", d. h., erst wird „gepaukt", zur Prüfung wird das auswendig gelernte Wissen abgerufen und anschließend wieder schnell vergessen.

In den letzten Jahren ist die Zahl der Studenten, die sich an die psychologischen Beratungsstellen der Hochschulen gewandt

haben, um ca. 50 % gestiegen. Bei Schülern und Studenten sind Überforderung und Versagensängste weit verbreitet. Disstress-Symptome überforderter junger Menschen sind Einschlafstörungen, Lustlosigkeit, Rückenbeschwerden, Müdigkeit und innere Unruhe. Diese Belastungen führen schnell zu einem Schul- oder gar Studienabbruch (Heublein et al. 2014).

❓ Handlungsaufgaben

1. Sollen Ihrer Meinung nach in den Regelschulen auch andere Fächer – z. B. Sexualkunde oder Medienkunde – unterrichtet werden?
2. Brauchen wir im Schulsystem noch Noten?
3. Verhilft das „Sitzenbleiben" einem Schüler mit schlechten Schulnoten zu besseren Lernleistungen?
4. Welche Rolle spielt ein Zeugnis für das berufliche Weiterkommen?

✅ Erwartungshorizont

Antwort zu Frage 1: Originäre Erziehungsarbeit der Eltern wie z. B. die Sexualerziehung sollte nicht verstaatlicht werden. Die heutige sexuelle Vielfalt kann jedoch von Eltern nicht immer differenziert betrachtet werden und sie je nach Religion und kultureller Weltanschauung auch überfordern. Wissen z. B. über Transsexualität sollte in Schulen auf wissenschaftlichen Grundlagen vernetzt z. B. im Ethik-, Religions-, Literatur- und Biologieunterricht vermittelt werden. Durch die Globalisierung nimmt das Wissen in heutiger Zeit rasant zu; es darf aber nicht vergessen werden, dass ein Schüler auch für außerschulische Erfahrungen seine Zeit braucht. Diese Einstellung trägt zur Entschleunigung des Schullebens bei.

Medienkunde ist heute ein integraler Teil von vielen Schulfächern. Die gute Ausstattung einer Schulbibliothek trägt zur Sicherheit bei der Literaturrecherche bei. Lehrer melden immer wieder mit Besorgnis zurück, dass Schüler Wissen im

Internet downloaden können, aber nicht wissen, wo sie die entsprechende Primärliteratur finden können.

Antwort zu Frage 2: Wir leben in einer Leistungsgesellschaft, die Menschen an festgelegten einheitlichen Maßstäben bewertet. Die Macht und der Ehrgeiz, bessere Schulnoten zu erzielen, kommen meist von den Eltern und nicht von einem Schüler. Lernstandsberichte mit Bewertungen über die soziale Kompetenz eines Schülers wie z. B. Arbeitsverhalten (Fleiß) und soziales Verhalten in der Gruppe (Betragen) ergeben interessante Abbildungen für eine spätere Berufseignung. In kreativen sozialen Projekten, gemeinsam mit Förderschulen, kann ein Schüler z. B. seine soziale Kompetenz treffend unter Beweis stellen.

Antwort zu Frage 3: Eine individuelle Lernförderung (Nachhilfeunterricht, Lerngruppen etc.) im alten Klassenverband ist vorteilhafter für einen lernschwachen Schüler. Dies beweist eine Studie, die von der Bertelsmann Stiftung durchgeführt wurde (Klemm 2009). Innerhalb des ersten Halbjahres des wiederholten Schuljahres verbessert ein Schüler zwar seine Noten, danach kann er aber schnell wieder schlechtere Lernleistungen zeigen.

Antwort zu Frage 4: Elite ist in Deutschland gefragt. Es herrscht ein Wettbewerb der Hochschulen untereinander und bei den Studenten. An bundesdeutschen Hochschulen müssen Bewerber heute einen Eignungstest absolvieren. Damit hinterlässt der Bewerber einen Gesamteindruck und kann seine Studierfähigkeit für den entsprechenden Studiengang beweisen.

Aussagekräftige Abschlusszeugnisse und u. a. der Numerus clausus sind erste Hürden zum Vorstellungstermin und bestimmen eine Zulassung zum Studium (z. B. Jura, Psychologie, Medizin). Noten werden somit bei Auswahlverfahren herangezogen. Es darf aber nicht vergessen werden, dass der Durchschnittswert aus den Abiturnoten zwar eine Leistungsselektion, aber nicht per se eine soziale Selektion bedeutet.

■ **Lernstörungen**

Infolge Frühgeburtlichkeit oder genetischer Disposition können Lernstörungen Kindern die schulische und berufliche Laufbahn erschweren und den ehrgeizigen Eltern viel Sorgen mit Angst und Unsicherheiten bereiten. Häufige Lernstörungen im Kindes- und Jugendalter sind Legasthenie und Dyskalkulie, seltener anzutreffen sind Autismusformen.

21.1 Autismus-Spektrum-Störung

Der Begriff der Autismus-Spektrum-Störung beschreibt eine Gruppe von Störungen, welche im ICD-11 zur heterogenen Gruppe der tiefergreifenden Entwicklungsstörungen zählen. Der Begriff „Spektrum" bezieht sich auf die Intensität der Autismussymptomatik, welche dimensional variieren kann.

Die Störungen machen sich bereits in der frühen Kindheit bemerkbar und bleiben lebenslang bestehen. Kernsymptome sind Beeinträchtigen der sozialen Interaktion und restriktive, repetitive Verhaltensweisen. Der Pathologie liegt eine komplexe genetische Ätiologie zugrunde, welche mit einer reduzierten synaptischen Plastizität neuronaler Netzwerke einhergeht.

Das Störungsbild ist mit einer reduzierten Lebensqualität und einer hohen familiären Belastung verbunden.

21.1.1 Begriff „Autismus"

Der Begriff „Autismus" wurde von Eugen Bleuler, Professor für Psychiatrie in Zürich in den Jahren 1889–1927, im Jahr 1911 eingeführt. Leo Kanner (1943) und Hans Asperger (1944) nahmen den Begriff unabhängig voneinander auf und beschrieben ein

21

Störungsbild eigener Art. Sie unterschieden dabei Menschen mit Schizophrenie, die sich aktiv in ihr Inneres zurückziehen, von jenen, die von Geburt an in einem Zustand der inneren Zurückgezogenheit leben. Diese Erkenntnis erweiterte die Bedeutung des Begriffs „Autismus". Erst im Jahr 1980/94 gingen die Störungsbilder in das diagnostische Klassifikationssystem der amerikanischen Psychiatrischen Gesellschaft ein.

Autismus-Spektrum-Störungen führen zur Beeinträchtigung der sozialen Interaktion und Kommunikation, sie sind charakterisiert durch Stereotypien und eingeschränkte Interessen und Aktivitäten.

Autistische Kinder und Jugendliche sind in allen Schulformen zu finden. Sie fallen durch ihre Besonderheiten in Interaktion, durch Stereotypien, Zwangshandlungen und -gedanken, Adaptationsprobleme sowie außerordentliche Fähigkeiten und Interessen auf. Dies erschwert die Integration der Betroffenen in den Klassenverband und stellt Eltern bei der Einschulung ihrer Kinder, wenn es um die Frage nach der geeigneten Schulform geht, vor enorme Herausforderungen.

Kinder mit autistischen Störungen haben einen besonderen Unterstützungs- und Förderbedarf. Die Erziehung eines autistischen Kindes ist häufig mit viel Stress verbunden. Auch nur leicht autistische Kinder geraten in Gefahr, von Menschen in ihrer sozialen Umgebung abgelehnt zu werden, weil sie etwa die sozialen Regeln nicht kennen oder sie nicht anwenden können. Viele Kanner-autistische Kinder sind auf eine intensive und lebenslange Betreuung seitens ihrer Eltern oder pädagogischen Fördereinrichtungen angewiesen.

21.1.2 Definition

Autismus, eine tiefergreifende Entwicklungsstörung, ist eine Wahrnehmungs- und Informationsverarbeitungsstörung des Gehirns, eine Störung der Vorstellungs- und Gedankenwelt.

21.1.3 Autismusformen

Im DSM-5 werden die Autismus-Spektrum-Störungen in eine Kategorie mit unterschiedlichen Schweregraden zusammengefasst. Dies reflektiert Befunde aus der Forschung zu Phänotypen, auch aus genetischen Studien, dass die zugrunde liegende Symptomenausprägung nicht die bisherigen diagnostischen Grenzen einhält, sondern dass eher fließende Übergänge sowie eine überlappende Ätiologie anzunehmen sind.

Zu Autismus-Spektrum-Subtypen zählen:
- frühkindlicher Autismus (Kanner-Syndrom),
- Asperger-Syndrom,
- atypischer Autismus,
- weitere unspezifische Untergruppen (z. B. Rett-Syndrom).

21.1.4 Epidemiologie

Die Prävalenzrate für die Gesamtheit der Autismus-Spektrum-Störungen liegt im Verhältnis von einem Kind auf 100 (1 % der Allgemeinbevölkerung). Das Geschlechterverhältnis beträgt bei der autistischen Störung 3–4 Jungen auf ein Mädchen; beim Asperger-Syndrom sind es 6–8 Jungen auf ein Mädchen.

Die Betroffenen weisen zu 62–83 % unterdurchschnittliche kognitive Fähigkeiten (IQ < 85) auf.

21.1.5 Komorbidität

Beim Autismus besteht eine hohe Komorbidität mit folgenden psychischen Störungen:
- AD(H)S: Aufmerksamkeitsdefizit-Hyperaktivitätsstörung mit Konzentrationsproblemen, die aufgrund leichter Ablenkbarkeit durch Außenreize oder eigene Gedanken entstehen und mit Impulsivität und Hyperaktivität gekoppelt sein können,

- Intelligenzminderung (geistige Behinderung) bzw. globale Entwicklungsstörung,
- Sprachentwicklungsstörung,
- Störungen des Sozialverhaltens,
- Tourette-Syndrom, spezifische „Tics",
- Depressionen, Phobien, posttraumatische Belastungsstörungen, Zwangsstörungen, Essstörungen, Schlafstörungen, Stottern etc.

Die Prävalenz mindestens einer Komorbidität liegt bei 70–85 %, bei zwei Komorbiditäten liegt sie bei 40 %. Dies hat Einfluss auf die Wirksamkeit therapeutischer Interventionen, den Verlauf und die Prognose und sollte bei der Behandlungsplanung mit beachtet werden.

21.1.6 Ursachen

Während der embryonalen Entwicklung wird das männliche Gehirn vorwiegend durch das Geschlechtshormon Testosteron geprägt. Da von der autistischen Störung mehr Jungen betroffen sind, weisen deren Gehirne ein extrem typisch männliches Profil auf. Es scheint, als ob ein autistisches Kind von Details angezogen würde: Es liebt Muster und es liebt Dinge in Einzelteile zu zerlegen. Des Weiteren werden zur Entstehung von Autismus Defizite bei der Ausbildung von Spiegelneuronen diskutiert. Angst, Trauer, Freude, Wut, Ekel sind Basisemotionen, die genetisch angelegt sind und nach der Geburt in der frühkindlichen Phase durch primäre Bindungspersonen ausgebaut werden müssen. Das wird als emotionales Lernen bezeichnet. Im späteren Leben ist dies bedeutsam, damit das Kind Emotionen zum einen dem Gegenüber senden kann und zum anderen, um Emotionen von Gesichtern anderer Mitmenschen ablesen zu können. Im Magnetresonanztomografen kann die Aktivität der Neuronen gemessen werden. Die Spiegelneuronen sind bei gesunden Kindern aktiv bei emotionalen Regungen, z. B. wenn man ihnen im Tomografen Bilder mit Gesichtern zeigt, auf denen Gefühlsausdrücke zu erkennen sind. Bei einem autistischen Kind liegt eine Störung des Netzes der Spiegelneuronen vor, dafür sind andere Hirnareale aktiv. Autistische Kinder mit der sog. Alexithymie (Gefühlsblindheit) greifen beim interaktiven Austausch mehr auf rationale Strategien zurück. Sie müssen in Therapien erst lernen, Emotionen zu erkennen, was andere Kinder intuitiv können.

21.1.7 Diagnostik

Die klinische Diagnosestellung ist eine Herausforderung aufgrund der Symptomenüberlappung zu etlichen anderen Störungsbildern. Sie sollte daher in einer spezialisierten Stelle für Autismus-Spektrum-Störungen erfolgen.

Zur Diagnostik gehören:
- ausführliche Fremdanamnese aller Bezugspersonen,
- internistische neurologische Untersuchung incl. genetische Untersuchung,
- Laboruntersuchungen auf Stoffwechselstörungen,
- apparative Diagnostik (MRT),
- standardisierte Verhaltensbeobachtung mithilfe des Assessment Observation Schedule (ADOS/-2) (Assessment für Kleinstkinder ab 12 Monaten, Kinder, Jugendliche und Erwachsene)

◘ Tab. 21.1 stellt die Diagnosekriterien nach DSM-5 dar.

21.1.8 Symptome

Neurobiologische Abnormitäten führen zu neuropsychologischen bzw. neurokognitiven Defiziten insbesondere im Bereich der Empathie, der Fähigkeit, Bewusstseinsvorgänge in anderen Personen wahrzunehmen und

21

◘ **Tab. 21.1**   Diagnosekriterien nach DSM-5

Kriterium	Merkmale
A	Klinisch relevante, durchgängige Defizite im Bereich der sozialen Kommunikation und Interaktion, es müssen folgende Auffälligkeiten vorhanden sein: - a: markante Defizite in der nonverbalen und verbalen Kommunikation, die für die soziale Interaktion relevant sind - b: Mangel an sozioemotionaler Gegenseitigkeit - c: Unfähigkeit, Beziehungen zu Gleichaltrigen aufzubauen und aufrecht zu erhalten in einer für das geistige Alter angemessenen Art und Weise (erforderlich sind alle 3 Merkmale)
B	Begrenzte, repetitive Verhaltensweisen, Interessen und Aktivitäten: - a: stereotype oder repetitive Bewegungsabläufe, stereotyper oder repetitiver Gebrauch von Objekten oder der Sprache - b: Festhalten an Gleichbleibendem, unflexibles Festhalten an Routinen oder an ritualisierten Mustern verbalen oder nonverbalen Verhaltens - c: hochgradig begrenzte, fixierte Interessen, die in ihrer Intensität oder ihrem Inhalt abnorm sind - d: Hyper- oder Hypoaktivität auf sensorische Reize oder ungewöhnliches Interesse an Umweltreizen (erforderlich sind 2 von 4 Merkmalen)
C	Die Symptome müssen seit frühester Kindheit bestehen. In einigen Fällen können sie jedoch erst dann deutlich offensichtlich werden, wenn die sozialen Anforderungen ansteigen. Falls Belege für gute soziale und kommunikative Fertigkeiten in der Kindheit vorliegen, darf die Diagnose nicht vergeben werden.
D	Die Symptome müssen zu einer klinisch bedeutsamen Behinderung in sozialen, schulischen, beruflichen oder anderen Alltagsbereichen führen.
E	Die Symptomatik darf nicht durch andere Störungen erklärbar sein.

diese in der eigenen Person zu erkennen. Das Kind ist nicht fähig, Emotionen, Bedürfnisse, Ideen, Absichten, Erwartungen und Meinungen von anderen zu erkennen, zu interpretieren und daraufhin adäquat zu interagieren.

Die Kontaktstörung zeichnet sich des Weiteren dadurch aus, dass sich die Betroffenen in die eigene Vorstellungs- und Gedankenwelt zurückziehen. Sie kapseln sich von der sozialen Umwelt ab und zeigen gleichzeitig Angst vor Veränderungen. Die Störung kommt in der Psychiatrie vorwiegend auch bei schizophrenen jugendlichen Patienten vor.

21.1.9 Autismusformen

■ Kanner-Syndrom (frühkindlicher Autismus)

Die Störung ist zu 1 % angeboren. Das Verhältnis von Jungen zu Mädchen beträgt 3:1. Erste Auffälligkeiten beim Kind zeigen sich ab dem 10.–12. Lebensmonat. Der Mutter fällt auf, dass der Blickkontakt des Kindes selten und nur sehr flüchtig ausfällt. Die Sprachentwicklung ist in der Hälfte der Fälle verzögert. Motorische Beeinträchtigungen sind nur vorhanden, wenn weitere Behinderungen zum Störungsbild hinzukommen wie z. B. ein Rett-Syndrom (genetisch verursachte Erkrankung mit Mutationen im MECP2-Gen). Etwa 50 % der Patienten leiden zusätzlich an einer geistigen Behinderung.

■ **Asperger-Syndrom**

Das Asperger-Syndrom tritt ab dem 3. Lebensjahr in Erscheinung. Die Intelligenz ist normal bis hoch, teilweise weisen betroffene Kinder in bestimmten Bereichen eine Hochbegabung auf, auch Inselbegabung genannt. Die Motorik kann gestört sein, einige Kinder sind beim Klettern, Springen und anderen sportlichen oder kreativen Aktivitäten aufgrund von Koordinationsstörungen ungeschickt.

21.1.10 Therapeutische Interventionen

Ziel aller Interventionen sind Maßnahmen, welche die Integration und Inklusion der autistischen Kinder fördern. Dabei stellt die Integration in der Praxis einen Vorgang dar, bei dem vorher isoliert erlebte Einzelteile und Funktionen zueinander in Beziehung gesetzt werden, d. h., die betroffenen Kinder werden mit gesunden Kindern z. B. in einer integrativen Kindertagesstätte oder in einer integrativen Schule zusammengebracht und jeder lernt vom anderen.

Bei Inklusion, d. h. Einschließung oder Einschluss, werden autistische Defizite bei den Kindern durch spezifische Fördermaßnahmen weitgehend kompensiert.

■ **Frühförderung**

Durch eine intensive autismusspezifische Frühförderung lässt sich sowohl die kognitive als auch die Sprachentwicklung sehr positiv beeinflussen. Eine fortlaufende Entwicklungsbegleitung der Eltern durch Informationen über Autismus erfolgt über Kinderärzte, Physiotherapeuten, Heilpäda-

gogen, Logopäden, Musiktherapeuten und Eltern aus Selbsthilfegruppen mit autistischen Kindern.

■ **Förderung in Kindergarten/Vorschule**

Um Sinneswahrnehmungen (sehen, hören, fühlen, riechen) zu schulen, werden künstlerische Ausdrucksweisen, z. B. durch Malen und Zeichnen, als therapeutische Mittel eingesetzt. Zur unterstützenden Interaktion kann Schreiben auf Tafeln dienen oder indem die Betroffenen per Computer sich schriftlich ausdrücken lernen. Mit Tonbandaufzeichnungen und anschließendem Abspielen können Sprachausdruck und -modulation trainiert werden. Eltern autistischer Kinder sind angehalten, Krabbel- und Mutter-Kind-Gruppen zu besuchen, um Austausch mit betroffenen Eltern zu haben.

■ **Förderung in der Schule**

Der Montessori-Ansatz kann eine Hilfe zur Integration bieten. Gesunde Kinder verhelfen dem autistischen Mitschüler zu mehr Lernzuwachs. Die Kinder benötigen meist Integrationshelfer an ihrer Seite, damit sie wachsende Lernleistungen erbringen können. Viele Autisten schaffen den Realschul- oder Hauptschulabschluss. Einige Kinder mit Kanner-Syndrom besuchen heilpädagogische Einrichtungen. Sie benötigen eine intensive persönliche Assistenz und mehr Zeit zum Lernen. Leitsatz der Schulförderung sollte immer sein: „Fördern durch Fordern!" Lehrer lernen von den betroffenen Kindern und Jugendlichen. Grundsätzlich benötigt ein Kind mit autistischer Störung andere Lernzugänge, um die gleichen Bildungschancen wie gesunde Kinder zu erhalten.

■ **Förderung in der Berufsausbildung**

Zu Autismus geschulte Ausbilder unterstützen einen Auszubildenden nur dann, wenn er es allein nicht schafft. Mit Integrationshelfern werden unterschiedliche berufliche

Ziele erreicht, z. B. hauswirtschaftliche Assistenz oder Handwerks- oder Reinigungsarbeiten. Die Auszubildenden benötigen ruhige, übersichtliche Anweisungen, z. B. per Checklisten.

Wohngemeinschaftsprojekte, von Sozial- oder Heilpädagogen betreut, können als Familienersatz dienen. Behinderte und nichtbehinderte Kinder und Jugendliche lernen gemeinsam für das Leben, z. B. Liebe und Partnerschaft. In einer betreuten Wohngemeinschaft können Jugendliche, die unter Betreuung stehen, ebenfalls eine normale Partnerschaft leben.

- **Förderung in der Freizeit**

In Sportgruppen erleben die Betroffenen Integration und Erfolgserlebnisse. Junge autistische Menschen, die in Theatergruppen aktiv sind, können dem Syndrom durch Aufführungen ein Gesicht für die Öffentlichkeit geben.

21.1.11 Der Fall „Jerome"

Jerome besucht seit vier Jahren die Grundschule. Gegenüber seinen Mitschülern und dem Lehrpersonal zeigt er auffällige Verhaltensweisen. Er ist sehr introvertiert, unorganisiert und kann Sozialkontakte von sich aus nicht initiieren. Im Unterricht imitiert er seine Mitschüler, was öfters zu Konflikten mit der Klassenlehrerin führt. Da er von sich aus keinerlei Initiative oder Impulse zeigt, muss er von den Lehrern angesprochen werden. Bei der Erledigung seiner Aufgaben fallen ein verzögerter Beginn und Probleme bei der Strukturierung auf. Während der Gruppenarbeiten isoliert er sich und möchte die Aufgaben lieber alleine lösen und auch präsentieren. Bei sehr hohem Geräuschpegel fällt ihm das Arbeiten in der Klasse schwer.

Seine Schulleistungen in den einzelnen Fächern sind different: In Deutsch fällt Jerome durch einen elaborierten Sprachstil auf, der seinem Alter weit voraus ist. In Mathematik hat er große Schwierigkeiten bei der Umsetzung von Textaufgaben.

Zum Ende des vierten Schuljahres nimmt die Schulleiterin mit Zustimmung der Eltern Kontakt zu einer Fachberaterin für Integration auf. Mit den Eltern und Jerome wird der Übergang in eine integrierte Gesamtschule (IGS) geplant.

? Handlungsaufgaben

1. Arbeiten Sie aus dem Fall die autistischen Symptome bei Jerome heraus und versuchen Sie diese in eine entsprechende Klassifikation zu bringen.
2. Unter welcher autistischen Form leidet Jerome? Begründen Sie.
3. Benennen Sie Strategien/Fördermöglichkeiten, wie eine Integrationshelferin im Unterricht helfen könnte, damit Unsicherheiten bei Jerome weitgehend minimiert werden könnten.
4. Welche Ziele verfolgt das Konzept der Integration und Teilhabe an Bereichen der Gesellschaft und welche Folgen hätte eine frühe Förderung für Jeromes weitere Schullaufbahn?

Erwartungshorizont

✓ Antwort zu Frage 1

Persönlichkeitsmerkmal: introvertiert.

- Teamfähigkeit: Dem Schüler fallen Sozialkontakte schwer (Einzelgänger), er isoliert sich.
- Arbeitshaltungen: Jerome ist initiativlos, unstrukturiert, verlangsamt bei Aufgaben.
- Haltungen/Einstellungen zu seinen Mitschülern: Er ahmt seine Mitschüler nach, reagiert sensibel auf Lautstärke im Klassenzimmer.
- Fähigkeiten: Jerome weist gute Sprachkenntnisse auf, er zeigt Defizite beim logischen Denken (z. B. Mathematik).

✅ Antwort zu Frage 2

Jerome leidet unter dem Asperger-Syndrom. Er weist eine für sein Alter abweichende hohe Sprachkompetenz auf. Dies wird auch „Inselbegabung" genannt.

✅ Antwort zu Frage 3

Eine Integrationshelferin gibt Hilfestellungen bei der Organisation der Schulmaterialien bzw. den Hausaufgaben und beim Umgang mit mehrgliedrigen Textaufgaben. Sie ermahnt Mitschüler, wenn in der Klasse der Geräuschpegel zu hoch wird. Bei komplexen Gruppenarbeiten gibt sie Hilfestellungen zur Strukturierung der Aufgaben. Zudem führt sie mit den Eltern und Jerome in regelmäßigen Zeitabständen Beratungsgespräche in Bezug auf Zielvereinbarungen und Prioritätensetzung.

✅ Antwort zu Frage 4

Ziele des Integrationskonzepts

Bei Schülern, die im Unterricht Lernprobleme aufweisen und sich deswegen ausgegrenzt fühlen, ist im Klassenverband Inklusion umzusetzen. Darüber hinaus sollte bei diesen Kindern die Autonomie gefördert werden.

Inklusion, (lat.) inclusio = Einschließung, meint eine Form der Gesellschaft, die Menschen mit besonderen Lebens- und Bedarfslagen nicht ausgrenzt, sondern sie dezidiert als Teil der Gesellschaft versteht. Das bedeutet, dass das gemeinsame Leben aller Menschen mit und ohne Behinderungen Ziel einer inklusiven Gesellschaft ist.

Damit ist verbunden, dass Interessen vulnerabler Gruppen, denen auch Jerome angehört, in besonderer Weise geschützt werden. Das darf aber nicht dazu führen, dass diesen Kindern Sonderrechte und/oder Privilegien zugestanden werden. Inklusion ist sowohl ein Recht als auch ein Prinzip. Soziale Inklusion ist ganzheitlich zu betrachten. Arbeitet eine Schule inklusiv, grenzt sie lernschwache Schüler nicht aus, sondern „Andersartigkeit" wird zum integralen Schulkonzept. Wird Ausgrenzung von lernschwachen Schülern, z. B. durch den Schüler selbst, Mitschüler, Eltern oder Lehrer erkannt und bewusst thematisiert, ist dies ein erster Schritt hin zur Entwicklung eines inklusiven Schulkonzepts. Dies ist immer dann erforderlich, wenn Ausgrenzung Teil der Schulrealität ist und lernschwache Kinder darunter leiden müssen.

Ziele von Teilhabe

Was gleichberechtigte Teilhabe an der Gesellschaft beinhaltet, ist in der UN-Behindertenkonvention (UN-BRK) in verschiedenen Artikeln ausformuliert. Die Konvention fordert, allen Menschen die uneingeschränkte Teilnahme an allen Aktivitäten möglich zu machen.

In Artikel 19 ist das Recht definiert, dass Menschen mit Behinderungen die gleichen Wahlmöglichkeiten wie andere Menschen in der Gemeinschaft haben, z. B. ihren Aufenthaltsort frei zu wählen oder zu entscheiden, mit wem sie leben wollen.

Artikel 3e beinhaltet in Verbindung mit Artikel 9 Abs. 2a den Zugang zu Angeboten und sozialen Diensten als wesentlichen Grundsatz. Für Jerome ist dies von besonderer Bedeutung. Psychosoziale Unterstützungsangebote zur Teilhabe sollten niedrigschwellig leicht zugänglich sein und an sieben Tagen in der Woche zur Verfügung stehen.

Nach erfolgreicher Schullaufbahn wird für Jerome die berufliche Teilhabe bedeutsam werden. Diese ist in Artikel 26 (Zugang zur beruflichen Rehabilitation) und Artikel 27 (Zugang zu Beschäftigung) richtungsweisend für die Sicherstellung eines inklusiven Arbeitsmarkts.

Der Fachausschuss für die Rechte von Menschen mit Behinderungen hat im Frühjahr 2015 die Umsetzung der UN-BRK in der Gesellschaft geprüft und kam zu dem Ergebnis, dass trotz einiger Fortschritte noch viele Anstrengungen erfor-

21

derlich sind, bevor sich Deutschland eine inklusive Gesellschaft nennen kann.

Folgen für die weitere Schullaufbahn

Mit Unterstützung der Integrationshelferin könnte Jerome selbstständig Strategien zur zügigen Aufgabenumsetzung entwickeln. Durch Erfolgserlebnisse erhält er Anerkennung von Klassenkameraden und seinen Lehrern. Trotz seiner „Andersartigkeit" wird er respektiert. Bei Diskussionen in der Klasse wird seine Meinung mehr gefragt sein.

21.1.12 Beispiel zum frühkindlichen Autismus (Kanner-Syndrom)

Die Eltern des vierjährigen Lutz stellen auf Anraten des Kinderarztes sowie von Erziehern des besuchten Kindergartens den Jungen in der Spezialambulanz der Universitätsklinik vor. Durch das Gespräch mit den besorgten Eltern erfährt der behandelnde Kinderpsychiater, dass Lutz nur drei bis vier Wörter spricht, keinen Blickkontakt zu ihnen aufnimmt, seine Hand auf die der Eltern legt und auf die Gegenstände zeigt, welche er haben möchte. Er reagiert nicht auf direkte Ansprache und zeigt keine Gestik, um sich interaktiv auszudrücken. Lutz spielt auch nicht mit anderen Kindern aus dem Kindergarten. Zu Hause und im Kindergarten sieht er sich allein Bilderbücher an. Wenn die Eltern oder Erzieher ihm daraus etwas vorlesen möchten, geht er weg. Er isoliert sich von den anderen Kindern, sitzt allein in einer Ecke und sortiert stundenlang Spielsachen, immer nach demselben Muster. Des Öfteren hält er sich die Ohren zu, wenn andere Kinder oder Personen in seiner Umgebung laut reden, schreien oder lachen.

Der Kinderpsychiater führt zunächst eine umfassende standardisierte Diagnostik durch:

- Familienanamnese, Assessment ADOS/-2, mehrdimensionale Entwicklungs- und Intelligenzdiagnostik, Erfassung der Sprachentwicklung,
- internistisch-neurologische Untersuchung, klinisch indizierte Labor- und apparative Untersuchungen, abklärende Komorbiditäten.

Daraufhin erstellt der Facharzt eine Behandlungsindikation mit seinem therapeutischen Team. Nach Abschluss des Fallmanagements (Verhaltensanalyse) mit Formulierung von klar definierten Therapiezielen erfolgt eine Auswahl geeigneter Interventionsmethoden in Abhängigkeit von den primären Symptomen:

- intensive Sprachtherapie durch die Logopädie,
- Verhaltenstherapie in Einzel- und Gruppensitzungen,
- pädagogische Frühförderung,
- Krisenintervention unter Einbezug der Eltern.

Es folgen regelmäßige Verlaufskontrollen und Evaluationen der Entwicklungsfortschritte.

Worauf Therapeuten und Pädagogen achten sollten

Betreuer und Bezugspersonen sollten in verhaltenstherapeutische Maßnahmen miteinbezogen werden. Diese Maßnahmen leiten sich ab von konkreten Verhaltensanalysen der betroffenen Kinder und Jugendlichen in Bezug auf spezifische Situationen von wiederholt herausforderndem Verhalten, gesonderten Interessen und sensorischer Hypo- und Hyperreaktivität. Die individuelle Alltagsstrukturierung des Betroffenen sollte beachtet werden, um Disstress auslösende Reize zu vermeiden. Störende Verhaltensweisen sollten ignoriert, alternative Verhaltensweisen dagegen aufgebaut werden. Daneben kommen entwicklungsgerechte Förderprogramme zur Umsetzung.

21.2 Legasthenie

21.2.1 Begriff „Legasthenie"

Der Begriff „Legasthenie" wurde 1916 von Paul Ranschburg als Synonym für Leseschwäche eingeführt. Heute unterscheidet die ICD-11 die isolierte Rechtschreibstörung und die Lese-Rechtschreib-Störung.

21.2.2 Definition

Die Legasthenie auch Lese-Rechtschreib-Störung (LRS) ist eine Teilleistungsstörung und zählt zu den „umschriebenen Entwicklungsstörungen schulischer Fertigkeiten (F81)". Diese Störungen umfassen die spezifischen und deutlichen Beeinträchtigungen des

- Erlernens des Lesens,
- Rechtschreibens und
- Rechnens.

Ihnen gemeinsam ist die ätiologische Annahme, dass diese Störungen wesentlich in einer zentralnervösen, kognitiven Störung der Informationsverarbeitung begründet sind.

Lässt sich eine Lese-Rechtschreib-Schwierigkeit durch mangelhafte Beschulung, durch eine psychische oder neurologische Erkrankung oder durch eine Beeinträchtigung der Sinnesorgane (z. B. Schwerhörigkeit oder Sehbehinderung) erklären, liegt oft eine vorübergehende Lese-Rechtschreib-Schwäche vor. Werden dagegen die aufgeführten Ursachen ausgeschlossen und liegt eine hinreichende allgemeine Intelligenzentwicklung vor, so ist die Diagnose einer Lese-Rechtschreib-Störung zu stellen.

21.2.3 Epidemiologie

Von der Lese-Rechtschreib-Störung sind ca. 2–4 % aller Kinder betroffen. Bei einer Schulklasse mit 30 Kindern leidet also im Durchschnitt eines der Kinder darunter. Zwei Drittel aller Betroffenen sind Jungen. Legasthenie tritt in allen sozialen Schichten auf, ist also unabhängig von äußeren Determinanten, diese sind allerdings wichtig für den Verlauf der Lese-Rechtschreib-Störung.

21.2.4 Komorbidität

Zu der Legasthenie kann das Schulkind auch Auffälligkeiten in der Aufmerksamkeit und Konzentration zeigen. Dringend Hilfe braucht das Kind, wenn es bereits unter Schulangst, Störungen im Sozialverhalten, Aggressivität, Depressionen oder psychosomatischen Beschwerden (Kopf- oder Bauchschmerzen, Übelkeit etc.) leidet.

21.2.5 Ursachen

Die Legasthenie ist eine komplexe Störung, der möglicherweise verschiedene Ursachen zugrunde liegen. In den vergangenen Jahren wurden zahlreiche Untersuchungen durchgeführt, um die Ursachen der Legasthenie zu finden. Mittlerweile gibt es eine Reihe von interessanten Erkenntnissen v. a. auf den Gebieten

- Genetik,
- auditive Wahrnehmung,
- visuelle Wahrnehmung.

Die Veränderungen im visuellen und/oder im akustischen Wahrnehmungssystem werden überwiegend durch genetische Veränderungen verursacht. Die Legasthenie tritt in Familien gehäufter auf, wobei sich das Risiko für ein Kind erhöht, wenn beide Eltern Legastheniker sind. Man hat inzwischen mehrere Genorte identifiziert. Ein Zusammenwirken von genetischen und Umweltfaktoren ist am wahrscheinlichsten. Wenn Therapeuten mehr über die Ursachen von Lese-Rechtschreib-Störungen erfahren möchten, so hält der Bundesverband der Legastheniker umfangreiches Informationsmaterial vor.

21

21.2.6 Diagnostik

Die Diagnose einer Lese-Rechtschreib-Störung wird durch Ärzte für Kinder- und Jugendpsychiatrie und -psychotherapie, Kinder- und Jugendpsychotherapeuten oder Diplom-Psychologen gestellt. Wichtig sind dabei der Informationsaustausch und eine enge Kooperation mit Schule und Eltern. Lese- und Rechtschreibtests werden teilweise auch in den Schulen durchgeführt, größtenteils aber in speziellen Beratungsstellen oder durch schulpsychologische Dienste (Bundesverband Legasthenie).

21.2.7 Therapeutische Interventionen

Therapie und Förderung sollen es dem Kind mit Legasthenie ermöglichen, mit seinen Schwierigkeiten besser umzugehen. Sie sollten ganzheitlich angelegt sein, d. h. der Gesamtpersönlichkeit der Kinder in schulischer, sozialer und emotionaler Hinsicht gerecht werden. Dazu gehört in erster Linie, dass die Lernstörung frühzeitig festgestellt wird und somit als Ursache für das Scheitern in der Schule anerkannt wird. Die psychische Entlastung ist ein zentraler Punkt der Legasthenieförderung, da Spannungen im Umfeld aufgrund der schlechten Leistungen meist noch weitere negative Folgen, auch im gesundheitlichen Bereich, nach sich ziehen.

Wichtig ist in diesem Zusammenhang der soziale Rückhalt in der Familie. Kinder mit Legasthenie können sich nur positiv weiterentwickeln, wenn sie von ihren Eltern trotz schlechter Schulleistungen anerkannt werden. Quälendes Üben zu Hause, welches selten den gewünschten Erfolg bringt, und der elterliche Druck, bessere Schulnoten nach Hause zu bringen, können sehr belasten. Geschulte Nachhilfelehrer helfen den Kindern durch einen regelmäßigen wöchentlichen Förderunterricht, bestehende Defizite auszugleichen.

21.2.8 Der Fall „Konstantin"

Konstantin, 9 Jahre, verwechselt immer noch p und d, m und n, d und t und schreibt teilweise seitenverkehrt. In geübten Diktaten macht er teilweise weniger Fehler, aber bei ungeübten Texten versagt er. Trotz intensiven Übens und Nachhilfe bleibt der Erfolg aus. Konstantin ist frustriert und mag schon nicht mehr üben; vor den schriftlichen Arbeiten hat er jetzt starke Versagensängste. Der Vater berichtet ebenfalls, in Rechtschreibung mangelhaft gewesen zu sein und selbst jetzt noch Fehler zu machen.

? Handlungsaufgaben

1. Führen Sie professionelle Interventionen auf, die Sie im obigen Fall den Eltern während einer Beratung anbieten könnten.
2. Beschreiben Sie die Einstellung und Haltung, welche die Eltern gegenüber dem Schüler einnehmen sollten.
3. Welche Ursache liegt Ihrer Meinung nach der Störung zugrunde?

✓ Erwartungshorizont

Antwort zu Aufgabe 1: Abklärung von Wahrnehmungsstörungen (hören, sehen) beim Kinderarzt bzw. Hals-Nasen-Ohrenarzt stehen zunächst an erster Stelle. Wichtig ist die Weitergabe einer Adresse einer pädagogischen Einrichtung in Wohnortnähe, die speziellen Nachhilfeunterricht für Legastheniker erteilt. Zusätzliche Therapien können bei einem Logopäden mit Zusatzqualifikation in Anspruch genommen werden. Bei den Krankenkassen kann die Störung dann über die Diagnose Dysgrammatismus abgerechnet werden. Der Nachhilfeunterricht bzw. die spezifische Förderung sollte auf spielerischer Ebene gestaltet werden, damit Konstantin wieder mit Erfolg, Motivation und Freude seine Hausaufgaben erledigt.

Antwort zu Aufgabe 2: Einstellung und Haltung der Eltern: Die Eltern nehmen das Kind so an, wie es ist. Sie begegnen dem Kind mit Liebe, Fürsorge, Wertschätzung, Achtung, Anteilnahme und loben viel bei kleinen Erfolgen.

Sie unternehmen oft Freizeitaktivitäten mit dem Kind z. B. in der Natur oder am Interesse des Kindes ausgerichtet und versuchen hierbei spielerisch, das Kind im Nachhinein von den Erlebnissen erzählen zu lassen, diese z. B. aufzumalen oder auch aufzuschreiben.

Antwort zu Aufgabe 3: Ursache für die Störung bei Konstantin ist wahrscheinlich eine genetische Disposition; auch der Vater weist Defizite bei der Rechtschreibung auf.

21.3 Dyskalkulie

Kinder, die unter Dyskalkulie leiden, haben keinen reibungslosen Start in die Welt der Zahlen. Für sie werden mathematische Aufgaben und Zahlenräume zu Hürden, die nur unter größter Herausforderung bewältigt werden können. Die betroffenen Schulkinder bringen trotz normaler bis hoher Intelligenz und eines extremen Lernaufwands häufig schlechte Noten im mathematischen Bereich nach Hause. Kinder mit Dyskalkulie entwickeln häufig in anderen Gebieten besondere Begabungen, z. B. im musischen, sportlichen, technischen, handwerklichen oder sprachlichen Bereich. Sie können jedoch nur unterdurchschnittliche Leistungen (gemessen an Alter, Intelligenz und Schulbildung) in allen Bereichen, die mit Mathematik zu tun haben, vorweisen.

Nach ICD-11 gehört die Rechenstörung zu den umschriebenen Entwicklungsstörungen schulischer Fertigkeiten (F81).

Dyskalkulie ist der Fachbegriff der sog. Rechenschwäche oder auch Rechenstörung. Die Silbe „dys-" steht für eine Störung der normalen Funktion und ist somit von der Akalkulie, der angeborenen Rechenschwäche, also der Unfähigkeit zu rechnen, abzugrenzen. Selten wird der Begriff Aritmasthe-

nie verwendet, welcher jedoch die gleiche Bedeutung besitzt.

21.3.1 Definition

Nach ICD-11 ist die Dyskalkulie eine umschriebene Beeinträchtigung von Rechenfertigkeiten, die nicht allein durch eine allgemeine Intelligenzminderung oder eine unangemessene Beschulung erklärbar ist.

Das Defizit betrifft v. a. die Beherrschung grundlegender Rechenfertigkeiten wie Addition, Subtraktion, Multiplikation und Division, weniger die abstrakteren mathematischen Fertigkeiten, die für Algebra, Trigonometrie, Geometrie oder Differenzial- und Integralrechnung benötigt werden.

21.3.2 Epidemiologie

Von einer Rechenstörung sind ca. 4–6 % aller Kinder betroffen. Bei einer Schulklasse mit 30 Kindern leiden im Durchschnitt ein bis zwei der Kinder darunter. Die Störung tritt tendenziell etwas häufiger bei Mädchen auf.

21.3.3 Ursachen

Es wird eine biologische Reifestörung des Zentralnervensystems angenommen. Durch die Klassifikation werden die erworbene Rechenstörung (Akalkulie), die Rechenschwierigkeiten bei Lese- oder Rechtschreibstörungen oder Schwierigkeiten, die auf einem unangemessenen Unterricht beruhen, ausgeschlossen. Die Haupteigenschaft einer Rechenschwäche ist, dass die Rechenfähigkeiten deutlich unter dem liegen, was infolge der gemessenen Intelligenz, des Alters und der Bildung der Person zu erwarten wäre. Außerdem muss die Störung deutlich die schulischen Leistungen und die täglichen Aktivitäten, die Rechenleistungen benötigen, behindern.

21

21.3.4 Therapeutische Interventionen

Wenn Eltern erfahren, dass ihr Kind von Dyskalkulie betroffen ist, gehen sie zunächst davon aus, dass ihr Kind in der Schule gefördert wird und eine darüber hinausgehende Therapie von den Krankenkassen übernommen wird. Ungläubig stellen viele dann fest, dass die Schulen nicht angemessen fördern (können) und dass die Krankenkassen die Kosten nicht übernehmen. Zusätzliche Förderung erfolgt häufig durch außerschulische private Anbieter, die aufgrund der hohen Nachfrage zunehmen.

Wirksamkeit der Therapie sowie Qualifikation der Therapeuten sind bedeutsame Aspekte von Rat- und Hilfesuchenden. Die Ausbildung zum Dyskalkulie-Therapeuten ist derzeitig nicht vorhanden und damit ist das Berufsbild nicht geschützt.

Praktizierende Therapeuten verfügen in der Regel über ein abgeschlossenes Hochschulstudium mit den Kernfächern Pädagogik, Mathematik und Psychologie (Bundesverband Legasthenie).

Es kann vorkommen, dass das Kind aufgrund von wiederholtem Versagen der geforderten Lernleistungen unter depressiven Störungen leidet. Rückzug und Desinteresse an einstigen Aktivitäten sind ein Alarmsignal, das Pädagogen und Eltern ernst nehmen sollten. Das Kind oder der Jugendliche benötigt dann neben dem Förderunterricht evtl. eine psychotherapeutische Begleitung.

Zu den psychogen bedingten Lernstörungen zählt die Schulangst (▶ Kap. 7).

Worauf Therapeuten und Pädagogen achten sollten

Das Kind sollte nicht unentwegt auf seine Fehler hingewiesen werden. Das Kind sollte nicht demotiviert werden, sondern ihm sind auch kleine Erfolgserlebnisse aufzuzeigen. Falls der Nachhilfelehrer bzw. Therapeut keine spezifische Ausbildung in Bezug auf das Störungsbild vorzuweisen hat, sollte er den jungen Patienten an einen kompetenten Kollegen weiterleiten.

Bewegungsspiele sind innerhalb der therapeutischen Sitzungen einzubauen, damit das Kind motiviert ist, die strategischen Übungen, die viel Energie beanspruchen, durchzuhalten. Falls Fehler gemacht werden, sind diese sensibel anzusprechen. Im Gegenzug sind die positiven Erfolge hervorzuheben, um das geringe Selbstwertgefühl der Kinder zu stärken. Eltern sind umfassend über Lernstörungen aufzuklären. Informationsmaterial wird von unwissenden und/oder überforderten Eltern dankbar angenommen.

Kontakt für Hilfesuchende

Weitere Informationen über Legasthenie und Dyskalkulie können über deren Bundesverbände angefordert werden unter ▶ www.bvl-legasthenie.de.

Literatur

Costar S (2015) Problembereiche und Therapieansätze bei entwicklungsbedingten Schriftsprachstörungen. Sprache – Stimme – Gehör 39:15–18

De Vries C (2013) DIFMaB – Diagnostisches Inventar zur Förderung mathematischer Basiskompetenzen, Begleitheft und Material. modernes Lernen, Dortmund

De Vries C (2014) Mathematik im Förderschwerpunkt. Geistige Entwicklung. Grundlagen und Übungsvorschläge für Diagnostik und Förderung im Rahmen eines erweiterten Mathematikverständnisses. modernes Lernen, Dortmund

Degner M, Breitenstein D (2015) Entwicklung sozialer Fähigkeiten mit Mitteln der Unterstützten Kommunikation (UK) bei Kindern mit Autismusspektrumstörungen. Praxis Sprache 1:35–38

Heinzl C, Bartsch V, Eckert I, Weinfurtner L (2015) ProSL – Programm zum Sinnentnehmenden Lesen – auf der Grundlage zur blitzschnellen Worterkennung. Alter 7–13. modernes Lernen, Dortmund

Herpertz-Dahlmann B, Bühren K, Remschmidt H (2013) Growing up is hard – mental disorders in adolescence. Dtsch Ärztebl 110:432–440

Heublein U, Richter J, Schmelzer R, Sommer D (2014) Die Entwicklung der Studienabbruchquoten an den deutschen Hochschulen. Statistische Berechnung auf der Basis des Absolventenjahrgangs 2012. Studie gefördert vom Bundesministerium für Bildung und Forschung. Deutsches Zentrum für Hochschul- und Wissenschaftsforschung (DZHW). Hannover

Hobmaier H (2011) Pädagogik/Psychologie, Bd 1 und 2. Bildungsverlag Eins, Troisdorf

Hüther G (2002) Zuwendung ist der wichtigste Erzieher. In: Mogge-Stubbe B (Hrsg) Gewalt macht keine Schule. Olzog, München

Hüther G (2006) Wie lernen Kinder? Voraussetzungen für gelingende Bildungsprozesse aus neurobiologischer Sicht. In: Roth G, Spitzer M, Caspary R (Hrsg) Lernen und Gehirn. Der Weg zu einer neuen Pädagogik. Herder Spektrum, Freiburg, S 70–84

Hüther G (2010a) Auf dem Weg zu einer anderen Schulkultur: Die Bedeutung von Geist und Haltung aus neurobiologischer Sicht. In: Jürgens E, Standop J (Hrsg) Was ist „guter" Unterricht? Julius Klinkhardt, Bielefeld, S 223–231

Hüther G (2010b) Frühe Bildung von Kindern aus Sicht der Hirnforschung. In: Neumann K, Sauerbrey U, Winkler M (Hrsg) Fröbelpädagogik im Kontext der Moderne. IKS GmbH, Jena, S 149–164

Hüther G (2011) Im Gespräch auf der Basis der Erkenntnisse der Hirnforschung über die Voraussetzungen für ein erfolgreiches Lernen. In: Stöckli T (Hrsg) Lebenslernen. Ein zukunftsfähiges Paradigma des Lernens als Antwort auf die Bedürfnisse heutiger Jugendlicher. Universitätsverlag der TU Berlin, S 427–435

Kamp-Becker, I.; Stroth, S.; Stehr, T. (2020) Autismus-Spektrum-Störungen im Kindes- und Erwachsenenalter: Diagnose und Differenzialdiagnose. In: Der Nervenarzt, Heft 5, Bd. 91, S 457–470. Springer Berlin

Klemm K (2009) Klassenwiederholungen – teuer und unwirksam. Eine Studie zu den Ausgaben für Klassenwiederholungen in Deutschland. Bertelsmann Stiftung, Gütersloh

Mayer D, Schmassmann M (2015) Dyskalkulie – früh erkennen statt (zu) spät therapieren. 4 bis 8 1:14–15

Moser-Opitz E (2007) Rechenschwäche/Dyskalkulie. Theoretische Klärungen und empirische Studien an betroffenen Schülerinnen und Schülern. Hauptverlag, Bern

Remschmidt H (2000) Autismus-Erscheinungsformen: Ursachen, Hilfen. Beck, München

Rogers C (2012) Die klientenzentrierte Gesprächspsychotherapie. Client-Centered Therapy. Fischer Taschenbuch, Frankfurt/Main

Rutter M, Tizard J, Yule W, Graham P, Whitmore K (1976) Isle of Wight Studies, 1964–1974. Psychological Medicine 6:313–332. Cambridge University

Schäfer B, Wessels S (2015) Phonologische Bewusstheit bei 3-Jährigen – Eine Pilotstudie. Sprache – Stimme – Gehör 39:19–23

Schnitzler CD (2015) Schriftsprache und phonologische Verarbeitung bei Grundschulkindern mit im Vorschulalter überwundenen phonologischen Aussprachestörungen. Sprache – Stimme – Gehör 39:24–29

Schor J, Schweiggert A (1999) Autismus – ein häufig verkanntes Problem. Kinder und Jugendliche mit autistischen Verhaltensweisen in allen Schularten. Auer, Donauwörth

Wiedemann-Mayer C, Jakob J (2015) SUBIK – Sprachunterstützende Begleitung in Kindergarten und Grundschule. Alter 3–9. modernes Lernen, Dortmund

Kinder und Jugendliche in Belastungssituationen

Inhaltsverzeichnis

22.1 Neonataler Drogenentzug – 328
22.1.1 Diagnostik – 328
22.1.2 Medikamentös überwachter Entzug – 329
22.1.3 Symptome – 330
22.1.4 Therapeutische Interventionen – 330
22.1.5 Folgen des Drogenentzugs – 330

22.2 Gewalterfahrungen in der Kindheit – 331
22.2.1 Definition – 331
22.2.2 Epidemiologie – 331
22.2.3 Wie reagieren Kinder und Jugendliche auf Gewalterfahrungen in ihren Familien? – 331
22.2.4 Hilfen für Betroffene – 332

22.3 Kindesmisshandlung – 333
22.3.1 Definition – 333
22.3.2 Risikofaktoren – 333

22.4 Belastende Trennungssituationen – 334
22.4.1 Reaktionen infolge multifaktorieller Belastungen – 334

22.5 Sexueller Missbrauch – 335
22.5.1 Definition – 336
22.5.2 Epidemiologie – 336
22.5.3 Formen – 336
22.5.4 Strategien der Täter – 337
22.5.5 Erleben der Kinder – 337
22.5.6 Erkennung sexuellen Missbrauchs – 337

© Springer-Verlag GmbH Deutschland, ein Teil von Springer Nature 2020
E. Höwler, *Kinder- und Jugendpsychiatrie für Gesundheitsberufe, Erzieher und Pädagogen*,
https://doi.org/10.1007/978-3-662-62058-8_22

22.5.7 Symptome – 338
22.5.8 Folgen – 338

22.6 Der Fall „Lisa" – 338

22.7 Störung der sexuellen Präferenz: Pädophilie – 340
22.7.1 Definition – 340
22.7.2 Komorbidität – 341
22.7.3 Pädophile Handlungen – 341
22.7.4 Epidemiologie – 342
22.7.5 Tätertypologien – 342
22.7.6 Diagnostik – 342
22.7.7 Ursachen – 342
22.7.8 Therapeutische Interventionen – 343
22.7.9 Folgen für das Kind – 344
22.7.10 Prävention – 345

22.8 Trauma – 345
22.8.1 Definition – 345
22.8.2 Traumakriterien – 346
22.8.3 Einteilung traumatischer Erlebnisse – 346
22.8.4 Symptome – 346
22.8.5 Diagnose – 347
22.8.6 Allgemeine therapeutische Interventionen – 347
22.8.7 Traumatische Erlebnisse verändern das Gehirn – 347
22.8.8 Transgenerationale These – 348

22.9 Retraumatisierung – 348
22.9.1 Definition – 348
22.9.2 Psychopathomechanismus – 348
22.9.3 Symptome – 349

22.10 Akute Belastungsstörung – 349
22.10.1 Definition – 349
22.10.2 Ursachen – 349
22.10.3 Symptome – 349

22.11 Posttraumatische Belastungsstörung – 350

22.11.1 Definition – 350

22.11.2 Epidemiologie – 351

22.11.3 Symptome – 351

22.11.4 Spezielle Traumatherapie – 353

22.12 Schütteltrauma – 355

22.12.1 Definition – 355

22.12.2 Epidemiologie – 356

22.12.3 Symptome – 356

22.12.4 Therapeutische Interventionen – 357

22.13 Münchhausen-Stellvertreter-Syndrom – 357

22.13.1 Definition – 357

22.13.2 Epidemiologie – 357

22.13.3 Ursachen – 357

22.13.4 Psychopathomechanismus – 358

22.13.5 Diagnostik – 358

22.13.6 Therapeutische Interventionen – 359

22.13.7 Der Fall „Ricarda" – 359

22.14 Entwurzelungssyndrom – 359

22.14.1 Definition – 360

22.14.2 Epidemiologie – 360

22.14.3 Definitionen – 360

22.14.4 Ursachen – 361

22.14.5 Verändertes Rollenverhalten in den Familien – 362

22.14.6 Symptome – 363

22.14.7 Therapeutische Interventionen – 364

22.14.8 Der Fall „Osman" – 365

22.14.9 Folgerungen – 366

Literatur – 367

22

Belastungssituationen wie neonataler Drogenentzug, frühe Trennung von elterlichen Bezugspersonen, Erleben von Mobbing in der Schule, körperliche oder psychische Gewalterfahrungen in der Familie, Trennung und Scheidung der Eltern, Erleben von Gewalt zwischen den Eltern können die physischen und physische Bewältigungskompetenzen von Kindern und Jugendlichen übersteigen.

In Belastungssituationen werden bei kurzfristigem Stress neurobiologisch vermehrt Katecholamine wie Adrenalin und Noradrenalin, bei länger anhaltendem Stress Glukokortikoide von den Nebennieren ausgeschüttet. Diese Stresshormone bereiten den jungen Organismus entweder auf Flucht- oder Kampfreaktionen vor.

Je nach Alter und protektiven Faktoren (z. B. Resilienz und salutogenetisches Lebensumfeld) der Betroffenen wird insbesondere bei extremen Situationen mit Langzeitstress die kindliche Integrität mehr oder weniger stark beschädigt. Reaktionen betroffener Kinder und Jugendlicher können Schreckreaktionen und psychosomatische Reaktionen wie z. B. Schlaflosigkeit, Bauch- und chronische Kopfschmerzen sein.

Sicherheit und Geborgenheit sind Gefühle, nach denen sich viele Patienten nach außergewöhnlichen psychischen Belastungen sehnen. Mit persistierenden negativen emotionalen Zuständen gehen oftmals Empfindungen von Verlorenheit, Einsamkeit und Entfremdung einher. Die Betroffenen leben in einer ihnen immer fremder werdenden Welt. Vertrauen und Wohlbefinden sind jedoch wichtige Voraussetzungen, um die positiven Lebenskräfte zu mehren und eine fördernde kindliche Entwicklung weiterhin zu ermöglichen.

Das Ursache-Wirkungs-Paradigma mit sozialen, psychischen und neurobiologischen Merkmalen und protektiven Faktoren ist bei der posttraumatischen Belastungsreaktion als psychische Erkrankung durch Forschungsarbeiten zwischenzeitlich gut untersucht worden. Das Auftreten z. B. von Traumafolgestörungen ist abhängig vom Zusammenspiel von Risikofaktoren, von Faktoren, die das belastende Ereignis selbst charakterisieren, sowie von protektiven Faktoren. Folgestörungen nach extremen Belastungssituationen treten nur etwa bei 50 % der Betroffenen auf (Freyberger 2015). Weitere Forschungen sind erforderlich, um die Zusammenhänge zwischen der Art der Belastungen, der Anzahl der erlebten Retraumatisierungen und dem Auftreten von Folgestörungen zu klären.

22.1 Neonataler Drogenentzug

Konsumieren junge werdende Mütter während der Schwangerschaft abhängig machende Substanzen wie Heroin, Methadon oder andere Opiate, weisen die meisten Neugeborenen nach der Geburt einen behandlungspflichtigen Entzug auf. In der Begleitung nach der Geburt müssen die körperlichen Symptome des Kindes, aber auch die psychosoziale Unterstützung der Familien beachtet werden.

22.1.1 Diagnostik

Ein Neugeborenes einer drogenabhängigen Mutter wird stationär in der Pädiatrie aufgenommen. Das erste Mekonium des Kindes wird der Rechtsmedizin zugeleitet. Durch eine laborchemische Analyse werden aus dem Material der Drogenkonsum sowie der Beikonsum der Mutter in den letzten Wochen vor der Entbindung nachgewiesen. Ein kurzzeitig zurückliegender Drogenkonsum der Mutter lässt sich besser im Urin des Kindes nachweisen.

Die Entzugsentwicklung kann anhand des Finnegan-Scores (Assessment) überprüft werden. Der Beginn ist abhängig von der eingenommenen Substanz (◘ Tab. 22.1). Opiate weisen erste Entzugssymptome in der Regel erst 24 Stunden nach der Geburt auf. Bei einem Gesamtscore von

▣ Tab. 22.1 Nachweisbarkeit unterschiedlicher psychotrop wirkender Substanzen im Urin (nach DGKJP, BAG KJPP, BKJPP 2019)

Substanz	Szenename	Rauschsymptomatik	Nachweisbarkeitsdauer bezogen auf Standard-Cutoff
Alkohol	Alk	Stimmung abhängig von der Menge	Bis 12 h
Amphetamin	Speed, Pep	Euphorie, Leistungssteigerung	1–3 Tage
Metamphetamin	Crystal, Ice	Euphorie, Leistungssteigerung	1–3 Tage
Ecstasy	XTC, Adam	Euphorie, gesteigertes Mitteilungsbedürfnis	1–3 Tage
Benzodiazepin	Benzos, Rohyps	Angstlösend, beruhigend	1–3 Tage, bis zu mehreren Wochen
Cannabis (THC)	Shit, Joint, Gras	Innere Ruhe, gesteigertes Mitteilungsbedürfnis, Halluzinationen	Wenige Stunden (THC), 2–3 Tage (THC-COOH), bis zu 4 Wochen bei regelmäßigem Konsum
Ketamin	Ket, Lady K, Kitty	Halluzinationen, Depersonalisationserleben	2–4 Tage
Kokain	Koks, Schnee, Crack	Euphorie, gesteigertes Selbstbewusstsein, Antriebssteigerung	2–4 Tage
Methadon	Po, Dollis	Reduzierter Suchtdruck	1–7 Tage
Opiate	Stoff, White Stuff, H	Beruhigend, entspannend	2–4 Tage
LSD	Acid	Halluzinationen	3–4 Tage

10 und mehr Punkten wird eine Entzugstherapie begonnen.

22.1.2 Medikamentös überwachter Entzug

Die betroffenen Kinder erhalten während der akuten Entgiftungsphase über eine Magensonde eine Substitutionsdosis in Form von Morphin-HCL (Wirkstoff aus der Gruppe der Opioide). In schweren Fällen erfolgt eine Kombinationsbehandlung von Morphin-HCL mit Phenobarbital, einem Wirkstoff aus der Gruppe der Barbiturate mit krampflösenden, dämpfenden und schlaffördernden Eigenschaften. Die Entlassung der Kinder erfolgt erst nach vollständiger Entwöhnung von den sondierten Substanzen.

Bei stillenden Müttern werden Drogenscreening-Kontrollen durchgeführt, um einen weiteren Drogenkonsum der Kinder über die Muttermilch auszuschließen. Da etliche Mütter neben der Einnahme illegaler Drogen regelmäßig Alkohol konsumieren, werden bei betroffenen Kindern zwecks Prognose ihrer neurologischen Entwicklung klinische Zeichen einer Alkohol-embryopathie mithilfe des Majewski-Scores erfasst.

22.1.3 Symptome

Psychosomatisch agitiertes Verhalten bei den Kindern äußert sich in Hyperaktivität, erhöhtem Muskeltonus, Tremor, schrillem Schreien, Ein- und Durchschlafstörungen und einem verstärkten Saugbedürfnis.

Im Bereich der Ernährung und Ausscheidung treten Koordinationsstörungen beim Trinken, Erbrechen, Blähungen, Windeldermatitis und Intertrigo in Hautfalten wegen Diarrhö auf.

22.1.4 Therapeutische Interventionen

In den ersten Lebenstagen wird bei den Neugeborenen ein „minimal handling" umgesetzt. Das bedeutet, dass medizinisch-therapeutische Konzepte und pflegerische Maßnahmen von verschiedenen Berufsgruppen aufeinander abgestimmt werden. Ärzte, Pflegende und Therapeuten versuchen, das Kind so wenig wie möglich zu belasten. Dies beinhaltet, Ruhepausen für das Kind einzuhalten und seine Bedürfnisse und die der Eltern zu berücksichtigen.

Zum Einsatz kommen haltgebende Lagerungen („Känguruhen", „Pucken"), eine geringe Anzahl von Bezugspflegepersonen, Beruhigung durch Schnuller und Zuwendung, richtige Einschätzung der Trinkmenge, Kolonmassage, Kümmelzäpfchen, sanfte Körpermassagen mit Olivenöl, warmes Entspannungsbad, Hautpflege mit warmen klarem Wasser, Wundschutzcreme, weiche Kleidung aus Baumwolle, zur Hautpflege und Hautreinigung werden keine Feuchtpflegetücher verwendet.

Verantwortung für ein Kind zu übernehmen steht im krassen Gegensatz zu den Eigenheiten der Abhängigkeit der Eltern. Bereits für gesunde Mütter sind Entbindung und Wochenbett oft eine stressige Zeit. Abhängigkeitskranke junge Mütter empfinden sich als minderwertig, unzulänglich und äußern oftmals Ängste, ob sie den neuen Anforderungen innerhalb ihrer Elternrolle gerecht werden können. Es fällt ihnen schwer, sich an Absprachen des Klinikpersonals zu halten.

Hauptaufgaben der Therapeuten, Pflegenden und Ärzten ist es, Beweggründe für solches Verhalten zu kennen und junge Eltern mit Offenheit und Ehrlichkeit in der gemeinsamen Sorge für das Kind zu begleiten.

Mitarbeiter eines interprofessionellen Teams sollten Eltern in der Kinderpflege auf Grundlage des Empowerment-Konzepts und des Recovery-Modells anleiten und nicht als konkurrierende Personen auftreten, damit schnell elterliche Bindung, Zuverlässigkeit und Sorgekompetenz für das Kind entstehen. Eltern benötigen klare Absprachen, ein standardisiertes Vorgehen und viel Empathie für das Kind. Wegen der labilen seelischen Verfassung der Mütter/Eltern und ihres Suchtverhaltens ist dies nicht immer eine leichte Aufgabe. Die Versorgung von abhängigkeitskranken Müttern/Eltern erfordert vom Team eine fachliche Expertise, u. a. um mögliche Warnzeichen eines erneuten Drogenkonsums richtig einschätzen zu können.

22.1.5 Folgen des Drogenentzugs

Ein intrauteriner Drogenkonsum kann lebenslang nachwirken. Aufgrund der chronischen Abhängigkeitsproblematik z. B. mit einer stationären Entzugsbehandlung der Mutter, Inhaftierung oder Drogentod der Mutter/Eltern und wegen der Vernachlässigung oder Misshandlung der Kinder wird ein relativ hoher Anteil der Betroffenen im ersten Lebensjahr mithilfe des Jugendamtes in Pflegefamilien oder in Heimen untergebracht. Ein geringer Teil der Kinder wird zur Adoption freigegeben.

Die Kinder können nachfolgend Schulverweigerung, Lernstörungen, Störungen im sozialen Verhalten, Hyperaktivität, Angststörungen, Depressionen und psychosomatische Probleme aufweisen. Sie haben ein hohes Risiko, im Laufe des Lebens selbst abhängig zu werden, und neigen zu frühem Alkohol- und Drogenkonsum.

22.2 Gewalterfahrungen in der Kindheit

22.2.1 Definition

Der Begriff „Gewalt" bezeichnet den absichtlichen Gebrauch von angedrohtem oder tatsächlichem körperlichem Zwang oder physischer Macht gegen die eigene oder eine andere Person, gegen eine Gruppe oder Gemeinschaft, der entweder konkret oder mit hoher Wahrscheinlichkeit zu Verletzungen, Tod, psychischen Schäden, Fehlentwicklungen oder Deprivation führt.

Diese Definition beinhaltet die körperliche, psychische und sexuelle Gewalt.

22.2.2 Epidemiologie

Kinder und Jugendliche erleben Gewalt bereits in ihren Herkunftsfamilien. Im Jahr 2019 wurden über das Bundeskriminalamt Wiesbaden unter den modifizierten Straftaten(-gruppen) Mord und Totschlag, Körperverletzungen, sexueller Übergriff, sexuelle Nötigung, Vergewaltigung, Bedrohung, Stalking, Nötigung, Freiheitsberaubung,

◻ Tab. 22.2 Gewaltkriminalität gegen Kinder (Bundeskriminalamt Wiesbaden, polizeiliche Statistik 2019)

Formen der Gewalt	Anzahl
Tötungsdelikte	112
Missbrauch	ca. 4000
Sexueller Missbrauch	ca. 15.701

Zuhälterei und Zwangsprostitution insgesamt 140.755 Opfer von vollendeten und versuchten Delikten der Partnerschaftsgewalt erfasst. Davon betroffen waren 81,3 % Frauen und 18,7 % Männer. Die Mehrheit der männlichen Tatverdächtigen sind Deutsche (67 %). Die Zahlen zur Gewalt gegen Kinder zeigt ◻ Tab. 22.2.

Die Zahlen müssen vorsichtig interpretiert werden, da eine hohe Dunkelziffer vorliegt.

Insgesamt starben im Jahr 2018 122 Frauen durch Partnerschaftsgewalt. Mehr als einmal pro Stunde wird statistisch gesehen eine Frau durch ihren Partner lebensgefährlich körperlich verletzt. Die Gesamtzahl bildet nur jene Straftaten ab, welche zur Anzeige gebracht worden sind. Die Dunkelziffer liegt auch hier weitaus höher: Nach sogenannten Dunkelfeldstudien ist jede dritte Frau in Deutschland mindestens einmal in ihrem Leben von Gewalt betroffen (also nicht nur von Partnerschaftsgewalt). Statistisch gesehen sind das mehr als 12 Millionen Frauen (Pressemitteilung Nr. 100 des Bundesfamilienministeriums vom 25.11.2019).

22.2.3 Wie reagieren Kinder und Jugendliche auf Gewalterfahrungen in ihren Familien?

Kinder und Jugendliche, die Partnergewalt miterleben, auch wenn sie nicht unmittelbar von Gewaltanwendung gegen ihre Person

22

betroffen sind, weisen in einem hohen Maße weitreichende Risikofaktoren im Rahmen der eigenen Entwicklung auf und können mit einem hohen Leidensdruck reagieren.

Kinder im Kindergarten- oder Grundschulalter können auf eine frühere Entwicklungsstufe zurückfallen: Sie reagieren mit nichtorganischen Ausscheidungsstörungen wie z. B. der Enuresis nocturna (nächtliches Einnässen), kommunizieren in Babysprache, zeigen eine erhöhte Schreckhaftigkeit, pathologische emotionale Abhängigkeit gegenüber einer Bezugsperson und/oder weisen eine ängstlich-zurückhaltende Stimmung auf.

Größere Schulkinder oder Jugendliche können mit Essstörungen, Schlafstörungen oder mit aggressiver Abwehr reagieren, Schulverweigerung oder schulischer Leistungsabfall kann sich einstellen, sie prügeln sich gehäuft mit ihren Mitschülern, schließen sich extremen Gruppen an, um durch deren Mitglieder Zuwendung und/oder Selbstbestätigung zu erhalten, sie konsumieren Drogen, um sich zu berauschen und der extremen häuslichen Situation damit zu entfliehen.

22.2.4 Hilfen für Betroffene

Laut einem Gutachten des Bundesministeriums für Familie, Senioren, Frauen und Jugend gab es im Jahr 2011/2012 in Deutschland für gewaltbetroffene Frauen und deren Kinder 353 Frauenhäuser sowie 41 Schutz- bzw. Zufluchtswohnungen mit insgesamt über 6000 Plätzen, die jährlich zusammen etwa 15.000 bis 17.000 Frauen und ihren Kindern (also etwa 30.000–34.000 Personen) Schutz und Beratung ermöglichen. Die Frauenhausplätze reichen nicht aus, um allen von Gewalt betroffenen Familien Schutz zu bieten.

Die Internetseite der Initiative „Stärker als Gewalt" bündelt eine Vielzahl an Hilfs- und Beratungsangeboten: ▶ https:// staerker-als-gewalt.de/. Wie können wir

Frauen helfen, die Gewalt erleben? Wo bekommen sie Unterstützung? Darauf gibt die Website Antworten. Die Initiative wendet sich ausdrücklich an betroffene Frauen und Männer, aber auch an ihr soziales Umfeld.

Beim „Hilfetelefon Gewalt gegen Frauen" bekommen Betroffene und ihr Umfeld unter der Telefonnummer 08000 116 016 Unterstützung und Informationen, z. B. über Beratungsstellen in ihrer Nähe.

Das Bundesministerium für Familie, Senioren, Frauen und Jugend (BMFSFJ) arbeitet derzeitig daran, einen Rechtsanspruch auf Alltagsunterstützung für Kinder und Jugendliche zu schaffen, der es ihnen ermöglicht, sich ohne Einverständnis ihrer Eltern und ohne Krise oder Notlage Unterstützung in Form von Zugang zu niedrigschwelligen Hilfeangeboten über das Jugendamt einzuholen.

Körperliche Bestrafungen und seelische Grausamkeiten an Kindern sind seit November 2000 gemäß Bürgerlichem Gesetzbuch (BGB) gesetzlich verboten (§ 1631, Abs. 1, 2, Inhalt und Grenzen der Personensorge).

> **Worauf Therapeuten und Pädagogen achten sollten**
>
> Sobald ein Kind auffälliges Verhalten zeigt und der Verdacht auf häusliche Gewalt besteht, sollte im Zweifelsfall das Jugendamt oder das Familiengericht informiert werden. Die Einrichtungen der Kinder- und Jugendhilfe in den jeweiligen Bundesländern verfahren nach Schutzplänen, die den Anforderungen des Bundeskinderschutzgesetzes entsprechen müssen, und verfügen über regional zuständige und erfahrene Fachkräfte, die bei Verdachtsfällen fachliche Unterstützung leisten. Im Zweifel ist es nie leicht, ein Urteil alleine zu fällen, daher ist es wichtig, gemeinsam mit ausgebildeten Fachkräften den Verdachtsmomenten nachzugehen.

Wenn es um genderspezifische Themen, um Sexualität oder häusliche Gewalt geht, sollte darauf geachtet werden, dass gleichgeschlechtliche Personen mit den Hilfesuchenden sprechen.

22.3 Kindesmisshandlung

22.3.1 Definition

Die Begriffe „Misshandlung" und „Vernachlässigung" bezeichnen willentliche Handlungen oder Unterlassungen, die Schaden verursachen oder das Kind bzw. den Jugendlichen der Gefahr des Schadens aussetzen. Der Schaden selbst muss dabei nicht beabsichtigt sein.

Eine nationale und internationale Definition, welche von den medizinischen und pflegerischen Berufsgruppen akzeptiert und in Forschung und Praxis angewendet wird, fehlt bislang. Dies wäre bedeutsam, um Fragen beantworten zu können wie z. B.
- Was sind vertretbare elterliche Erziehungspraktiken?
- Wann ist die Grenze zur Misshandlung überschritten?

Es werden fünf Formen der Kindesmisshandlung unterschieden (jeweils mit Prävalenz nach Clemens et al. 2018):
- körperliche Misshandlung (3,3 %),
- emotionale Misshandlung (2,6 %),
- sexueller Missbrauch (2,3 %),
- körperliche Vernachlässigung (9 %),
- psychische Vernachlässigung (7 %).

Die häufigste Form der Kindesmisshandlung ist die Vernachlässigung. Mädchen sind häufiger von sexuellem Missbrauch betroffen als Jungen. Es zeigen sich bei körperlicher und emotionaler Misshandlung sowie bei der Vernachlässigung keine Geschlechterunterschiede.

Multiple Kindesmisshandlungserfahrungen sind eher selten (Herrmann et al. 2008).

22.3.2 Risikofaktoren

10–30 % der stationär behandelten psychiatrisch erkrankten Eltern haben minderjährige Kinder. Diese Kinder haben ein erhöhtes Risiko für Misshandlungen (Clemens et al. 2018). Da die Gesundheit des psychisch erkrankten Elternteils im Vordergrund steht, ist eine enge Vernetzung mit der Jugendhilfe und der Kinder- und Jugendpsychiatrie, insbesondere in Akutsituationen, dringend erforderlich.

Bei der Kindesmisshandlung wird zwischen folgenden Risikofaktoren unterschieden:
- Allgemeine Faktoren:
  - niedriger sozioökonomischer Status,
  - fehlende soziale Unterstützung in alleinerziehender Familiensituation.
- Unspezifische Faktoren:
  - Stress und Belastungen durch das Elternsein,
  - aggressive Verhaltensweisen zwischen Eltern und Kindern,
  - gestörte Kommunikation.
- Erkrankungsspezifische Faktoren:
  - Abhängigkeitserkrankungen der Eltern,
  - andere psychische Erkrankungen der Eltern.

Bezüglich der erkrankungsspezifischen Faktoren kann es beispielsweise infolge von Intoxikation oder Entzug zu Inkonsistenzen in der Versorgung und bei der Erziehung kommen. Die Fähigkeit, ein stabiles und sicheres Zuhause für die Kinder zu schaffen, ist bei Abhängigkeitserkrankten häufig eingeschränkt. Da die Impulskontrolle des Elternteils oftmals herabgesetzt ist, ist das Risiko für Kindesmisshandlung bei diesen Kindern deutlich erhöht.

Ebenso sind an Depressionen erkrankte Mütter durchschnittlich weniger emotional erreichbar und verhalten sich distanzierter ihren Kindern gegenüber, dies kann zu Vernachlässigungen und Beeinträchtigungen im Bindungsverhalten führen. Bei Eltern mit schizophrener Erkrankung kann es zu einer Beteiligung von Kindern infolge Wahnvorstellungen kommen sowie zu abnormen und teilweise unpassenden Affekten, welche tiefe Verunsicherungen bei den Kindern zu Folge haben können.

Es ist aus Untersuchungen bekannt, dass Menschen, die selbst in der Kindheit Opfer von Misshandlung geworden sind, eine erhöhte Akzeptanz gegenüber körperlicher Bestrafung aufweisen. Es zeigt sich das Risiko, dass es zu einem intergenerationalen Teufelskreis in Bezug auf Gewalterfahrungen kommt. Ein Kindheitstrauma bei depressiven Müttern kann sich negativ auf die mütterliche Erziehung auswirken.

22.4 Belastende Trennungssituationen

Bei einer Trennung ist es für das Kind von entscheidender Bedeutung, dass es Kontakt zu beiden Elternteilen hat. Dies fördert eine gesunde psychische Entwicklung des Kindes, insbesondere die Persönlichkeitsentwicklung und Identitätsfindung. Bei Kindern, deren Eltern sich gerade trennen oder die bereits eine Ehescheidung hinter sich haben, kann sich die Regelmäßigkeit des Umgangs mit beiden Elternteilen als schwierig gestalten. Daher ist das Umgangsrecht (§ 1684 Abs. 4 BGB) ein zentrales Recht der Eltern, um an der Entwicklung ihrer Kinder teilzunehmen.

Entwicklungspsychologisch hat das Umgangsrecht eine sehr hochrangige Bedeutung und kann nur in absoluten Ausnahmefällen für mehrere Jahre bis zur Volljährigkeit der Kinder ausgeschlossen werden. Ausschluss ist nur gegeben, wenn sich die Kinder eindeutig gegen den Umgang mit dem Elternteil ausgesprochen haben und keine Zweifel an dem stabilen und autonomen Willen der Kinder bestehen. Zusätzlich ist zu prüfen, ob der Ausschluss des Umgangsrechts in diesen Fällen das Kindeswohl gefährdet. Kinder lieben beide Elternteile. Die für die Entwicklung erforderliche Verlässlichkeit und Sicherheit sind in Trennungssituationen zwischen den Eltern durcheinander geraten; insbesondere das Sicherheitsgefühl der Kinder ist stark beeinträchtigt. Das Kind benötigt die Gewissheit, dass der andere Elternteil da ist, dass es Vertrauen zu ihm fassen kann und sein Liebesbedürfnis mit Mutter oder Vater austauschen kann. Auf diesem Weg kommt wieder Stabilität in die veränderte Lebenssituation.

Wird der Kontakt aus nicht nachvollziehbaren Gründen von einem Elternteil zum Kind unterbunden, so können je nach Entwicklungsstufe des Kindes bzw. Alter des Jugendlichen Verhaltensänderungen auftreten. Bei Kindern kann es zu einer prolongierten Trauerreaktion kommen, d. h. zu einer verlängerten pathologischen Reaktion auf den Verlust der nahestehenden Person. Diese kann sich in Trennungsschmerz, unkontrollierten Gefühlsausbrüchen (Weinen, Schreien), unangemessenen Schuldgefühlen und psychosomatischen Störungen wie z. B. in Bettnässen und anderen Symptomen äußern.

22.4.1 Reaktionen infolge multifaktorieller Belastungen

Betroffene zeigen verstärkte aggressive Reaktionen gegenüber anderen, Unausgeglichenheit, Motivationsverlust, Leistungsabfall in der Schule oder Schulverweigerung, Weglaufen von Zuhause, Bettnässen und andere psychosomatische Symptome.

> Kinder und Jugendliche in Trennungssituationen benötigen grundsätzlich einen verlässlichen Rahmen, der im Alltag wieder Orientierung bringt.

Bei Konflikten mit dem Umgangsrecht muss der andere Elternteil seine Rolle als Vater oder Mutter übernehmen, denn Kinder lernen nachweislich an Rollenbildern, die vorgelebt werden. Was Kinder in konflikthaften Situationen zwischen den Eltern massiv erleben, sind permanente Grenzüberschreitungen, nicht nur die Grenzen der eigenen Eltern, sondern auch die Grenzen ihrer selbst. In der getrennten Familie muss gelernt werden, neue Grenzen zu ziehen, denn Kinder geraten oftmals zwischen die Fronten der Eltern. Das Los älterer Kinder in Trennungsfamilien ist die Gefahr, dass sie sehr schnell Verantwortung übernehmen wollen oder von einem Elternteil in die Verantwortungsübernahme hineinkatapultiert werden, weil sie bemüht sind, Mutter oder Vater zu schützen, und die Erwachsenenrolle des fehlenden Elternteils in der Familie ersetzen zu wollen, der sie überhaupt nicht gewachsen sind. Es sind Kinder, die Belastungen ausgesetzt sind und Verantwortung in dem Maße noch nicht übernehmen können. Bei problematischen Familienverhältnissen, z. B. wenn die Mutter depressiv erkrankt oder der Vater substanzmittelabhängig ist und noch jüngere Geschwisterkinder zu versorgen sind, wird es schwierig, ihnen die Verantwortung zu nehmen, weil niemand anderes in der Familie da ist, der diese Verantwortung tragen könnte.

Ist durch die Trennungssituation die Mutter bzw. der Vater sehr belastet und haben sich deswegen ältere Geschwisterkinder in die Verantwortungsübernahme einbinden lassen, kann es sein, dass jüngere Kinder den Part des Familienclowns übernehmen, um wieder Leichtigkeit in die Familie hineinzutragen, um die Mutter, den Vater zum Lachen zu bringen, um einfach einen Moment zu haben, in dem die Mutter, der Vater vielleicht glücklich ist. Die Wahrnehmung von Trennung belasteter Kinder sollte ernst genommen werden, ihre Bedürfnisse sind zu respektieren und umzusetzen.

Kinder und Jugendliche in Trennungssituationen werden am wenigsten belastet, wenn es beiden Elternteilen gelingt, sich einvernehmlich über die Modalitäten des Umgangsrechts zu einigen. Maßstab für einen bedürfnisgerechten Umgang ist in erster Linie das Wohl des Kindes. Es werden unterschiedliche, individuelle Umgangsmodelle praktiziert. Das am häufigsten praktizierte Modell ist das, bei dem der umgangsberechtigte Elternteil das Kind alle 14 Tage an den Wochenenden sowie für zusammenhängende Zeiträume in den Schulferien bei sich hat. Bei Kleinkindern ist es ratsamer, häufigere, dafür kurze Umgangszeiten zu vereinbaren. Falls der Kontakt zum umgangsberechtigten Elternteil abgerissen war, ist es sinnvoll, die Umgangskontakte erst allmählich wieder aufzubauen. Von stundenweisen Besuchen am Tag kann zu Kontakten mit Übernachtungen übergegangen werden.

22.5 Sexueller Missbrauch

Sexualisierte Gewalt im frühen Kindesalter kann entwicklungsbedingt von den Betroffenen noch nicht zum Ausdruck gebracht werden. Für das als unfassbar Erlebte fehlt die sprachliche Kompetenz. Im Jugendalter schweigen die Betroffenen aus Scham- und Schuldgefühlen. Aus diesem Grund wird eine hohe Dunkelziffer von Missbrauchsfällen in der Gesellschaft vermutet. Erst wenn die Opfer älter werden und sich nicht mehr vom Täter abhängig fühlen, werden die Taten im vertrauten Familien- oder Freundeskreis berichtet. In vergangener Zeit wurden sexuelle Missbrauchsskandale bekannt, die in kirchlich-pädagogischen Kinder- und Jugendeinrichtungen verübt worden sind (Burgsmüller und Tilmann 2012). Darüber ist mit großem Entsetzen in der breiten Öffentlichkeit berichtet worden. Das Thema ist in der Psychiatrie ein großes Nischen- und Tabuthema. Um Prävention und Interventionen nachhaltig zu optimieren, muss die Zusammenarbeit zwischen Forschern, Kinderärzten, Erziehern und Lehrern verbessert werden.

Damit dies zukünftig geändert wird, hat das Bundesforschungsministerium für Forschungszwecke 35 Millionen Euro bereitgestellt. Siehe dazu auch: ► www.aerzteblatt.de.

22.5.1 Definition

Sexueller Missbrauch ist die sexuelle Ausbeutung von abhängigen, gegenüber dem Täter entwicklungsmäßig unreifen Kindern und Jugendlichen.

Der Missbrauch geschieht durch Gewalt oder durch die Ausnutzung der mangelnden Reife oder familiärer (oder anderer) Abhängigkeitsverhältnisse. Täter nutzen das Vertrauen der Opfer oder ihre Macht über sie aus.

22.5.2 Epidemiologie

Es ist nicht ganz einfach, zuverlässige Angaben über die Verbreitung von sexualisierter Gewalt und sexueller Misshandlung zu erhalten. Insbesondere sexualisierte Gewalt durch Familienangehörige und Verwandte wird praktisch nie angezeigt. Eine hohe Dunkelziffer wird besonders bei sexualisierter Gewalt gegenüber Säuglingen oder Kleinkindern vermutet.

60–70 % der von sexueller Gewalt betroffenen Kinder und Jugendlichen sind Mädchen. In 90 % der Fälle sind die Täter Männer – Väter, Stiefväter, Onkel, Großväter, Nachbarn, Lehrer, Freunde der Familie, Freunde der Brüder etc. Ein Drittel der Täter stammt aus dem sozialen Umfeld der Betroffenen (Verwandte und Nachbarn) und ein Drittel aus der Familie selbst. Nur rund 6 % der Täter sind den Missbrauchsopfern völlig fremd.

> Nach Untersuchungen des Berufsverbandes der Kinder- und Jugendärzte e. V. aus dem Jahr 2013 wird jedes vierte Mädchen und jeder elfte Junge vor ihrem/seinem 18. Lebensjahr sexuell missbraucht.

Differenziert nach der Beziehung zwischen Opfer und Täter werden fast 40 % der Mädchen von ihrem biologischen Vater missbraucht, 22 % vom Stiefvater, 13 % durch andere Verwandte, 10 % durch Nichtverwandte und 10 % durch Fachkräfte. Die Fachkräfte, die zu Tätern werden, sind in verschiedenen Institutionen zu finden: Kindergärten, Schulen, Jugendzentren, Kliniken, Sportvereinen und in sonstigen Institutionen, wo Kinder und Jugendliche sich aufhalten und betreut werden.

Todesfälle infolge Gewalt kommen am häufigsten bei Säuglingen vor. Zwischen 2000 und 2010 war die Todesursache bei mehr als einem Drittel aller tödlich verletzten Säuglinge die Anwendung von Gewalt. Das bedeutet eine Rate von drei bis vier Todesfällen auf 100.000 Säuglinge. In anderen Altersgruppen betrug die Rate weniger als ein Todesfall pro 100.000 Kinder. Im Gegensatz zur tendenziell abnehmenden Unfallmortalität verblieb die Rate der tödlichen Verletzungen durch Gewalthandlungen gegen Säuglinge zwischen 2000 und 2010 durchweg auf hohem Niveau (Ellsäßer 2012). Nach wissenschaftlichen Befunden ereignen sich 77 % aller misshandlungsbedingten Todesfälle in den ersten zwei Lebensjahren (Fegert et al. 2010).

22.5.3 Formen

Sexueller Missbrauch liegt z. B. dann vor, wenn eine erwachsene Person
- Kinder und Jugendliche dazu bewegt, sexuelle Handlungen an sich selbst oder dem Erwachsenen vorzunehmen,
- sie auffordert, sich entblößt zu zeigen,
- ihnen pornografische Aufnahmen zeigt oder sie dazu bewegt, bei solchen Aufnahmen mitzumachen,
- seinen Penis am Körper eines Mädchens oder Jungen reibt,
- mit Säuglingen, Kindern oder Jugendlichen analen, oralen oder vaginalen Geschlechtsverkehr ausübt.

Die Täter stammen meistens aus dem sozialen Nahraum, der den Opfern bekannt ist. Deshalb haben es die Täter leicht. Sie nutzen gezielt Ängste, Scham- und Schuldgefühle der Kinder und Jugendlichen aus. Die Täter kommen aus allen sozialen Bildungsschichten und Berufsgruppen.

22.5.4 Strategien der Täter

Ein bestehendes Vertrauensverhältnis zum Kind oder Jugendlichen und der abhängigen Person wird ausgenutzt. Der Täter führt in seiner Macht- und Autoritätsposition systematisch seine geplanten Taten aus.

Tatmotive sind dabei nicht in erster Linie sexuelle Bedürfnisse, sondern das Verlangen nach Macht und Unterwerfung. Sexueller Missbrauch ist keine gewalttätige Form von Sexualität, sondern eine sexuelle Form von Gewalt, ihr liegt immer ein Machtmissbrauch zugrunde. Innerhalb der Familie haben es die Täter leicht, Situationen herbeizuführen, um sexuelle Übergriffe vorzunehmen. Das abhängige Kind oder der Jugendliche steht unter ihrer Verfügungsgewalt, sodass die Tagesstruktur bekannt und kontrollierbar ist.

Täter, die außerhalb der Familie ihre Taten begehen, versuchen z. B. durch Freundschaftsangebote über das Internet und mit Geschenken das Vertrauen der Opfer zu gewinnen. Über sozial gebilligte Berührungen wird ein enger Körperkontakt hergestellt, der zunehmend sexualisiert wird und später in direkte sexuelle Handlungen übergeht.

Die vermeintlich freiwillige Beteiligung der Opfer wird genutzt, um Schuldgefühle zu wecken und eine Aufdeckung zu erschweren. Die Annahme der Opfer, für die Konsequenzen einer Aufdeckung, z. B. die Bestrafung des Täters, das Auseinanderbrechen der Familie etc. verantwortlich zu sein, verhindert, dass sie sich an Vertrauenspersonen wenden. Täter nutzen gezielt Ängste, Schuld- und Schamgefühle aus, um unentdeckt zu bleiben.

22.5.5 Erleben der Kinder

Im Verlauf eines fortgesetzten Missbrauchs geraten die Opfer zunehmend in verwirrende, beängstigende und häufig auch ambivalente Gefühle. Die Betroffenen haben Angst vor Wiederholung der Übergriffe und körperlichen Schmerzen. Sie haben Angst vor Entdeckung und dass die Drohungen des Täters wahr werden. Mit den Ängsten sind Gefühle von Ohnmacht, Hilflosigkeit und Ausweglosigkeit, Demütigung und Erniedrigung verbunden.

Missbrauchte Kinder erfahren, dass ihr Körper für die Befriedigung anderer benutzt wird. Ihre persönlichen Grenzen, ihre Bedürfnisse und Willensäußerungen werden übergangen. Aus einem fortgesetzten sexuellen Missbrauch kann sich eine Körperbildstörung mit Zweifeln an der eigenen Wahrnehmung entwickeln. Das Opfer versteht nicht, dass ein vertrauter und geliebter Mensch ihm Schaden zufügen will, dabei gezielt manipuliert und die Gefühle des Kindes leugnet, z. B. in dem er sagt: „Das macht dir doch Spaß!"

Durch das Geheimhalten der Tat geraten die Kinder in Isolation und können ihre schlimmen Erlebnisse nicht durch den Austausch mit anderen Personen reflektieren. Dies verhindert zusätzlich aufkommende Schuld- und Schamgefühle.

22.5.6 Erkennung sexuellen Missbrauchs

Kinder, die sexuellen Missbrauch erleben, stehen unter einem enormen Geheimhaltungsdruck. Die meisten können aufgrund von Scham und Schuldgefühlen nicht offen über ihre Gewalterfahrungen berichten.

Reaktionen auf sexuellen Missbrauch sind sehr unterschiedlich. Einige Kinder und Jugendliche ziehen sich zurück, werden wortkarg, um sich nicht zu verraten, andere werden laut und beanspruchen besonders viel Aufmerksamkeit. Sie werden in der Schule besonders leistungsstark oder besonders leistungsschwach, betreiben eine übertriebene Körperpflege bis hin zum Waschzwang. Andere vernachlässigen ihren Körper und zeigen aggressives oder autoaggressives Verhalten.

Die Reaktionen können sehr unterschiedlich sein. Es gibt keinen „sicheren Indikator", mit dem auf einen Missbrauch geschlossen werden kann. Verändertes Verhalten eines Kindes oder Jugendlichen kann auch viele andere Ursachen haben. Lässt sich keine Erklärung dafür finden, könnte es ein Hinweis auf sexuellen Missbrauch sein.

Beim Verdacht auf sexuellen Missbrauch sollte überlegt und ruhig vorgegangen werden, um dem Kind nicht zusätzlich zu schaden. Therapeuten, Erzieher, Lehrer, Eltern sollten bei Verdachtsfällen nicht vorschnell handeln, sondern zunächst professionelle Beratung und Unterstützung einholen.

22.5.7 Symptome

Die Betroffenen zeigen Symptome auf biopsychosozialer Ebene, die durch Missbrauch zu erklären sind:

- **Körperlich**: Wunden/Risse im Genitalbereich und After, Hämatome, Geschlechtskrankheiten, Pilzinfektionen, HIV-Infektionen, Ausfluss, Unterleibsschmerzen, Schwangerschaft
- **Psychosomatisch:** Schlafstörungen, Sprachstörungen, Konzentrationsstörungen, Essstörungen, Ohnmachtsanfälle, Bettnässen, Einkoten, Menstruationsstörungen
- **Psychisch:** aggressives Verhalten gegen andere oder selbstverletzendes Verhalten, überangepasstes Verhalten, für das Alter des Kindes unangemessenes sexualisiertes Verhalten, Isolation, Angststörungen, Depressionen, Zwangsstörungen, posttraumatische Belastungsstörungen (PTBS), Essstörungen, dissoziative Störungen, Alkohol- und Drogenabhängigkeit

- **Sozial**: Kontakt- und Beziehungsstörungen zu Gleichaltrigen, zum anderen Geschlecht, Partnerschaftskonflikte, Schulprobleme, Abbruch der Berufsausbildung

Die psychischen und sozialen Folgen bestehen nicht nur kurzfristig, sondern die Kinder und Jugendlichen leiden meist lebenslang unter dem sexuellen Missbrauch.

Derzeit fehlen in Deutschland unabhängige Beschwerdestellen, an die sich ein misshandeltes Kind vertrauensvoll wenden kann.

22.5.8 Folgen

Sexuelle und körperliche Gewalt im Kindes- und Jugendalter stellen traumatische Erfahrungen dar. Jahrzehnte nach dem Ereignis können bei Betroffenen mit verzögertem Beginn posttraumatische Belastungsstörungen (PTBS) auftreten. Die innere Not der Betroffenen kann sich in psychischen Störungen manifestieren: in emotionaler Instabilität mit Entwicklung einer Depression oder Angststörung, in selbstverletzendem Verhalten mit Entwicklung einer Borderline-Persönlichkeitsstörung.

Folgen von Gewalt können mit positiven Erfahrungen des Skilltrainings zur affektiven und interpersonellen Regulation aus dem Bereich der Traumatherapie behandelt werden (Cloitre et al. 2014). Weitere therapeutische Interventionen s. ► Kap. 4.

22.6 Der Fall „Lisa"

Lisa ist 14 Jahre alt und geht auf das Gymnasium. Im Alter von neun Jahren ist sie vom Onkel des Vaters im gemeinsamen Urlaub sexuell missbraucht worden. Sie weist heute selbstverletzendes Verhalten auf, indem sie sich, wenn sie unter großem Druck steht, die Oberschenkel mit einer Rasierklinge aufschneidet. Lisa ist sehr musikalisch und bekommt von den Eltern jeden materiellen Wunsch erfüllt. Diese haben jedoch nur wenig Zeit für Lisa, weil sie infolge ihrer beruflichen Karriere sehr viel Verantwortung dabei übernehmen müssen.

Lisa leidet in letzter Zeit unter einer quälenden Unfähigkeit, Entscheidungen zu treffen. Sobald sie einen eigenen Plan umsetzen will, kommen ihr die Alternativen in den Sinn, die ihr ihre besten Freundinnen, ebenfalls aus guten materiellen Verhältnissen, vorleben. Dann sind die Wege, die die Freundinnen eingeschlagen haben, Anlass für schwere Krisen im Selbstwerterleben. Voller Selbstzweifel entwertet Lisa alles bisher Erreichte. Sie macht sich die vermeintlichen Normen der Freundinnen zu eigen und verliert ihre eigenen Werte aus den Augen. Diese kann sie nicht positiv besetzen und zum Leitfaden ihrer Lebensführung erheben.

? Handlungsaufgaben
1. Begründen Sie die Aufgabe der geeigneten Therapieformen, welche Lisa zu mehr Selbstwertgefühl verhelfen könnte.
2. Welche Gefahr besteht, wenn Lisa keine professionellen Interventionen erhält?
3. Welche psychische Störung vermuten Sie hinter dem Verhalten von Lisa?

Erwartungshorizont

✓ Antwort zu Frage 1
Kognitive Verhaltenstherapie in Einzelsitzungen

Der sexuelle Missbrauch als erlittene Straftat und traumatisches Ereignis muss in Einzeltherapie aufgearbeitet werden. Die Psychotherapie unterstützt Lisa darin, Verzicht zu leisten und die Vielzahl der Möglichkeiten zu reduzieren auf eine in der Realität umgesetzte Tätigkeit. Wer sich eine eigene Normenwelt nicht (mehr) aufbauen kann, dem stehen Normen nicht (mehr) als handlungsanleitende Wertvorstellungen zur Verfügung. In der Behandlung schwerer Persönlichkeitsstörungen fällt dann die Unfähigkeit zur Selbststeuerung auf, die intentionales, auf Ziele ausgerichtetes Verhalten verunmöglicht. Bei der Schülerin sollte zusammen mit dem Therapeuten angestrebt werden, unter Zuhilfenahme von „Skills" den Wiederaufbau einer persönlichen Wertewelt zu ermöglichen.

Lisa kann verschiedene Wege in ihrer Fantasie durchspielen. Die Psychotherapie ist wesentlich damit verbunden, Kreativität wiederherzustellen. Die verborgene Kreativität, die sie hat und von der sie aber nichts weiß, muss herausgearbeitet werden.

Lisa kann sich eine Normenwelt nur schwer aufbauen, weil sie keine Normen von den Eltern vermittelt bekam. Sie „verhungert" in der Fülle des materiellen Konsums. Zwischen den einzelnen Sitzungen werden Hausaufgaben bearbeitet. Wann immer möglich, wird die Familie einbezogen.

Gruppentherapie und der Besuch einer Selbsthilfegruppe kann bei Lisa ihren erreichten Erfolg stärken. Unter Gleichgesinnten in einer Selbsthilfegruppe kann sich Lisa emotional gut öffnen und fühlt sich besser verstanden.

✓ Antwort zu Frage 2
Gefahren bestehen in der Entwicklung einer schweren Depression mit Gefahr von Suizid, PTBS und Partnerschaftskonflikten in späteren Beziehungen sowie einer Substanzmittelabhängigkeit.

✓ Antwort zu Frage 3
Mögliche psychische Störungen sind Borderline-Persönlichkeitsstörung sowie sozial abweichendes Verhalten.

Kontakte für Hilfesuchende

– Medizinische Kinderschutzhotline 0800 1921000 für Angehörige und medizinische Heilberufe (kostenlos):
  ▶ www.kinderschutzhotline.de
– ▶ www.hilfeportal-missbrauchde

22

- Kinder- und Jugendtelefon: 11611, „Nummer gegen Kummer", erreichbar von Montag bis Samstag 14–20 Uhr
- Hilfetelefon sexueller Missbrauch: 0800 2255530

Das Beratungs- und Telefonangebot wird durch speziell geschulte Mediziner durchgeführt. Die Falldarstellung erfolgt immer anonymisiert, die Inhalte der Gespräche bleiben vertraulich. Ziel ist es, Verständigungsprobleme, die zu Lücken im Kinderschutz führen, zu überwinden. Das Angebot ersetzt kein notwendiges Fortbildungsangebot, um Gefährdungen für Kinder zu erkennen und Unsicherheiten im Umgang mit Kindeswohlgefährdungen abzubauen.

In Bezug auf Interventionen bei Fällen von Kindeswohlgefährdungen wurde im Jahr 2012 das Bundeskinderschutzgesetz eingeführt (BKiSchG) und 2015 evaluiert. Ziel dieses Gesetzes ist, über eine verbesserte Zusammenarbeit zwischen Gesundheitswesen und Jugendhilfe den Schutz von Kindern und Jugendlichen zu stärken. Das Gesetz legt das Vorgehen bei Kindeswohlgefährdungen fest und schafft einen Beratungsanspruch für Berufsgeheimnisträger.

22.7 Störung der sexuellen Präferenz: Pädophilie

Im Jahr 2019 wurden ca. 15.000 Fälle sexueller Gewalt an Kindern registriert. Eine dreimal so hohe Dunkelziffer wird vermutet. 30–50 % aller Kindesmissbrauchstäter erfüllen die diagnostischen Kriterien der Pädophilie. Pädophile Handlungen an Kindern haben in den vergangenen Jahren um 28 % zugenommen (Polizeiliche Statistik Bundeskriminalamt 2014). In Deutschland gelten ca. 1 % aller Männer als pädophil. Das be-

deutet, dass mehr als 250.000 männliche Erwachsene die paraphile Störung aufweisen, aber nicht alle leben sie aus.

Mit der Aufklärung der Taten im Zusammenhang mit internationalen Netzwerken für Kinderprostitution und -missbrauch sowie mit der Sprengung pädophiler Ringe ist die Polizei chronisch überfordert. Im Jahr 2007 sind in Schweden ca. 1400 Kinder (vorwiegend Flüchtlingskinder) vermutlich durch pädophile mit Kindern handelnde Ringe verschwunden (Sund 2014a, b). Durch die Anonymität des Internets kommen Täter leicht an kinderpornografisches Bild- oder Filmmaterial. Das Material dient zur Befriedigung sexueller Bedürfnisse Erwachsener und wird illegal verbreitet und teuer verkauft. Auch der Handel mit nichtpornografischen Bildern von Kindern ist seit der Edathy-Affäre im Jahr 2013/2014 strafbar.

Pädophilie als psychische Störung wird als Straftat deklariert. Sie wird von der Gesellschaft geächtet und von Eltern sehr gefürchtet.

22.7.1 Definition

Der Begriff „Pädophilie" wurde im Jahr 1886 vom Psychiater und Rechtsmediziner Krafft-Ebbing unter der Bezeichnung „paedophilia erotica" als psychische Störung der sexuellen Präferenz eingeführt.

Pädophilie ist definiert als eine anhaltende oder dominierende sexuelle Präferenz für eines oder mehrere Kinder vor deren Pubertät. Unter einer dominierenden Präferenz sind wiederholt auftretende intensive sexuelle Fantasien oder Impulse zu verstehen. Die Störung macht sich im Jugendalter bemerkbar und verändert sich nach Abschluss der Pubertät nicht mehr grundlegend (Fromberger et al. 2013).

Das sexuelle Interesse an Kindern muss mindestens über einen Zeitraum von sechs Monaten bestehen. Die psychopathologische Störung gilt als Form der psychischen und physischen Gewalt an Kindern.

- **Diagnostische Kriterien der pädophilen Störung (nach DSM-5)**
A. Über einen Zeitraum von mindestens 6 Monaten wiederkehrende intensive sexuell erregende Fantasien, sexuell dranghafte Bedürfnisse oder Verhaltensweisen, die sexuelle Handlungen mit einem präpubertierenden Kind oder präpubertären Kindern (meist 13 Jahre oder jünger) beinhalten.
B. Die Person hat das sexuell dranghafte Bedürfnis ausgelebt, oder die sexuell dranghaften Bedürfnisse oder Fantasien verursachen deutliches Leiden oder zwischenmenschliche Schwierigkeiten.
C. Die Person ist mindestens 16 Jahre alt und mindestens 5 Jahre älter als das Kind oder die Kinder nach Kriterium A.

> Spätadoleszente, die sich in einer fortdauernden sexuellen Beziehung mit einem/r 12- bis 13-jährigen Partner/in befinden, sind nicht in die Kriterien einzubeziehen.

Die klinische Diagnose kann nur vergeben werden, wenn Kriterium A und B erfüllt sind. Die Störung liegt auch nur dann vor, wenn Kriterium A, nicht aber Kriterium B erfüllt ist.

Es muss die sexuelle Orientierung bestimmt werden, z. B. nur auf Jungen, nur auf Mädchen oder auf beide Geschlechter. Die Diagnose schließt Personen ein, die bereits nach dieser devianten sexuellen Präferenz gehandelt haben, und solche, die sich durch ihre Fantasien deutlich beeinträchtigt fühlen.

- **Differenzialdiagnose**
Es gilt, diejenigen Störungen auszuschließen, die zu sexuellem Missbrauch führen können, wie z. B.
- Intelligenzminderungen,
- Störungen aus dem schizophrenen Formenkreis,
- Persönlichkeitsveränderungen z. B. aufgrund bösartiger Hirnneubildungen,
- Substanzintoxikationen,
- manische Episoden.

22.7.2 Komorbidität

Hohe Lebenszeitprävalenzen sind bei folgenden Störungen anzutreffen:
- 60–80 % affektive Störungen,
- 50–60 % Abhängigkeitserkrankungen,
- 70–80 % Persönlichkeitsstörungen,
- 50–70 % andere Störungen der Sexualpräferenz (Fromberger et al. 2013).

22.7.3 Pädophile Handlungen

Psychopathologisch reagieren die Betroffenen verstärkt mit sexueller Erregung, wenn sie Bilder von Kindern unter 14 Jahren betrachten, Kinder berühren, streicheln und/oder sexuelle Handlungen an ihnen vornehmen. Ein pädophiles Merkmal ist, wenn die Personen Bild- oder Filmmaterial zu diesem Zwecke herstellen und verbreiten.

- **Sexuelle Kontakte und Strafbarkeit**
Kinder sind Personen, die nicht älter als 14 Jahre alt sind; daher liegt die gesetzliche sexuelle „Schutzaltersgrenze" für Mädchen und Jungen beim 14. Lebensjahr. Das bedeutet, wenn einer der Partner unter 14 und der andere mindestens 14 Jahre alt ist, ist sexueller Kontakt verboten – auch dann, wenn der unter 14-Jährige selbst sexuellen Kontakt haben möchte. Dies gilt also auch, wenn z. B. der Junge 14 und das Mädchen 13 Jahre alt ist. Dann könnten die Eltern des unter 14-jährigen Partners Strafanzeige erstatten.

Wenn es sich um eine Liebesbeziehung zwischen Gleichaltrigen handelt, wenn z. B. beide 14 Jahre alt sind oder wenn beide zwischen 16 und 18 sind und beide den sexuellen Kontakt einvernehmlich wollen, ist das juristisch in Ordnung. Grundsätzlich ist einvernehmlicher (freiwilliger) sexueller Kontakt unter Minderjährigen ab 14 Jahren straffrei. Sexuelle Handlungen Volljähriger an Kindern unter 14 gelten als Missbrauch. Dabei drohen Freiheitsstrafen zwischen sechs Monaten und zehn Jahren.

Sexuelle Kontakte mit Jugendlichen unter 18 Jahren sind für Jugendliche und Erwachsene verboten, wenn dabei eine Zwangslage ausgenutzt wird. Für Erwachsene ist sexueller Kontakt mit Jugendlichen unter 18 Jahren nicht erlaubt, wenn dabei Entgelt geleistet wird. Bei einem Vergehen kann eine Geldstrafe oder eine Freiheitsstrafe bis zu fünf Jahren verhängt werden. Ebenfalls strafbar ist Sexualität mit Jugendlichen unter 16 Jahren, wenn Personen über 21 Jahre dabei die fehlende Fähigkeit des Opfers zur sexuellen Selbstbestimmung ausnutzen (Jugendschutzgesetz 2015).

22.7.4 Epidemiologie

Verlässliche Daten zur Prävalenz von Pädophilie liegen nicht vor. Dies ist auf das Fehlen epidemiologischer Studien und eine hohe Dunkelziffer zurückzuführen. Die Störung äußert sich oftmals in der Pubertät. Beim männlichen Geschlecht tritt sie ca. im 15. Lebensjahr zutage. Ungefähr 1/3 der betroffenen Personen sind weiblichen Geschlechts.

In der Mikado-Studie wurden 9000 Männer online nach ihrer pädophilen Neigung befragt. Davon fanden 22 % der Befragten Kinder sexuell attraktiv, 4,4 % haben sexuelle Fantasien zu Kindern und 1,4 % gaben an, bereits einmal sexuelle Handlungen mit Kindern bis zu 12 Jahren gehabt zu haben.

Im Jahr 2014 sind 15.000 pädophile Übergriffe an Kindern verübt worden; dies sind ca. 40 Fälle pro Tag (Neutze 2015).

22.7.5 Tätertypologien

Beim pädophilen intrafamiliären Missbrauch ist es schwierig, die Täter ausfindig

zu machen. Diese stammen aus dem engsten Familien- oder Freundeskreis; es sind Väter, Stiefväter, Erzieher, Trainer in Vereinen etc. Zum Schutz des Familiensystems werden den Opfern Sanktionen auferlegt, damit der Vorfall nicht nach außen dringt.

Folgende Typen werden unterschieden (Simskins et al. 1990):

- **Fixierte Täter**: Die pädophile Neigung besteht bereits in der Adoleszenz, die Typen identifizieren sich stark mit den Opfern, vermeiden sexuelle Beziehungen zu Erwachsenen und Gleichaltrigen.
- **Regressive Täter**: Sie weisen primäre sexuelle Orientierungen gegenüber Erwachsenen auf, substituieren jedoch konflikthafte Beziehungen zu Erwachsenen durch sexuelle Kontakte mit Kindern.
- **Soziopathische Täter**: Sie zeigen sexuelle Übergriffe auf Kinder mit sadistischen Zügen, quälen und fügen den Kindern Schmerzen zu, möchten mit dem Verhalten aggressive Emotionen bewältigen.

22.7.6 Diagnostik

Zusätzlich zur ausführlichen Sexualanamnese werden zur Diagnosestellung Selbstauskünfte in Form von Fragebögen zur Einschätzung der sexuellen Präferenz herangezogen. Wenn möglich, sind ein gründliches Aktenstudium und eine funktionale Tathergangsanalyse wichtig. Der alleinige Straftatbestand eines (einmaligen) sexuellen Missbrauchs von Kindern oder des Konsumenten von Kinderpornografie ist aus diagnostischer Sicht keine hinreichende Voraussetzung für Pädophilie (Fromberger et al. 2013).

22.7.7 Ursachen

Wie ein pädophil reagierendes Gehirn konfiguriert ist, ist derzeitig noch nicht genau erforscht. Folgende ätiologische Ansätze werden diskutiert:

■ Genetische Determinanten

Aus Ergebnissen von Zwillingsstudien schlussfolgern Autoren, dass Pädophilie bis zu einem gewissen Prozentsatz genetisch vererbbar ist (Alanko et al. 2013).

■ Umwelteinflüsse

Einen größeren Einfluss zur Entstehung von Pädophilie haben Umweltfaktoren. Dazu wurden verschiedene Ansätze entwickelt.

Nach der **Konditionierunghypothese** auf lerntheoretischer Grundlage kommt es während erster sexueller Erfahrungen mit gleichaltrigen Kindern zu einer Konditionierung zuvor neutraler Reize (kindliches Körperschema) mit unkonditionierten sexuellen Verstärkerreizen (sexuelle Befriedigung). Es entsteht ein überdauerndes sexuelles Interesse an Kindern. Eine Prädisposition zur pädophilen Neigung spielt dabei eine große Rolle. Es muss beachtet werden, dass eine Vielzahl an Menschen erste sexuelle Erfahrungen zu Beginn der Pubertät mit Gleichaltrigen sammelt. Somit gilt diese Konditionierungshypothese als zu eindimensional.

Eine zweite Hypothese, die **Missbrauchs-Missbraucher-Hypothese**, stützt sich auf soziale Lernprozesse. Ein statistischer Zusammenhang ergibt sich daraus, dass bei pädophilen Missbrauchstätern eine überzufällige Häufung eigener Missbrauchserfahrungen zu finden ist (Neutze 2015). Andererseits entwickelt nicht jeder Betroffene, der in seiner Kindheit Opfer eines sexuellen Übergriffs wurde, ein sexuelles Interesse an Kindern.

Der Zusammenhang kann von einer bisher noch ungekannten dritten Variablen, z. B. der Art und dem sozialen Kontext des erlebten Missbrauchs, moderiert sein. Dies legt mehr die **Hypothese einer Gen-Umwelt-Interaktion** nahe.

■ Bildgebende Befunde und neurophysiologische Aspekte

Diskutiert werden derzeitig epigenetische hirnorganische Veränderungen mit Defiziten in der pränatalen Hirnreifung. In der zweiten wichtigen Phase der sexuellen Hirnreifung, die in der Pubertät einsetzt, wird die grundsätzliche sexuelle Orientierung des Menschen determiniert.

Mit einer Magnetresonanztomografie (MRT) können bei Betroffenen strukturelle Veränderungen und veränderte Aktivitätsmuster in frontalen und temporalen Hirnarealen nachgewiesen werden. In der Amygdala (Mandelkern) finden sich nur geringgradig strukturelle Unterschiede in der grauen Hirnsubstanz, ebenso Veränderungen im Frontalhirn, in der weißen Substanz. Im MRT reagieren die Hirngebiete der Betroffenen verstärkt auf Bilder von Kindern, die ihnen während der Scans gezeigt werden. Aus diesen Befunden können keine genauen Aussagen zur pädophilen Störung gezogen werden, da die Befunde von Studie zu Studie stark variieren und z. T. methodische Schwächen aufweisen. Gleiches gilt für neuropsychologische Studien. Kindesmissbrauchstäter weisen geringere kognitive Leistungen auf als Straftäter, die keinen Kindesmissbrauch begangen haben (Fromberger et al. 2013).

22.7.8 Therapeutische Interventionen

Die Behandlung von strafrechtlich auffällig gewordenen Patienten mit sexuellem Interesse an Kindern erfolgt nach den Leitlinien der Deutschen Gesellschaft für Psychiatrie, Psychotherapie und Nervenheilkunde (DGPPN) und findet meist in Justizvollzugsanstalten, sozialtherapeutischen Anstalten oder psychiatrischen Maßregelvollzugskliniken statt.

Vier Pfade können bei Patienten in eine individuelle Wechselwirkung treten:

1. Defizite im intimen Beziehungsverhalten und in sozialen Fertigkeiten, d. h., infolge seiner pädophilen Neigung zum Kind möchte der Betroffene basale Bedürfnisse wie z. B. Macht, Anerkennung, Geborgenheit, Nähe, Geliebtwerden befriedigen.

2. Deviante sexuelle Skripte, d. h., die Sexualstruktur wird weitgehend durch eine pädophile Neigung determiniert.
3. Emotionale Dysregulation, d. h., eine sexuelle Befriedigung findet nur durch pädophile Impulse statt.
4. Kognitive Verzerrungen, d. h., andere sexuelle Befriedigungen sind aufgrund von Persönlichkeitsfaktoren oder sexuellen Funktionsstörungen nicht möglich.

▪ Psychotherapie

Ziel der kognitiv-verhaltenstherapeutischen Behandlung ist nicht die Änderung des pädophilen Interesses, sondern die Vermeidung erneuter sexueller Übergriffe auf Kinder durch Erlernen von Coping-Strategien für Risikosituationen, begründet auf einer funktionalen Deliktanalyse.

Die therapeutische Intervention ist nach dem Risk-Need-Responsivity-Prinzip (RNR) ausgerichtet. Nach Fromberger et al. (2013) ist dieses RNR-Prinzip erst wirksam, wenn
- die Intensität der Intervention dem Rückfallrisiko des Täters entspricht (Risk-Prinzip),
- die kriminogenen Bedürfnisse des Täters therapeutisch angesprochen werden (Need-Prinzip) und
- die Therapie den Fähigkeiten des Täters angepasst ist (Responsivity-Prinzip).

In den therapeutischen Sitzungen wird Empathie gegenüber Kindern, Verantwortungsübernahme, kognitive Umstrukturierung und soziales Kompetenztraining eingeübt.

▪ Medikamentöse Behandlung

Begleitend zur Psychotherapie kommen folgende Medikamente zum Einsatz:
- selektive Serotoninwiederaufnahmehemmer (SSRI),
- Cyproteronacetat (CPA),
- Luteinisierendes-Hormon-Releasing-Hormon-Agonisten, z. B. Triptorelin.

Die Hormontherapie wird zur Unterdrückung des Geschlechtstriebs (Abnahme der Masturbationsfrequenz und sexueller Fantasien) eingesetzt. Die Medikamente wirken ähnlich wie eine Kastration. Sie weisen starke Nebenwirkungen wie z. B. Veränderungen im Fett-, Knochen-, Blutzucker-, Knochenstoffwechsel und Hitzewallungen auf.

Da die pädosexuelle Störung derzeit nicht heilbar ist, bleibt die Gefahr des Rückfalls bestehen. Daher ist nach der stationären Behandlung im Maßregelvollzug oder Justizvollzug eine professionelle ambulante Nachbetreuung der Patienten sehr bedeutsam, um die therapeutisch erreichten Verhaltensänderungen zu stabilisieren.

▪ Risikomanagement

Therapie von pädophilen Patienten nach dem RNR-Prinzip erfordert darüber hinaus ein strenges Risikomanagement. Dies bedeutet für Therapeuten eine valide Einschätzung des Rückfallrisikos pädophiler Kindesmissbrauchstäter.

Zu den dynamischen Risikofaktoren zählen (nach Fromberger et al. 2013):
- einschlägige Vordelinquenz,
- Abbruch früherer Therapien,
- fremde Opfer,
- antisoziale Persönlichkeitsakzentuierung.

Es bleibt für pädophile Patienten eine lebenslange Aufgabe, nahe Kontakte zu Kindern zu vermeiden. Betroffene müssen ihre Neigung ständig kontrollieren. Ihr pädophiles Verhalten kann geändert werden, nicht aber ihre sexuellen Fantasien.

22.7.9 Folgen für das Kind

Ein sexueller Übergriff durch einen pädophilen Täter bedeutet immer eine körperliche und psychische Katastrophe. Insbesondere Kleinkinder, die noch keine Sprachkompetenz besitzen, reagieren mit angeborenen psychologischen Abwehrmechanismen wie z. B. mit Flucht (Vermeidungsverhalten), Kampf (aggressives Verhalten), Freezing (Erstarrung), Unterwerfung (starke Anpassung) oder Dissoziation (Abspaltung der Persönlichkeit).

Die traumatische Erfahrung des Kindes kann je nach familiärer sozialer Unterstützung mehr oder weniger gut durch Verhaltenstherapie bewältigt werden.

22.7.10 Prävention

In den vergangen Jahren wurde die Notwendigkeit professioneller ambulanter Behandlungsangebote für noch nicht strafrechtlich auffällig gewordenen Personen mit sexuellem Interesse an Kindern erkannt. In vielen Städten existieren ambulante Angebote, u. a. in Berlin und Göttingen. Im Präventionszentrum der Universitätsklinik Charité in Berlin werden im Projekt „Kein Täter werden" pädophile Männer therapiert. Dort lernen die Betroffenen in Einzel- oder Gruppentherapien, auf sexuelle Reize von Kindern nicht zu reagieren, d. h. sie zu unterdrücken.

Die absoluten Teilnehmerzahlen am Projekt sind sehr ernüchternd; dies ergibt sich aus dem gesellschaftlichen Stigma der Störung. Bei einer öffentlichen Umfrage waren die Befragten der Meinung, dass Pädophile tot sein sollten oder sich einer pädophilen Haft zu unterziehen haben, auch dann, wenn sie noch keine Straftat begangen haben. Die Bereitschaft der Akzeptanz einer pädophilen Präferenz in der Gesellschaft ist nicht gegeben. Folge ist, dass die sexuelle Neigung nicht kontrollierbar ist. Opferzahlen können aber nur mit einer geänderten gesellschaftlichen Haltung und Einstellung zur Thematik reduziert werden. Jeder Betroffene, der an dem Projekt teilnimmt, hilft der Gesellschaft, Ursachen der Pädophilie zu hinterfragen und zu ergründen.

> **Kontakt für Hilfesuchende**
>
> Unabhängige Beratungsstelle des Bundesministeriums für Familie, Senioren, Frauen und Jugend, (BMFSFJ):

- Telefon: 0800 2255530 (anonym, vertraulich und kostenfrei)
- Sprechzeiten: Montag und Mittwoch 9–14 Uhr, Dienstag und Freitag 16–21 Uhr, Sonntag 15–20 Uhr

22.8 Trauma

Kinder sind kleine Meister der Selbstberuhigung. Wenn sie aber etwas erleben, was über eine normale seelische Bewältigbarkeit hinausgeht, dann können sie sich selbst betäuben und in Schweigen verfallen. Das Schweigen über belastende Erlebnisse kann lebenslang anhalten. Betroffene Kinder und Jugendliche können ihre Emotionen nur gedämpft zeigen, d. h., sie äußern nicht viel Ärger, nicht viel Freude und keine Begeisterung. Forschungserkenntnisse zu Traumafolgen demonstrierten, dass insbesondere Menschen, die in jungen Jahren Erfahrungen von gewaltsamem Tod, Misshandlungen und Vernachlässigungen gemacht haben, wie z. B. die Angehörigen der letzten deutschen Kriegsgeneration (1939–1945), eine posttraumatische Belastungsstörung (PTBS) entwickeln können. Personen mit unbewältigtem Trauma werden im Alter psychisch krank oder waren es vorher bereits. Die Betroffenen können, wenn sie sich nicht von der PTBS erholen, ihren eigenen Kindern keine Sicherheit und Geborgenheit erteilen, so wie sie es brauchen. Daher hinterlassen Diktatur und Gewalt seelische Spuren und prägen eine ganze Generation (siehe auch ► Abschn. 22.8.8).

22.8.1 Definition

Das Wort Trauma kommt aus dem Griechischen und bedeutet seelische Verletzung oder Wunde.

Ein psychisches Trauma ist eine plötzliche seelische Erschütterung oder Verletzung der Ich-Integrität aufgrund einer extremen und lebensbedrohlichen Belastungssituation.

Ein Trauma zerstört die persönliche Identität und die körperliche Integrität. Dies überwältigt die Fähigkeit des Ich und stellt eine Bedrohung für den Menschen dar. Ein traumatisches Ereignis führt zu Angst und bewirkt dauerhafte Veränderungen des physischen und/oder psychischen Organismus.

22.8.2 Traumakriterien

Kriterien zum Auslösen eines Traumas sind:
- die direkte Konfrontation/das direkte Erleben eines Traumas: akute Lebensbedrohung, schwerwiegende körperliche Verletzung, sexuelle Gewalt,
- unmittelbar Zeuge eines einer anderen Person widerfahrenden traumatischen Ereignisses zu werden: Benachrichtigung über den aktuellen oder drohenden gewaltsamen oder unfallbedingten Tod eines Familienmitgliedes oder Freundes o. ä.,
- die wiederholte oder extreme Konfrontation mit schockierenden Details eines traumatischen Ereignisses im Rahmen eines professionellen Einsatzes, z. B. bei Feuerwehr, Rettungsdienst, Polizei, Wehrdienst etc.

22.8.3 Einteilung traumatischer Erlebnisse

Traumatische Erlebnisse können nach der Dauer bzw. der Anzahl der Wiederholungen und nach der Verursachung eingeteilt werden (◘ Tab. 22.3). Interpersonelle Traumata sind absichtlich von Menschen verursachte Ereignisse, akzidentielle Traumata sind nicht absichtlich verursacht.

Mehrfache langfristige akzidentielle und interpersonelle Traumata sind für die Entstehung von Traumafolgestörungen, insbesondere für die der posttraumatischen Belastungsstörung, bedeutsam.

22.8.4 Symptome

Der Betroffene ist unmittelbar nach dem Ereignis emotional betäubt, er leidet unter einer negativen Bewertung der eigenen Person und der Welt. Er ist unfähig, sich an wichtige Aspekte des traumatischen Ereignisses zu erinnern (dissoziative Amnesie). Verzögert nach Tagen oder Wochen tritt eine verzerrte Schuldzuweisung an sich selbst oder andere Personen hinsichtlich Ursachen und

◘ **Tab. 22.3**   Traumatische Ereignisse (mod. nach Maercker 2009)

	Einmaliges bzw. kurzfristiges Ereignis	**Mehrfache bzw. langfristige Ereignisse**
Akzidentielle Traumata	Schwere Verkehrsunfälle mit plötzlichem Verlust naher Bezugspersonen (Eltern, Geschwister) Vermisstes Geschwisterkind Kurzandauernde Katastrophen: Amoklauf in der Schule, Wohnungsbrand Lebensbedrohliche Erfahrungen infolge Krebserkrankung, Ersticken, Ertrinken, Erfrierung	Andauernde Naturkatastrophe: Erdbeben, Hochwasser Technische Katastrophe: Stromausfall
Interpersonelle Traumata	Sexualisierte Gewalt: Vergewaltigung Kriminelle und körperliche Gewalt: Entführung, Banküberfall, Wohnungseinbruch	Sexuelle und körperliche Gewalt Kriegserleben: Folter, politische Inhaftierung, Vertreibung, Verfolgung, Flucht

Konsequenzen des Traumas auf, die sich in persistierenden negativen emotionalen Zuständen wie z. B. Horror, Ängsten, Ärger, Schuld und Scham äußern können.

Bedeutsam sind drei Cluster, die nach dem traumatischen Ereignis auftreten: Intrusion, Vermeidung und autonome Hyperarousal.

■ Intrusionen

Darunter werden traumabezogene Erinnerungsbilder, Albträume, Flashbacks (Rückhallerinnerungen) verstanden. Es handelt sich um intensive psychologische und physiologische Reaktionen auf innere und äußere traumaassoziierte Stimuli. Der Betroffene weist eine negative Stimmung auf, empfindet keine positiven Emotionen, leidet unter Dissoziation, Depersonalisation und dissoziativer Amnesie.

■ Vermeidung

Situationen und Orte, die mit dem Trauma verbunden sind, werden vom Betroffenen vermieden, weil sie an das belastende Erlebnis intensiv erinnern und Angst verursachen. Über das Unterbewusstsein dringen negative Gefühle und Gedanken in das Bewusstsein, die mit äußeren traumaassoziierten Details in enger Verbindung stehen.

■ Arousal

Das traumatisierte Kind oder der Jugendliche leidet unter Schlafstörungen. Er zeigt im Alltag ein gereiztes und ärgerliches Verhalten, Hypervigilanz, übertriebene Schreckreaktionen und hat starke Konzentrationsprobleme in Schule, Ausbildung und Beruf.

22.8.5 Diagnose

Nach ICD-11/DSM-5 müssen mindestens 9 von 14 Symptomen zur Diagnosestellung erreicht sein. Zeitkriterium: Die Symptome treten innerhalb der ersten vier Wochen nach dem vierten posttraumatischen Tag auf.

22.8.6 Allgemeine therapeutische Interventionen

Fachärzte sind sich einig, dass das Mittel der Wahl zur Behandlung eines Traumas psychotherapeutische Verfahren sind (spezielle Interventionen s. ► Kap. 4). Je nach Alter des Kindes bzw. des Jugendlichen ist immer eine gründliche Aufklärung des Betroffenen sowie seiner Angehörigen über das Krankheitsbild erforderlich. Das Erlernen von Entspannungstechniken zur emotionalen Regulation sowie die Traumaexposition können einem traumatisierten Patienten helfen, mit dem Trauma zu leben.

In städtischen Regionen können Betroffene rasch und unkompliziert in Traumaambulanzen Hilfe erwarten.

Werden Traumafolgestörungen nicht rechtzeitig therapiert, besteht die Gefahr einer Chronifizierung der psychosomatischen Symptome. Gleichzeitig können weitere psychische Störungen auftreten. Dies können bei Kindern und Jugendlichen Angststörungen, Depressionen oder auch Abhängigkeitserkrankungen sein.

22.8.7 Traumatische Erlebnisse verändern das Gehirn

Das subjektive Empfinden eines Betroffenen dient als Maßstab für die Schwere eines Traumas. Das bedeutet, dass die Gefühle der existenziellen Angst, die mit Ohnmacht und Ausgeliefertsein einhergehen, vom traumatisierten Kind oder Jugendlichen als wahr angesehen werden sollten. Traumatisierte Menschen, insbesondere Misshandlungsopfer, weisen biologische Spuren des Geschehens im Gehirn auf. Diese Spuren können im bildgebenden Verfahren dargestellt werden; somit sind die Folgen eines Missbrauchs messbar. Im MRT werden den traumatisierten Personen Bilder mit bestimmten Gesichtern, die Gefühle ausdrücken, vorgelegt. Beim Anblick von Angst oder Aggressionen in einem Gesicht, reagiert der Mandelkern (Amygdala), ein Areal im Gehirn mit Sitz des Angstzentrums, besonders aktiv. Dies ist zurückzuführen auf eine Übersensitivität bestimmter Neurotransmitterstoffe nach dem erlittenen Trauma. Ebenso sind Veränderungen im Hippocampus zu beobachten, wo sich Gedächtnis- und Lernfunktionen befinden. Nach einer Psychotherapie nimmt die hohe Aktivität des Mandelkerns unter dem selbigen Versuch ab. Neurobiologisch haben sich durch das Missbrauchserlebnis Spuren im Gehirn festgesetzt, die lebenslang bestehen bleiben.

Forscher gehen heute davon aus, dass Misshandlungen in der Kindheit ein Risikofaktor für psychische Erkrankungen im Erwachsenenalter sind.

Erst in der Therapie kann das Unfassbare bewältigt werden. Das traumatische Ereignis bleibt aber Teil des eigenen Lebens.

22.8.8 Transgenerationale These

Erkenntnisse, die auf den Neuropsychologen Thomas Elbert von der Universität Konstanz zurückgehen, besagen, dass gravierende traumatische Erfahrungen von Gewalt und Stress nicht nur kognitiv belastende Erinnerungen sind, die im Traumagedächtnis abgespeichert werden, sondern darüber hinaus sich tiefergehend niederschlagen im Organismus des Menschen. Elbert möchte mit seiner Arbeitsgruppe erforschen, inwiefern diese Veränderungen sich in der Lesbarkeit des Erbguts im Organismus des Menschen niederschlagen und sogar über Generationen hinweg erhalten bleiben können. Diese transgenerationale These ist gewagt, doch erste Studien zeigen, dass traumatische Erfahrungen als epigenetisches Erbe an die nächste Generation weitergegeben werden können.

Feldforschung ist dazu erforderlich, z. B. in Krisengebieten und Regionen, in denen die Menschen viel Leid erlebt haben und die einen schnellen Generationswechsel auf-

weisen: Kindersoldaten im Kongo, Favelas in Rio de Janeiro (Armenviertel, Elendsviertel), Townships in Kapstadt.

Doch auch die epigenetischen Auswirkungen von häuslicher Gewalt in Deutschland sollten eingehender untersucht werden. Mit dem Wissen, wie sich traumatische Erfahrungen im Organismus niederschlagen, könnten Traumata künftig wirkungsvoller therapiert werden.

22.9 Retraumatisierung

22.9.1 Definition

Trigger lösen bei einem traumatisierten Menschen ein erneutes Trauma aus, wenn ein vergleichbares Ereignis über die Sinne wahrgenommen und erlebt wird. Unbewusste Emotionen brechen wieder auf, welche bereits dissoziiert waren. Der Betroffene reagiert plötzlich und unberechenbar, z. B. mit Angst oder mit heftigen Panikattacken.

Oft wird das plötzlich gezeigte Verhalten eines retraumatisierten Menschen als Zeichen von Verwirrtheit, Wahnvorstellungen oder depressivem Erleben fehlgedeutet.

22.9.2 Psychopathomechanismus

Durch sog. Flashbacks (Rückhallerinnerungen) kann ein im limbischen System neuronal vernetztes Ereignis immer wieder belebt bzw. getriggert werden, ohne dass dafür eine zeitliche Zuordnung vorliegt, d. h., es ist, als ob das Trauma jetzt passiert. In dieser erneuten Stresssituation gewinnt das Stammhirn die Überhand über das Verhalten der traumatisierten Person. Der Betroffene reagiert dann z. B. mit folgenden starken Aggressionen (Wut, Schlagen, Schreien), Angst, Vermeidungsverhalten, Impulsivität oder Abwesenheitszuständen. Mit diesen Überreaktionen kann der Betroffene sich selbst oder andere in Gefahr bringen.

Rassistische und rechtsextremistische Übergriffe oder fremdenfeindliche Aufmärsche lassen z. B. bei minderjährigen unbegleiteten Flüchtlingen die Erinnerung an die traumatisierenden Erlebnisse in der Heimat und/oder auf der Flucht wieder wach werden. ◄

Traumatische Erinnerungsschemata von Gefühlen der Hilflosigkeit, Schmerz, Angst, Schuld und Scham können in Alltag, Schule oder Beruf (re)aktiviert werden, z. B.
- bei der Körperpflege wie z. B. beim Auskleiden, Duschen, Intimwaschung,
- durch sensorische Empfindungen, z. B. durch visuelle Konfrontation mit dem Badezimmer, bei Geräuschen wie z. B. lauten Stimmen, Trittgeräuschen von Schuhen auf dem Fußboden, Sirenenlauten, Gerüchen (Duftstoffe) oder
- bei bedrohlich wirkenden Handlungen wie z. B. beim Schulsport, Spiel, Feiern etc.,
- bei gewaltsamem Festhalten durch zwei Personen mit gleichzeitig verübten personalen Detraktionen.

22.9.3 Symptome

Traumatisierte Personen demonstrieren akut seelisch-schmerzliches Verhalten, wie z. B. eindringliches Schreien, sie sind leidend, mutlos und zeigen physisch aggressive Abwehr. Bezugspersonen, Therapeuten und Erzieher fühlen sich durch das Verhalten der Betroffenen oftmals stark belastet und wissen nicht immer mit dem sonderbaren Verhalten adäquat umzugehen (Höwler 2011).

22.10 Akute Belastungsstörung

Traumafolgestörungenbeziehen sich auf außergewöhnliche Belastungen mit katastrophalem Ausmaß oder auf ein traumatisches Ereignis, z. B. auf sexualisierte Gewalt oder körperliche Misshandlungen.

Bereits 1899 hat der deutsche Psychiater Emil Kraepelin die Diagnose „Schreckneurose" beschrieben als ein Krankheitsbild, das sich aus mannigfaltigen nervösen und psychischen Erscheinungen zusammensetzt. Die Störung tritt direkt nach dem Ereignis auf als eine „acute stress disorder" (ASD), auf Deutsch: akute Belastungsstörung.

22.10.1 Definition

Die akute Belastungsstörung ist ein Zustand, der mit dem Gefühl des „Betäubtseins" und mit wechselnden Affekten wie Angst, Ärger und Verzweiflung sowie vegetativen Symptomen einhergeht.

22.10.2 Ursachen

Akute Belastungsreaktionen treten nach erschütternden Erlebnissen auf, wie z. B. Formen der Kindesmisshandlung wie Schlagen, Prügel, emotionale Vernachlässigung, soziale Ausgrenzung, sexueller Missbrauch, Vergewaltigung sowie schulische Katastrophen (Amoklauf), Krise, plötzlicher Trauerfall, vermisstes Geschwisterkind, Kriegserfahrungen, Naturkatastrophen.

Auch eine Ehescheidung der Eltern kann sich belastend auf Kinder auswirken.

22.10.3 Symptome

Traumata werden von jedem Menschen altersunabhängig unterschiedlich bewältigt. Verschiedenste körperliche oder seelische Störungen können auftreten (❏ Tab. 22.4), verschwinden jedoch meist nach einigen Tagen oder Wochen wieder. Nicht selten treten erst nach wiederholter Konfrontation und mit einer Latenz posttraumatische Belastungsstörungen (PTBS) auf, aber auch andere Traumafolgestörungen wie Depressionen, Angststörungen und Substanzmittelabhängigkeit.

22

◘ **Tab. 22.4**   Charakteristische akute Belastungsreaktionen bei Kindern und Jugendlichen auf biopsychosozialer Ebene

Symptomebene	Reaktionen
Körperlich	Vegetativ bedingt: Kurzatmigkeit, Herzrasen, erhöhter Blutdruck, Schwindel, starkes Schwitzen, Muskelzittern, Magenschmerzen, Übelkeit, Kopfschmerzen, Ein- und Durchschlafstörungen, Alpträume, Erschöpfungszustände, Bettnässen
Psychisch	Emotional bedingt: erhöhte Ängstlichkeit, erhöhte Schreckhaftigkeit, Panikreaktionen, Aggressionen gegen sich oder andere, Wutausbrüche, übertriebene Fröhlichkeit, niedergedrückte Stimmung mit Weinen, Scham-, Schuld- und Versagensgefühlen Kognitiv bedingt: Konzentrations- und Aufmerksamkeitsprobleme, Sprachprobleme Verhaltensbedingt: überempfindliche Reaktionen auf Kritik, Vermeidungsverhalten in Bezug auf Orte, Inhalte und Personen im Zusammenhang mit dem Ereignis, verminderte Belastbarkeit, zielloses Herumlaufen, verändertes Konsumverhalten bis zur Ausbildung von Substanzmittelabhängigkeit, z. B. Alkohol-, Schlaftabletten- oder synthetischer Drogenmissbrauch etc.
Sozial	Vermindertes Interesse an Aktivitäten, sozialer Rückzug, Isolation

Ein traumatisches Ereignis kann Familien sehr belasten und diese auseinanderbrechen lassen. Halten die traumatischen Symptome über einen längeren Zeitraum, d. h. vier bis sechs Wochen und länger an, oder treten sie nach einiger Zeit wiederholt und verstärkter auf, so liegt eine posttraumatische Belastungsstörung vor. Diese kann noch später, etliche Jahre nach dem Ereignis, plötzlich auftreten.

22.11 Posttraumatische Belastungsstörung

Jeder Mensch verfügt über die natürliche Fähigkeit, traumatische Erlebnisse zu verarbeiten und nach einiger Zeit zu seiner inneren seelischen Balance zurück zu finden. Wenn das belastende Erlebnis jedoch zu erschütternd ist, kann es zu einer Überforderung der psychischen Schutzmechanismen kommen. Die Folge solcher Überforderungen ist die posttraumatische Belastungsstörung (PTBS).

Der Begriff „posttraumatisch" ist zusammengesetzt aus dem lateinischen Wort post = danach und dem griechischen Wort trauma = seelische Verwundung. Posttraumatisch bezeichnet folglich den Zustand nach einer schweren seelischen Verwundung. Die englische Bezeichnung der Störung ist „posttraumatic stress disorder".

Die PTBS wird abgeleitet von Untersuchungen an amerikanischen Vietnamkriegsveteranen und findet sich im ICD-11 unter den Reaktionen auf schwere Belastungen und Anpassungsstörungen.

Nach Studienergebnissen sind sehr junge Kinder aufgrund interpersoneller Gewalterfahrungen in ihren Herkunftsfamilien gefährdet, im Lebensverlauf eine PTBS zu entwickeln. Der PTBS-Entwicklung geht beim weiblichen Geschlecht sexueller Missbrauch, beim männlichen Geschlecht dagegen körperliche Misshandlung voraus (Roelofs et al. 2002).

22.11.1 Definition

Eine posttraumatische Belastungsstörung stellt eine verzögerte (protrahierte) Reaktion auf ein belastendes Ereignis oder eine Situation außergewöhnlicher Bedrohung oder katastrophalen Ausmaßes dar.

Oft haben die Betroffenen die Erfahrung von tödlicher Bedrohung, höchster Lebensgefahr oder starker Körperverletzung gemacht bzw. die Bedrohung der eigenen körperlichen Unversehrtheit oder einer anderen Person erlebt.

In Zusammenhang mit psychischen traumatisierenden Erlebnissen sind nicht die Reaktionen des Kindes oder des Jugendlichen auf diese Ereignisse extrem oder abweichend, sondern die Situationen, die der Betroffene erleben musste, sind als abnorm einzustufen.

Die Reaktionen darauf sind menschlich und meist vorübergehend. Nach diesen Ereignissen können Betroffene individuell mit mehr oder weniger gesundheitlichen Negativfolgen reagieren. Je früher und je besser das Erlebte vom Betroffenen bewusst bewältigt wird, umso geringer ist die Wahrscheinlichkeit einer posttraumatischen Belastungsstörung mit Krankheitswert.

22.11.2 Epidemiologie

Das Erleben eines traumatischen Ereignisses ist nicht immer mit der Entwicklung einer Traumafolgestörung verbunden. Nach schwerster Traumatisierung wie Vergewaltigung oder körperlichen Misshandlung liegt das Risiko, eine PTBS zu entwickeln, bei etwa 50 %. 1–3 % der deutschen Allgemeinbevölkerung erfüllen dazu die Kriterien nach ICD-11. Der derzeitige Forschungsstand zeigt auf, dass interpersonelle Traumata und langfristige, wiederholte Traumata zu stärkeren Beeinträchtigungen führen als ein traumatisches Ereignis (Glaesmer et al. 2015).

22.11.3 Symptome

Folgende Hauptsymptome finden sich bei der PTBS:
- Wiedererleben des erlittenen Traumas mit Intrusionen,
- gesteigerte Erregung,
- Vermeidungsverhalten und
- psychosomatische Störungen.

Die Charakteristika einzelner traumabezogener Symptome werden in ▣ Tab. 22.5 dargestellt.

Wie allgemein bei allen psychiatrischen Störungen muss beachtet werden, dass es Individuen gibt, die bei seelischen Verletzun-

▣ **Tab. 22.5**   Charakteristika traumabezogener Symptome

Symptom	Ausdruck
Intrusive Traumaerinnerungen (Intrusionen)	Aufdrängen von traumabezogenen Erinnerungen in Form von Bildern, akustischen Signalen, Gedanken, Träumen (Flashbacks), intensives Leiden bei Konfrontation mit Merkmalen, die an das Ereignis erinnern
Hyperarousal (Überregung)	Albträume bis hin zu Wachträumen, extreme Stimmungsschwankungen, übersteigerte Aggressivität, erhöhte Konzentrationsstörungen
Traumabezogene Dissoziation	Unfähigkeit, sich an Teile des Traumas zu erinnern (Amnesie), Gefühle der Distanziertheit, Entfremdung von anderen Menschen, eingeschränkte Emotionen, selbstverletzendes Verhalten
Traumabezogene Verdrängung	Bewusste Vermeidung von mit dem Ereignis verbundenen Gefühlen, Gedanken, Gesprächen, Aktivitäten, Orten und Personen
Somatosierungsformen	Magenulzera, chronisches Schmerzsyndrom, Migräne, geschwächtes Immunsystem, erhöhte Müdigkeit

gen sensibel reagieren und eher eine PTBS entwickeln mit Folgen für die psychische Gesundheit über die gesamte Lebensspanne hinweg, und solche, die weniger empfänglich für Traumaexposition sind.

Die PTBS kann laut Studienlage (Multicenterstudie von Sack et al 2013) auch bei Patienten mit Borderline-Persönlichkeitsstörungen auftreten (hohe Komorbidität mit der PTBS, bis zu 79 %), des Weiteren beim plötzlichem Schreck, heftigen Gefühlserschütterungen oder großer Angst.

- **Traumatische Erlebnisse verändern das Gehirn**

Das subjektive Empfinden eines Betroffenen dient als Maßstab für die Schwere eines Traumas.

Das bedeutet, dass die Gefühle der existenziellen Angst, die mit Ohnmacht und Ausgeliefertsein einhergehen, vom traumatisierten Kind oder Jugendlichen als wahr angesehen werden sollten. Traumatisierte Menschen, insbesondere Misshandlungsopfer, weisen biologische Spuren des Geschehens im Gehirn auf. Diese Spuren können im bildgebenden Verfahren dargestellt werden; somit sind die Folgen eines Missbrauchs messbar. Im MRT werden den traumatisierten Personen Bilder mit bestimmten Gesichtern, die Gefühle ausdrücken, vorgelegt. Beim Anblick von Angst oder Aggressionen in einem Gesicht, reagiert der Mandelkern (Amygdala), ein Areal im Gehirn mit Sitz des Angstzentrums, besonders aktiv. Dies ist zurückzuführen auf eine Übersensitivität bestimmter Neurotransmitterstoffe nach dem erlittenen Trauma. Ebenso sind Veränderungen im Hippocampus zu beobachten, wo sich Gedächtnis- und Lernfunktionen befinden. Nach einer Psychotherapie nimmt die hohe Aktivität des Mandelkerns unter dem selbigen Versuch ab. Neurobiologisch haben sich durch das Missbrauchserlebnis Spuren im Gehirn festgesetzt, die lebenslang bestehen bleiben.

Forscher gehen heute davon aus, dass Misshandlungen in der Kindheit ein Risikofaktor für psychische Erkrankungen im Erwachsenenalter sind.

Erst in der Therapie kann das Unfassbare bewältigt werden. Das traumatische Ereignis bleibt aber Teil des eigenen Lebens.

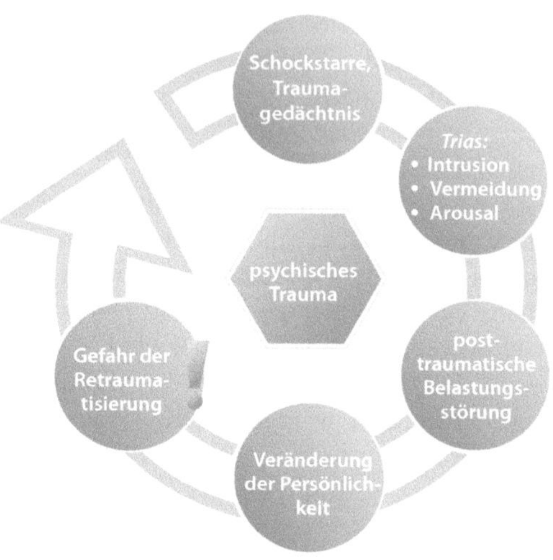

Das Trauma löst im Gehirn eine seelische Erschütterung aus. Aufgrund der unfassbaren Situation kommt es zur Schock-starre mit Ausbildung eines Traumagedächtnisses. Der psychische Stress lässt den Cortisolspiegel im Blut ansteigen, dadurch treten vegetative Symptome auf: Übererregung, Angst bis hin zu Panikattacken etc. Bleiben zeitnahe problemorientierte Copingstrategien mit sozialer Unterstützung und eine Psychotherapie aus, so kommt es zur Intrusion, Vermeidung und Arousal.

Das Erlebte wird dissoziiert, der Betroffene versucht im Alltag möglichst wieder Normalität herzustellen. Das Zeitfenster des schlimmen Ereignisses wird physisch und psychisch abgespalten, dem Körper wird Raum gegeben, damit das Unfassbare auszuhalten ist. Ambivalente Gefühle treten auf, die Psyche lebt ihr Eigenleben und die Wahrnehmung wird in verschiedene Bestandteile zerlegt, wie z. B. in Emotionen,

Körperempfinden. Zeitlich verzögert, noch bis zu 30–40 Jahren nach einem Trauma, kann es zur Posttraumatische Belastungsstörung (PTBS) kommen.

Die traumatisierte Person kann eine Persönlichkeitsveränderung mit Aggressionen, Depressionen und Leistungsabfall entwickeln. Auf längere Sicht wird über psycho-somatogene Beschwerden geklagt.

Eine Gefahr besteht darin, dass im Alltag über die Sinneswahrnehmung wie z. B. Gerüche, Geräusche, Atmosphären dem primären Trauma ähnliche Schlüsselreize wahrgenommen und Flashbacks ausgelöst werden. Das Trauma wird erneut reaktiviert, d. h. psychische und physische Symptome treten wie beim primären Traumaerlebnis auf. Es kommt zur Retraumatisierung.

22.11.4 Spezielle Traumatherapie

In einer ersten psychologischen Nachsorge auch durch nicht professionelle Personen können unmittelbar nach der erlebten Extremsituation bereits Probleme mit dem Kind oder Jugendlichen besprochen werden. Eine ausgeprägte posttraumatische Belastungsstörung hingegen kann nur mit psychotherapeutischer oder fachärztlicher Hilfe behandelt werden.

Ein Trauma ist eine seelische Wunde, weil ein Teil der Psyche verletzt worden ist. Andere Teile der Psyche haben aber Selbstheilungskräfte, daher müssen diese in der Therapie eines Traumas mobilisiert werden. Das junge Gehirn, welches das Trauma erlebt hat, besitzt ganz andere psychologische Möglichkeiten, das Erlebte zu verarbeiten. Insbesondere dann, wenn das Kind noch keine Sprachkompetenz zur Verfügung hat, kann es Dinge nicht gut erfassen und auch nicht sprachlich erklären. Diese noch sehr jungen Menschen mit dem Trauma therapeutisch zu konfrontieren wäre ein Kunstfehler. Therapeuten müssen dem Patienten einen stressarmen Rahmen anbieten.

Falls ein Trauma dem Therapeuten nicht im Detail bekannt ist, aber ein traumatisches Ereignis vermutet wird, wird der Patient (Bezugsangehörige) in der Therapie gefragt, ob es eine schwere Belastung in der Biografie oder im aktuellen Leben gibt und ob darüber erzählt werden soll.

22.11.4.1 Therapie bei Kleinkindern

Das Kind sollte nicht von anderen vertrauten Personen oder Aktivitäten, z. B. dem Besuch der Kita, isoliert werden. Mit anderen Menschen über das Ereignis zu sprechen ist eine wichtige Möglichkeit zur eigenen Verarbeitung des Erlebten. Damit soll auf schnellem Wege ein Beruhigungs- und Stabilisierungsprozess eingeleitet werden. Aus diesem Grund sind ärztliche Krankschreibungen nicht in jedem Fall hilfreich für die Kinder.

Als positive Effekte des Coping nach traumatischen Ereignissen in Gruppen mit gleichaltrigen Kindern wirken:
- Zuwendung und Unterstützung von anderen Kindern und Bezugserziehern,
- Minimierung des Gefühls, allein gelassen zu sein,
- Stärkung des Zusammengehörigkeitsgefühls,
- das Ansprechen von verdeckten Themen in einem vertrauten und sicheren Raum,
- das Wiederherstellen des Selbstvertrauens durch aktives Spiel in der Gruppe, der Einsatz eines Therapiehundes, Musik- und Tanzspiele,

Erzieher und andere Kinder sollten dosierten Körperkontakt einsetzen, wenn das traumatisierte Kind durch das Erlebte überwältigt wird.

Kinder können nach einem traumatischen Ereignis verstärkt träumen. Der Traum gilt dann als Angstbewältiger. Visuelle Gebiete werden im Gehirn aktiviert, die dabei entstehenden Bilder sind notwendig für die Verarbeitung des Geschehens, damit das Kind weiterleben kann.

■ **Personzentrierte Spieltherapie**

Ein zweijähriges traumatisiertes Kind hat noch keine intellektuelle Reife und noch kein Zeitverständnis, daher muss der Kinderpsychotraumatologe spielerisch mit dem Kind auf der Basis der Imagination arbeiten. In der Spieltherapie muss der Therapeut mit dem Kind eine eigene Sprache entwickeln, damit dieses seine seelische Befindlichkeit ausdrücken kann.

Dies bedeutet eine intensive, aber behutsame Arbeit zusammen mit dem Kind. Dazu bedarf es einer Vorbereitung. Im Rollenspiel wird die Innenwelt des Kindes erschlossen. Das Kind zeigt z. B. durch die Puppe oder den Teddybären im Spiel dem Therapeuten seine innere verletzte Welt. Diese verletzte Innenwelt ist verantwortlich für psychische Reaktionen wie Angst, Aggressionen, Vermeidungsverhalten.

22.11.4.2 Therapie bei Schulkindern und Jugendlichen

Junge Menschen, die in ihrer äußeren Sicherheit (Schulden, keine Wohnung, Probleme mit Jugendämtern, Behörden) bedroht sind, können keine Therapie annehmen, solange die innere Sicherheit nicht hergestellt ist. Zuerst muss die soziale Situation geklärt sein und hergestellt werden.

Die Therapie der posttraumatischen Belastungsstörung kann psychodynamisch, kognitiv-behavioral oder hypnotherapeutisch erfolgen.

Die Patienten werden nicht gleich mit dem Trauma konfrontiert, sondern der Therapeut fragt danach, wie die Patienten die schweren Belastungen in ihrer Biografie bewältigt haben und es geschafft haben, im Alltag zurechtzukommen. Dieser Ansatz dient dazu, die Selbstheilungskompetenz (Resilienzförderung) zu stärken und zu entwickeln, und geht von einer ganzheitlichen Haltung des Therapeuten aus.

Ziel der Therapie bei dieser Altersgruppe ist es, durch eine aktive Konfrontation mit dem Erlebten zum eigenen Erleben Distanz aufzubauen, um Herr der Sinne zu bleiben. Die traumatisierte Person muss lernen, mit dem negativen Erlebnis umzugehen, die flashbackartigen Zustände sollen verlernt bzw. minimiert werden. Die Betroffenen gehen nach einer erfolgreichen Therapie gestärkt aus dieser hervor nach dem Motto: „Ich konnte mir selber helfen!" Dies bedeutet eine Stärkung des verwundeten Ich. Üblich sind Langzeitbehandlungen, die über mehrere Jahre verlaufen können; es werden auch ambulante und stationäre Kurzzeitinterventionen angeboten.

Weitere therapeutische Möglichkeiten sind:

- tiefenpsychologisch fundierte Psychotherapie,
- psychodynamisch imaginative Traumatherapie,
- katathymes Bilderleben und
- „eye movement desensitization and reprocessing" (kurz EMDR-Technik), eine Desensibilisierung und Neubearbeitung durch Augenbewegungen als eine der am besten wissenschaftlich erprobten und anerkannten Expositionsmethode zur Traumaverarbeitung.

Jedes Jahr werden über 42.000 Kinder in Notlagen vom Jugendamt und der Polizei aus den Familien herausgeholt, um sie vor Gewalt und Missbrauch durch die eigenen Eltern zu schützen. In der Zeit bei Pflegeeltern erfahren die Kinder zum ersten Mal, wie es sich anfühlt, Teil einer Familie zu sein und sich geliebt zu fühlen.

> **Worauf Therapeuten und Pädagogen achten sollten**
>
> Da traumatisierte Kinder und Jugendliche Regeln und Grenzen mit Gewalt erfahren haben, benötigen sie im Umgang von Begleitern Sensibilität und Verantwortung. Erzieher und Lehrer reagieren oftmals viel zu langsam, wenn sie bemerken, dass etwas nicht mit dem Kind

stimmt. Personen mit Traumafolgestörungen sind in ihrer Konzentrations- und Aufnahmefähigkeit stark beeinträchtigt. Insbesondere frühkindliche Traumatisierungen verursachen bei Schulkindern oftmals Anstrengungsverweigerungen. Daher ist eine PTBS frühzeitig zu identifizieren, damit das als unfassbar Erlebte mithilfe einer ambulanten oder stationären Psychotherapie bewältigt werden kann. Für die Betroffenen sind in dieser schweren Zeit soziale Unterstützung, ein wertschätzender und respektvoller Umgang besonders wichtig.

Begleiter sollten ihre Anteilnahme je nach Alter des Kindes deutlich zum Ausdruck bringen und dem Kind sagen, dass ihm geholfen wird. Behutsam ist dem Betroffenen Körperkontakt anzubieten. Beruhigung sollte mit ruhiger Stimme erfolgen. Dem Kind ist, wenn es etwas sagt, aufmerksam zuzuhören.

Bei Nichtansprechbarkeit ist je nach Alter des Kindes mit dessen Einverständnis ein Arzt oder Psychologe zu verständigen. Sofern in der Institution Beschäftigte in psychologischer Nachsorge ausgebildet sind, sind besonders diese Personen in die psychologische erste Hilfe einzubeziehen.

Beim Verdacht auf sexuellen Missbrauch kann eine vorschnelle Interpretation einer Aussage des Kindes zu unzulässigen Zuschreibungen aller Beteiligten führen.

Eine Konfrontation mit dem traumatischen Erlebnis sollte unterbleiben, falls der junge Patient noch keine Therapie erfahren hat. Das Kind sollte keinen Situationen oder anderen Triggern ausgesetzt werden, die Retraumatisierungen (► Abschn. 22.9) verursachen können. Aussagen des Kindes sollten nur in Kombination mit der Anamnese und den übrigen Untersuchungen von einem qualifizierten Therapeuten interpretiert werden. Beim deutlichem Verdacht auf sexuellen Missbrauch ist es sinnvoll, dass sich die Betroffenen selbst eine Vertrauensperson (z. B. Freundin, Kollegin) suchen, um mit ihr über den Verdacht, die eigenen Unsicherheiten und Zweifel zu sprechen sowie professionelle Unterstützung in Anspruch zu nehmen (z. B. Frauennotrufe, Fachstellen für sexuellen Missbrauch wie Wildwasser, Kinderschutzzentren). Mögliche Interventionen wie z. B. Konfrontation einer Familie, eines vermeintlichen Täters oder eine Strafanzeige sollten unbedingt mit professioneller Unterstützung erfolgen.

22.12 Schütteltrauma

Medienberichte über Kinder, die durch Misshandlungen und Vernachlässigungen schwer geschädigt oder getötet wurden, haben in den letzten Jahren die Gesellschaft erschüttert. Das Schütteltrauma, eine Form des Schädel-Hirn-Traumas (SHT), kommt in allen sozialen Schichten vor, d. h. ist nicht auf sozial belastete Familien mit Alkohol- oder Drogenproblemen begrenzt. Von der Form des Traumas sind vorwiegend Kinder in den ersten drei Lebensjahren betroffen.

Das Schütteln eines Menschen kann als Ausdruck von Ärger, unbeherrschbarer Aggression und Überforderung verstanden werden. Meist sind es gestresste, überreizte Eltern, Lebenspartner oder auch „Babysitter", die ein schreiendes Baby mit heftigem Schütteln zum Schweigen bringen wollen.

Im Jahr 1971 hat der Arzt Guthkelch das Phänomen erstmals in der Literatur als krankhaften Befund bei Säuglingen beschrieben.

22.12.1 Definition

Ein Schädel-Hirn-Trauma (SHT) ist Folge einer Gewalteinwirkung, die zu einer Funktionsstörung und/oder Verletzung des Gehirns geführt hat und mit einer Prellung oder Verletzung der Kopfschwarte, des knöchernen Schädels, der Gefäße, des Hirngewebes und/oder der Dura verbunden sein kann.

Eine Verletzung des Kopfes ohne Hirn-funktionsstörung oder Verletzung des Gehirns bezeichnet man als Schädelprellung.

Wenn die Dura bei gleichzeitiger Verletzung der Weichteile und des Knochens zerrissen ist und somit eine Verbindung des Schädelinneren mit der Außenwelt besteht, liegt ein offenes SHT vor (Leitlinie der Gesellschaft für Neonatologie und Pädiatrische Intensivmedizin, der Deutschen Gesellschaft für Kinderchirurgie).

Die Form der schweren Kindesmisshandlung im Säuglingsalter wird in der Regel durch überforderte Eltern ausgeübt. Schreibabys zwischen dem zweiten und vierten Lebensmonat, in der Regel mit heftigen Dreimonatskoliken, werden aus dem Bettchen genommen, an Armen und Brustkorb festgehalten und der Kopf des Kindes wird hin- und hergeschleudert, damit diese Ruhe geben. Diese Form der Misshandlung ist eine Straftat und kann für das Kind innerhalb weniger Stunden tödlich enden oder zu bleibenden geistigen und körperlichen Schäden führen.

Das Gehirn von Säuglingen unter sechs Monaten ist aufgrund des überproportional großen Schädels und der noch schwach ausgebildeten Nackenmuskulatur besonders verletzlich.

22.12.2 Epidemiologie

Die Dunkelziffer beim Schütteltrauma ist höher als bei anderen Formen der Kindesmisshandlung, da diese spezifische Pathologie zu wenig bekannt ist. Oftmals werden die Verletzungen als Unfallfolge fehlgedeutet.

Vorwiegend sind Säuglinge betroffen mit einem Durchschnittsalter von ungefähr fünf Monaten. Das Verhältnis von Jungen zu Mädchen beträgt 3:2. Die Täter sind in 75 % der Fälle Männer; zu 50 % sind die Misshandler die leiblichen Eltern; Partner der Mutter oder Babysitter sind zu je 17 % die Täter.

Ein Viertel der Säuglinge sterben innerhalb Tagen bis Wochen nach dem Schütteltrauma. Von den Überlebenden tragen ca. 75 % Langzeitschäden davon wie z. B. körperliche Behinderung (Zerebralparese), Beeinträchtigung des Visus bis zur Blindheit, Epilepsie und geistige Behinderung. Im Laufe der Schulzeit können sich neuropsychologische Beeinträchtigungen in Form von Lernbehinderungen zeigen.

22.12.3 Symptome

Neurologisch betrachtet stellt die Misshandlung ein Schädel-Hirn-Trauma mit schwersten Verletzungen des Gehirns dar.

Da das Gehirn zur Pufferung in Flüssigkeit, den Nervenwasserkammern (Ventrikel gefüllt mit Liquor), gelagert ist, können das Schütteln, ein Sturz oder ein Schlag auf den kindlichen Kopf aufgrund der Trägheit der Gehirnmasse zu einem Aufprall des Gehirns auf die eine Seite der Schädelwand führen, gefolgt von einem Rückprall zur anderen Seite des Schädels. Durch die Erschütterung werden Nervenzellen durcheinandergeschüttelt, in den Nervenbahnen kommt es zu kleinen Abrissen und im Gewebe je nach Intensität des Schüttelns zu heftigen Mikroblutungen. In einer erschütterten Nervenzelle bricht die elektrische Spannung zusammen. Die Zelle fällt für ihre Funktion aus. Als Schutzreaktion schalten sich die umliegenden Nervenzellen ab. Je mehr Zellen für die Körperfunktionen ausfallen, desto mehr werden Symptome wie Verlust des Bewusstseins und Atemstörungen beim Kind sichtbar.

Die Eltern merken innerhalb von Minuten nach ihrer Tat, dass ihr Kind ungewöhnlich ruhig wird, nicht mehr bemerkbar atmet, seine Gesichtsfarbe sich verändert, bläulich marmoriert oder gräulich aussieht. Das Kind kann erbrechen, weist Trinkschwäche auf oder bekommt einen epileptischen Anfall. Jetzt bekommen die Eltern Angst, suchen verzweifelt eine Klinik auf und teilen auf Nachfrage der Ärzte mit, was mit dem Kind passiert ist, dass es einen Unfall erlitten habe, es z. B. von der Wickelkommode gefallen sei.

Die behandelnden Ärzte sehen im Magnetresonanztomografen (MRT) massive Mikroblutungen z. B. am Augenhintergrund und Hirngewebsverletzungen und können daraus schlussfolgern, was dem Kind wirklich widerfahren ist. Noch Tage nach dem Schütteltrauma können Knochenbrüche oder Hämatome am Brustkorb oder Armen des Kindes darauf hinweisen, dass es geschüttelt worden ist.

Ärzte müssen ihre ärztliche Schweigepflicht brechen und sind nach dem Gesetz zur Kooperation und Information im Kinderschutz (KKG) des Bundeskinderschutzgesetzes (BkiSchG von 2012) dazu verpflichtet, mit Strafverfolgungsbehörden und mit der Kinder- und Jugendhilfe von Jugendämtern zu kooperieren, d. h. ihre Beobachtungen zur körperlichen (seelischen) Misshandlung weiterzugeben, damit das Kind wegen Gefährdungen des Kindeswohls vor weiteren Übergriffen durch die Eltern geschützt wird.

22.12.4 Therapeutische Interventionen

Kann das Kind intensivmedizinisch gerettet werden, können Langzeitschäden am Gehirn auftreten. Die Hirnschädigungen können zum Schlaf-Wach-Koma führen, d. h., das Kind erreicht keinen wachen Bewusstseinszustand mehr und wird in seinen Lebensaktivitäten zeitlebens von seiner sozialen Umgebung abhängig, es tritt Schwerstpflegebedürftigkeit ein.

Bei leichteren Hirnschädigungen können sich Lernbehinderungen einstellen infolge Debilität, oder es treten vegetative Beschwerden wie Kopfschmerzen und Schwindel auf.

Die Schädigungen beim Schütteltrauma verlaufen in zwei Phasen: in der akuten Phase direkt nach der Misshandlung und in der verzögerten Phase in den Tagen oder Wochen nach dem Ereignis. Zeichen der traumatischen Enzephalopathie können durch bildgebende Verfahren z. B. im Magnetresonanztomografen (MRT) noch nach Jahren festgestellt werden. Die geschüttelten Kinder benötigen eine intensive ergo- und physiotherapeutische Frühförderung und Begleitung.

■ Prävention

Bei Säuglingen sollten alle Situationen von Erschütterungen des Kopfes vermieden werden: im Kinderwagen, im Tragetuch, im Rückengestell, beim Huckepack-Spiel oder beim „Hoppe-hoppe-Reiter-Spiel" auf den Knien.

22.13 Münchhausen-Stellvertreter-Syndrom

Das komplexe Phänomen des Münchhausen-Stellvertreter-Syndroms, auch Münchhausen-by-Proxy-Syndrom genannt, gilt als eine erweiterte Form des Kindesmissbrauchs, als körperlicher Missbrauch zu psychischen mütterlichen Zwecken. Der englische Pädiater und Psychiater Roy Meadow hat im Jahre 1977 diese Variante psychopathologischen Handelns beschrieben.

22.13.1 Definition

Beim Münchhausen-Stellvertreter-Syndrom handelt sich um eine artifizielle Erkrankung, bei der Mütter an ihren Kindern Symptome verursachen oder diese vortäuschen.

22.13.2 Epidemiologie

Zahlen zur Häufigkeit des Phänomens liegen derzeit nicht vor. Es besteht eine hohe Dunkelziffer.

22.13.3 Ursachen

Artifizielle Störungen sind teilweise unbekannt, zu den Zusammenhängen liegen keine ausreichenden Studienergebnisse vor.

Mütter übertragen unbewusst Anteile eines in der frühen Kindheit stark traumatisierten Selbst auf ihr Kind. Die den Körper schädigenden Impulse richten sich nicht gegen den mütterlichen, sondern gegen den kindlichen Körper. Die Mütter quälen das Kind heimlich stellvertretend („by proxy"), als wäre es ein Teil von ihnen selbst. Sie verabreichen z. B. dem Kind Medikamente, die erhebliche Nebenwirkungen verursachen können, oder fügen dem Kind Verletzungen aller erdenklichen Art zu: Epileptische Anfälle werden durch Überziehen einer Plastiktüte über den Kopf verursacht, Urinproben des Kindes werden mit Fäkalien oder Menstruationsblut der Mutter kontaminiert, dem Kind werden so lange Mund und Nase zugehalten, bis es droht zu ersticken, Wunden werden mit Verunreinigungen infiziert, die Kinderhaut wird mit scharfen Chemikalien geschädigt.

Für Säuglinge und Kleinkinder im ersten bis zweiten Lebensalter ist das nicht selten lebensgefährlich. Im Anschluss an die Tat verheimlicht die Mutter die absichtlich begangene Misshandlung, falls Erzieher oder Ärzte nach Ursache des beeinträchtigten Gesundheitsbefundes fragen. 80 % der Mütter erlebten in der Kindheit selbst Traumata: Missbrauch, Unfälle, längere Krankheiten oder problematische Familienverhältnisse.

22.13.4 Psychopathomechanismus

Die mütterliche Beziehung zum Kind ist meistens sehr eng, die Täterinnen wollen immer nur das Beste für ihr Kind. Sie erleben das Kind als Teil ihrer selbst und beschädigen damit in einem gewissen Sinne sich selbst, wenn sie es quälen. Sie verarbeiten zwanghaft ihr eigenes Trauma aus der Kindheit. Der Arzt wird zur Projektionsfläche, indem ihm die Rolle des Aggressors aufgetragen wird. Dabei übt eine medizinische Einrichtung eine starke Anziehungskraft auf die Frauen aus. Das Kind ist kein eigenständiges Wesen, sondern wird als lebensnotwendiges Objekt gesehen.

Durch die Mitaufnahme während einer stationären Klinikeinweisung des Kindes stillt eine Täterin ihre Sehnsucht nach ärztlicher und pflegerischer Zuwendung. Die Pflege ihres Kindes steigert das Selbstvertrauen. Die Täterinnen zeigen zwei herausragende Verhaltensmuster: zum einem eine erhöhte Fürsorge gegenüber dem Kind, zum anderen eine ausgeprägt Arzt- und Krankenhausbesessenheit, in dem therapeutische Eingriffe beim Kind erzwungen werden.

Bei Aufdeckung des Missbrauchs und darauf folgendem Beziehungsabbruch zum Kind infolge richterlichen Entzugs des Sorgerechts und Unterbringung bei Pflegeeltern kollabieren fast alle Täterinnen, sie fallen in tiefe Depressionen oder versuchen, sich zu suizidieren. Die Täterinnen können gleichzeitig ein Borderline-Syndrom oder eine Depression aufweisen.

Kinder, die die Misshandlungen ihrer Mütter überleben, sind in der Regel psychisch schwer traumatisiert und können das Syndrom im späteren Entwicklungsverlauf selbst entwickeln: Essstörungen und Depressionen können weitere Folgen der Misshandlungen sein.

22.13.5 Diagnostik

Eine Diagnosefindung wird durch Ärzte- oder Hospitalhopping der Täterinnen und deren Verschwiegenheit sehr erschwert. Meist sind die Mütter gut gebildet, haben umfassende medizinische Kenntnisse und wissen mögliche Beweise oder Aussagen Dritter geschickt zu entkräften. Es kann aber auch vorkommen, dass die Mütter fälschlicherweise beschuldigt und von ihren Kindern aufgrund von scheinbarer Kindswohlgefährdung durch das Jungendamt getrennt werden. Diese Kinder können wirklich ohne vorherige Gewalteinwirkung krank sein. Eine sorgfältige Beobachtung und Hinterfragen des Verhaltens der Mütter kann vor Folgen einer Fehldiagnose schützen.

22.13.6 Therapeutische Interventionen

Beim Münchhausen-Stellvertreter-Syndrom ist der Schutz des Kindes vorrangig. Eine Therapie des Syndroms gilt als schwierig, da die Mütter keine Krankheitseinsicht zeigen, d. h. das Problem verleugnen, und einer Psychotherapie oftmals nicht zugänglich sind.

Der Versuch einer Aufdeckung des Problems führt schnell zu einem Abbruch der Beziehung zu Arzt und Therapeut. Dabei wäre es wichtig, die Kinder vor weiteren schädlichen Eingriffen zu bewahren.

22.13.7 Der Fall „Ricarda"

Eine junge Mutter bringt ihr einjähriges Mädchen in die pädiatrische Notfallambulanz der Universitätskinderklinik. Die Mutter berichtet dem Kinderarzt: „Das Kind schreit ununterbrochen, es beißt, spuckt und kratzt, es bekommt heftige aggressive Anfälle, ich mache mir große Sorgen um Ricarda und will nur das Beste für mein Kind!"

Das Kind macht auf den Arzt und die Kinderkrankenpflegerin einen verängstigten und introvertierten Eindruck und wirkt in der Entwicklung verzögert. Auf freundliche Ansprache des medizinischen Personals spricht es nicht an. Der Arzt untersucht das Kind: Blutwerte, neuropsychologische Reaktionen. Doch das Kleinkind weist keine physiologischen Störungen, autistischen Züge sowie neurologischen Defizite auf. Der Arzt teilt den guten Gesundheitsbefund der Mutter mit und entlässt beide.

Ein Woche später stellt sich die Mutter mit dem Kleinkind wieder in der Ambulanz vor. Aufgeregt und gezielt berichtet sie davon, dass Ricarda einen epileptischen Anfall erlitten habe. Sie manipuliert den Arzt für ihre Zwecke und fordert, für Ricarda ein Medikament zu rezeptieren, das gegen epileptische Anfälle wirksam ist. Der Arzt erstellt ein Elektroenzephalogramm (EEG) und erfragt die Symptome des angeblichen Anfalls. Auch dieses Untersuchungsergebnis fällt ohne Befund aus. Der arglose Arzt erkennt bei erneuten Kontakten zunächst nicht, dass die bedrohliche Mutter massive psychische Probleme hat und diese unbewusst, aber bedrohlich auf die Tochter abladen wollte.

22.14 Entwurzelungssyndrom

Der Mensch ist meist mit seinem Herkunftsland, in dem er geboren und aufgewachsen ist, kulturell eng verwurzelt. Kulturelle menschliche Gemeinschaften sind emotional geprägt. Daraus erwächst ein Heimatgefühl. Menschen mit gleichem kulturellem Hintergrund solidarisieren sich, u. a. weil sie die gleiche Sprache sprechen, gemeinsame Rituale leben und daraus ein positives Selbst- und Fremdgefühl entwickeln. Insbesondere verletzlich reagierende Menschen, häufig sind dies unbegleitete minderjährige Flüchtlinge, die ihrer Heimat freiwillig oder unfreiwillig entrissen sind, fühlen sich entwurzelt, was zur psychischen und auch physischen Destabilisierung führen kann.

- **Postmigrationsfaktoren**

Geflüchtete Familien mit Kindern und Jugendlichen sowie minderjährige unbegleitete Geflüchtete sind nach ihrer Ankunft in Deutschland Disstressfaktoren ausgesetzt. Die fremden Lebensumstände, die unvertraute Wohnumgebung und der unsichere Aufenthaltsstatus beeinträchtigen die psychische Gesundheit der Betroffenen in erheblichen Maße. Sprachliche Hürden erschweren den Alltag, aber auch der unsichere Aufenthaltsstatus und die wirtschaftliche Situation, die beengte Wohnsituation in den Sammelunterkünften, der Mangel an Rückzugmöglichkeiten und die fehlende sinnvolle Beschäftigung wirken sich auf das körperliche und psychische Wohlbefinden der Betroffenen sehr belastend aus.

22

Unter diesen Postmigrationsstressfaktoren fällt es den Betroffenen schwer, die in der Heimat und auf der Flucht erlebten Erfahrungen zu verarbeiten. Sie können ihre Selbstheilungskräfte, Coping-Strategien, Ressourcen und Resilienzfaktoren nicht aktivieren und dadurch gelingt es ihnen schwer, die belastenden Erlebnisse in die bisherigen Lebenserfahrungen zu integrieren.

Vielmehr kommt es dazu, dass die Betroffenen psychische Folgestörungen entwickeln: Gedanken, Bilder, Assoziationen, Verhalten, Flashbacks wirken weiter und graben sich tiefer in die Psyche ein. Dadurch verfestigen sich die angstauslösenden Inhalte. Je länger junge unbegleitete Geflüchtete diesen Disstressfaktoren infolge des langen Asylverfahrens ausgesetzt sind, desto mehr können Depressionen und Angststörungen zunehmen.

22.14.1 Definition

Vom Entwurzelungssyndrom betroffene Menschen fühlen sich entrissen von ihrem Heimatland mit vertrauten kulturellen Strukturen.

Ein langwieriges Asylverfahren sowie Sprachbarrieren erschweren Gefühle des Ankommens, der Sicherheit und der Vertrautheit im Einwanderungsland. Die Betroffenen leiden unter Heimweh, Angst und ungewisser Zukunft.

22.14.2 Epidemiologie

Im Jahr 2015 verdoppelte sich in den Staaten der EU die Zahl der Asylbewerber auf ca. 400.000. Im Jahr 2013 reisten ca. 36.300 minderjährige Flüchtlingskinder mit ihren Familien nach Deutschland ein. Im Jahr 2015 wurden allein bis Ende Mai ca. 20.000 minderjährige unbegleitete Flüchtlingskinder registriert (Thränhardt 2015). Diese jungen Menschen sind alleine geflüchtet oder wurden auf der Flucht von ihren Familien getrennt. Es ist nicht möglich, alle Minderjährigen, die nach Deutschland geflüchtet sind, als eine kohärente Gruppe zu beschreiben, weil Interessen, Erfahrungen und Erwartungen der Geflüchteten zu unterschiedlich sind. Sorgeberechtigte Personen reisen nicht immer den Minderjährigen nach oder sie treffen viel später ein, sodass die Kinder zu Beginn des Aufenthalts als unbegleitete minderjährige Flüchtlingskinder gelten.

22.14.3 Definitionen

Im Migrationskontext ist zwischen unterschiedlichen Begriffen zu differenzieren.

> **Flüchtlingskind**
>
> Der Begriff „Flüchtlingskinder" kann nach Berthold (2014) definiert werden als eine Gruppe von Minderjährigen, deren Gemeinsamkeit sich rechtlich auf den angestrebten Aufenthaltstitel gründet. Allen Minderjährigen gemeinsam ist, dass sie ihre Heimatländer verlassen haben, um Krieg, Gewalt, existenziellen Nöten, Diskriminierung oder einem Leben ohne Perspektive zu entfliehen.

Rund 40 % dieser Flüchtlinge haben mehrfache traumatische Erfahrungen hinter sich. Die Rate für PTBS ist bei dieser Personengruppe im Vergleich zur Allgemeinbevölkerung um das Zehnfache erhöht (DGPPN 2015).

> **Asylbewerber**
>
> Asylbewerber sind Personen, die einen Antrag auf ein Bleiberecht gestellt haben. In dem Antrag bitten die Betroffenen den deutschen Staat um politischen Schutz und Aufnahme. Der Antrag wird vom Bundesamt für Migration und Flüchtlinge (BAMF) der jeweiligen Außenstellen in den Bundesländern gemäß dem Asylverfahrensgesetz geprüft.

Zahlen der Bundesregierung zeigen auf, dass ein großer Teil dieser jungen Menschen langfristig in Deutschland bleiben möchte; ca. 200.000 Flüchtlinge stellten im Jahr 2013 Anträge auf ein Bleiberecht.

> **Migrant**
>
> Ein Migrant ist eine Person, die ihr Heimatland verlässt und in einem anderen Land lebt.

Nach dem Bundesamt für Migration und Flüchtlinge wird vom Begriff „Migration" gesprochen, „wenn eine Person ihren Lebensmittelpunkt räumlich verlegt. Von internationaler Migration spricht man dann, wenn dies über Staatsgrenzen hinweg geschieht."

Familien z. B. aus dem Land Serbien sind demnach keine Asylanten/Flüchtlinge, sondern Migranten im Sinne von Zuwanderern. Diese Familien verlassen aus wirtschaftlichen Gründen ihr Land, um in anderen europäischen Ländern verbesserte ökonomische Verhältnisse anzutreffen.

22.14.4 Ursachen

Das Entwurzelungssyndrom kommt vorwiegend bei Geflüchteten vor, die mit ihren Familien in europäische Länder einreisen. Sie kommen aus Krisengebieten wie z. B. Eritrea, Mazedonien, Syrien, Albanien, Iran, Afghanistan, Tunesien, Somalia oder Libyen.

Eine Neuorientierung in Deutschland ist für die Betroffenen mit krankheitsbedingten Gefahren verbunden. Diese ergeben sich u. a. als Folge der Angst vor einer Abschiebung in das Herkunftsland. 75 % der Betroffenen bleiben unabhängig vom Ausgang des Asylverfahrens in Deutschland, mit der Konsequenz, über viele Jahre ohne sicheren Aufenthaltsstatus leben zu müssen. Für einen kurzen Zeitraum werden von der Ausländerbehörde Duldungen mit räumlichen Beschränkungen vergeben. Somit werden die Entwicklungsmöglichkeiten und Bildungschancen junger Menschen erheblich eingeschränkt.

Spezifische Gründe führen zu einer Flucht und Gefährdung der Kinder/Jugendlichen (nach Berthold 2014):

- Bedrohung für Leib und Leben durch Folter, drohende Todesstrafe,
- Zwangsverheiratung,
- Sippenhaft,
- Zwangsrekutierung als Kindersoldaten,
- Beschneidung,
- innerfamiliäre Gewalt,
- Kinderprostitution.

Durch Kriegserlebnisse, Verfolgungen oder Gewalterfahrungen jeglicher Art sind Kinder und Jugendlichen schwer traumatisiert. Infolge psychischer Belastungen kann sich im weiteren Verlauf eine posttraumatische Belastungsstörung (PTBS) entwickeln.

Soziale Benachteiligungen von Kindern und Jugendlichen ergeben sich vorwiegend aus folgenden Faktoren:

- Wohnsituationen z. T. in isolierenden Gemeinschaftsunterkünften,
- eingeschränkter Zugang zu Freizeitmöglichkeiten,
- Angst vor Rückführungen ins krisenbesetzte Heimatland,
- Nachteile bei der Schulauswahl,
- eingeschränkter Zugang zur Krankenversorgung.

Diese Faktoren belasten die kindliche Entwicklung stark und prägen alle Lebensbereiche der Betroffenen. Die Interessen der jungen Menschen und das Kindeswohl spielen im Asylverfahren eine nachrangige Rolle. Die Rechte der Betroffenen werden selten von Behörden (Bundesamt für Migration und Flüchtlinge, Jugendämter), Politik und Gesellschaft wahrgenommen.

22

22.14.5 Verändertes Rollenverhalten in den Familien

Grundvoraussetzung für eine positive Persönlichkeitsentwicklung (als zentrales Ziel verankert im Kinder- und Jugendhilferecht § 1 SGB VIII) ist die Befriedigung kindlicher Bedürfnisse. Ermöglicht werden diese Bedürfnisse infolge ausreichender Fürsorge, Betreuung, Erziehung und Erfahrungen mit der sozialen Umwelt. Ausgelöst durch Flucht und Vertreibung liegt ein Bruch in der Biografie vor, der das Familienleben erschwert. Viele Betroffene wurden von ihren Eltern im Heimatland fürsorglich behütet. Im fremden Land werden sie dann weniger beachtet, weil sich die Eltern mit der schwierigen Lebenssituation, die von der Ungewissheit des Asylverfahrens gekennzeichnet ist, täglich auseinandersetzen müssen.

Sozialer Sprengstoff ist oftmals die Wohnungssituation in den Erstaufnahmestellen. Die Familien werden in Turnhallen, Containern oder Zelten mit eng nebeneinander stehenden Betten wahllos mit anderen Menschen unterschiedlichster Nationalität untergebracht. Die Unterkünfte sind nicht immer ideale Schutzzonen gegenüber fremdenfeindlichen Angriffen.

Minderjährige Flüchtlinge erleben ihre Eltern als Hilfeempfänger. Das Bild der beschützenden starken Eltern wird durch den Flüchtlingsstatus erschüttert, weil die Eltern ihren Kindern in der fremden Umgebung zunächst nur wenig Orientierung bieten können.

In den Flüchtlingsheimen werden die Familien zum einen mit dem ihnen Fremden der europäischen Kultur konfrontiert, zum anderen mit Mitbewohnern, die unterschiedliche religiöse und politische Anschauungen haben, was zu erheblichen Interessenskonflikten führt. Dazu kommt, dass die betreuenden Heimleiter von den Familien die Fähigkeit zur sozialen Anpassung erwarten. Durch Behördengänge und Arbeitsverbote sind die Eltern oft isoliert und finden aufgrund von Sprachbarrieren schwer Zugang zur deutschen Gesellschaft.

Der Balanceakt zwischen Orientierung an der eigenen und an der fremden Kultur wirkt sich besonders auf die kindliche Entwicklung aus. Diese Dichotomie führt zu starker Anpassung oder auch zu Entgleisungen und Verweigerungen. Zum einen lassen sich Kinder für eine andersartige Kultur gut sensibilisieren, wenn ihre Eltern eine innere Bereitschaft mitbringen, das Fremde anzunehmen, und dies den Kindern im häuslichen Umfeld vorleben. Flüchtlingskinder weisen im extramuralen Bereich oft einen hohen Lernwillen auf, die deutsche Sprache zu erwerben, und zeigen ein angepasstes und diszipliniertes Verhalten. Aufgrund ihres schnellen Spracherwerbs übernehmen Minderjährige von Beginn an große Verantwortung, u. a. die Rolle als Dolmetscher bei Behördengängen, Arztbesuchen etc., und werden im Familienkontext „erwachsene Kinder".

Ein Schulbesuch führt dazu, dass Minderjährige schneller als ihre Eltern in der deutschen Kultur ankommen. Dies kann dazu führen, dass die Kinder infolge neuer positiver Erfahrungen ihren Familien voraus sind und sich von den Eltern unbewusst entfernen, was zu neuen Konflikten und Spannungen führt. Lassen sich Eltern nur schwer für eine fremde Kultur sensibilisieren, sind sie gegenüber der kulturellen Umstellung kritisch eingestellt; so fühlen sich Kinder dieser Eltern tagtäglich zwischen zwei Kulturkreisen hin- und hergerissen. Aus Hilflosigkeit können die Kinder z. B. den deutschen Spracherwerb verweigern, sie leben nach überstrengen Regeln ihrer Religion, können in Gemeinschaften sehr aggressiv reagieren oder halten bürgerliche, demokratische Grundrechte und Pflichten nicht ein.

Dies zwingt die Betroffenen dazu, eigene geprägte Rollenmuster aufzugeben; pubertierende Jugendliche bekommen Probleme mit der Entwicklung ihrer Identität.

Während des Zustands des Wartens auf Beendigung des Asylverfahrens bleibt die Familie der zentrale Mittelpunkt. Kindern und Jugendlichen fehlen Ansprache und die soziale Integration mit Gleichaltrigen aus der deutschen Kultur. In Unterkünften, in denen vorwiegend junge Männer zusammenwohnen, kommt es zu „Revierkämpfen". Landsleute, die aus anderen Wohnheimen zu Besuch kommen, werden angegriffen, wenn diese junge Frauen und Mädchen der Unterkunft umwerben oder Drogen weiterverkaufen wollen. Die angestaute Wut der jungen Männer richtet sich dann gegen das Inventar oder Mobiliar; Duschkabinen, Spiegel, Waschbecken werden zerstört. Es kommt auch vor, dass mit einem Messer ein unliebsamer Kontrahent lebensgefährlich verletzt wird. Eine erhöhte Rate von Diebstählen in den Unterkünften verlangt häufigere Präsenz der ortsansässigen Polizei.

Bewohner von Flüchtlingsunterkünften wie z. B. umgebauten Hotels, Pensionen, Altenpflegeheimen, Schulen etc. sind vermehrt fremdenfeindlichen Übergriffen ausgesetzt. Dies bestätigen rund 202 Angriffe (Brandanschläge etc.) im ersten Halbjahr 2015 (Zahl basiert auf Meldungen der Innenministerien der Bundesländer).

Erhalten Asylbewerber innerhalb von ca. sechs Monaten ihre Aufenthaltsgenehmigung (z. B. bei Anträgen aus Syrien), wird die Zeit für diejenigen quälend, die noch auf ihren Entscheid warten müssen (z. B. bei Anträgen von Flüchtlingen aus als sicher geltenden Balkanländern). Dieser „stille anonyme Wettbewerb" untereinander wirkt dann oftmals als erneuter psychosozialer Stressor auf die Wartenden. Erhalten die Betroffenen Duldungen von der Ausländerbehörde, so bedeutet dies, in der kommenden Zeit erhebliche medizinische und berufliche Einschränkungen in Kauf nehmen zu müssen.

Asylbewerber, die sich orientieren möchten, erwarten von deutschen Mitbürgern nicht nur Toleranz, sondern sie wünschen sich, dass sie im Einwanderungsland respektiert werden.

Derzeit liegen keine Studienergebnisse zur Rolle von minderjährigen Flüchtlingskindern im Asylverfahren von.

22.14.6 Symptome

Durch das langwierige Asylverfahren mit schwierig gestalteter Umorientierungsphase können Kinder und Jugendliche akute Belastungsreaktionen, Anpassungsstörungen oder psychosomatische Beschwerden aufweisen. Gefühle des Sich-nicht-mehr-zugehörig-Fühlens und der Entfremdung wirken als emotionaler negativer Stress auf Körper und Psyche ein und verursachen Ulzera im Magen- und Darmtrakt oder Schlafstörungen. Entwicklungsverzögerungen mit Gewichtsabnahmen, Kopfschmerzen, depressive Verstimmungen mit physischer und psychischer Leistungsverminderung können die Folgen sein.

Kulturelle und religiöse Hemmnisse erschweren es den Eltern, bei ihren Kindern die psychischen bzw. psychosomatischen Störungen zu erkennen. Aufgrund von Missverständnissen durch fehlende Sprachkenntnisse der Fachkräfte sowie fehlende interkulturelle Kompetenz treten beim Kinderarztbesuch weitere Probleme auf. Diese wirken sich negativ auf Versorgungsmaßnahmen und Therapien aus. Es kommt zu Doppeluntersuchungen und Fehldiagnosen.

22

> **Interkulturelle Kompetenz**
>
> Unter interkultureller Kompetenz werden vorwiegend Fähigkeiten wie Kulturwissen, kultursensible Kommunikation, Vermeidung von Stereotypisierung, Anerkennung von Vielfalt, Dezentrierung und Ambiguitätstoleranz verstanden. Dies kann dazu beitragen, kulturelle Barrieren zu überwinden. Diese Fähigkeit sollte von professionellen Asylbetreuern erwartet werden.

22.14.7 Therapeutische Interventionen

Ankommen und Leben in der deutschen Kultur gestaltet sich für minderjährige Flüchtlinge und ihre Familien ohne soziale und rechtliche Unterstützung recht schwierig. Schul- und Berufsausbildung sind für die betroffenen jungen Menschen die wichtigste Zukunftsperspektive. Dieser Weg ist in vielen Fällen der einzige, um eine Aufenthaltssicherung für sich selbst und auch für die Familie zu bekommen. Damit heranwachsende Flüchtlingskinder ein positives Selbstwertgefühl mit der sozialen Umwelt erreichen, intellektuelle Leistungsbereitschaft entwickeln und Chancengleichheit erhalten, benötigen sie von sozialen Migrationseinrichtungen einschließlich der Jugendhilfe folgende Unterstützungen:

- eine kindgerechte Vorbereitung und Begleitung im Asylverfahren,
- zu Beginn des Aufenthalts Deutschsprachlernangebote, speziell ausgerichtet für Kinder und Jugendliche,
- Suche nach einem Kita- oder Schulplatz,
- aktive Schulsozialarbeit bei Lernstörungen,
- Berücksichtigung von Bildungswünschen: Einschulungen für Jugendliche über 16 Jahren,
- individuelle Unterstützung für weitere Bildungs- und Ausbildungsverhältnisse,
- finanzielle Unterstützung von Ausbildung/Studium infolge Berufsausbildungsbeihilfe (BAB) und Bundesausbildungsförderungsgesetz (BAföG),
- finanzielle Leistungen der Jugendhilfe (Partizipation, Teilhabe, Wahrnehmung von Rechten),
- Vermittlung von Praktikumsplätzen,
- Elternberatungen in Form von Stärkung der Elternkompetenz,
- nachhaltige Förderung durch ehrenamtliche Kräfte.

Eltern von minderjährigen Flüchtlingskindern benötigen Rückmeldung von Kontrolle sowie das Aufzeigen von Regeln und Normen der deutschen Kultur. Kontinuierlich stattfindende Diskussionsgruppen in Kitas und Schulen, Familienkonferenzen und ein demokratischer Erziehungsstil mit Vorbildfunktion aller Erziehenden helfen dabei, wenn Konfliktlösungsstrategien erreicht werden sollen. In sozialen Einrichtungen braucht es zum Umgang mit traumatisierten Kindern und Jugendlichen qualifiziertes Personal, das derzeitig nicht ausreichend zur Verfügung steht. Ohne geeignete Betreuungsstruktur und Bildungsangebote ist es für minderjährige Flüchtlinge in Deutschland schwer, Bildungserfolge zu erreichen.

Nach einer Untersuchung der Bertelsmann Stiftung erschweren Asylverfahren, die in Deutschland ca. 7,1 Monate andauern, die Integration sowie die schulische und berufliche Ausbildung von Kindern und Jugendlichen.

> Ein kindeswohlorientierter Umgang mit minderjährigen Flüchtlingen sollte vom ersten Tag an die Interessen und Bedürfnisse der Betroffenen mitberücksichtigen, unabhängig davon, wie lange sie in Deutschland verbleiben.

Die Situation entwurzelter Jugendlicher, die bereits länger in Deutschland leben und auf

Beendigung ihres Asylverfahrens warten, wird am 19-jährigen Osman deutlich.

22.14.8 Der Fall „Osman"

Osman reist am 17. Juli 2013 als 16-Jähriger mit dem Bruder seines Vaters per Visum und Flugzeug nach Berlin. Mittlerweile lebt er seit zwei Jahren in Deutschland. Er kommt aus Libyen, ist Moslem und entstammt dem Volksstamm der Berber. In seiner Heimatstadt Jado im Stadtteil Tripolie besuchte er das Gymnasium und wollte nach dem Abitur Informatik studieren. Als 15-Jähriger erlebt er während einer Kampfhandlung die gewaltige Zerstörung seines Elternhauses und musste mit ansehen, wie sein Vater dabei zu Tode kam. In der Stadt ereignen sich jeden Tag heftige kriegerische Auseinandersetzungen zwischen Berbern und Arabern, begründet durch konträre politische Interessen. Osman verteidigt sich und seine Familie mit der Waffe gegen die aufständischen Araber.

In Berlin angekommen, wird er mit seinem Onkel in eine Erstunterkunft aufgenommen. Er besucht von dort aus sieben Monate lang einen Deutschkurs. Der Onkel verstirbt innerhalb eines Jahres an Schilddrüsenkrebs. Nach dessen Tod fährt Osman nach Bielefeld zu seiner Schwester, die inzwischen ebenfalls nach Deutschland eingereist ist. Die Ausländerbehörde schickt ihn von dort in eine Flüchtlingsunterkunft nach Halle an der Saale; von dort muss er in ein Wohnheim nach Chemnitz umsiedeln. Seit zwei Monaten wohnt er in einer für Geflüchtete umgebauten Unterkunft in Dresden. Osman spricht gebrochen Deutsch und Englisch, fließend Berberisch und Arabisch. Osman berichtet während des Interviews:

„Gerne möchte ich arbeiten, Freunde haben und bald einmal eine Familie gründen. In Deutschland habe vor nichts mehr Angst, weil mich die Kriegserlebnisse in meinem Heimatland stark gemacht haben. Diens-tag und Donnerstag kommt von 10 Uhr bis 11.30 Uhr eine ältere Lehrerin vom Hochlandverein und unterrichtet mich in deutscher Sprache. Erst mit dem C1-Deutschzertifikat könnte ich an der Technischen Universität Dresden Informatik studieren. Ich spiele tagsüber und nachts stundenlang am Computer, um überhaupt etwas zu tun zu haben. Zwischen den fremden Menschen des Wohnheims fühle ich mich allein und vermisse meine Freunde aus Libyen. Vor Stress kann ich nachts kaum schlafen, vier bis fünf Stunden Schlaf sind es, mehr nicht. Wenn ich eingeschlafen bin, träume ich von der Heimatstadt und denke an meine Mutter, mit der ich seit zwei Jahren nur telefonieren kann."

? Handlungsaufgabe
1. Aus der Fallsituation geht hervor, dass der Jugendliche einem hohem psychosozialen Stresspegel ausgesetzt ist. Führen Sie auf, welche Stressfaktoren bei Osman zusammenkommen und die Gesundheit des Jugendlichen beeinträchtigen.
2. Welche Hilfen sollten für Osman im privaten und im beruflichen Bereich zur Verfügung gestellt werden, damit er mehr Wohlbefinden bzw. Lebensqualität erreicht?

✔ Erwartungshorizont
Antwort zu Frage 1: Kriegs- und Unterdrückungserfahrungen, sprachliche Defizite, kulturelle Unterschiede, mangelnde Einbindung in soziale Beziehungsnetze, Langeweile, kurzfristiger Aufenthalt in unterschiedlichen Unterkünften und fehlende „Nestwärme" sind Stressfaktoren, die systematisch bei Osman auf allen Ebenen angegangen werden sollten.

Auf der Suche nach Halt und Orientierung in der momentanen Perspektivlosigkeit reagiert der Jugendliche mit psychosomatischen Beschwerden – mit Schlafstörungen und dem Versuch, sich am Computer mit Videospielen abzulenken, was ein neues Problem aufwirft: die Gefahr einer stoffungebundenen Abhängigkeit.

Antwort zu Frage 2: Osman wird in Bezug auf seine Möglichkeiten und Perspektiven von einem geschulten Asylbetreuer beraten. Da sich der Jugendliche in der Phase der Selbstfindung befindet, wäre ein früher Übergang in eine betreute Wohngruppe wichtig, weil dieser Schritt den Prozess zur Selbstständigkeit und kreativen Entfaltung unterstützt. Eine Beschleunigung seines Anerkennungsverfahrens, das im Regelfall nach sechs Wochen abgeschlossen ist, bringt Osman mehr Sicherheit und Motivation, sodass der Jugendliche seine gesetzten beruflichen und privaten Ziele eher erreichen kann.

Eine sinngebende Beschäftigung, d. h. die Einbeziehung in soziale Netzwerke der Gemeinde, könnte für Osman neue Perspektiven und Sicherheiten ergeben und zur Bewältigung seiner traumatischen Erinnerungen und Belastungen beitragen.

Eine Beispielschule mit besonderen pädagogischen Konzepten arbeitet erfolgreich daran, den besonderen Lernwillen des Jugendlichen zu fördern und ihm zu einem C1-Deutschzertifikat zu verhelfen. Ebenso ist es nötig, Osman den Übergang zur Universität zu erleichtern. Dabei kann auf die Erfahrungen zurückgegriffen werden, welche die Universitäten und Fachhochschulen mit Anerkennungen und Vorbereitungskursen haben.

Insgesamt sollten bei Osman alle Schritte darauf gerichtet sein, für ihn einen Rahmen zu schaffen, in dem er selbst aktiv werden kann, um seine Zukunft zu gestalten, anstatt Energie auf langes sinnloses Warten zu richten.

Kinder und Jugendliche, die eine realistische Bleibeperspektive haben, sollten schneller in die deutsche Gesellschaft integriert werden: Beschulung mit pädagogischen Bildungskonzepten, Angebot an Vereinssportarten und Betreuung in Kitas oder Schulhorte tragen dazu bei. Dies wären bedeutsame Ziele, verankert in einem neuen Einwanderungsgesetz.

22.14.9 Folgerungen

In der europäischen Aufnahmerichtlinie aus dem Jahr 2013/14 wird verlangt, dass eine Schutzbedürftigkeit von antragstellenden Asylbewerbern erkannt wird. Dazu gehört auch das Diagnostizieren einer psychischen Störung.

Eine nachhaltige und praktikable Verbesserung der psychischen Versorgung der Flüchtlinge lässt sich aber nur gewährleisten, wenn Gesundheitseinrichtungen verbindliche Aktivitäten zur interkulturellen Öffnung entwickeln. Dies beinhaltet die Sicherstellung eines regelhaften Einsatzes von Sprach- und Kulturmitteln sowie eine ausreichende psychiatrische und psychotherapeutische wohnortnahe Versorgung.

Kritisch anzumerken ist, dass im medizinischen Versorgungssystem erhebliche sprachliche, kulturelle und administrative Zugangsbarrieren vorliegen. Im Asylbewerberleistungsgesetz ist derzeitig eine psychiatrische und psychotherapeutische Behandlung nur bei akuten Erkrankungen möglich. Somit trägt die aktuelle Praxis des rechtlichen Asylverfahrens maßgeblich dazu bei, ob Genesungsprozesse insbesondere bei minderjährigen Flüchtlingen, die traumatische Ereignisse durchstehen mussten, erfolgreich verlaufen oder nicht.

> **Worauf Therapeuten und Pädagogen achten sollten**
>
> Partnerschaften mit Jugendgruppen, Schulen, Kindergärten der gemeindenahen Umgebung eignen sich gut für eine schnelle Integration. Folgende Aktivitäten könnten mit sozialen Initiativen geplant werden: gemeinsames Treffen zum Basteln und Werken (z. B. Fahrradwerkstatt), gemeinsame Ausflüge, gemeinsames Musizieren, Aktivitäten in Sportgruppen (z. B. Tischtennis), Spielenachmittage, gemeinsames Kochen, Malen mit den Kindern.

Darüber hinaus sollten mit den Jugendlichen erreichbare Ziele gesteckt werden, um Frustrationen zu vermeiden. Erfolgserlebnisse sind für entwurzelte Heranwachsende von Bedeutung und motivieren sie zu neuen Aktivitäten, denn sie gehen zunächst davon aus, dass sie etwas nicht schaffen können.

Literatur

Alanko K, Salo B, Mokros A (2013) Evidence for heritability of adult men's sexual interest in youth under age 16 from a population-based extended twin design. J Sex Med 10(4):1090–1099

Berthold T (2014) In erster Linie Kinder – Flüchtlingskinder in Deutschland. Deutsches Komitee UNICEF e.V., Köln, in Auftrag gegeben für Bundesfachverband Unbegleitete minderjährige Flüchtlinge e.V.

Brocher TH (1985) Wenn Kinder trauern. Wie Eltern helfen können. Rowohlt, Reinbek

Bundeskriminalamt (2014) Polizeiliche Kriminalstatistik 2014. Bundeskriminalamt, Wiesbaden

Bundeskriminalamt (BKA) Wiesbaden: Partnerschaftsgewalt. Kriminalistische Auswertung. Berichtsjahr 2018

Bundesministerium des Innern, für Bau und Heimat (2019) Die Kriminalität in der Bundesrepublik Deutschland. Polizeiliche Kriminalstatistik für das Jahr 2019

Bundesministerium für Familie, Senioren, Frauen und Jugend (2012) Bericht der Bundesregierung zur Situation der Frauenhäuser, Fachberatungsstellen und anderer Unterstützungsangebote für gewaltbetroffene Frauen und deren Kinder. Bundesministerium für Familie, Senioren, Frauen und Jugend, Berlin

Burgsmüller C, Tilmann B (2012) Aktualisierung des vorläufigen Abschlussberichts vom 27.12. 2010 von sexueller Ausbeutung von Schülern und Schülerinnen an der Odenwaldschule im Zeitraum von 1960–2010. Auftraggeber Odenwaldschule e.V, Heppenheim (Bergstr.)

Clemens V, Berthold O, Fegert M, Kölch M (2018) Kinder psychisch erkrankter Eltern. Auch ein Thema im Rahmen des Kinderschutzes. Nervenarzt 89:1262–1270

Cloitre M, Cohen LR, Koenen KC (2014) Sexueller Missbrauch und Misshandlung in der Kindheit. Ein Therapieprogramm zur Behandlung komplexer Traumafolgen. Hogrefe, Göttingen

DGKJP Deutsche Gesellschaft für Kinder- und Jugendpsychiatrie (2019) Handreichung zur Behandlung stoffgebundener Suchterkrankungen in der kinder- und jugendpsychiatrischen und psychotherapeutischen Praxis. Hrsg. Gemeinsame Suchtkommission der Deutschen Gesellschaft für Kinder- und Jugendpsychiatrie, Psychosomatik und Psychotherapie, Bundesarbeitsgemeinschaft der leitenden Ärzte für Kinder- und Jugendpsychiatrie, Psychosomatik und Psychotherapie und des Berufsverbands der Ärzte für Kinder- und Jugendpsychiatrie, Psychosomatik und Psychotherapie

DGPPN Deutsche Gesellschaft für Psychiatrie, Psychotherapie, Psychosomatik und Nervenheilkunde (2015) Psychische Traumata. Flüchtlinge und Asylsuchende sind oft unterbehandelt. Psyche Fokus 2:5

http://www.dresden.de/de/03/asyl.php?shortcut=Asyl: Dresdner Verein für soziale Integration von Ausländern und Aussiedlern e.V., Lingner Allee 3, 01069 Dresden. Derzeitig führendes Projekt: Orientierungshilfen für Asylbewerbern, Sozialbetreuung

Ellsäßer G (2012) Unfälle, Gewalt, Selbstverletzung bei Kindern und Jugendlichen. Statistisches Bundesamt, Wiesbaden

Fegert JM, Ziegenhain U, Lutz G (2010) Traumatisierte Kinder und Jugendliche in Deutschland: Analysen und Empfehlungen zu Versorgung und Betreuung. Beltz Juventa, Weinheim

Freyberger HJ (2015) Psychosoziales Trauma. Nervenarzt 86:799

Fromberger P, Jordan K, Müller JL (2013) Pädophilie. Ätiologie, Diagnostik und Therapie. Nervenarzt 84:1123–1135

Glaesmer H, Matern B, Rief W, Kuwert P, Braehler E (2015) Traumatisierung und posttraumatische Belastungsstörungen. Auswirkungen von Art und Anzahl traumatischer Erfahrungen. Nervenarzt 86:800–806

Gregory J (2004) Du hast mich krank gemacht. Ehrenwirth, München

Herrmann B, Dettmeyer R, Banaschack S, Thyen U (2008) Kindesmisshandlung. Medizinische Diagnostik. Interventionen und rechtliche Grundlagen. Springer Verlag, Berlin

Himpel S, Hüther G (2004) Frühe Misshandlungen und ihre Folgen – Traumatische Belastungen in der Entwicklung. In: Stiftung zum Wohl des Pflegekindes (Hrsg) 3. Jahrbuch des Pflegekinderwesens. Schulz-Kirchner, Idastein, S 111–125

Hinderer P, Kroth M (2005) Konkrete Hilfestellungen in Trauersituationen für Kindergarten, Grundschule und zu Hause. Ökotopia, Münster

http://www.bitte-nicht-schütteln.de

http://www.bmfsfj.de/RedaktionBMFSFJ/Broschuerenstelle/Pdf-Anlagen/Bericht-der-Bundesregierung-zur-Situation-der-frauenh_C3_A4user,property=pdf,bereich=bmfsfj,sprache=de,rwb=true.pdf. Zugegriffen am 28.04.2020 http://www.willkommen-im-hochland.de: Radebeuler Sozialprojekte gemeinnützige GmbH, Leipziger Straße 26, 01127 Dresden (Wohngemeinschaft für unbegleitete minderjährige Flüchtlinge)

Höwler E (2011) Demenz und Biografie. Grundlagen und Konsequenzen im Umgang mit herausforderndem Verhalten. Kohlhammer Stuttgart

Hüther G (2003) Die Auswirkungen traumatischer Erfahrungen im Kindesalter auf die Hirnentwicklung. In: Koch-Kneidl L, Wiesse J (Hrsg) Entwicklung nach früher Traumatisierung. Vandenhoeck & Ruprecht, Göttingen, S 25–38

Hüther G (2012) Migration: Traum oder Trauma? In: Özkan I, Sachsse U, Streeck-Fischer A (Hrsg) Zeit heilt nicht alle Wunden. Kompendium zur Psychotraumatologie. Vandenhoeck & Ruprecht, Göttingen, S 173–186

Krause K (2013) Trauer in der Grundschule: Der Umgang mit trauernden Kindern im Schulalltag. Diplomica, Hamburg

Kuschke G (2014) Hilf mir, wenn ich traurig bin: Trauerarbeit mit Kindern und Jugendlichen. Diplomica, Hamburg

Liga der freien Wohlfahrtspflege (2014) Wenn Kinder häusliche Gewalt erleben. Auswirkungen und Handlungsoptionen. Vernetztes Handeln. Dokumentation der Fachtagungen der Spitzenverbände im Land Brandenburg

Maercker A (2009) Symptomatik, Klassifikation und Epidemiologie von Traumata. In: Maercker A (Hrsg) Posttraumatische Belastungsstörungen. Springer, Heidelberg/Berlin, S 13–32

Neutze J (2015) Bundesministerium für Familie, Senioren, Frauen und Jugend (Hrsg) Mikadostudie der Universität Regensburg (MiK4), Missbrauch von Kindern. Abteilung für Forensische Psychiatrie und Psychotherapie, Projektleitung Neutze J

Osterheider M, Banse R, Briken P, Goldbeck L, Hoyer J, Santtila P, Eisenbarth H (2012) Häufigkeit, Erklärungsmodelle und Folgen sexueller Gewalt an Kindern und Jugendlichen: Zielsetzungen des deutschlandweiten MiKADO-Projekts. Z Sexualforsch 25(03):286–292

Reichel D, Berufsverband der Kinder- und Jugendärzte e.V. (2013) Früherkennung von Gewalt gegen Kinder und Jugendliche – Brandenburger Leitfaden – Erkennung, Fallmanagement, interdisziplinäre Hilfesysteme. Landesverband Brandenburg, Potsdam

Roelofs K, Keijers GPJ, Hoogduin KAL et al (2002) Childhood abuse in patients with conversion disorders. Am J Psychiatry 159:1908–1913

Sack M, Sachsee B, Overkamp B, Dutz, B (2013) Traumafolgestörungen bei Patienten mit Borderline-Persönlichkeitsstörung. Ergebnisse einer Multicenterstudie. In: Nervenarzt 84, S. 608–614, Springer Berlin

Simskins L, Ward W, Bowmann S (1990) Predicting treatment outcome for child sexual abusers. Ann Sex Res 3:21–57

Sund EA (2014a) Krähenmädchen. Psychothriller. Victoria-Bergman-Trilogie, Bd 1. Goldmann Verlag, München

Sund EA (2014b) Narbenkind. Psychothriller. Victoria-Bergman-Trilogie, Bd 2. Goldmann Verlag, München

Thränhardt D (2015) Die Arbeitsintegration von Flüchtlingen in Deutschland. Humanität, Effektivität, Selbstbestimmung. Studie der Bertelsmann Stiftung, Berlin

Wulf S (2020) Der neonatale Drogenentzug. Struktur und Erfahrung: Das Lübecker Modell. Pflegezeitschrift 4:22–25

Wüstenberg D (2012) Der neue Rechtfertigungsgrund §4 KKG zur Verhinderung von Kindesmissbrauch. Strafverteidiger Forum, Heft 3, S 348–354

www.beauftragter-missbrauch.de

www.caritas-region-trier.de (Beratungsportal des Jugendmigrationsdienstes)

www.hilfeportal-missbrauch.de

www.kein-raum-fuer-missbrauch.de

Serviceteil

Glossar – 370

Stichwortverzeichnis – 377

Glossar

abdominal bzw. abdominell den Bauchraum betreffend

Adaptation Anpassung an Umweltfaktoren

Adhärenz Therapiemotivation, freie Entscheidung des Patienten, den Therapieempfehlungen zu folgen

affektiv durch Affekte bestimmt, mental gefühlsmäßig

Affektlabilität pathologische Beeinflussbarkeit der Emotionen, rascher Stimmungswechsel

Agitiertheit starke Erregung, Unruhe

Agnosie Erkennungsstörung

Agoraphobie Platzangst

akzessorisch zusätzlich oder hinzutretend

Alexithymie Gefühlsblindheit

Amnesie Erinnerungslücke

Amnesie, dissoziative Erinnerungsanteile werden unbewusst abgespalten

Amnesie, frühkindliche Unfähigkeit, sich an Ereignisse aus der frühen Kindheit zu erinnern, weil das limbische System unterentwickelt ist

Amok psychische Extremsituation, gekennzeichnet durch Unzurechnungsfähigkeit und absolute Gewaltbereitschaft

Anhedonie herabgesetzte Empfindung zur Freude und Lust

Antrieb Fähigkeit zur willentlichen Aktivität

Apathie Teilnahmslosigkeit gegenüber äußeren Reizen

Aphasie teilweiser oder völliger Verlust der bereits erlernten Sprache

Aphonie tonlose Stimme, Flüstern

Apraxie Handlungsfertigkeitsstörung

Apsithyrie psychisch bedingter kompletter Verlust der Stimme

Arousal psychische Erregung mit Schlafstörungen, gereiztes Verhalten

Assessment Einschätzungsinstrument, Skala zur Erfassung eines psychischen Phänomens

Autismus Rückzug in die eigene Gedankenwelt

Aversionstherapie aversive Reize werden zur Abschwächung oder Ausmerzung unerwünschten Verhaltens eingesetzt

Bruxismus Zähneknirschen

Compliance Therapietreue, Ausmaß, in welchem das Verhalten des Patienten mit den therapeutischen Empfehlungen des Behandlerteams übereinstimmt

Coping Bewältigungsstrategie auf emotionaler oder problemlösender Ebene

Delir akuter lebensbedrohlicher Verwirrtheitszustand mit Veränderungen der Gehirnfunktionen (Bewusstsein, Wahrnehmung)

Depersonalisation Entfremdungserlebnisse ohne Realitätsverlust, mit Veränderungen von Identität und Selbst, der Patient nimmt seinen Körper als fremd und unwirklich wahr

Deprivation Beraubung von Sinneseindrücken

Derealisation Wahrnehmungsstörung; Personen, Objekte, Umgebung erscheinen unvertraut, unwirklich, fern, künstlich, zu klein oder zu groß, farblos, leblos

Desensibilisierung Überempfindlichkeitsreaktionen z. B. bei der Emotion Angst werden minimiert, therapeutisches Verfahren der Verhaltenstherapie

Desorientierung nicht in der Gegenwart orientiert, kann auf vier Ebene auftreten: zeitlich, örtlich, situativ und personenbezogen

Detraktionen subtile Formen des Verächtlichmachens, können negative Gefühle offenbaren

Diabetes mellitus Kohlenhydratstoffwechselerkrankung, „Zuckerkrankheit", es wird zwischen Typ 1, jugendlicher oder juveniler Typ und Typ 2, Altersdiabetes, unterschieden

Dichotomie Zweiteilung, Gliederung nach zwei Gesichtspunkten

Dissoziation Abspaltung, Auflösung traumatischer Erlebnisinhalte in Emotionen, Körperempfinden; Schutzfunktion, die dem menschlichen Überleben dient

Dysphonie psychogen bedingte Heiserkeit

dysphorisch missmutige, gereizte Stimmung

Dyspraxie motorische Defizite, Handlungen koordiniert zu planen und diese folgerichtig auszuführen

Echolalie Sätze und Wörter von Gesprächspartnern werden wiederholt

Echopraxie automatisches Nachahmen und Wiederholen von vorgezeigten Handlungen und Bewegungen

Elektrolyte Mineralien, Mineralstoffe, Salze, die für den Wasserhaushalt des Körpers notwendig sind

Empathie Einfühlungsvermögen, Kompetenz, sich in die Situation anderer hineinzuversetzen

Epidemiologie Aussagen über die Häufigkeit einer Störung in der Bevölkerung

Epilepsie Krampfanfall mit vorübergehender Funktionsstörung des Gehirns

Erinnerungsobjekte Teddy, Puppe, „Schnuffeltuch", Fotos, Maskottchen (Talisman), stellen Ersatz für primäre Bezugspersonen dar, geben Sicherheit und Wohlbefinden, bei Kleinkindern in fremder Klinikumgebung oder bei Kindern/Jugendlichen mit erlittenem Trauma

Euphorie gehobene Stimmungslage

Evidenz auf Forschungserkenntnissen beruhender Nachweis des Nutzens einer diagnostischen oder therapeutischen Maßnahme

Exploration Erforschung, Methode verbaler Techniken (z. B. offener Fragen), um den psychopathologischen Befund eines Patienten zu erheben

Exposition beabsichtigter Kontakt gegenüber externen Einflüssen, welche z. B. starke Emotionen auslösen (als Verfahren der Traumatherapie)

Extinktion Löschung erlernten Verhaltens, z. B. bei klassischer Konditionierung

extramural außerhalb des häuslichen Bereichs, außerhalb von Institutionen

Flashbacks Nachhallerinnerungen, Rückblenden; ein traumatisierter Patient erlebt eine Situation so intensiv, als befände er sich im einstigen Trauma

gastrointestinal den Magen-Darm-Trakt betreffend

Gatekeeper Facharzt für Kinder- und Jugendmedizin, der über Informationsfilterungsaktivitäten verfügt und den Informationsfluss an andere Fachdisziplinen weiterleitet

Gegenübertragung Emotionen, Gedanken, Wünsche etc. werden unbewusst vom Therapeuten auf einen Hilfesuchenden übertragen

Globusgefühl Fremdkörpergefühl im Hals und Rachen

Gravidität Schwangerschaft

Halluzination Trugwahrnehmung, ohne dass ein realer Sinnesreiz vorliegt

Hepatitis Leberentzündung

Hermeneutik einen Text erklärend auslegen

Homöostase physiologisches und psychisches Fließgleichgewicht im Organismus

Hyperthyreose Schilddrüsenüberfunktion

Hypertonie Bluthochdruck

Hypervigilanz übersteigerte Wachheit

Ich-Identität Anteile der Persönlichkeit des Menschen, ist eng an die Leiblichkeit gekoppelt, besteht aus Selbstbild, Emotionen, Werten, auch Selbstzweifeln

Ich-Störung Störung der Ich-Funktion, Ansprüche von Es und Über-Ich und die Abgrenzung gegenüber der Außenwelt sind nicht in der Balance

Ideenflucht Springen von einem Einfall zum nächsten

Illusion Fehldeutung eines real existierenden Sinnesreizes, der sich korrigieren lässt

Inappetenz Appetitlosigkeit

Indikation Heilanzeige, eine medizinische Veranlassung, ein bestimmtes therapeutisches Verfahren anzuwenden

Integrität Unverletzlichkeit

Interdependenz gegenseitige Abhängigkeit

Intoxikation Vergiftung

Intrusion traumabezogene Erinnerungsbilder in Form von Albträumen, unkontrollierten Gedanken

Inzidenz Anzahl der Neuerkrankungsfälle innerhalb eines bestimmten Zeitabschnitts

Item Frage bei einem Test, Merkmal einer Untersuchungseinheit

Iterationen Wiederholungen

Katatonie ausgeprägte Störung der Willkürmotorik mit Bewegungsstarre, mit Unterbrechung der Beziehung zur Umwelt

Klaustrophobie Angst vor geschlossenen und engen Räumen

Koabhängigkeit abhängigkeitsunterstützendes Verhalten von Bezugspersonen oder Therapeuten

Kognition geistige Fähigkeiten: Aufmerksamkeit, Erkennen, Denken, Vorstellen, Erinnern, Rationalisieren, Problemlösen

Konkordanz Einvernehmen, Übereinstimmung, partnerschaftliche Entscheidungsfindung

Komorbidität Auftreten zusätzlicher Erkrankungen im Rahmen einer definierten Grunderkrankung

Konfabulation Pseudoerinnerungen, Ausschmücken der Sätze durch Geschichten, die erfunden werden

konvulsiv krampfartig, sich auf einen Krampfanfall beziehend

Kontamination Verunreinigung, Verseuchung

Koordinationsstörung gestörte Handlungsabläufe, z. B. auf einen Strich gerade gehen, Löffel zum Mund führen, sich anziehen etc. sind gestört

Koprolalie explosive Äußerungen von Fäkalworten oder aggressive Kurzaussagen

Kopropraxie Ausführung obszöner Gesten

Lethargie Zustand ohne Motivation und Interesse

Limbische System Emotionszentrum im Zwischenhirn, besteht aus dem Mandelkern Amygdala, dem Hippocampus, Teilen des Thalamus

Logopäde Sprachtherapeut

Logopädie Sprachheilkunde, Behandlung von Sprachfehlern

Logorrhö gesteigerter Rededrang

Manie extreme Antriebssteigerung mit gehobener Stimmung

Mekonium erste Darmentleerung des Neugeborenen

mental geistig, gedanklich

Mutismus totaler Mutismus: Sprechverweigerung; elektiver Mutismus: Unfähigkeit zur Artikulation liegt nur in spezifischen Situationen vor, z. B. bei Sozialphobie

Neologismen Wortneuschöpfungen

Neuroleptika auf geistige Funktionen wirksame Medikamente, unterdrücken Wahn, Halluzinationen, vermindern Angstsymptome

Neurose, neurotische Störungen Begriff geht auf Sigmund Freud zurück, bezeichnet eine psychische Störung ohne nachweisbare organische Grundlage, dazu zählen z. B. Angststörungen und Zwänge

Neurotransmitter Nervenbotenstoffe, wirken im synaptischen Spalt der Nervenzellen

Obstipation Stuhlverstopfung

Palilalie unwillkürliche Wiederholung der letzten Silben oder Wörter

Palpitationen bewusste Wahrnehmung des eigenen Herzschlags

paradoxe Reaktionen unerwartete Reaktionen, können u. a. infolge von Medikamenten auftreten

paranoid krankhaft misstrauisch

Parästhesien Gefühlsstörungen, abnormale Empfindungen

perinatal im Geburtsverlauf

Perseveration andauernde Wiederholung vom Gesagten

Plastizität (neuronale) Kompetenz des Gehirns, neue Strukturen auszubilden und Defizite zu kompensieren

Polyneuropathie Schädigung peripherer Nerven (Gefühlsstörungen, Muskelschwäche)

Prädisposition Anlage bzw. Empfänglichkeit eines Organismus für eine bestimmte Erkrankung

Prävalenz Häufigkeit einer Störung oder eines Symptoms in einer Bevölkerung zu einem bestimmten Zeitabschnitt

Prävention Verhütung, Vorbeugung von Krankheiten

Prodromen Frühzeichen von Krankheitssymptomen

prolongiert verzögert

pronominale Umkehr Vertauschen der Pronomen

protektiv schützend

Psychoedukation Aufklärung von Patienten und Angehörigen über physische und psychische Erkrankungen

psychoreaktiv Begriff wird häufig benutzt im Rahmen von Anpassungsstörungen

Psychose psychische Störung mit Verlust des Realitätsbezugs

PTBS posttraumatische Belastungsstörung mit frühzeitigem oder verzögertem Beginn im Zusammenhang mit einer vorhergegangenen Traumatisierung

Regression Zurückfallen in eine vorherige Entwicklungsstufe

Reagibilität Eigenschaft sehr sensibel zu reagieren

Reliabilität Zuverlässigkeit

REM-Phase (engl.) „rapid eye movement", schnelles Augenrollen während der Traumphasen

Remission vorübergehendes Zurückgehen von Symptomen

Residuum Restsymptome einer Erkrankung nach erfolgreicher Therapie

Resilienz psychische Widerstandsfähigkeit

Retardierung in Bezug auf die menschliche Entwicklung verzögern, aufhalten

Rezidiv Wiederauftreten einer physischen oder psychischen Erkrankung nach ihrer zeitweiligen Abheilung

Screening Filteruntersuchung, Test zur Erkennung von Vorstufen, Frühstadien und Risikofaktoren einer Erkrankung, richtet sich an gesunde Personen

Selbstbild individuelle Erlebniswelt, wird infolge von Ereignissen verändert

Setting Rahmenbedingungen während einer Therapie: Mitarbeiter, architektonische Gestaltung, Atmosphäre

Spiegelung Emotionen werden gegenüber dem Klienten vom Therapeuten dargestellt

Spiegelneuronen Nervenzellen (Resonanzsystem), dadurch empfindet der Mensch Empathie, kann Gefühle und Schmerzen bei anderen Menschen erkennen

Stereotypien wiederholte sprachliche Äußerungen und motorische Verhaltensweisen

Suizidfantasie gedankliche Beschäftigung mit dem Tod

Synapse Vernetzung zwischen zwei Nervenzellen oder zwischen einem Neuron und einer Muskelzelle, die der Reizübertragung dient, Grundlage des Gedächtnisses, Nervensignale werden mit einer Geschwindigkeit von bis zu 120 m/s weitergeleitet

Tachykardie beschleunigter Puls

thorakal auf den Brustkorb bezogen

Touching Berühren von Gegenständen oder Personen

Trichotillomanie Haare ausreißen

Trigger Schlüsselreize, Wahrnehmungssignale, Sinnesreize, lösen z. B. Retraumatisierungen aus

Übertragung unterdrückte Bedürfnisse, Erwartungen, auch Ängste werden meist unbewusst von Patienten auf eine Situation übertragen

Validität Gültigkeit

Verwirrtheit Bewusstseinsstörung mit Störungen des Denkens, der Wahrnehmung

Vigilanz Wachheit, Daueraufmerksamkeit

Vulnerabilität seelische Verletzlichkeit, Verwundbarkeit

Wahn Irrglaube, inhaltliche Denkstörung mit Realitätsverlust

zerfahrenes Denken Wortsalat, Wortneubildungen, keine logischen Gedankenzusammenhänge

zirkadianer Rhythmus Schwankungen im Tagesverlauf, umfasst Stimmung und Aktivitäten

Zoophobie Angst vor Tieren

Stichwortverzeichnis

A

Abhängigkeit 42
– körperliche 223, 225
– seelische 223
Abhängigkeitserkrankung 223, 227
– substanzgebundene 116, 223
– Ursachen 225
Abnormalität, materielle 43
Abnormität 43
Abwehrhaltung, reflektorische 190
Acetylcholin 20, 200
Adhärenz 32
ADHS 136, 268, 290
– Elternberatung 274
– Komorbidität 268
– Therapie 272
– Ursachen 268
Adipositas 182
Adoleszenz 302
Adoleszenzkrise 301
Adrenalin 21, 117, 328
Affektarmut 21
Affektinkontinenz 21
affektive Störung
– bipolare 144
– Suizid 155
– unipolare 134
Affektivität 20
Affektlabilität 21
Aggressivität 152
– Anorexie 176
– Depression 137
Agitation 78
Agoraphobie 120
Akalkulie 321
Aktiver Wortschatztest für 3- bis 5-jährige Kinder –
    Revision (AWST-R) 59
Aktivitätsaufbau 69, 85
akute Belastungsstörung 349
Akutpsychiatrie 76
– Ziele 78
Albträume 119, 295–297, 347
Alexithymie 313
Alkohol
– Entzugssymptome 231
– Toleranzentwicklung 231
– Wirkungen 231
Alkoholabhängigkeit 223, 228
– Folgen 233
– Komorbidität 229
– Schwangerschaft 233
– Therapie 234
– Ursachen 230
Alkoholdelir 232
Alkoholembryopathie 233
Alkoholgefährdung 229
Alkoholhalluzinose 232
Alkoholproblematik 229
Alltagskompetenz 69
Ambivalenz 21
ambulante psychiatrische Versorgung 81
– Probleme 82
– Therapien 82
Amnesie 17, 346
Amphetamine 84, 225, 232
Amygdala 117, 136, 183, 191, 254, 343, 348
Angst 116, 282
– Bewältigungsstrategien 122
– chronische 118
– spezifische Formen 118
– Testverfahren 63
Angstfragebogen (AFS) 64
Angstkreislauf 117
Angststörung 116, 147
– generalisierte 120
– Komorbidität 116
– Prävention 122
– Therapie 121
– Ursachen 118
Angsttagebuch 92, 121, 124
Anorexie 172
– Amenorrhoe 175
– Erziehungsstil 174
– Harmoniestreben 175
– Komorbidität 173
– Pubertät 175
– Serotoninspiegel 174
– Therapie 176
– Ursachen 174
– Vier-Säulen-Therapie 177
– Wohngemeinschaft 178
Antiaggressionstraining 259
Antidepressiva 83, 96
– Angststörung 122
– biplare Störung 147
– Suizidalität 160
– trizyklische 138
– Zwang 130
Antikonvulsiva 122
Antipsychotika 83, 96
Antrieb 21
Antriebsstörung 21

Anxiolytika 96, 122
Arbeitsgedächtnis 62
Aritmasthenie 321
Aromatherapie 69, 86
Arousal 347
Asperger-Syndrom 312, 315, 317
Asylbewerber 360
Aufklärung, gesellschaftliche 109
Aufmerksamkeit 15
Aufmerksamkeitsdefizit-Hyperaktivitätsstörung 268.
    Siehe auch ADHS
Aufmerksamkeitsdefizitstörung 268. *Siehe auch*
    ADHS
Aura, sensomotorische 201
Autismus 165, 311
– Formen 312
– frühkindlicher 314
– Komorbidität 312
– Palilalie 204
– Therapie 315
– Ursachen 313
Autismus-Spektrum-Störung 311
Autoaggression 152, 160, 214, 218
Autonomie 108
Aversionstherapie 92, 235

B

Baclofen 235, 236
Basissuizidalität 156
Bayley Mental Developmental Index 23
Bayley Scales of Infant Development 53, 55
Becks Depressionsinventar 135
Behinderung 43
Belastungskurve 69
Belastungssituationen 328
Belastungsstörung
– akute 349
– postraumatische 350
Belohnungszentrum 226
Benachteiligung 43
Benommenheit 14
Benzodiazepine
– Abhängigkeit 238
– Entzug 239
Beratung 73
Berliner Intelligenzstruktur-Test (BIS-4) 62
Betäubungsmittelgesetz 238
Bettnässen 292
Bewegungsstörung 198
– Komorbidität 199
– Therapie 204
– Ursachen 199
Bewegungstherapie 138
Bewusstsein 13

– gespaltenes 162
Beziehungsmedizin 3
Beziehungsqualität 87
Binge-Eating-Störung 172, 182
– Adipositas 182
– Therapie 181
– Ursachen 182
Biorhythmus 69
bipolare Störung 144
– Komorbidität 145
– Suizidgefahr 146
– Therapie 147
– Ursache 145
Blutphobie 119
Bochumer Matrizentest (BOMAT) 63
Borderline-Störung 31, 212, 339
– Komorbidität 213
– Therapie 215
– Ursachen 215
– Wut 213
Bulimie 172, 179
– Heißhungerattacken 179
– Komorbidität 180
– Kontrollverlust 181
– Missbrauchserfahrungen 181
– Therapie 181
– Ursachen 180
Bundeskinderschutzgesetz (BKiSchG) 340
Burn-out-Syndrom 117

C

Cannabidiol (CBD) 240
Cannabis 240
Carbamazepin 147
Centre for Epidemiological Studies Depression Scale
    for Children 135
Checking-Methode 93
Child Behavior Checklist (CBCL) 60, 129, 296
Children of Somatically Ill Parents (COSIP) 110
Children's Yale-Brown Obsessive Compulsive Scale
    (CYBOCS) 129
Chronobiologie 69
Compliance 31
Coping
– Eltern 105
– Geschwisterkinder 105
– posttraumatisch 353
Coping-Strategien 105
– Abhängigkeitserkrankung 228
– Essstörung 182
Craving 236
Culture Fair Intelligence Test (CFIT) 63
Cyber-Grooming 245
Cybermobbing 153, 160

D

Dämmerzustand 14
Debilität 23
Deeskalation 78, 265
Delinquenz 253
Delir 15, 117, 232
Denken 16, 19
– Störung 19
– wahrnehmungsgebundenes logisches 62
– zerfahrenes 19
Depotantipsychotika 96
Depression 134, 144, 148, 297
– Angst 117
– Auslösefaktoren 135
– bipolare 144
– Familientherapie 159
– Herzerkrankung 293
– Komorbidität 134
– Kurzzeittherapie 134
– Risikofaktoren 135
– Suizid 138
– Suizidalität 158
– Testverfahren 64
– Therapie 138
– unipolare 31, 134, 136, 158
– Ursachen 135
– wahnhafte 138
Depressionsskala (HAMD) 135
Desensibilisierung, aktive 92
Desorientierung 18
Destruktivität 257
Determinanten 38
– autogene 39, 42
– endogene 39
– exogene 39, 42
Devianz 258
Diagnose-Checkliste für ADHS (ADHS-DCL) 269
Diagnostik
– neuropsychologische 60
– Persönlichkeitstest 64
– Screeningverfahren 53
Diathese-Stress-Konfigurationen 191
digitale Medien 82
Disability 43
Diskriminierung 68
Dissozialität 253
Dissoziation 214
– traumabezogene 351
Disstress 33, 47, 183, 283, 301, 310
– Depression 135
– Essstörung 182
– Geflüchtete 359
Diuretika 174
Dopamin 20, 186, 198, 200, 225, 273
– ADHS 268
– Alkohol 231

– Schizophrenie 163
– Sucht 226
Drogenabhängigkeit 223, 238
Drogenentzug, neonataler 328
Dysgrammatismus 320
Dyskalkulie 321
– Therapie 322
– Ursachen 321
Dyskinesie 165
Dysphorie 21
Dysregulation 284

E

Ehescheidung 334
Einkoten 292
Einschlafstörung 93
Elektrokrampftherapie 138, 139
Eltern
– Belastungen 102
– Coping 105
– Entlastungsmöglichkeiten 104
– Selbsthilfegruppe 104
Elternfragebögen 60
Eltern-Kind-Dyade 82
Eltern-Kind-Interaktion 8, 57
EMDR-Technik 93
Empathie 72
Empowerment 158
Enkopresis 292
Entwicklung 38
– Abweichungen 40
– Determinanten 38
– gesund vs. krank 41
Entwicklungsauffälligkeit 38
Entwicklungsdiagnostik 53
Entwicklungsgefährdung 38
Entwicklungsretardierung 38, 137
Entwicklungsstörung 38, 44, 108
Entwicklungsstufen 38
Entwicklungsverzögerung 110
Entwurzelungssyndrom 359
– Therapie 364
– Ursachen 361
Enuresis 292, 332
Epworth-Sleepiness-Skala (ESS) 297
Ergotherapie 74, 87
– ADHS 274
– Depression 139
Erinnerungslosigkeit 17
Erleben 12
Ernährung 75
Erschöpfungszustände 305
Erwartungsangst 117
Erziehungsstil 108
– ADHS 268
– Angststörung 118

Essstörung 31, 138, 224
Euphorie 21
Eustress 33
Expositionstherapie
– Angst 122
– Zwang 130
Expositionsverfahren 92

F

Familienanamnese 7
Familienberatungsstellen 85, 104
Familientherapie 70, 94, 177, 194
– ADHS 273
– Depression 159
– Medikamentenentzug 240
– Mutismus 193
Fantasiereise 124
Feedback 291
Ferber-Methode 93
fetales Alkoholsyndrom 233
Finnegan-Score 328
First-place-then-train-Ansatz 80
First-train-then-place-Ansatz 80
Flashback 347, 348
Flüchtlinge 83
Flüchtlingskinder 360
Fokusassessment 156
Formdeuteversuch 64
Fragebogen zum Chronotyp (D-MEQ) 69
Freiheitsentziehung 74
Fremdgefährdung 79
Früherkennung 109
Frühförderung 272
Frühintervention 109
frühkindliche Entwicklung
– Diagnostik 52
– Screening 53
Fünf-Faktoren-Modell 208
Furcht 116

G

GABA 21
Gamma-Aminobuttersäure 21, 95
Ganzheitlichkeit 4
Gedächtnis 16
Gedächtnisentwicklung 56
Gedächtnisverlust 17
Gedankenstopptraining 300
Gedeihstörung 57
Geflüchtete 359
Gefühlsblindheit 313
Geschwisterkinder
– Belastungen 103
– Coping 105

– Entlastungsmöglichkeiten 104
Gesprächspsychotherapie 90
Gewalt 328, 331
– gegen Frauen 331
– gegen Kinder 331
– sexualisierte 335
Gewalterfahrungen 331
– Hilfsangebote 332
Gewaltrisiko 34
Glukokortikoide 117, 328
Glutamatrezeptoren 20
Grausamkeit 257
Griffith-Skala 53

H

Halluzination 18
– akustische 165
– Schizophrenie 164
Haltungsstereotypien 164
Hamburg-Wechsler-Intelligenztest 62
Hamilton-Angstskala (HAMA) 63
Hamilton-Depressionsskala (HAMD) 64
Heißhungerattacken 182
Hermeneutik 3
Herzerkrankungen 293
Hippocampus 136, 348
Hirnstoffwechsel 20
Hochbegabung 24, 271
– Asperger-Syndrom 315
– Testverfahren 62
Höhenangst 119
Holistik 4
Hungern 173
Hyperarousal 351
hyperkinetische Störung 268. *Siehe auch* ADHS
Hypermanie 144
Hypnose 91
Hypoglykämie 175, 181
Hypomanie 144

I

ICF 27
Ich-Erleben 22
Ich-Identität 22, 209
Ich-Störung 25
Ideenflucht 19
Identitätsstörung 213
Illusion 18
Impairment 43
Impulskontrolle, mangelnde 213
Infant Behavior Questionnaire (IBQ) 60
Informationspsychologie 63
Informationsübermittlung 73
Inklusion 315, 317

Inselbegabung 24, 315
In-sensu-Verfahren 124
Integration 366
Integrationshelfer 315
Intelligenz 22
– emotionale 61
– fluide 22, 62
– kristalline 22, 62
– praktische 62
– Testverfahren 61
– verbale 62
Intelligenzquotient 23
Interaktion
– Eltern-Kind 8, 57
– familiäre 10
interkulturelle Kompetenz 363
Internet
– Pädophilie 244
– Sucht 243
Intrusionen 347, 351

J

Jugendarrest 259
Jugendgesundheitsuntersuchung 110

K

Kanner-Syndrom 312, 314, 318
Katalepsie 164
Katecholamine 328
– Schizophrenie 163
Kaufman Assessment Battery for Children
    (K-ABC) 62
Kinderpsychotraumatologie 354
Kindesmisshandlung 333
Kindswohlgefährdung 258
KISS-Programm 239
Klassifikationssysteme
– DSM-5 27
– ICD-11 27
Klaustrophobie 119
Kleinkinddiagnostik 53
Klinische Checkliste zu Internetbezogenen Störungen
    (AICA-C) 243
Koabhängigkeit 226, 233
Körperbildstörung 337
Körperkontrolle 173
Körperschemastörung 173
Koffein 84
Kognition 61
Kognitionsverbesserung 84
kognitive Verhaltenstherapie 91
– ADHS 273
– Angststörung 122
– Borderline-Störung 215

– Depression 139
– Zwang 130
Kohärenzgefühl 11
Koma 14
Komasaufen 229
Kommunikation 72
Konditionierung 117, 262
Kontaktsperre 75
Kontingenzmanagement 204
Kontrollverlust 226
Konzentrationsstörung 137
Koregulation 289, 290
Kortex 136, 226
Krankheitsbegriff 24, 259
Krankheitskonzept 72
Kriminalität 253
Kurzzeitgedächtnis 16

L

Labelling 43
Langzeitgedächtnis 16
Laxanzienabusus 174
Lebenskrise 24
Legal Highs 238
Legasthenie 319
– Komorbidität 319
– Therapie 320
– Ursachen 319
Leistungsdruck 136, 282
Leistungskurve 69
Leptin 21, 186
Lernen, emotionales 313
Lernlabor 92
Lernstörung 311
Lese-Rechtschreib-Schwäche 268
Lese-Rechtschreib-Störung 319 *Siehe auch*
    Legasthenie
Leseschwäche 319
Lichttherapie 138
Lithium 147
Logopädie 75, 193

M

Machtmissbrauch 337
Mädchentreff 177
Magersucht 172
Majewski-Score 330
Maltherapie 86
Manie 22, 144
Medienabhängigkeit 223, 241
– Warnzeichen 244
Medienkompetenz 241
Medikamentenabhängigkeit 237
Medikamentenentzug 239

Mehrfachwahl-Wortschatz-Intelligenztest (MWT) 63
Melatonin 20
Memotechnik 84
Methylphenidat 85
Migrant 361
Mikado-Studie 342
minimal cerebral dysfunction 163
Missbrauch
– Borderline-Störung 215
– sexueller 335
Misshandlung 333
Mobbing 153, 154, 328
Monoaminooxidase-Hemmer 138
Montessori-Schule 315
Münchener Funktionelle Entwicklungsdiagnostik
   (MFED) 53, 54
Münchhausen-Stellvertreter-Syndrom 357
– Therapie 359
– Ursachen 357
Münchner Funktioneller Entwicklungstest 53
Multimedikation 96
Musiktherapie 69, 86
Mutismus 164, 190, 193
– Chronifizierung 192
– Familientherapie 193
– Komorbidität 191
– (s)elektiver 190
– Therapie 192
– totaler 190
– Ursachen 191
Mutter-Kind-Beziehung 8

N

narzisstische Verletzung 152
Neonatizid 263
NEO-Persönlichkeitsinventar 208
Neuroleptika 96, 98
– atypische 83, 165, 204, 272
– Schizophrenie 165
Neurotransmitter 95, 198
– Bulimie 181
Nicht-Adhärenz 32
Noradrenalin 20, 95, 117, 273, 328
– ADHS 268
– Schizophrenie 163
Normabweichung 43
Normalisierungsprinzip 70
Normalität 40
Notfallpsychiatrie 76
– Syndrome 78
– Ziele 78
Nurses Global Assessment of Suicide Risk Scale
   (NGASR) 156

O

obligatorisches Schauen 15
Ontogenese 38
Ordinalskalen der sensomotorischen Entwicklung 53
Orientierung 17

P

Pädophilie 340
– Differenzialdiagnose 341
– Komorbidität 341
– Therapie Interventionen 343
– Ursachen 342
Palilalie 203
Panikattacke 121
Panikstörung 116, 121
Pavor nocturnus 296
Persönlichkeitsentwicklung 68, 208, 289
Persönlichkeitsstörung 94
– abhängige 216
– Borderline- 212
– dissoziale 212
– hypochondrische 216
– Typologie 209
Persönlichkeitstest 64
personzentrierte Spieltherapie 90, 354
pharmakologische Toleranz 225
Phobie 119
Physiotherapie 75
Plastizität, neuronale 5
posttraumatische Belastungsstörung (PTBS) 117,
   345, 346, 350
– Entwurzelung 361
– Therapie 353
progressive Muskelrelaxation 91, 132, 204
Psychiatrie
– Begriff 3
– Definition 3
– forensische 259, 265
psychiatrische Erkrankung
– Beurteilungskriterien 13
– Epidemiologie 28
– Klassifikationssysteme 26
– Merkmale 12
– protektive Faktoren 9
– Risikofaktoren 6
– Sprachverhalten 45
psychiatrischer Notfall 77
Psychoanalyse 91
Psychoedukation 69, 91, 104, 273
Psychokardiologe 293
psycholinguistischer Entwicklungstest 53, 59
psychometrischer Test 52

Psychopharmaka 95
– Dosierung 96
– Nebenwirkungen 95, 98
– Sicherheit 97
Psychose
– endogene 162
– Schlafstörung 298
– Suizid 155
Psychosomatik 281
psychosomatische Medizin 281
Psychotherapie 87
– Indikationen 88
– interpersonelle 139
– Verfahren 89
psychotrop wirkende Substanzen 329
Pubertät 301

Q

Quetiapin 147

R

Rauschgedächtnis 225
Raven Standard Progressive Matrices (SPM) 63
Realitätsbezugsstörung 18
Rechenschwäche 268
Rechenstörung 321. *Siehe auch* Dyskalkulie
Regulation, bedürfnisgerechte 285
Regulationsstörung 284
– frühkindliche 284
– Therapie 289
Rehabilitation
– berufliche 80, 236
– kognitive 86
– psychiatrische 79
Reizüberflutung 92
Resilienz 10, 47, 208
Resilienzförderung 354
Restless Leg Syndrom 296
Retraumatisierung 348
Rett-Syndrom 314
Risk-Need-Responsivity-Prinzip (RNR) 344
Ritalin 201, 204, 272
Ritzen 214
Rollenkonflikte 305
Rooming-In 76
Rorschach-Test 64

S

Sauberkeitserziehung 194
Schädel-Hirn-Trauma 355
Schädigung 43
Schematherapie 94
Schizophrenie 34, 35, 116, 162
– akzessorische Symptome 164
– Angst 165
– Autismus 165, 312
– Betreutes Wohnen 166
– Grundsymptome 164
– Komorbidität 163
– Palilalie 204
– Panikattacke 164
– Realitätsbezug 164
– Spieltherapie 166
– Substanzmissbrauch 163
– Therapie 165
– Ursachen 163
Schlafentzugstherapie 138
Schlaf, gesunder 294
Schlaflabor 295
Schlafmittel 300
Schlafstörung 294
– Formen 296
– Komorbidität 296
– Therapie 299
– Ursachen 297
Schlaf-Wach-Rhythmus 69
Schlankheitskultur 172
Schreckneurose 349
Schreibaby 93, 287
– Schütteltrauma 356
Schütteltrauma 355
Schulangst 322
Schulpsychologe 257
Schulsystem 135
Schwangerschaft
– ungewollte 263
– Verarbeitung 264
Schwerbehindertengesetz 44
Screeningverfahren 53, 60
Selbsthilfegruppe 104, 122
– Alkohol 236
– Angehörige 238
– Angststörung 124
– Anorexie 178
– bipolare Störung 147
– Depression 139
Selbstinstruktion 266, 273
Selbstregulation 288
Selbstschutz 149
Selbstsicherheitstraining 92
Selbstverletzungsverhalten 214
Selbstvertrauen 209
Selbstwertproblematik 109
selektive Serotonin-Noradrenalin-
  Wiederaufnahmehemmer (SSNRI) 122
– Depression 138
selektive Serotoninwiederaufnahmehemmer
  (SSRI) 122, 139
– Depression 138
– Pädophilie 344

Serotonin 20, 95, 191
– Alkohol 231
sexueller Missbrauch 335
– Autoaggression 338
– Formen 336
– Geheimhaltungsdruck 337
– Waschzwang 338
Shared Decision Making 33
Sinnestäuschungen 164
Skill 92
Skills-Lab 92
Snoezelen 85
sokratischer Dialog 91
somatoforme Störung 281
Somnambulismus 296
Somnogramm 295
Somnolenz 14
Sonderpädagogik 202
Sopor 14
Sorgentagebuch 91
Sozialarbeit 75
soziale Normen 252
soziale Phobie 121, 192
Sozialstunden 259
Sozialverhalten 252
Sozialverhaltensstörung 253
– Begrifflichkeit 252
– Komorbidität 256
– Therapie 259
– Ursachen 256
Soziotherapie 235
Spannungsdruck 214
Spannung, sensomotorische 200
Spannungsreduzierung 215
Spiegelneurone 313
Spieltherapie
– direktive 90
– klientenzentrierte 166
– nondirektive 90
– personzentrierte 90, 354
Sprache 44
– Funktionen 44
– psychiatrische 25
Sprachentwicklung 44, 57
– gestörte 57
– normale 57
– retradierte 190
– Test 59
Sprachfehler 59
Sprachverhalten 45
Sprachverständnis 62
Sprachverweigerung 192
Sprechangst 192
Sterben 152
Stigma 40
Stigmatisierung 68
Stimmungsstörung 21

Stimulation, kognitive 69, 84
Stress 33
Stresshormone 117, 328
Stuhlinkontinenz 292
Substanzgebrauchsstörung 223, 238
Substanzmissbrauch 229
Sucht 223
– Merkmale 225
– stoffgebundene 224
– stoffungebundene 224
Suchtberatungsstelle 235
Suchtgedächtnis 225
Suizid 134, 138
– Alarmzeichen 154
– Anorexie 178
– Borderline-Störung 213
– Schizophrenie 163
– Ursache 153
Suizidalität 152
– Komorbidität 153
– Krisenintervention 157
– Risikofaktoren 153
Suizidfantasien 155
Suizidgefährdung 156
Suizidprävention 157
Suizidversuch 155
Symptome, psychopathologische 41
Synapsenbildung 23

T

Tagesmüdigkeit 296
Teilleistungsschwäche 258
Teilleistungsstörung 319
Telefonseelsorge 159
Tetrahydrocannabinol (THC) 240
Therapie
– Auswahl 68
– medikamentöse 95
– nichtmedikamentöse 83
– nichtmedikamentöse psychosoziale 83
– Psychotherapie 87
– Rahmenbedingungen 68
– tiergestützte 82, 86
Tics 199
– ADHS 268
– motorische 198
– vokale 198, 203
Ticstörung 198
tiefe Hirnstimulation 139
Tierphobie 119
Tintenklecks-Test 64
Tod 152
Todessehnsucht 153
Toilettentraining 292
Tourette-Syndrom 198, 200
– Globalskala 201

– Komorbidität 200
– Palilalie 204
Träume 295
Training
– kognitives 84
– multisensorisches 85
Trance 91
Tranquilizer 238
transkranielle Magnetstimulation 138
Transmitter 20
Trauerprozess 92
Trauma 345
– akzidentielles 346
– interpersonelles 346
– Kriterien 346
– therapeutische Interventionen 347
– transgenerationale These 348
Traumafolgestörung 347, 349
Trennungsangst 118
Trennungssituation 286
– belastende 334
– normale 286
– traumatische 286
trizyklische Antidepressiva 138
Trotzphasen 287

U

Ultrakurzzeitgedächtnis 16
Umgangsrecht 334
Ungehorsam 257

V

Valproinsäure 147
Verarbeitungsgeschwindigkeit 62
Verdrängung, traumabezogene 351
Verfahren nach Skinner 204
Verhalten 12
Verhaltensauffälligkeit 253
Verhaltensprobleme 254
– externalisierende 254
– internalisierende 254
Verhaltenstherapie 93
Vermeidung 347

Vernachlässigung 333
Vernetzung, neuronale 23
Versagensängste 320
Verstärkung, positive 262
Verweigerer
– aktive 191
– passive 191
Verweigerungshaltung 285
Verwirrtheit 14
Vigilanz 14
Vorsorgeuntersuchung 109
Vulnerabilität 12, 225
Vulnerabilitäts-Stress-Modell 163

W

Wachtherapie 300
Wahn 19, 164, 232
Wahnarbeit 20
Wahninhalt 19
Wahrnehmung 18
Wechsler-Intelligenztest (WISC-IV) 62
Werte 108
Wertschätzung 68
Wilde-Intelligenz-Test (WIT-2) 62

Z

Zappelphilipp-Syndrom 268
Zeitgitterstörung 17
zirkadiane Besonderheiten 21
zirkadianer Rhythmus 69
Zwang 128
– Funktion 129
– Kontrollzwang 130
– Waschzwang 130
– Widerstand 129
– Zeigefühl-Zwang 130
Zwangsgedanken 128
Zwangshandlungen 128
Zwangsrituale 128
Zwangsstörung 147
– Komorbidität 129
– Therapie 130
– Ursachen 129